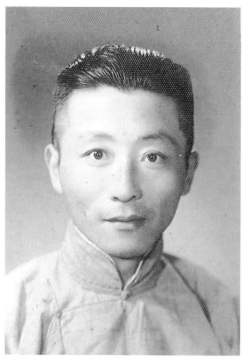

1936年，刘树农时年41岁，在南京为唐生智将军治病时留影

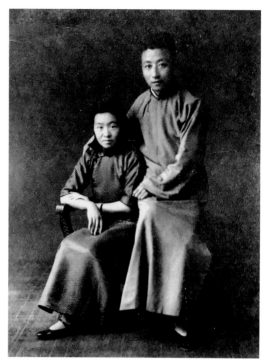

1936年，刘树农和夫人于南京

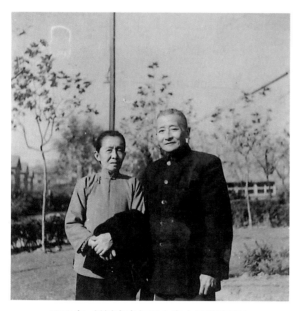

1960年，刘树农夫妇于上海中医学院院内

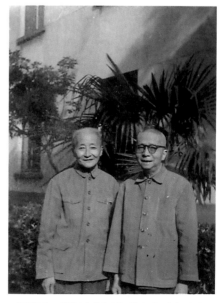

1973年，刘树农（左）与黄文东院长为邻

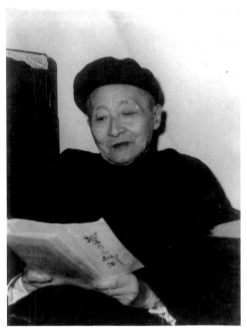

1974 年，刘树农于家中阅读书刊

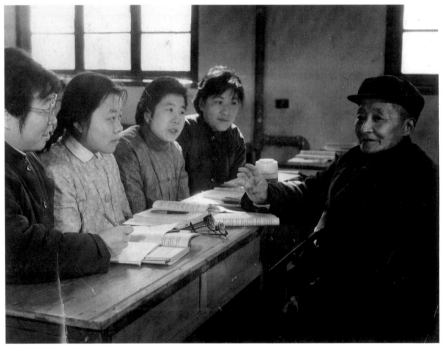

1970 年代刘树农在上海中医学院给在职教师上课

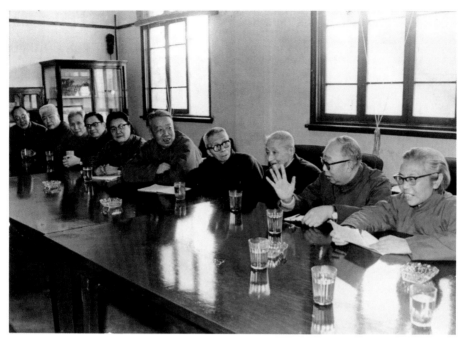

1970 年代,刘树农(右三)与黄文东(右四)、金寿山(右五)、顾伯华(右二)等一起开会

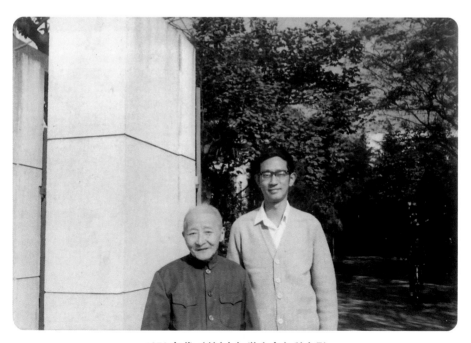

1970 年代,刘树农与学生俞尔科合影

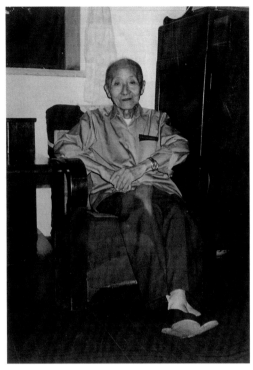

1980年夏,日本友人熊本先生来访时所摄,刘树农时年85岁

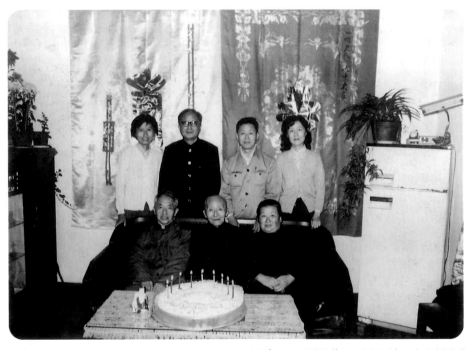

1984年,刘树农和长女刘秉林、长子刘秉松、四儿刘秉彝、五儿刘秉恭、七女刘秉辉、小女刘秉煌

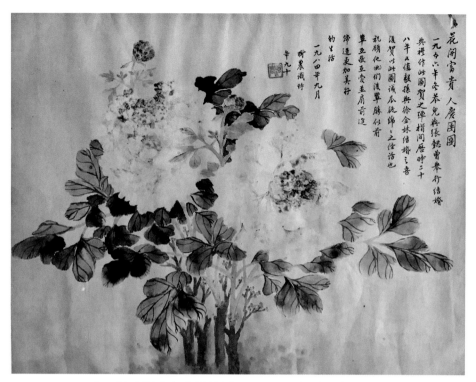

1984年9月,刘树农为爱孙结婚在原国画上题字:花开富贵,人庆团圆

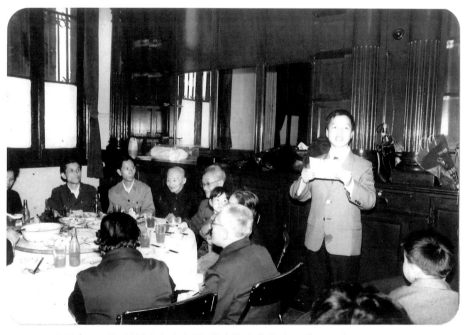

1984年11月,刘树农九十寿辰,学生邵启惠代表同学们诵读献词《满江红》

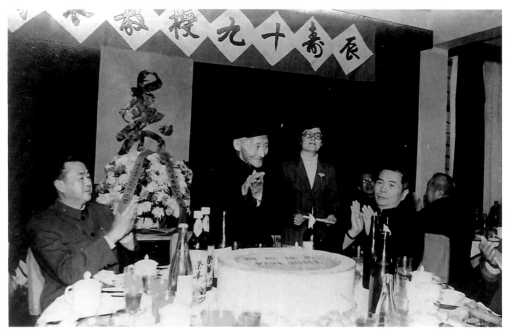

1984年12月5日,中共上海中医学院党委、校方为刘树农(左二)诞辰九十寿辰举行祝寿会。左一为时任上海中医学院党委书记王立本,右一为时任上海市委统战部部长叶尚志

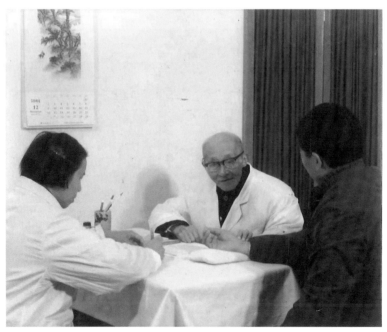

1984年12月,由卫生部中国中医研究院图书情报中心和上海市卫生局中医处联合摄制的彩色科技文献片《杏林春色——上海名老中医荟萃》摄制片场(中间为刘树农,左一为郭天玲)

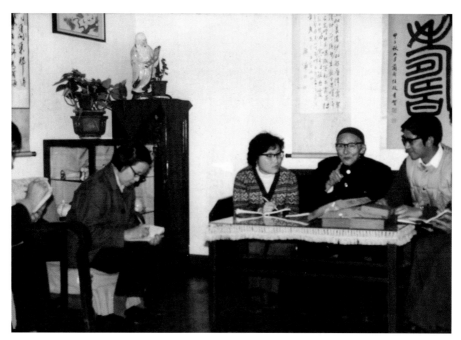

1984 年 12 月，刘树农给学生郭天玲、朱抗美、俞尔科讲课

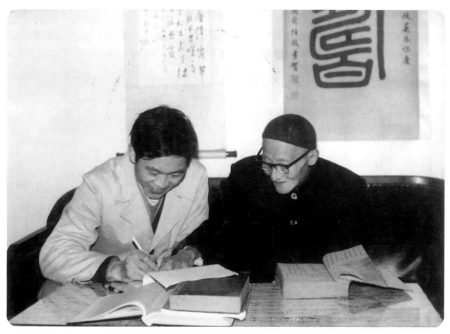

1984 年 12 月，刘树农指导研究生刘平进行学术研究

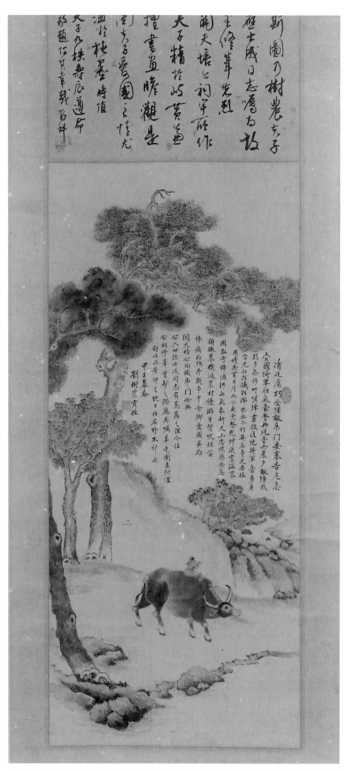

1984年11月,刘树农应同乡民族英雄关天培后裔关士成之邀,为淮安关忠节公祠作画

第一章 阴阳五行学说

阴阳学说与五行学说是我国的古代哲学，具有朴素的唯物论和自发的辩证法思想。当时的自然科学如天文、历算、地理、农业、医学等方面，都受到它的思想影响，应用它来解释自然界的各种现象。

"中国医药学是一个伟大的宝库"。它来源于我国劳动人民几千年来同疾病作斗争的实践，但在理论体系的形成和发展过程中，受祖国阴阳五行学说的影响很深。对于人体生理、病理的认识和辨证施治等有关理论，都贯串着阴阳五行学说的精神。因此，我们在继承发扬祖国医药学遗产，进行中西医结合，创立我国统一的新医学、新药学的伟大斗争中，对于祖国医学中有关阴阳五行学说的主要内容，必须有一个比较全面的了解，才能分别其精华与糟粕，批判地继承。

第一节 阴阳学说

阴阳学说的起源和形成，是我国古代劳动人民在长期的生活实践和生产实践中，对于各种自然现象如天地、日月、昼夜、寒暑等观察体验而来。如古代医学家所说的"阴阳两字，就以代表事物而并非玄妙之理"。

毛主席教导我们："辩证法的宇宙观，不论在中国，在欧洲，在古代就有过。但是古代的辩证法带有自发的朴素的性质，根据当时的社会历史条件，不可能有着备的理论，因而不能完全解释世界，后来就被形而上学所代替。"（《矛盾论》）我们对于祖国医学内的阴阳学说，必须以历史地、辩证地分析，去其糟粕，取其精华，批判地继承。

一、阴阳学说的基本观点

阴阳学说认为一切事物都可分为阴和阳两类。任何一种事物的内部，都包含着阴和阳两个方面，阴和阳之间又存在着相互依存、相互对立和相互转化的运动。这些基本观点有阴阳可分、阴阳互根、阴阳制约和阴阳转化等。分述如下：

（一）阴阳可分　阴阳学说认为宇宙间的一切事物及其运动状态可分为阴和阳两类。例如：天为阳，地为阴；白天为阳，黑夜为阴；男为阳，女为阴等（见表1）。在祖国医学中，广泛地用这种阴阳可分的观点，将人体的部位、组织结构和生理活动等（见表2、表3）。

表1　事物及其运动状态的阴阳分类举例表

类别	空间	时间	季节	性别	温度	重量	亮度	事物的运动状态	
阳	天	白天	春、夏	男	热	轻	光亮	上升	向外 明显的运动
阴	地	黑夜	秋、冬	女	冷	重	晦暗	下降	向内 相对的静止

方面，分成阴和阳两大类。例如：背为阳，腹为阴；六腑为阳，五脏为阴；气为阳，血为阴；精血、津液为阴等。

这种分类方法，还应用于辨别病情的象象，如阳证表、实证、热证属阳，里证、虚证、寒证属阴；脉浮、数、滑等属阳，沉、迟、涩等属阴（见表3）。

表2　人体部位、组织结构、生理活动等阴阳分类举例表

类别	人体部位		组织结构		功能活动状态
阳	表背	上部	皮毛 六腑 气 卫		兴奋 亢进
阴	里腹	下部	筋骨 五脏 血 营		抑制 衰退

表3　病症、脉象等阴阳分类举例表

类别	病						脉		象	
阳	表症	实症	热症			数 浮 滑 实			洪大	
阴	里症	虚症	寒症			迟 沉 涩 虚			细小	

这种阴阳可分的观点，在祖国医学中还体现于阴阳之中可分为阴阳的思想，即是阴中还有阴阳可分，阳中还有阴阳可分，就是任何事物都可分为阴和阳两类，任何一种事物的内部又可分为阴和阳两个方面，而且在一个事物中的阴或阳内部还可分为阴阳，如此分下去，以至无穷。所以《内经》说："阴阳者，数之可十，推之可百，数之可千，推之可万，万之大，不可胜数，然其要一也。"

（二）阴阳互根　阴阳互根的观点，就是说明阴阳之间的相互依存、互为根据。阴依存于阳，阳依存于阴，每一部分的一方存在为前提，故说"阳根于阴，阴根于阳"，"无阴则阳无以生，无阳则阴无以化"。阴阳互根的观点较广泛地应用于生理、病理和治疗等方面。例如：

在论述内脏生理活动的"体阴而用阳"，就是阴阳互根的具体体现。所谓"体阴"，是指内脏的实质、精、血、津液等都属于"阴"；所谓"用阳"，是指阴和精、血、津液的运动及其所发挥的作用都属于"阳"。阴阳互根的观点，是说明以物质基础和功能活动（即功能作用）之间存在着相互依存、相互资生的辩证关系。它们的生理活动，是物质转化为功能，但生理活动的结果，又是功能产生物质，这就是"体阴而用阳"的基本意义。例如以人体的气与血的关系来说，气属阳，血属阴，二者又来自水谷精微，这就是气血的来源。气的功能活动又能统摄血液循环，使血液的运行保持正常。因此，在治疗方面，多用气血双补的方法，补气的目的是为了气能生血。在治疗气虚时，则采用补气的药，多配合阿胶、白芍等养阴补精的药物。这就是阴阳互根的理论在临床上的具体应用。

阴阳互根的观点，还体现于对疾病发展过程的观察和认识。例如：阴虚的痨瘵，在阳虚到一定程度时由于"无阳则阴无以化"的基础上引起阳虚，称作"阴损及阳"。如高血压、阴虚性肝炎，一般表现为阳亢于上，阴虚于下等现象。

（三）阴阳制约　阴阳制约是阴阳学说的一个基本观点，也是万物人身为阴的，是互相制约的。如阴阳之间失去了正常的互相制约的关系，出现"偏盛偏衰"，发生疾病。这种阴阳制约的观点，在祖国医学理论中被广泛地应用于生理、病理、病理与人体的关系以及指导治疗各个方面。

在生理上，肝阴可以制约肝阳，勿使亢上大，在病理时，如肝阴不足，失去制约的肝阳的能力，就会出现肝阳上亢的现象。在病邪与人体的关系方面，如邪正斗争，形成阳偏盛，多耗损体内的阴液，在临床上出现热症；相反，阴邪侵入人体，形成阳偏衰，并且多损伤体内的阳气，在临床上出现寒症。这说明了"阴胜则阳病，阳胜则阴病"的道理。在指导治疗方面，如热症常用清凉、寒凉药物，称为"寒因制热"，亦称以阴制阳制约的原理，如属寒症致病，常用温性、热性药物，称为"热可胜寒"，亦即以阳制约的原理。这就是"热者寒之，寒者热之"的治疗原则，多用于阴阳偏盛的实证。

一般说来，阴阳可分和阴阳互根取则制约的象象，即是以阳为阴，即是以阳为人体的阴阳，是互相制约的。

综上所述，阴阳可分、阴阳互根和阴阳制约的观点，在祖国医学中构成了一种较完整的辩证法思想体系。它是对于静止不变的形而上学的对立，它不能用单纯的四个消极方法而能解决，须针对之，用道理用阴火、青阳调等等法才能解阴阳和矛盾。

阴阳制约是说阴阳之间相互制约，如阴盛则伤阳，用温热药即阳制约阴，壮火之主以制阳光，阴盛则制阳，用益火之主以消阴翳，这就是前人所说的"热之不热，益火之源以消阴翳"的原理。

（四）阴阳转化　阴阳转化的观点，在祖国医学中是"体阴用阳"，

群經見智錄自序

凡治中醫者固不知素問靈樞傷寒金匱之可貴辛之治醫者或不讀○書

以上四書或雖讀之而茫無所得不敢用其方即用之亦不能盡其妙則且功過不

相當若是者心安在甚可貴哉自世風不古淺者忌人能而煉其能煉者愈多其說

愈枝去真愈遠有其託者偶黃言則原灌之必使減口結舌箝波已程竣者自

度已結不足禦人神手而退廿心抱殘守缺思浮其人以傳之辛之不浮之別其術

鈍者漸就湮沒蓋以子術不見產於世地久矣晚近歐亞溝通我黃農革胄在之相

形見浊凟与一長可錄推究因果豈不以此同石獨醫學者然此紫色李鄭聲

亂雜其最難辨識者必其最精深者故百凡藝術之衰歇醫為尤甚鄉人治

醫瓷十年耳其始知盖世醫家之技能其內知宗元以下醫家之著述就各家著述

刘树农抄写《群经见知录》笔迹之一

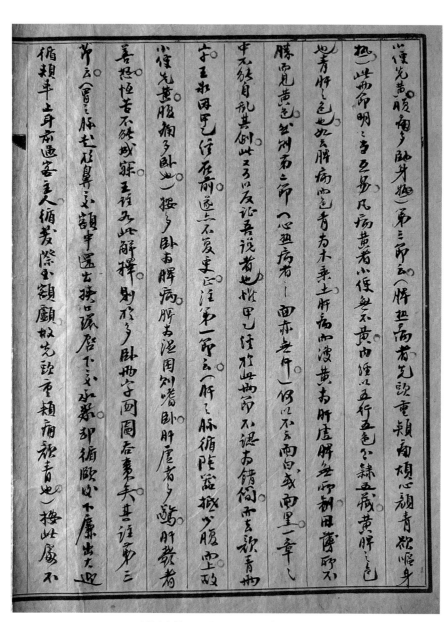

刘树农抄写《群经见知录》笔迹之二

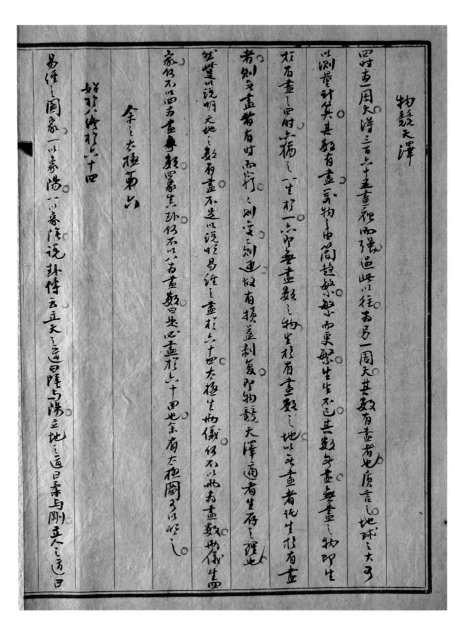

物競天澤

四時有一周天渾三百六十五畫強而兩張畫此以往若另一周天其數有畫者也質言也地球之大了

以測量計算其其數有畫荥物之由簡趨繁而更繁生生不息其荥与畫無畫之物即生

於有畫之時兩六禍之生於一六畝無畫數之物生於有畫數之地以此畫者託生於有畫

者知无畫者有时而行之剥定之剥連故有損益剥復即物競天澤適者生存之理也

然鉴以說明天地之數有畫不遺以說惟易經之畫凡六十四大極生兩儀仍不以此為畫數曲生

家仍不以四為畫壽輕露生球仍不以古為畫數曰此必畫於山十畢余有大極圖之任好也

好非八海程六十四

余之太極兩出

易經之圖象一以象陽一以象陰陰說卦傳云立天之道曰陰与陽立地之道曰柔与剛立人之道曰

刘树农抄写《物竞天择》笔迹

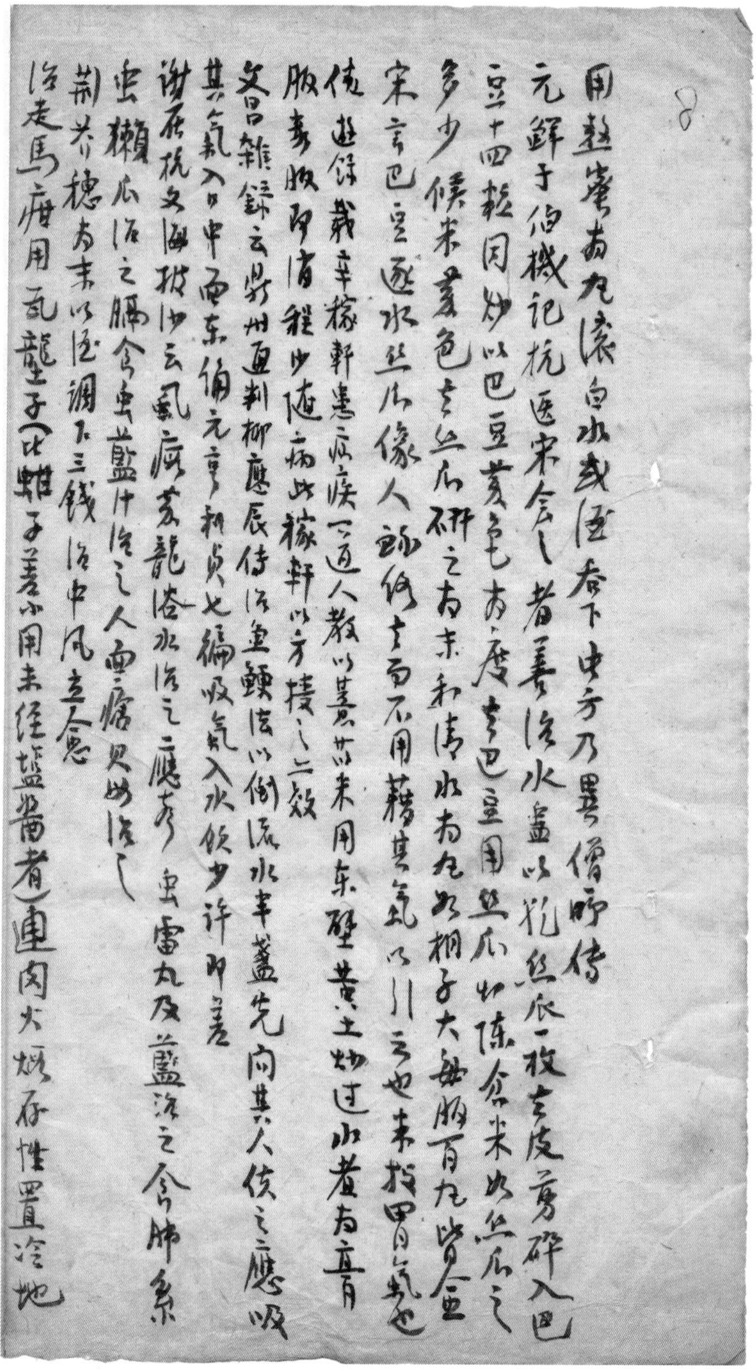

刘树农年轻时的日记之一

医者意也夫人病改以风之表年矣每遇时气病必死首节向愈之有为之
坏一目而病不止气药金芍延予入内视之予曰是不难一剂予金也去麻二方
用酥炙龟板水麻黄本不甘州五下肉更占定一方用仍芍故
仍牛膝令服二剂而金

因末高卿有表伟庵其神医也有辛子奉松卿立极素狂笑不止术俦
庵竹之笃曰庵石不为美不以药计美予宜疾愦遅恕不及也若遇
过镇江不更求仍氏竹之逢以书寄仍其兴玉镇江而疾已金以书致仍
仍以书示余其曰某若恒之狂剂心寂庵快予不予逢合水予有石之所
孫逞也故勁以免关之心慊之以死金其蓁老柳费剂必寂庵至
镇江吉曰金美其人免之此西再移石庵术

崔默庵大辛思人有时疫流行与伪分石同方清一书实商人而未贵有
五年新昼年几赤疥偏乡皆腰股西丞年法医东手延黙庵竹之
坚庵允竹一病苟石以其情水相对数日沉思新向反逞竹彻如闪甚因

陈圆光 男 幼岁 三月十八日

中国中医研究院(今中国中医科学院)国医大师薛伯寿珍藏的刘树农亲书脉案,此脉案见于魏治平、谢恬主编的《医林翰墨》一书

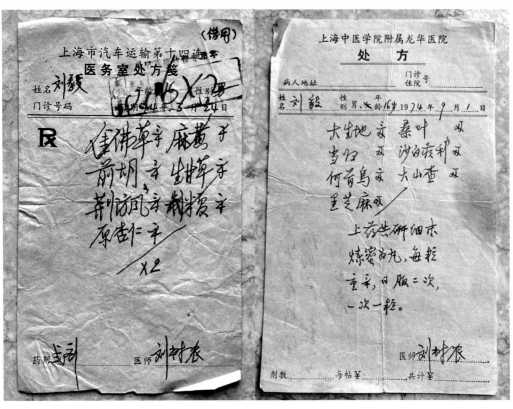

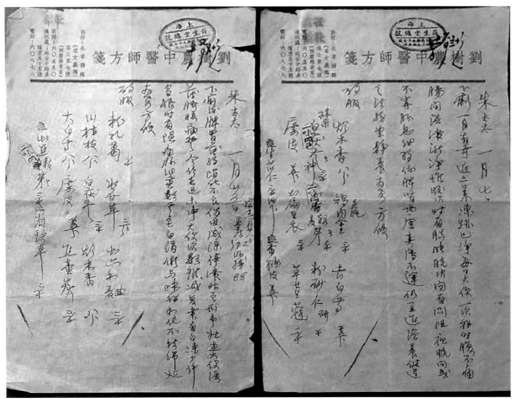

刘树农开具的处方

从山阳医派到海派医家

刘树农医论医案集

主　编 · 郭天玲　朱抗美

副主编 · 刘　平　刘　毅　刘红菊

　　　　　纪　军　陈　璟　周兴武

协　编 · 姜水印

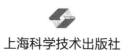

上海科学技术出版社

图书在版编目（CIP）数据

刘树农医论医案集：从山阳医派到海派医家 / 郭天玲，朱抗美主编. -- 上海：上海科学技术出版社，2024. 11. -- ISBN 978-7-5478-6807-2

Ⅰ．R249.7

中国国家版本馆CIP数据核字第2024HT2377号

刘树农医论医案集

主编　郭天玲　朱抗美

上海世纪出版(集团)有限公司
上海科学技术出版社　出版、发行
(上海市闵行区号景路 159 弄 A 座 9F - 10F)
邮政编码 201101　www.sstp.cn
上海颛辉印刷厂有限公司印刷
开本 787×1092　1/16　印张 29.5　插页 8
字数：600 千字
2024 年 11 月第 1 版　2024 年 11 月第 1 次印刷
ISBN 978 - 7 - 5478 - 6807 - 2/R · 3091
定价：148.00 元

内容提要

本书记述了刘树农教授早年成才的学术渊源,中年接受唯物辩证法后思想的升华,并以此指导医学教学和临床实践的成果。全书收载了刘树农教授生前撰写的医论及医案80余编。医论内容涉及中医的阴阳、气血、病因病机及辨证论治等各方面,对古代医家的学术思想及成就也有大量独特论述。医案内容包括心、肝、脾胃、肺、肾等脏腑疾病及一些杂证验案,验案内容体现了刘树农教授独具特色的诊疗方法。书中还有一部分内容为刘树农教授的学生对其学术思想及临证经验进行研究后而撰写的文章。最后还附有其同仁、学生及其亲人怀念刘树农教授的文章,真实而生动地展现了刘树农教授学习生活的方方面面。

本书可供中医临床医师、中医院校师生及中医爱好者参考阅读。

写在前面

刘树农是上海中医药大学第一批评定的著名教授,1895年出生于江苏淮安一个六世祖传中医之家。刘树农8岁在家塾开蒙课读,13岁拜当地晚清廪生卢竹居老先生为师,17岁即拜伯父刘小泉和应金台为师。此后一直在山阳医派的浸润下成长,并多有建树。1939年后,在上海定居并挂牌行医。1956年进入上海中医学院工作。其65年的医学生涯大致可分为三个阶段:1936年以前在故里熟读精研经典著作,探索诸家学说,在全面领会的基础上推出新意,并经历了大量医疗实践,积累了相当的临床经验;1936年以后,每以"盛名之下其实难副"为戒,勤学博采,客居沪宁等地,常去书店、图书馆,涉猎包括现代科学、西医学说,以及日人的《皇汉医学》等著作,印证临床所见,不自觉地运用了辩证法的思维方法;1956年进入上海中医学院以后,开始运用唯物辩证法中的对立统一法则重新钻研中医理论并由此"豁然开朗"。培养了不少中医人才,在上海中医界具有影响。

纵观刘树农教授成才之路,从山阳医派融入上海,成为一位海派医家,其间的治学方法、学术思想、临证经验的演变,在其各个时期的医论、医案中有迹可循。这些变化既由地域差异所致,又有因于其广泛涉猎中西医学及哲学而产生的知识体系的变化,进而对中医学理论的深入理解。对刘树农先生学术思想、临证经验的学习与研究,可促进中医学术的传承。同时,对刘树农先生学术经历、成才历程各阶段的深入研究,亦可诠释海派中医"兼容并包,开放创新"的特色。

《从山阳医派到海派医家——刘树农医论医案集》汇集了刘树农先生治学、临证、教学历程中的心得、经验、思想,尤其通过搜剔挖掘,新增收录了其早期的一些珍贵的文献资料、手稿真迹等,完整呈现刘树农先生各个时期的学术思想和临证经验,正可为上述研究提供丰富详实的文献资料,对海派中医的研究及其传承、发展具有重要的意义。

全书分为5个部分:第一部分主要是对山阳医派及山阳医派的十几位代表人物的简单介绍;第二部分内容是刘树农教授对中医学中的核心理论、历代中医文献中的精华和糟粕、发明与谬误提出个人见解或质疑的论文;第三部分是介绍刘树农教授独具特色诊疗经验的论文,包括心系病、肝系病、脾胃系病、肺系病、肾系病及脑系病等;第四部分是在刘树农教授指导下,其学生撰写的有关刘树农学术思想及临证经验的论文;第五部分为附篇,内容主要是记者访谈及同仁、学生、亲人缅怀刘树农教授的文章。

打开本书,我们可以见证一代名医的人生轨迹,步步坚实,走向成功,折射出历史长河不平凡的近百年;打开本书,我们可以欣赏丰富的医案,领悟深奥的医理,字字珠玑,活色生香,折射出中医药事业何其伟大,值得发扬;打开本书,我们可以窥见一代名医的温馨家庭,点点滴滴,感人肺腑,折射出人性的光辉;打开本书,我们可以体会名医是这样代代相传的,坚守初心,大医精诚,需要我们继续努力。

亲爱的读者,请您慢慢看起来!

另外,由于本次收集的论文撰写于不同的年代,编写体例不尽统一,涉及的内容也相当广泛,编者编排此书稿时,对内容进行了分类及文后参考文献的删除,读者可能会有不同的看法,不妥之处,敬请谅解。另本书论文撰写作者众多,文后无作者署名的文章均为刘树农教授撰写,特此说明。

编 者

2024 年 6 月

代　序

弥甘蔗境忆从前

我对中医事业很少贡献,实有愧于老。惟在学以致用的过程中,有不能忘怀者二三事,爰略陈之。

一、启蒙与业师

废科举后,在风气闭塞的小城市里,家长都不愿孩子们去上"洋学堂",仍留在私塾里念书,我也是其中之一。我的塾师是个晚清廪生,颇知医,对《内经》等经典著作,有一定的研究。所以在教我读医书时,既讲文理,又讲医理,选择《素灵类纂约注》《伤寒论》《金匮要略》《温病条辨》和《本草从新》《汤头歌诀》等书,要我熟读硬背。当时虽稍感重负,尔后却获益良多。70余年前往事,历历在目。

我17岁离开私塾后,即在堂伯父小儿科小泉公和业师大方脉家应金台老夫子两处诊所,轮流进行临床实习。尽管他们诊务很忙,对徒弟们却严格要求,并毫无保留地传授他们的宝贵经验。由于我有了一些理论知识,在他们耳提面命之下,接受尚比较容易。记得堂伯父曾教导我们:小儿为稚阴稚阳之体,一旦罹病,即应速战速决,不能以疲药误事。他这样说,也是这样做的。如他对于当时流行的天花,在初期每重用透托和清解,并善于使用大黄,以撤在里之热毒。继则从事补益气血,分别兼温或兼清,重与托里排脓,治愈很多的险症。至于应老夫子则聪慧过人,学识渊博,尤精于湿温病的治疗。他坚持"气化则湿邪自化"的原则,以《温病条辨》中的三仁汤为基本方,随症加减,既善于守,也善于变。记得他曾治一湿温患者,在服用三仁汤加减四五日之后,病势不但不减,胸痞反而加剧,但不拒按,且伴有不得卧、不知饥、不欲饮等症。苔厚腻浮灰而滑,脉沉细而数。他毅然改用瓜蒌薤白桂枝汤加干姜、细辛,直通胸中之阳,而横扫阴霾。药下咽后,胸痞顿开,诸症递减,身热亦得周身汗出而解。老夫子辨证之准确,应变之敏捷,使我受到很好的教育,给我的印象亦最深。

二、失败与成功

我开业后不久,两位业师即相继谢世。而我在他们余荫之下,业务却很可观。一年初秋,里中曾发生具有发热、有汗、咳嗽、鼻血等症状的一种流行病,蔓延颇广。当时医者多从新感引发伏暑论治,但未能愈病。我在碰到这种患者时,据其数脉且右大于左的脉象,认为是《温病条辨·上焦篇》所说的"秋燥"病,分别予以桑杏汤或沙参麦冬汤等方加减,辄应手取效。越二年的夏秋之交又流行一种上吐下泻证,甚至肢冷转筋、躁扰不宁。我在辨证上,确认其为"热霍乱"。用王孟英《霍乱论》和姚训恭《霍乱新论》两书中所载的连苓解毒汤、驾轻汤和蚕矢汤等方,治好了很多因误服热药而致危重的患者。由是而声誉日隆,求诊者日众,且委之以疑难重病而不复置疑。于是,我就遇到一些在我知识范围以外不能识别的患者,竟死于我之误治。如急慢性阑尾炎、急性胰腺炎、宫外孕、尿毒症,等等。及今思之,犹有余恸!然而,这些失败的例子,犹可诿之于历史条件的限制。使我最感痛心给我教训最深刻的,莫过于误治一病儿的经过。

约1929年夏季,有一十来岁男孩,一得病即壮热、烦躁、神昏、抽搐,我认为是暑痫,用清营汤加减。开始进药,烦躁、抽搐即停止。续进苦寒撤热而壮热如故,屡投芳香开窍而神昏依然。旬日后,病儿于昏蒙中用右手频掐阴器,去其手,手复至,问其故,不能答。我亦莫知所措,过三四日,病儿即死于内闭外脱。究其致死之由,久久不能得。等到1939年我来上海后,得见日人源元凯所著《温病之研究》,系疏证《温疫论》之作。该书上卷之末,有"掐阴"一节,述一染疫病儿,至六七日,烦躁谵语,神昏不宁,频掐阴。诊其少腹,按至横骨旁,有蹙额痛苦难堪状,而所掐便止,放手复掐,与加减真武汤,至八九日而热解,神少苏,所掐亦渐止。经诘问,乃知其所以掐,是少腹连阴筋剧痛不可忍。因确认其为"脏结"证。我阅竟,不禁骇然而起,绕室彷徨!回忆前所遇病儿之死,并非死于病,而是死于药。病一开始,即误于寒凉遏抑,逼其内陷,转化为阴证,继而又未能及时用温药挽救。谁实为之,愧悔交加!在汲取教训以后,每遇小儿暑痫,均治以风引汤,不妄事增损,二三日即痊愈。

1936年,经同乡人介绍,我到南京诊治某巨公(48岁)头晕病,症状为头晕而沉重,起立则觉天旋地转,时吐涎水,旋吐旋生,食少神疲,静卧懒言,如是者近一年,经中西医治疗无效。我诊其脉沉弦而缓,视其舌淡苔灰滑,知其为在上之清阳不足,浊阴之邪上泛,已成阴乘阳位之局。但屡进苓、姜、术、桂、参、茸之品,仅得稍稍改善,而效不显著。患者有休息痢史,每月必发,经西药治疗,三五日即止。我结合这一点,遵张子和"寒湿固冷,可泄而出之"之说,按《备急千金要方》治"下腹中痰澼"的"紫圆"方,照方配制,先让患者服如梧子大者三粒,得微下。隔一日用十粒分两次服,下水液杂脓血数次,越二日头晕即大减,灰腻滑润之苔亦渐化,食纳加,精神爽。续进调补脾肾两阳之剂,康复如初,休息痢亦不复发作。年逾八十,以他疾终。

在受到《温病之研究》的启发以后,我深感日人治学之精与识见之广。又揣摩了汤本求真所著的《皇汉医学》,觉得这部书的好处,是教人从腹诊上以识别阴证与阳证。我在临床上曾根据确诊所得,用该书所赞赏的桂枝加苓术附汤,治愈了几个沪地所谓"湿温伤寒"属于阴证类型的患者。

三、环境更新略有长进

在党的中医政策光辉照耀下,我于 1956 年夏走上中医教学岗位。如枯木之逢春,亲承雨露;庆晚年之幸福,"白首为郎"。既受教于良朋益友,又饱览夫玉轴牙签。既能从今以验古,亦可温故而知新。尽管学而不力,却也略有所得。

(一) 关于理论

在初步学习一些哲学著作以后,我懂得了:①中医理论的形成,是由于我们祖先在积累长期和疾病作斗争的实践经验中,认识到医学部门所有事物的矛盾法则,其变化发展的根本原因是在于事物内部所包含的对立势力的相互作用和斗争。因而在矛盾普遍性原理指导下,运用具有哲理的矛盾分析法的阴阳学说,来阐发医学部门本身特殊的矛盾运动规律。中医书籍中的"阴阳"二字,虽然在不同的地方有不同的含义,但"运动本身即是矛盾""运动是物质存在的形式"。因此,阴阳两者的本身,是客观存在的物质。而中医学理论体系中的阴阳学说,则是揭示医学特殊矛盾的说理工具,因而阴阳并不等同于普遍的矛盾。至于脏象、经络、血气、精津、营卫、病因等学说,无论其关系到生理活动或病理变化,都离不开矛盾运动的物质,也就离不开阴阳。所以《素问·阴阳离合论》说:"阴阳者,数之可十,推之可百;数之可千,推之可万;万之大,不可胜数,然其要一也。"王冰注:"一,谓离合也。"所谓"离合",即意味着对立统一的矛盾运动。基于此,也就加强了我一向主张以阴阳学说为中医理论体系核心的信念。②"天人相应"说的精神实质,符合于恩格斯《自然辩证法》所认为"生命存在方式的基本因素在于和它周围的外部自然界的不断的新陈代谢"的观点。毫无疑问,新陈代谢是生命生存的基本条件。如《素问·阴阳应象大论》所说:"味归形,形归气,气归精,精归化。"固然只是粗略地描绘机体新陈代谢的概况,而《素问·六微旨大论》曰:"故非出入则无以生、长、壮、老、已,非升降则无以生、长、化、收、藏。是以升降出入,无器不有"之说,则是对自然界一切不断的新陈代谢的概括。③中医发病学的特点,不仅在于认识到疾病内部存在着邪正斗争的矛盾,更重要的是在内外因统一的认识基础上,把机体的正气(内因)放在首要的地位,邪气(外因)能否致人于病,决定于机体正气的适应能力。这就吻合于"内因是变化的根据,外因是变化的条件,外因通过内因而起作用"的科学论断。至于陈无择只片面地看到致病之因,看不到受病之体的"三因"说和王清任"本不弱而生病"之说,都违悖了中医学固有的朴素的辩证法的两点论,而是形而上学一点论的纯外因论或被动论。惟有许叔微独具只眼,能够辩证地对待疾病发生、发展的问题。他在《普济本事方》中曾重复地于经文"邪之所凑,其气必虚"的下面,接着说"留而不去,其病则实"。这和西医学所认为因致病因子的刺激,机体生理性的防御装置起而抗争的观点,如出一辙。其实,这也就是疾病本身的辩证法。

在编写第一届西学中研究班中医内科杂病教材工作中,我认识到最重要的一条,是尽量把中医学文化遗产中最有实用价值的东西写进去,借以加强西医师们学习中医的信心。

例如写"虚劳篇"讲义时,鉴于过去关于虚劳病的论述,多数认为是"积虚成损,积损成劳",只强调正虚而不及邪实,并把西医学所指的结核病也纳入其中。其实,我们祖先对任何疾病的形成,都认为是邪正两方面的事。《内经》和《伤寒论》《金匮要略》均有大量的记载,细寻即得。因此,把"虚劳"分为"虚损"与"劳瘵"两类。前者因另开《金匮要略》课,只简略地叙述汉以后关于"虚损"方面比较切合实际的理法方药,后者则重点突出《外台秘要·骨蒸门》所引用的"苏游论"。尽管在它以前已有人认识到这是一种传染病,但它却明确指出患者是因"毒气内传,周遍五脏而死"。所谓"毒气",自是指六淫以外的外来之邪,这是非常可贵的。又如在"肿胀篇"中特别提出《金匮要略·水气病脉证并治》"血不利则为水,名曰血分"的观点。虽然它指的是"妇人经水不通",不免带有局限性,但它已估计到血与水的关系。这些都是中医学理论中的精华部分,理应晓之后人。可是,我在担任这项工作很短的时间以后,即病支气管扩张,大量咯血,反复发作,体力不支,而另让贤能。

在目前大量论著中,有不少论及了中医五行学说内孕育着"内稳定器模型""系统论"和"控制论"的萌芽,在这些论文的启示下,我进一步认识到古老的中医学的确是一个伟大的宝库。并从而认为《金匮今释》"五行可废,阴阳不可废"之说,是毫无根据的。朱熹《太极图说·注》中曾指出:"有阴阳,则一变一合而五行具……盖五行之变,至于不可穷,然无适而非阴阳之道。"于此,可知五行之中固莫不具有阴阳,而中医五行学说以五行联系机体内外环境的整体统一和相互资生、相互制约、自动调节的一系列活动,又莫不包含着阴阳两者的矛盾运动。陆氏未见及此,宜其有废此存彼的错觉。若夫中医惯用的有关五行方面术语中的"克"字与"制"字,则应有所区别,不能混淆不分。因为它关系到生理与病理,即正与邪两个方面,而各异其含义。如《医经溯洄集》在解释"亢害承制"时说:"承,犹随也。不亢则随之而已,既亢则起而制之,承斯见矣。"这和《类经附翼》"无制则亢而为害"说中的所谓"制",都属于生理性的自动调节。施制与受制的双方,都属于正的方面。当然,制的作用,也可施之于邪的一方,如培土以制水,滋水以制火,其所制者,自属于邪。不过,这所谓制,是来自体外的输入。假如是阳明大实,煎熬肾阴,则为邪土克正水;水湿上凌,蒙闭心阳,则为邪水克正火。总之,克我者为邪气之贼害,被克者为正气之受戕。正如《素问·至真要大论》所说:"清气大来,燥之胜也,风木受邪,肝病生焉;热气大来,火之胜也,金燥受邪,肺病生焉……"因此,为了使概念明确,对"克"字与"制"字的使用,有严格区分的必要。

(二) 关于临床

在接触临床的带教工作中,在目前辨证与辨病相结合的要求下,我感到临床上单靠中医的辨证,显得十分不够,这是毋庸讳言的。然而有些病例,在现代诊断的客观指标提示下,却闪烁着中医理论的光辉。例如,慢性肾炎患者在早期,尿检中有蛋白、管型、红白细胞等,至晚期血检中非蛋白氮等升高而死于尿毒症。这就充分证明了清代邹澍在《本经疏证》"山药"条下"肾气者,固当留其精而泻其粗也"之说,是天才的发现。在彼时的历史条件下,当然不可能清楚地认识到精与粗的实质,但这一论点,确是对肾脏生理功能认识上的突破。尤其是在目前，有足够的资料使人理解到：慢性肾炎患者，始而留精功能不足，亦肾气之衰颓；继而去粗功能有亏，知邪毒之潜留。从而为指导治疗提供了有益的论据，有力地纠正了过去仅据尿毒症出现的惊厥、昏迷症状，认为是病久延虚、虚风内动，治以三甲复脉汤等方的偏差。不仅于此，现在还能根据肾脏早有器质性病变的认识，及早适当地佐用活血化瘀、消肿生肌的药物以提高疗效而推迟恶化，乃至完全治愈。当然，也不能因此而忽视中医的整体观点。如在治疗经过西医学确诊为冠心病范围内的某些心脏疾患时，根据传统的四诊所得，参用补肾阴或温肾阳的方法，往往取得比较满意的疗效，这又说明了中医"心肾相交""坎离既济"等理论并没有过时。与此相反，我在运用西医学知识从事临床实践中，又常常感到某些中医理论的不够完善，甚至变更了原来整套的理法方药。如众所周知，西医学对所谓炎症，每指出其病所有充血、水肿等病变。我曾遇到一个失音 5 年、别无所苦、久治不愈的患者，即根据五官科对声带诊断的结论，用通窍活血汤合真人活命饮加减，不过数剂即得音开而逐渐响亮如初。这就免去了是"金实不鸣"还是"金破不鸣"不必要的顾虑。还有，我曾用活血消肿、渗湿清热、专理肠间的方法，治愈多例慢性腹泻，以及在治疗迁延性肝炎、慢性肝炎和早期肝硬化的过程中，总是尽先解决血气有亏与邪毒和瘀血留滞这一对虚与实的主要矛盾及其矛盾的主要方面，多能完全治愈或获得缓解。这又使我感到李士材"治泻九法"和王旭高"治肝三十法"，都不免限于历史条件而不尽切合实际。也有一些慢性腹痛，其病机正如《临证指南医案》"便血"医案中所说"脏阴有寒，腑阳有热"的相反状况，治疗上自应兼筹并顾。叶氏之说，自是从《金匮》黄土汤方义领会而来。实际上，有很多胃肠和其他方面疾病的病机，同时存在着脏寒腑热，亟需仔细分析，这就是辩证法在病理上的体现，也是辨证论治的精华所在。闲尝忆及《医学入门》有"人皆知百病生于气也，而不知百病生于血也"之说。我则认为，百病未必皆生于血，但百病都或多或少地与血有关。这从活血化瘀法在临床上用途之广，取效之捷，可见一斑。吾生有涯而知无涯。纵皓首穷经，犹未窥堂奥。然涉猎既久，也不免有一知半解。但一念及先贤顾亭林"凡著书立说，必为前人所未言，而为后人所必需"之言，则又不敢率尔操觚。荏苒至今，徒伤老大。

最后，我不辞衰朽，谨向同道们贡一得之愚：就是我们祖先留下来的宝贵医学，是研究和解决医学部门特殊矛盾运动的学问。要学好这一宝贵医学，就要学习辩证法。《辩证唯物主义讲课提纲》中曾指出："科学历史告诉我们，每一种科学都是研究世界的某一方面的过程的矛盾运动的学问，科学家只要一旦离开了矛盾分析的研究，把它研究的对象看作是没有矛盾的东西，就要使科学的进步遇到障碍。"因此，我愿在有生之年，和同道们一起，一面加强辩证法的学习，一面呼吁多学科的协助，进一步探索中医学理论的精髓，为中医学术的发展共同努力！

刘树农

1980 年

目　录

气血

病因病机及辨证论治

古代医家学术思想及成就

学习心得

其他

第三部分　诊疗方法　独具特色

古方与治法

心系病

肝系病

脾胃系病

肺系病

· 第四部分　薪火不灭　代有传人

刘树农学术思想研究

刘树农临证经验探讨

· 附　　篇 ·

第一部分

山阳医派　一代大师

　　山阳医派形成距今有 200 余年,有史可考的医家有 500 余名。本部分对山阳医派的十几位代表人物进行了简单介绍,对山阳医派的传承与创新、发展现状进行了阐述,并对当代山阳医家翘楚刘树农成长及成为海派医家的历程进行了较详细的描述。在这部分的最后附上刘树农早期发表的数篇文章供读者欣赏。

山阳医派传承脉络浅析

山阳，历史悠久，是江苏淮安旧称，源起东晋义熙七年（411 年），山阳郡治所，历经朝代更替，所辖地域变化，直至清末民初，仍为行政治所。文化底蕴深厚，作为水陆交通咽喉，州郡路府治所，漕运、盐运、监督署所在，盐商巨贾聚居，不乏达官显贵，文人墨客，自然名医云集，世代延续。中医药文化源远流长，遗产丰厚，形成以温病大家吴鞠通为宗师，名医众多，著作琳琅，学术各有建树，饮誉江淮的山阳医派。以下从山阳医派的形成与辉煌、传承与创新及现状等几方面，浅析其传承脉络。

一、山阳医派的形成与辉煌

"山阳"即今江苏淮安，原名山阳县，明清时朝廷在此设淮安府，辖山阳、清河等九县二州，包括现江苏省内淮安、宿迁、盐城、连云港以及扬州、徐州的部分地区。山阳县作为水陆交通咽喉，为州、郡、路、府治所，漕督署、淮北盐运分司署、淮关监督署所在地，以及盐商巨贾聚居地，同时也成为医家悬壶营生的首选之地，呈现名医云集、世代延续的局面。因淮安府治，故山阳医派又称淮医学派。山阳医派因淮安政治、经济、文化的发达而发展兴盛。民国三年（1914 年），因陕西亦有山阳一县，为避免混淆，民国政府改山阳县为淮安县。

山阳医派的源头，可追溯至西汉初辞赋家枚乘，其作品《七发》是我国第一部有关心理治疗的著作。宋代张耒，"苏门四学士"之一，自编《治风方》一卷，创制 32 方。还为庞安常《伤寒总病论》写序、跋。其外甥杨介也是一位著名医学家，著有《四时伤寒总病论》《伤寒论脉诀》《存真图》等医书。元代名医吴心如编写的《伤寒赋》被朝鲜许浚编入《东宝医鉴》一书中。明洪武五年（1372 年）楚州名医卢续祖应荐至京，题授御医，乃迄今所知最早的淮安籍御医。其后相继出现名医潘彦直任淮安府医学正科，御医潘瑛任阶修职郎，还有著名"大河外科"王拳（注：大河即今江苏淮安河下），发明"淮安狗皮膏"，名传海内外等。

清代是山阳医派的鼎盛时期，山阳医派以吴鞠通为宗师。清代中叶以来，有"南孟河，北山阳"之说，山阳在清代设府之故，包括现在的江苏省淮安市、宿迁市及盐城、连云港、扬州市的部分地区，历史上又名淮医学派、淮海医派、苏北医学流派、淮扬医派等。据考证，山阳医派形成距今 200 余年，距今有史可考的医家有 500 余名。清初河下古镇出现程叶、刘倪等医学世家，尚有山西太原名医傅青主、苏州名医徐大椿、山东名医黄元御等也曾寄居楚州行医著书立说，至吴鞠通《温病条辨》《医医病书》《吴鞠通医案》成书以后，影响深远。并被后世广为流传，两淮医林，奉为圭臬。逐渐形成学术思想完善、名医众多、颇有影响的山阳医派。淮安文士顾竹候评述："吾乡襟淮带海,代产名医,自吴鞠通先生著《温病条辨》一书,发明伤寒、温病之异,与夫三焦受病治法之不同。嗣是医家始不囿于仲景之论,所以生枯起朽者不知其几千万人也。吴书既风行一时,淮医亦遂有声于世。乡后学缵承余绪,精益求精,卢扁医家不可偻指。"这一时期代表人物有:

吴瑭(1758—1836),字佩珩,号鞠通,清代著名医学家,江苏淮阴人。其临证医术高明,创建温病理法方药完整体系,以三焦进行温病辨证,治法上注重清络、清营、养阴。一生治人无数,活人无数。同时,其创制的许多实用方剂,如银翘散、桑菊饮、藿香正气散、清营汤、清宫汤等,应用至今。著《温病条辨》《医医病书》《吴鞠通医案》。吴鞠通生于穷书生家庭,自序云:"缘瑭十九岁时,父病年余,至于不起,瑭愧恨难名,哀痛欲绝,以为父病不知医,尚复何颜立天地间,遂购方书,伏读于苫块之余,至张长沙'外逐荣势,内亡身命'之论,同慨然弃举子业专事方术。"26 岁离淮入京,被选副贡,参与《四库全书》医书部分的抄写检校,得以研读各家学说。适值京城温病流行,时医沿仲景法治温病,每致失败,痛心疾首,"生民何辜,不死于病而死于医,是有医不若无医也,学医不精,不若不学医也",遂苦心孤诣,历十数年写成《温病条辨》。与《黄帝内经》《伤寒杂病论》《神农本草经》并列为中医必读的四大经典,是汉以来温病治疗的学术总结,是温病学的一座里程碑,在《伤寒杂病论》《温疫论》《温热论》基础上创立了"三焦辨证法",为后人留下了治疗温病的许多优秀方剂,如银翘散、桑菊饮等,可羽翼《伤寒杂病论》,有"伤寒宗仲景,温病有鞠通"之说,使中医基本治法在外感病和热性病方面进一步完善,是中国医学史上具有建设性、创新性的代表人物之一。

韩达哉(1867—1934),字达卿,号永璋,又号淮阴道人,生于淮安城内范巷(现名,因此巷范集人居多,亦说范姓大户而得名),系韩信之后。西汉初年,韩信被吕后设计杀害,其后人隐居于白马湖畔范集一带,至明代迁至淮城范巷居住,世代行医。韩达哉继承父业,拜山阳名医李厚坤为师,1892 年春,随父侨居北京,得以与京城名医探讨学习,勤读经典。次年春,皇家翰林医官局招考,拔得头筹,被皇家太医院录用为医官。在太医院供职期间,认为"晚近以来,天时人事,代有变迁,患伤寒者间或有之,患温病者十常八九"。希望医家在伤寒与温病的争议中,重视实践。1902 年,京城霍乱流行,传染迅速,死者众多,韩达哉独创治霍乱灵验方,活人无数。因治愈慈禧乳瘤而名扬京都,又因方中,淮安麻油茶馓四支,荔枝核二枚研末,黄酒二两共煎,淮安麻油茶馓因而成为宫廷贡品。于光绪三十二年丙午(1906 年),韩达哉将自己药铺起名淮顺堂,旨在弘扬淮医,救治百姓,民安国顺。将自己 10 余年临床医案、治疗验方以及师授家传之秘编撰成《医学摘瑜》,上卷收录韩氏医案 48 案,下卷有家传《伤寒分经赋》及妇科加减生化汤,有李厚坤的《温病条辨·三焦篇汤头歌诀》《治诊西江月》8 首及韩氏临证心得《寒温大要论》《白喉未尽感表论》《伤寒舌鉴赋》。

李厚坤(生卒年代不详),名璜,字小亭,淮安河北镇人。清咸丰、光绪年间江淮名医,博览群书,精岐黄之术,德艺双馨,游同里刘又坡门下。常训诫弟子:"医以仁慈为怀,常存恻隐,临证审谛覃思,勿容粗忽,视人之病,如己之病,治人之亲,如己之亲,果能如此之心,天必锡(通赐)尔多福,所谓为人造福,即为自造福也。"李氏对吴鞠通学术思想精研较深,为山阳医派著名医人之一,1877 年运用韵语编撰《温病赋》9 篇,《温病方歌》1 卷,其中《温病方歌》在光绪三十二年(1906 年)被太医韩达哉收载入《医学摘瑜》一书。杨彦考证:"粤稽嘉庆间,淮阴吴瑭(字鞠通)著《温病条辨》之后,旋有淮安李璜(字厚坤),就《条辨》原文,由博返约,提要钩玄,演成《温病赋》,以便后学之诵读。其书虽不若《条辨》之风行一时,然江淮涟泗,北迄冀鲁,南泊镇杨,医界传抄,早已脍炙人口……"后虽被盗版,然瑕不掩瑜,亦为中医界憾事。

刘金方(1825—1888),字子成,号淮山儒士,生于淮城河北镇东里坊,清代名医,时与扬州的朱云苓、方华,镇江的蒋宝素、僧福海,江都的朱湛溪、颜宝,东台的杨小谷,兴化的赵筱湖齐名,人称"淮扬九仙"。其父刘相弼,早年病逝,业医情况不详。在其祖父刘振元(生卒年代不详,著名医家)的熏陶下,精研经典及吴鞠通《温病条辨》,在温热病及内伤杂病、妇儿科方面造诣很高。医徒有戴仲山、丁月楼、范莘儒、李春台、高映青、刘少金、叶石仙,长子刘承先,三子刘少芳(著有《三世良箴》医案),四子刘哲仁业医,大多成为清末民初的苏北名医。孙刘再方亦承祖业医,并受业于医家张震东,坐诊河下。咸丰九年(1859 年),其门人将刘金方临证资料及其先祖遗稿,编辑成书,经刘金方审阅,定名《临证经应录》,虽未出版,山阳医家争相传抄,可见影响广泛。计 4 卷,卷一为"六气杂感门",卷二为"七情内伤门",卷三为"妇女杂病门",卷四为"幼童痘疹门",合计收录 137 个典型病例。

石寿堂(1805—1869),又名湛堂,字芾南,江苏安东(今涟水)人。淮北名孝廉,文武全才。道光二十九年(1849 年)举人。咸丰年间(1860—1865)于涟城办团练,以保地方平安。石氏出生于中医世家,七世事医,可惜详细脉络已无以考证,自序"朝而儒,夕而医,历数十寒暑如一日,虽习举子业,未尝或忘……重述先子之绪言,因汇前贤之全说,凡四阅月,得《医原》二十篇"。认为"盖人之生也有原,则其所以病亦有原,明乎其原,而后针石之投,汤液醪醴之设……而应手辄效""能达其原,而岐伯之奥旨,仲景之秘思,中法西法之妙用,一以贯之矣"。故将其著作取名《医原》,独创燥湿二气为百病纲领,并指导临床实践用药。另在精研前贤温病治疗基础上,特别对吴鞠通《温病条辨》学术思想继承,编成《温病合编》,另外许多著作留传,可惜已丢失。

张治平(1855—1930),世居河下盐河北大街,是张氏医学世家第五代传人。其祖父张振扬,父亲张济川,均业医。但以张治平声誉最高。《江苏艺文志》曰:"张治平(原文误为子平),清代淮安人,时之名医,与兴化赵海仙、阜宁余奉仙齐名,世称晚清苏北三大名医。"张氏"医庐"位于山阳河北大街(今淮安城郊中心小学),原有房屋 35 间,五道庭院,设有诊室、药房、书房、居室等。书房名"漱石斋",是一具有相当规模的私人医院。张氏精通吴鞠通《温病条辨》,擅长温病、内科杂病、妇儿科病的诊治。其行医的逸闻轶事、传说美谈很多,医德高尚,屡起沉疴。张治平没有授徒,仅传授医术于其弟张治安及儿子张锡周、张可生。遗憾的是没有医著问世,临证医案亦失传。其后,张治安长子张伯元,次子张少安,三子张叔彬,四子张道周,均业医。

应金台(1873—1930),清淮安府山阳县(今江苏淮安)人。师从刘氏医家刘小泉[刘氏医家从医始祖已无从考证,第四代刘某被誉为"活痘神",第五代刘紫楼,第六代刘小南(次子)、刘小泉(三子),第七代应金台、刘树农、江杏农,第八代应春台、宋坦如、应莆庭、周肃襄、韩玉甫(以上师从应金台,另刘树农也曾拜应金台为师)、江继农、汪济良(师从江杏农)],以"大方脉家"著称,精治湿温病。民国初期,应氏知名度极高,常被美国教会医院请去会诊,还常去扬州、海州等地出诊。据刘树农回忆:"业师大方脉家应金台老夫子聪慧过人,学识渊博,应变敏捷,尤精于温病的治疗。"两淮声誉极高,群众称其为"半仙"。民国初,山阳城内成立"医学研究会",应金台任会长。民国十七年(1928年),淮安县成立"中西医研究社",应金台担任"研究股"股长,并发表《研究医学之要素》一文,认为研究医学其要素,约分为两端,曰经验,曰学术:"盖学术为经验之前提,经验为学术之后者,学术其本,经验其标也。苟能研究日精,准情酌势,用古而不泥古,神而明之,则医学之进步岂可以道理计哉。"开创中西结合先河。应金台于1929年病于出诊途中,次年复发病重去世。其弟子整理其医案数卷,未能出版,此后数十年间,已散佚殆尽。

汪筱川(1868—1947),名九成,字仪庭,一字筱川,为河下汪氏医家第五代传人,门下医徒甚众,如谭济安、玛继宗、邱慕韩、章湘侯、王致和、谭健民、袁长新等数十人。编有《汪氏外科秘方》《三世临证奇异录》《汪氏医案》《医学细菌解》《李厚坤〈温病条辨赋〉修整》等,可惜部分内容在"文革"中散失。汪筱川幼年天资聪慧,智力超群,为太学生。16岁弃儒从医,替父为西坝盐务公立同善堂官医施药局(现淮阴区石码头)顶职外科。琴棋书画,样样精通。其父病逝后,回河下独立挂牌,精湛医术,中医内科、妇科及温病尤其擅长,辨证精准,用药精当,病常随手而瘥,终日门庭若市,就诊者甚众。有楹联为证:"医传七世,望重六州[楚州(即淮安)、扬州、徐州、海州(即连云港)、泰州、通州(即南通)]。"热爱社会公益事业,曾参与筹办山阳中医学校并教授中医外科,民国初"山阳中医研究会"成立后,被推举为首任会长,民国十九年(1930年)淮城、河下分别成立中医公会,5年后合并,汪筱川一直担任分会长、会长、名誉理事长等职。编辑出版《康健新声月刊》,"以唤醒医界同仁发扬国学"。门墙桃李遍布大江南北,故有名士赠门联称:"百世家风传橘井,千年世家重桃潭。"针对民国北洋政府"废止中医"案,积极响应全国中医界,反对废止中医,不遗余力。民国二十一年(1932年),汪筱川与张锡周在河下创设河下防疫施药局,为两淮防疫做出了巨大贡献。

另有明清山西太原名医傅青主、苏州名医徐大椿、山东名医黄元御等也曾寄居山阳行医著书立说。近代有影响的中医名流则有北京的张菊人、杨子谦、余瀛鳌、程莘农等,上海的刘树农、朱伯屏、姚肃吾等。

中华人民共和国成立后,淮安名医有谭济安、章湘侯、谭健民等。

谭济安(1890—1961),17 岁拜汪筱川为师,21 岁挂牌行医,精通中医理论,擅长中医内科、妇科,医声传遍苏北及南京、上海、安徽等地,终生忙于诊疾治病,授徒数人,无著述。

章湘侯(1901—1986),河下中医世家,河下仁德堂药店老板,又自学医学,并私淑汪筱川。抗战期间,去上海开设诊室,后回淮,继续开药店,坐堂行医。1959 年被聘为淮阴地区医学科研所兼职研究员,1963 年被授予"江苏省名老中医"称号,兼任南京中医学院"名老中医继承班"特邀教师。日诊一二百人,晚年得医徒协助,有《章湘侯常用经验方选》《竭丹手录——章湘侯医案集》书稿传世。

谭健民(1920—1985),1933 年投奔族叔谭济安老中医门下学习,创办淮安县中医院。

程莘农(1921—2015),出生于清江浦儒医之家,16 岁从陆慕韩为师,18 岁悬壶。中华人民共和国成立后,赴南京中医学院(今南京中医药大学)师从针灸名家承淡安,1957 年赴京工作,为中国工程院首批院士。善于治疗内科、妇科疾病及各种疑难杂症。

山阳医家多以擅治温病誉世,又各有所攻,内外妇儿皆涉及。大体总结该医派的学术特征:以三焦辨证施治,轻透权衡;治湿热,宣展气机,清灵流动;治温热,存津保液,滋阴救精;施下法,区别应用,扩展变通;学前贤,师古不泥,法擅新裁,圆机而多变;遵循《经》旨,引用经方,法同方同;古法活用,运化经方,方随证变。

二、山阳医派的传承与创新

"传承经典,繁华继往",传承是创新的根基,创新是传承的价值所在。吴鞠通学术思想的传承,先贤创造了宝贵的财富,也是山阳医派的金字招牌,遗憾的是传统的传承方式,使山阳医派丢失了许多精华,发掘整理山阳医派文化遗产,弘扬中医药文化,具有重要的现实意义。山阳医派形成至今,历 200 余年,近现代随西方医学的涌入,山阳医派传承不断,所谓代产名医,如北京名医张菊人、内儿科名家刘树农、中国工程院院士程莘农、乳糜尿专家王绍和、妇科名家冯少哉、儿科专家秦正生以及杨子谦、章湘侯、沙亦恕、骆筱峰等,可谓山阳医派近代名医代表。

三、山阳医派发展现状

1986 年淮安市人民政府在吴鞠通逝世 150 周年之际,将淮安市中医院更名为吴鞠通医院,并成立吴鞠通学术研究会。2008 年,"吴鞠通与山阳医派"被列入首批市级非物质文化遗产名录,2009 年,淮安市人民政府推出"淮医"区域品牌。淮安市楚州中医院袁长新为"吴鞠通与山阳医派"代表性传承人。据调查,山阳医派中医文化遗迹保护力度尚需加大,传统的医技绝活亟待抢救,传统的中药制剂产量呈下滑趋势,有关山阳医派、医家的文献资料整理出版工作仍显单薄。走出淮安的名家如程莘农、刘树农,其弟子虽遍布全国及海外,但有关山阳医派的宣传、传承缺乏影响力、号召力。

山阳医派已为近代中医界培养了大批人才,受党和国家各级政府的支持,以及社会各界人士的帮助,山阳医派传承发展研究室挂牌(2019年)成立以来,目前已形成以江苏省名中医、淮安市名中医数十人领衔的庞大中医队伍,建成以淮安市中医院、各县中医院中医人才研究网络。团队定期召开山阳医派传承发展研讨会,走访中医名家,收集整理山阳医派传承资料,定期举办山阳医派学术沙龙、"山阳"杯中医药知识竞赛、中医经典大讲堂,成立山阳医派专家工作室等。

淮安当地政府提出流派传承研究的"六个一"规划:即"一会、一所、一中心,一馆、一路、一平台"。

"一会"就是成立山阳医派及吴鞠通学术思想传承研究会,并且以研究会的建立为基础举办世界温病大会。提升吴鞠通、山阳医派的影响力。

"一所"就是成立统一的市一级山阳医派研究所。将淮安市中医院设立的淮安市山阳医派传承研究中心升级为淮安市山阳医派研究所,以山阳医派文化为核心内容,搜集整理淮安地区名人名方、医史事件、民间秘方,按照其发展历史脉络,区分不同医学分类,完善传承脉络,编写医史著作。

"一中心"就是成立山阳医派研究成果转化中心,将研究成果进行转化,对山阳医派特色产品进行开发。

"一馆"就是建设山阳医派博物馆。通过场馆的建设,向人们直观地展示山阳地区医学发展历程、研究成果,将散落在民间的珠宝重新进行包装。

"一路"就是打造中医药文化旅游路线。依托现有资源,将中医药各分散要素串联整合,形成独具特色的中医药文化展示项目,打造淮安旅游特色新名片,作为省会南京的后花园,还对全省的旅游有助推作用。通过开展多层次的中医药国际教育交流合作,吸引更多的海外学者和中医药从业人员来淮安市进行交流,让山阳医派走向世界,为健康中国、世界命运共同体做出贡献。

"一平台"就是构筑山阳医派合作交流平台。通过平台建设开展国际性山阳医派学术交流活动。定期举办山阳医派国际学术论坛、世界温病大会,邀请国内外山阳医派传人或弟子,以及对山阳医派感兴趣的国内外学者进行学术交流。成立"山阳医派医师联盟"。依托淮安市中医院,筹建"山阳医派医师联盟",以传承学术思想为主导,举办"西学中"、山阳医派研究班,集聚山阳医派的所有力量,培育中医药专业人才队伍,共同为推动山阳医派的传承和发展而努力。

四、医派之名

中医发展史上因社会及学术背景的差异,在长期的临床实践和学术活动中,形成了众多学术流派,相互争鸣、互有长短,促进了中医药事业的发展。关于学术流派的划分标准,看法不尽一致。目前学界多从学术继承性、地域等命名较多,如温病学派、河间学派、温补学派等。但标准不是绝对的,具体到某个医家,由于研究者分析问题的角度不一,可以有不同看法。例如朱震亨,其师承于刘完素的门人罗知悌,又受到刘完素火热论学术思想的影响,故将其归属于河间学派是有根据的。但其又提出"阳常有余,阴常不足"的观点,倡导滋阴泻火的治疗法则,于杂病治疗又提出以气、血、痰、郁辨治杂病,成为金元时期滋阴派的代表和杂病治疗大家。

或以地域为界者,如江南新安地区,历代名医辈出,被后人称为新安医学派,或以南北地域区分,将医家分为南方派、北方派、等等,这也是划分学派的一种方法。对于学派的具体划分和医家在学派中的归属,根据研究者划分学派的具体原则,很难强求统一。

五、江苏地区医派

有研究者通过对江苏中医流派研究,认为江苏的中医流派林立,涵盖了中医流派的各种类型。以地域命名的,如孟河医派、山阳医派、吴门医派、龙砂医派、澄江针灸学派;以学说观点命名的,有温病学派、外科学派;以家族或师徒经验传承命名的,有大港沙派、苏州顾氏医派。而尤以地域命名之吴门医派、孟河医派和山阳医派在国内学术界影响较大。清代中叶后有"南孟河、北山阳"之说。居淮河、运河交汇处的码头重镇河下镇在民国初年,诊所、药铺林立,喻为"丛医镇"。

六、刘树农——当代山阳医家翘楚

刘树农(1895—1985),出生于淮安一个六世祖传中医之家,先辈擅长内科,尤精儿科。曾祖被病者誉为"活痘神"。祖父刘紫楼,医名扬两淮,曾治愈漕运总督管某晚年独生子的天花重症。伯父刘小泉以擅长小儿科而享誉两淮大地。父刘文甫以家计弃学从商。先生为其次子。

刘树农8岁在家塾开蒙课读,13岁拜当地晚清廪生卢竹居老先生为师。卢先生亦颇知医,因此在教《四书》《五经》的同时,也要求学生背诵学习《素问》《灵枢》《难经》《伤寒论》《金匮要略》和《温病条辨》《汤头歌诀》《本草从新》等医书。刘树农本就喜爱读书,自小家里医学氛围浓厚,故背诵医书亦不觉艰涩,跟随先生学习,有医理,有文理。口诵心惟,为后来学医打下了坚实基础。

刘树农17岁时即拜伯父刘小泉和应金台为师。于刘小泉处学习儿科,应金台处学习男、妇方脉。刘树农在两处诊所轮流临床实习,抄方按脉,并继续努力自学,阅览了《诸病源候论》《备急千金要方》《外台秘要》《景岳全书》《沈氏尊生书》《医宗金鉴》《六科准绳》和金元四大家著作。在临床见习中,用实践经验验证书本上的理论知识。

1920年,刘树农开始独立行医,先后担任淮安江北慈幼院、淮安育婴堂和治淮工程处的义务医师。在边干边学过程中,阅读《临证指南医案》《正续名医类案》《吴鞠通医案》《濒湖脉诀》《温疫论》《徐灵胎丛书》《陈修园丛书》《喻嘉言医书》《皇汉医书》《聿修堂丛书》和《王孟英霍乱论》《姚训恭霍乱新论》等医书,实践中保持勤学思考的习惯,使得他的中医基础理论认识和临床水平相得益彰,解决了很多疑难杂症和某些危重病症,事业饮誉日隆。1939 年后,刘树农在上海定居挂牌行医。

1956 年上海中医学院批准筹建,学院教务长章巨膺与刘树农素来相识,章了解刘的为人、医术和能力,力邀其前来任教,当年 7 月刘树农应聘教职,时年 62 岁。刘树农的学术成就见后文详述。

七、刘树农前期对山阳医派的继承与发扬

《素问·异法方宜论》篇指出,因为地理环境不同,疾病在各地方有不同的发病特点。淮安兴于水也伤于水。水运为淮安带来商业繁华,文化发达。但自明清以来,淮安地区就水患频发,然后就是疫病流行。据统计,淮安在 1550—1950 年这 400 年间所发生的水灾次数,在 5 000 年间发生的水灾总数中所占的比重为 71.5%。水灾之后必有大疫,瘟疫来势凶险,传染性高。"清末及民国时期,传染病连年不断,天花、霍乱、黑热病、麻风病、雅司病、梅毒等此起彼伏,发病率和死亡率都很高。"医治疫病,是淮安医家不得不面对的任务,是试金石,也是基本功,这也造就了淮安医家擅治温热病、疫病,这是山阳医派最鲜明的特色。医家们怀揣治疗温热病的丰富临床经验走出淮安。如吴鞠通一举成名是在 1793 年,即乾隆五十八年,春夏之间,京城突然瘟疫大行,死者无数。时年 36 岁的吴鞠通在京城淮安会馆内用自己摸索出的治疗温热病的办法救治百姓,从此开启替天下人治病之始。后世山阳医派医家们承袭吴鞠通的治病方法,各怀绝技,分布各地,享誉一方。

查阅刘树农年谱,在 42 岁之前,基本没有离开过淮安,出生、成长、学医、行医一直以淮安为轴心,其习医思路自然受山阳医派熏陶。业师之一堂伯父刘小泉传授给他治疗天花的经验,另一业师应金台尤精于湿温病的治疗。单独执业后,刘树农更是将王孟英的《霍乱论》、姚训恭的《霍乱新论》放置案头随时翻阅。据刘树农回忆:1939 年来上海之后,仍钻研温病,深受日本人源元凯《温病之研究》一书启发,结合学习《皇汉医学》体会,治愈"湿温伤寒"病例。

刘树农从开业不久的小医生到成为淮安名医的转折点是阻断两桩大疫病流行。1921 年,他 27 岁,已在淮安水洞巷挂牌行医 1 年,里中发生一种发热、有汗、咳嗽、流鼻血的流行病,蔓延颇广,他施以治秋燥之剂,用桑杏汤、沙参麦冬汤,辄应手取效。3 年后即 1924 年,刘树农刚迁居淮安府市口居住并行医,适夏秋之交,淮安流行一种病证,患者上吐下泻,甚至肢冷转筋,躁扰不宁,他以霍乱热证治疗,选用《霍乱论》《霍乱新论》中的连芩解毒汤、驾轻汤、蚕矢汤加减,挽救了很多因误服热药而致危重的患者,声誉日隆,求诊者日众。

除了用心看病,刘树农善于将临诊心得加以总结并发表。他早期在淮安发表的文章基本以温热病、流行病为主题,如 1924 年发表在《医曙月刊》的文章《述疹之大概》中,他对小儿疹类型、治疗一一列举详论;《儿科概论》言道:此吴鞠通先生所以有解儿难之作也;《斥推惊婆之谬妄》提到惊风、痘疹等病;《我对于细菌之解说》提到:"吾非崇拜西人也,特

西人有种种科学之发明,不容忽耳。当闭关时代,医界之不闻细菌学说,犹之一切事业不闻有'电汽'二字也。"

1928年3月11日,淮安中西医学研究社成立,该研究社是当时的江苏省政府民政厅要求成立的,鉴于淮安卫生防疫形势严峻,疫病频发,淮安警察局特召集当地医术高明的中医、西医医生,"群策群力,共商应付,切磋互砺,力谋标本治法,最终达到逐渐改良、补偏救弊、防疫起疴之实效"。由警察局局长秦剑铣任社长,同时创办内部刊物《淮安中西医学研究社季刊》。刘树农当年34岁,被聘为淮安警察局义务医师,也是该杂志的编辑和主要供稿人。

第一期载有刘树农以编辑和撰稿人身份撰写的文章5篇。在《对于中西医学研究社之感想》中,他解释加入淮安中西医学研究社的初衷乃是"应各出所知,互相切磋,以实收相维相系之效也"。并身体力行,与当时的中医同道、西医同行就抗疫切磋讨论。如1934年的照片显示,刘树农和淮安医药同仁欢迎疫痞专家骆晓峰。疫痞,即当时淮安地区流行的黑热病。《防疫琐言》中从疫病之原、疫病之种类、疫病之治疗、疫病流行之原因、身有却病之本能、个人之预防、公众之预防论述。因"日来,小儿疹流行颇厉,谨就管见所及,略述大要,是否有当,尚希公决"而发表《述小儿疹之管见》。另发表有《膻中包络辩》《编辑赘言》。这些文章也向我们展现刘树农在淮安的行医风格是典型的山阳医家路线,即以治疗温热病、疫病为主要病种,间或有疑难杂症。

查阅相关资料,引出一段一家三代人与刘树农的渊源。

当代著名作家、散文家袁鹰,原名田钟洛,淮安人。其祖父田鲁渔,清末进士,是当地非常有名的乡绅。1921—1925年,苏北淫雨多日,高宝湖倒灌,淮西白马湖决口,洪水泛滥成灾,很多家庭陷入困境,孩子无学可上,无书可读,田鲁渔领衔向淮安旅居京沪银行家、企业家共同发起在淮安城内创办江北慈幼院。招收12～15岁的贫困家庭男童进院学习,刘树农自此连年受聘慈幼院义务医师。袁鹰回忆:少时经常跟着祖父在江北慈幼院内玩耍,认识了不少教工和学生,特别记得当时的校医刘树农,挽救了不少孤儿的生命,赢得了人们的赞扬。

袁鹰的父亲田少渔回忆:1923年癸亥,余方弱冠,忽患斑疹伤寒症,病势较猛,高热多日不退,面目全非,举家惶恐,莫知所从。时树农先生甫悬壶不久,与寒舍本系世交,先君乃延其诊治,树农当时年事较轻,惴惴不自安。先君抚其背曰,吾信赖子,子可放手医治。于是树农每日必临舍下查看病情,斟酌增减,并敦邀其业师、邑中名医应金台先生亲加审核,应先生虽亲来审视,但对处方未尝有所易改,余不久即转危为安。

刘树农医术高明,医德高尚,求诊者络绎不绝。遂有1936年被邀请至南京为唐生智将军治疗头晕病的经历。经过他细心辨证,按照休息痢治疗思路而使唐生智获愈。此事再一次验证了刘树农治疗疫病的能力,无愧于当代山阳医派代表人物的赞誉。治好了困扰将军的顽疾,刘树农就被留在将军身边担任医学顾问。自此离开淮安,开始了内科大家的行医经历。

八、医派传人和医家个体

上海中医学院(今上海中医药大学)成立之初,根据卫生部(今国家卫生健康委员会)关于筹建中医学院的发文:中医教师要求吸纳有学识有经验的中医师担任。这些教师中有的是外地来沪开业的名医如刘树农,相当一部分是民国时期上海几所私立中医学院的师生,如程门雪、黄文东等。20世纪初的上海,因开埠之先,交通发达、商贸繁荣、文人云集、巨商积聚,吸引地方名医来沪执业定居,可谓名医荟萃。这些医家中有志于中医学传承发展的大家相继创办私立中医院校,主要有:常州孟河医派的丁甘仁创办的上海中医专门学校;以治妇科杂病及不孕症著称的南通名医朱南山接办中国医学院,后创办新中国医学院;提倡中西医汇通的陆渊雷创办上海国医学院。中医名家的临证经验、治疗特色通过办学授课得以传承,培养了大量岐黄学子。名医同在上海滩,各显神通,又相互交流,取长补短,推动沪上中医学迅猛发展,也形成了海纳百川、流派纷呈的海派中医特色。中华人民共和国成立后的上海中医学院继续将海派中医精髓传承发扬。

刘树农先生作为山阳医家毋庸置疑,但回顾他的职业生涯,仅将他作为山阳医家研究整理过于局促。作为中华人民共和国成立后的第一批教授,教师这一职业点亮了他人生最辉煌阶段。他以62岁年龄献身中医教育事业,春风桃李,编教材,带学生,古稀之年开始系统学习自然辩证法,探索将哲学思辨方式与中医理论结合,还有不间断的70余年临证,可以说,刘树农先生的学术风格除有山阳医派特色,更兼具海派医家的风范。

这次的整理工作本着全面、翔实的原则,与刘树农的学生、家人多方联系,抢救出不少刘树农的手稿、照片,尽可能复原刘树农的学术全貌。提示我们对医派代表人物的研究,从单纯的专业研究,扩大至对其人生多角度、深层次的研究,医家的人生经历、生活态度、待人接物、朋友交往、后人教育、家庭生活、通信往来等皆是医家学术思想的铸成要素。一代中医大家,保有好学之心、好奇之心、仁爱之心、慈悲之心,我辈楷模!

(刘红菊　刘　毅)

1928 年 3 月 11 日，淮安中西医学研究社成立，该社成立得到淮安警察局大力支持，刘树农当年 34 岁，被聘为淮安警察局义务医师。时任警察局局长秦剑铣任社长，并在该社内部刊物《淮安中西医学研究社季刊》创刊号弁言中写道："警察有预防危害之责，良医具仁术济世之心，究其功用则一也。祗以春阳上升为百病丛生之时，若不设法防止，诚恐发生疫疠传染，在在堪虞，本局长遵奉江苏省政府民政厅训令，注重卫生，特召集诸君子共组中西医学研究社，藉可常年不息从事讨论卫生防疫为原则，力谋标本治法，不时过从，共商应付，或有不明病象，误投方剂，一经切磋互砺，亦不难于挽救致蹈一误再误之弊，爰即暂定简则，务希各出所长，发抒所见，提交研究，庶群策群力，逐渐改良补偏救弊、防疫起疴之实效，将见人歌勿乐，功归扁鹊。本局长实有厚望焉。"同时，创刊号上有《简则》14 条，列明此社宗旨、社员、机构构成、任务、工作程序等，指明为社长负责制。该季刊分为言论、学术、治验、生理学、记录 5 个专栏。作为淮安中西医学研究社委员之一，第一期载有刘树农以编辑和撰稿人身份撰写的文章 5 篇。

斥推惊婆之谬妄

儿科惊风一说，前贤屡斥其妄，兹不具论。独怪夫今之业儿科者，不问儿病之为何，辄曰有惊。更怪夫今之为人父母者，不问儿病之为何，辄招惊婆为之推拿按摩，呜呼！推拿一门，著有专书，非上智者苦心精研，不能得其窍要，更非旁通医理，不能遽施手术。今之业推惊者，皆无知妇人，之无尚不能辨，遑问经穴，又遑问受病之处。与夫退病之法哉，谬说惊风名目，妄施针刺，不问病情若何，任意摩弄。更借巫觋行为，迎合社会心理。言之切齿，睹之伤心。其病日浅，体质壮者，虽经其重创，仍当即愈，乃诩为己功，然往往有暗伤者。若病久体弱者，不堪设想矣。鄙人忝附儿科，目击心伤，愿吾同侪，力挽颓风，共斥妄谬，诚为儿类造福不浅也。

（摘自 1923 年 1 月 15 日《医曙月刊》）

述疹之大概

小儿之疹,有时疹(俗名马牙疹)、云疹(俗名云头疹)、风疹(俗名烧疹),而以时疹为最剧,亦最难治。疹系血络中病,亦肌肤病,法当透之使出。但透之之法,最当谨慎。偏温偏凉,均属非是。时疹者,流行症也。然一时之时气,不能为疹,必其内有伏邪,久而化热,遇时气之触发,则由内而外耳,叶氏所谓新邪外加伏热内发是也(壬戌冬暨癸亥春,时疹流行极烈,吾淮小儿,十病八九,然独不及二三月之婴儿,岂其腠理实足资抵抗软,盖其受生未久,内无伏热耳)。治之者,于将发未发之时,宜辛凉解肌透络,微佐辛温疏托阳明,以阳明主肌肉也。温托太过,则邪随药涌,化热极烈,疹虽得出,而邪热已成燎原之势。概用寒凉,则腠理闭塞,欲出不待,斑闷瞀乱随之。于将齐未齐之时,仍宜辛凉解肌,必使其表热尽退乃安。苟与大队甘寒,则表邪又锢结不解,而伏热未由发泄,反致内陷。然滥用辛温,则助桀为虐,鼻衄、牙疳、肺管炎等症蜂起矣。于既之际,则当纯用甘寒泻热救阴,以时气与发泄之伏热互煽,酿为热毒,稍一因循,必随脏阴之不胜而深入焉。若云疹则本身固有之湿邪,感冒外风而发,成人亦间有之。治之之法,不外疏表渗湿祛风,令其出透而已。然出不透,则风疹郁于肌腠,变为肤肿,固未可等闲视也。风疹最轻,既无猛烈之现症,亦无何等之变幻,多由感受外风,与固有之轻微湿热互化而成,但微与解肌疏利足矣。古方书对于小儿疹之证治,多不详载,即有述及,其方又不合拍。爰不揣冒昧,姑述其大概如此,至其错综变化,暇日当胪举而详论之。

(摘自 1923 年 7 月 1 日《医曙月刊》)

儿科概论

《内经》特标乳子文,明小儿之不同于成人也。自钱陈辈出,而儿科之学备。然自钱陈辈起,而儿类之难亦作,此吴鞠通先生所以有解儿难之作也。鄙人不敏,忝附是科,自惭识浅,难窥堂奥。然有不能已于言者,请申论之。夫儿科除初生、异禀、痘疹等病,其他固不异于成人也。顾体质不同,乃治法有殊。善医成人者,不必善医小儿。善医小儿者,虽不能善医成人,亦必上探经典,博集群学。苟徒摭拾一二儿科家言,便自负为儿科专家,是乌乎可哉。若夫惊风之说,喻氏辟之于先,诸贤详辨于后,解儿难中论之更详。然今之惊风谬说弥漫如故也。治之者又可分为三类：拘泥者胶执成方，一以发散从事，阴阳液竭，比比皆是；矫枉过正者，又过虑阴液或伤，纯以阴柔滋腻为法，施之病久阴伤，往往获效，若外邪正盛而表实者则锢结不解；操江湖术者，则以秘药混治各种惊风，误人更甚。再前人有谓八岁以前无伤寒，有谓小儿外感纯属伤寒者，皆一偏之说也。窃考小儿之腠理薄弱，脏腑柔脆，最易感受外邪，最易传中入里，不似成人伤寒之俟日而传也。又尝考小儿以肺病为最多，肺主皮毛也，以肺病为最险，肺为娇脏也。约计之，小儿之死于肺病者，当十之六七。故小儿外感，首当顾其肺，勿使闭塞，慎毋戕贼，以肺主一身之气而司呼吸也。今之治小儿外感，已知羌葛之不可用，然往往肆用荆防，亦非良法。果系风寒入太阳经，现经脉牵强等证，不妨用为桂枝汤之代剂。若风中于肺，则不达病所，徒为伤人之具耳。且肺病宜解肌，不能发散也。昔吴氏谓儿科恣用苦寒，今则恣用发散，均儿类之不幸也。总之小儿稚阳未充，稚阴未长，治之者当审其病而急祛其邪，即邪不肯解，转为他病，亦当分别施治。若散之不应，则曰有惊，金石镇坠，全蝎温毒，一味蛮治，是岂医者之本旨乎。至若痘疹二证，尤为小儿之敌，当于异日论之。

（摘自 1923 年 12 月 17 日《医曙月刊》）

我对于细菌之解说

吾草是篇，首当有一言为阅者告，吾非崇拜西人也，特西人有种种科学之发明，不容忽耳。当闭关时代，医界之不闻细菌学说，犹之一切事业不闻有"电汽"二字也。若谓庄子野马尘埃之说，即为细菌之嚆矢，殊不足据。以庄子寓言十九也，即以游丝水气阳焰等注，从而解释，亦不能自圆其说。盖游丝本天空之物，乌得谓其发生于卑湿？阳而曰焰，其热之高度可知，又乌有细菌之发生哉？细菌学说，几经西人考察，认为致病最大原因。水必沸透，空气必流通，生豕肉必煮之极熟，人类必常受日光，所以防止菌类生存也。若谓人之接触空气，即当受菌。然空气清洁，菌不存在，而人鼻中之毛，亦防止菌之内射也。再人胃中本有酸液，足以杀菌。胃液之强弱，视体质而殊。冷水与败肉，或伤人或不伤人者，亦胃液强弱之殊耳。若夫痧、疫、霍乱、疟、痢、痨瘵之有传染性者，大半借细菌为之媒介。就中以霍乱为最险，以痨瘵为最着。霍乱菌大率由饮食入胃，胃液薄弱，不能杀灭，任其繁殖，不旋踵而穿肠洞腑。周身之津血，均被侵害。上吐下泻，多属脂膏。致吊脚、目突、螺瘪、肉脱等象现不救也。痨瘵一证，先贤本有传尸痨疰之说，特举其显而易见者言之。西人谓由痰中细菌传播，呼吸而来，与吾国所论旨趣同而较详耳。若谓细菌体积甚微，无性质可考，则又何解于六淫之说乎。六淫无形，尚分别毫厘不爽，况细菌尚有形可征乎。致考其性质,亦随其繁殖地之传变而异耳。吾对于中西医学,均乏研究,惟觉其说之合乎实用者,不敢不殚精竭虑以求之。是否有当,敢以质之高明。

质疑:

《恒星医报》,有医学小言一则,将伤寒"一日太阳,二日阳明"之"日"字当改为"曰"字之说。鄙意度之,仍属"日"字为安。《素问·热病》篇有"一日巨阳"等语,又"未满三日,可汗而已""其满三日,可泄而已"。观此则是"日"字,断非"曰"字。若曰"未满三曰,可汗而已",似属牵强,且数千年无异说,则系"日"字无疑。当此毅力研究之际,故不揣冒昧,付诸刊末,共相讨论耳,非敢口舌为也。

（摘自 1923 年 12 月 17 日《医曙月刊》）

膻中包络辩

读沈微垣《脉诀规正》中有"膻中包络辩"一则,谓包络即膻中,膻中即包络,窃有疑焉。夫包络者心之宫城也,膻中者上焦之地也,包络者手厥阴经也,膻中者臣使之官也。包络代心用事,膻中主持呼吸,明明两物也。予窃以为包络乃近乎心之包,膻中乃心下之隔膜一层,所以遮蔽膈下之浊气者也,其功用各异,不得混而为一也。

（摘自 1928 年《淮安中西医学研究社季刊》第一期生理学篇）

防疫琐言

卫生之道,防疫之法,论之者详且尽矣。兹更就管见所及,不惮辞费而草是篇,谬误之处,尚希阅者教之。

(一) 疫病之原

中医对于病原向分三因:若疫病则纯由疫疠之气,即六淫之乖戾者,是为外因。其中人也,或由毛窍而经络深入,或由口鼻而中道直行。西医对于病原统称细菌之说,较为确切。

(二) 疫病之种类

疫者家家如是,若疫使然也,故凡属外因病之,有流行性者,皆当谓之疫。

（三）疫病之治疗

疫既发生，自当由医生负救治之责，然竟有发生特别现状，为方书所不及载，成法所不能疗者，则医生又当临时研究，穷其原理而投以方剂。西医尝有解剖疫死尸体之举，亦所以窥其究竟而谋救济之法也。

（四）疫病流行之原因

无论中西医学都认为传染，但中医仅有直接感受之说，西医则谓病菌之由空气饮食传染者，为间接传染。

（五）身有却病之本能

天之与人也，独厚人之身体，一切作用均有抵抗疾病之功。《灵》《素》经已详言之矣。西医则谓血脉中之白血球、胃中之酸液皆有杀菌之力，而鼻中之毛复能阻止细菌之侵入。

（六）个人之预防

斯说也，前人述之已详。惟当霍乱流行之时，尤须禁止暴饮暴食及冷食多饮。在中医则谓保持脾胃之健康，在西医则谓不使胃中酸液之稀薄。

（七）公众之预防

如检验舟车，扑灭蚊蝇，严厉取缔饮料食品，注意畜牧屠宰，清除阴沟垃圾，甚至断绝疫地之交通，毁弃病人之尸体，当由官厅时时监察而执行之。

（八）结论

综观以上所述，则吾人苟能注意于身体之健全，虽有疫疠流行，将不我干也。即或不幸遇有最暴厉之天行时疫，为人力所不可抵抗者，则又有公众预防法以减少其蔓延之势。总之，医学愈昌明，疾病死亡愈减少，人定胜天岂虚语哉？

（摘自 1928 年《淮安中西医学研究社季刊》第一期言论篇）

对于中西医学研究社之感想

方今社会人士，对于中西医学观念之不同，囿于成见者，轩中而轻西；好尚新奇者，扬西而抑中。而中西医生亦各立门户，不相为谋。迨秦君剑铣来长吾淮之公安局，乃有中西医学研究社之组织，意至善而法至美也。夫中医始于神农之尝百草，而轩、岐、仲景复畅发其神理，垂数千年之久，代有贤哲，学说浩瀚，探本穷源，精析毫芒，辨虚实之疑似，审寒热之真假，玄机妙理不可磨灭。对证处方，如响始应。西医科学精深，器械精良，学说则日新月异，力求实验，药剂依化学原理，取其精华，注射解剖，引渡通便，奏刀圭于躯壳之际，起危证于顷刻之间。两者各有特长，不可偏废。苟能融会而贯通之，则将来必有惊人之成绩,此有识者所以有合则两美,离则两伤之说也。西医之学说既遍传寰宇,日人复唱恢复汉医之说,德人又有研究中国之针灸法者,是世界人士之于中西医学都有尊重之倾向,今本社会萃中西医于一堂而研究之,实开中西医学合作之先河。而吾侪之厕身于中西医学界者,应各出所知,互相切磋,以实收相维相系之效也。

(摘自 1928 年《淮安中西医学研究社季刊》第一期言论篇)

编辑赘言

中西医药研究社之常会已十次矣,研究之成绩已勉强付印矣。其付印之要义有二:①使医界同志得互相观摩之益;②使社会民众得了解卫生之要。顾本刊之内容,果足以符此两要义。欤予在中言中,则敢断言曰:"未足。"然则中医界果无学术宏深、经验丰富足以发前人之未发觉、后人之未觉者乎?是又不然。然本刊之记载,胡竟人云亦云,味同嚼蜡耶?此其中盖有故焉。道高德重者惜其脑汁,虽有高尚之思想,真确之见解,不肯发抒。业务发达者,日无暇晷,虽有多数之经验,新奇之发明,不遑表出。其资望浅薄者,即苟有一得之,愚又茹不敢吐,噤若寒蝉。此本刊之所以寂寞而不能予人满意也。质言之吾中医界之不努力耳,本期已矣,此后尚希群策群力,共谋发展,本刊前途庶有豸乎!

(摘自 1928 年《淮安中西医学研究社季刊》第一期言论篇)

述小儿疹之管见

疹之种类不一,兹特述小儿之疹,以小儿之疹别于成人之温疹也。小儿之疹大别之有二:①风疹;②时疹(小儿亦间有温疹,当与成人同法,但不多见)。风疹之原因多由感受外风,风邪化热,入营化疹。其症状颇轻,其治疗亦易,即不药亦自愈,治法不外祛风除热之轻剂,如薄杏柑橘之类。时疹之原因,古方书多谓为胎毒,其实不然。叶天士先生谓为伏热内蕴,新邪外袭,诚为卓见。其症状颇重,其治疗最难,其传染亦最烈。惟其为新邪外袭,故初起不得骤用辛凉,而施以治温疹之加减银翘散,其症状为身热咳嗽,目白睛红,喷嚏,喜睡,肌肤现隐隐红点高起,是不外太阴阳明二经。故第一步即当疏托阳明使疹畅出,宣达肺气,使邪外泄,以升麻葛根汤为主方,随证加减。惟其为伏热内蕴,故不得恣用辛温升散,疹畅出后外邪亦从热化,其症状则有烦渴,溲赤,甚至谵妄,便秘,自当以银翘散为主方,随证加减至五六日或七八日,疹势既没,则又当从甘凉或甘寒矣。日来,小儿疹流行颇厉,谨就管见所及,略述大要,是否有当,尚希公决。

（摘自 1928 年《淮安中西医学研究社季刊》第一期学术篇）

第二部分

传承精华　推陈出新

　　刘树农写下众多医论，论及面极广，见解独特。他运用自然辩证法等哲学观点对中医学中的核心理论、历代中医文献中的精华和糟粕、发明与谬误提出个人的见解或质疑，发人深省。本部分内容按"阴阳""气血""病因病机及辨证论治""古医家学术思想及成就""学习心得""其他"等篇排列，便于读者查阅。

从山阳医派到海派中医

在山阳学派的沃土饱吸营养而羽翼日渐丰满之时的刘树农,于 1938 年来到上海开业行医,自己先是在复兴中路开诊所,1956 年上海中医学院招聘,他于 62 岁的高龄光荣走上了中医教学岗位,一头扑进海派中医的殿堂,"如枯木逢春,亲承雨露;庆晚年之幸福,白首为郎。既受教于良朋益友,又饱览夫玉轴牙签。既能从今以验古,也可温故而知新"。这段时期(1956—1985)是他学术上最辉煌的时期,刘树农自称是"弥甘蔗境"。他厚积而薄发,传承创新,教书育人,渐入佳境,不亦乐乎! 刘树农完成了从山阳学派到海派中医的嬗变。在这段时间,刘树农有以下几个特点。

一、善于学习,海纳百川

刘树农号称"活字典"。他能朗朗上口地背诵一段古典医籍的内容,然后指出这段内容在哪本书、哪个章节,同事和学生无不为此惊讶、好奇,继而敬佩。在晚年,看到好的文章,他不仅仔细看,还亲笔一字一句抄下来。那工整的小楷,无一不展示着海派名中医善于学习的点点滴滴。在这本论著的其他部分,我们可以看到刘树农学习的笔记和学生回忆的文章,这种活到老学到老,皓首穷经的例子随处可见。这种不断学习进取的精神,和上海这个日益与世界接轨,疾病谱不断发展变化的先进城市非常匹配。刘树农深知,传统必须不断创新,变化是必然的,所以他勤耕深种,博览中医经典著作,撰写了大量论文。直至生命的尽头,他的案边还放着未完稿的《内经精华注释》。他学习张仲景,研究刘河间,评论张子和,分析朱丹溪,讨论张介宾,尤其对王清任、叶天士等的著作有深切体会。他也学习恩格斯的著作,研究巴甫洛夫的学说,学习现代医学,提出很多自己的观点,在本书中,我们可以阅读到刘树农自己独特的见解。

二、勤于思考,包容多元

刘树农到大学任教以后,非常热衷于研究辩证法。他曾同大学负责教哲学和自然辩证法的老师多次畅谈,在研究中医学术思想中寻"道"。他非常喜欢和自己的孙女婿、华东师范大学自然辩证法老师陈铁玮交流,这对忘年交一见如故,促膝谈心无数次。这在同时代人中是绝无仅有的。正因为这些思考,刘树农站在比旁人高的起点审视中医,研究中医。他曾任上海市自然辩证法学会理事、上海中医学院自然辩证法学会副主任委员。在哲学光芒的指引下,刘树农更独具慧眼,在实践中分辨精华和糟粕。他的讲课特别吸引人,虽然浓重的苏北普通话有些难懂,虽然深奥的哲理难免枯燥,但听课的学生们受益终生。所幸他的这些宝贵思索和体会,在这本著作中有所体现。比如《试论脉学理论中的辩证法思想》《浅谈中医学的三大规律》……而精中通西,中西融汇,更是符合上海这个城市的特点。大量吸收新的知识、新的见解,在中医扎实的基础上孜孜不倦地学习,造就了刘树农老师这样一位海派名医。他提出,《黄帝内经》蕴含辩证法的两点论,他还经常与同时代的海派中医探讨,和殷品之老师一谈就是半天,分别时依依不舍,和裘沛然老师还留下了脍炙人口的诗篇。刘树农总结的中医学三大规律,在全国学术会议上交流,在同行中引起轰动,影响很大,他还非常乐意学习西医的知识。在他的医案和医论中,常常出现中西医结合的思考。他参与编写的第一届西学中研究班中医内科杂病教材,很受西医专家欢迎。学校很多西医教授,都很敬佩刘树农的学识。刘树农的医论从不人云亦云,不按套路,先照抄前人,再做发挥,泛泛而谈,不知所踪。而是独树一帜,鲜明地提出自己的观点,让人耳目一新。他海纳百川,不断学习,还儒雅和蔼,不耻下问,经常和学生一起讨论。我们这些学生和后辈有幸跟随刘树农老师学习,在学习的过程当中,我们深切感受到他的这种海派中医的风格和高度。正是这些,让我们这些学生在刘树农老师逝世 39 年后,还非常乐意花大量精力认真整理他的学术思想,让他的思想发扬光大,惠及百姓。

三、验于临床,不断提升

刘树农首先是一位临床家,从 17 岁开始临诊,25 岁开业行医。所在之处,患者络绎不绝。开业不久就治流行病,应手取效,曾留下不少宝贵的经验。在进入大学任教后,他从不脱离临床,不断突破自己,留下很多经典的方子。在长期临床中,他一步一个脚印,走得扎实而坚定。除了固定的每周几次坐诊,他的家里也是病患满堂,他还应中山医院心内科之邀定期去会诊。他发表的论文,如以通为主治疗杂病,善用《温病条辨》方子,邪正相争学说,都在这本著作里有所体现,相信读者会在这里收获很多。难能可贵的是,临床验案无数,得心应手、手到病除的刘树农还经常和学生讲他的误治病例。让学生吸取教训,在他的回忆文章中,还专门留出章节写他败走麦城的经历。这种大气、这种豁达,不正是海派文化的特点吗? 刘树农治疗肝硬化、腹泻、心脏疾病、咳嗽、失眠、不孕不育症,治疗各种疑难杂症的经验不胜枚举。我们整理了部分医案和心得,读者可以在书中一饱眼福。而刘树农的医德医风,待人处事之道,也尽显国际大都市高级知识分子的特点。这些,你可以在学生们的回忆文章中深切体会,这种大医精诚,这种仁心仁术,也影响了一代又一代的学生。从山阳医派到海派中医,刘树农老师一辈子的实践,值得我们追根寻源,值得我们深入学习,值得我们持久研究,值得我们发扬光大。

(朱抗美)

试论中医学上的"阴阳消长"

中医学上的"阴阳消长",是中医学基本理论阴阳学说中论点之一。中医学上阴阳学说对阴阳两者的运用,是灵活有变化的,包涵多方面的。所指不同而含义各别。即如"阴阳消长"这一论点的内涵,就包含生理方面对立的阴阳永恒运动和病理方面的正与邪、虚与实、寒与热各个对立面的斗争、变化和发展。这里,试就健体和病体上以及慢性肾炎病中的"阴阳消长",作初步探讨,请同志们批评指正。

一、健体上的"阴阳消长"

健体上的"阴阳消长",自是生理方面的阴阳两者在"阴阳互根"的基础上,不断地彼此互为消长。"生之本,本于阴阳"(《素问·生气通天论》),"人生有形,不离阴阳"(《素问·宝命全形论》)。具有对立统一矛盾运动的阴阳,是一切生物赖以生存的最基本物质。"成败倚伏生乎动,动而不已则变作"(《素问·六微旨大论》),"阴阳相错而变由生也"(《素问·天元纪大论》),这又说明运动是物质存在的形式。"阳道实,阴道虚,阴阳异位,更实更虚"(《素问·太阴阳明论》),"实即盈,盈为长,虚为消,可知阴阳两者居于统一体中不断地互为消长,内部环境与其四周的环境是统一的整体"(《正常生理学》)的观点。

二、病体上的"阴阳消长"

根据"夫百病之始生也,皆生于风雨寒暑,清湿喜怒……风雨寒热,不得虚,邪不能独伤人"(《灵枢·百病始生》),"邪之所凑,其气必虚"(《素问·评热病论》),"勇者气行则已,怯者则着而为病也"(《素问·经脉别论》)诸论点,体会到古人对人们疾病发生与发展的认识,是符合"外因通过内因而起作用"的唯物辩证法观点的。所谓"邪",是指一切自外而来和自内而生的致病因素,如风雨寒暑的失常,饮食起居喜怒之不节等等,这都属于外因,而内因则在于气之虚,所谓"气",就是机体内具有抵抗力的一切物质的总称。所谓"气之虚",主要指的是阴或阳之虚。由于阴或阳一方的偏虚,就形成对方阳或阴的偏盛。偏虚是指的"正虚",偏盛是指的"邪实",所谓"精气夺则虚,邪气盛则实"(《素问·通评虚实论》)。而"邪实"的形成,实来源于"正虚"。《类经附翼·求正录》说:"阴胜于下者,原非阴盛,以命门之火衰也。阳胜于标者,原非阳盛,以命门之水亏也。""壮水之主以制阳光,益火之源以消阴翳"(《素问·至真要大论》王冰注)中的"阳光"与"阴翳",都是指的"邪实",属于病理性的损害而不属于生理性的正常。所以,生理方面"阴阳消长"的状态,如果由于阴或阳的偏虚而形成其长度的不及,必然导致阳或阴的偏盛而使其长度的太过,转化为邪阳或邪阴,从而构成与正阴或正阳矛盾斗争中的互为消长。如果一方偏虚持久不复,必然引起对方也虚衰,于是正阴正阳两消。这就是邪愈长而正愈消,正愈消而邪愈长的必然客观规律。《普济本事方》说:"邪之所凑,其气必虚,留而不去,其病则实。"这是符合现代医学所谓"在致病因子因抵抗力薄弱而侵入人体的同时,唤起了机体防御装置的加强"的论点。在这个阶段,原来"正虚"的一方就转而为邪正斗争矛盾的主要方面,也就是正阴或正阳加强了长度,促使邪阳或邪阴尽快消失。

"阴胜则寒,阳胜则热"(《素问·阴阳应象大论》),"阴淫寒疾,阳淫热疾"(《左传·昭公元年》),"寒热者,阴阳之化也。阴不足则阳乘之,其变为热;阳不足则阴乘之,其变为寒"(《景岳全书·传忠录》),这就指出寒邪与热邪,即为阴邪与阳邪。为了加强对邪正对立而变动不居。而阴阳两者不断的矛盾运动,也就是生理活动的唯一源泉。从而产生了体内不断的生、长、壮、老、已的过程,也就是现代生理学所谓"形成——同化作用,分解——异化作用,两个紧密联系着的相关和相反的过程"(《正常生理学》)这两个过程,是生命生存之基本条件——物质代谢。健体上固然如此,即使在发生疾病过程中也是如此。发生疾病的内在因素,固在于阴或阳的偏虚或阴阳两虚,但不管它们虚到什么程度,只要生理上的阴阳还保持着"阴阳互根"的状态,其互为消长的运动就不会停止。如果没有阴阳两者的互为消长,就不能完成物质代谢。"物质代谢一旦停止,生命亦停止,生物即转入死亡"(《正常生理学》)。然而"阴阳消长"依据于"阴阳互根",假使"阴阳互根"的关系破裂,也就没有"阴阳消长",而至"阴阳离决,精气乃绝"(《素问·生气通天论》),"阴阳互根"和"阴阳消长",是机体存在所必需而不可须臾或离的内在关系。然而机体一刻也不能离开所处的四周环境,所谓内在关系,又是与自然界的运动变化分不开的。中医学既强调"人与天地相参"(《灵枢·经水》),又注重个体的"顺四时而适寒暑,和喜怒而安居处,节阴阳而调刚柔"(《灵枢·本神》)。这就吻合于"有机体的认识,正不妨以寒邪为邪阴,热邪为邪阳"。而且,"凡诊病施治,必须先审阴阳,乃为医道之纲领。阴阳无谬,治焉有差"(《灵枢·本神》)。因此,病体上的"邪正消长",也可称之为"阴阳消长",阴阳固然代表了邪正,也代表了虚实。如所谓阴证,即是指正不敌邪。固不问正虚方面为阴虚或阳虚或阴阳两虚,邪实方面为寒邪、热邪或寒热错杂之邪,总的说来,是阴长阳消。但在辨证论治过程中,必须予以仔细分析,做到有的放矢,才能促使其阳长阴消转化而为阳证,以至痊愈。至于生理活动中正阴正阳之互为消长,则仍一如既往,与生命共存亡也。

"夫病之一物,非人身素有之也。或自外而入,或由内而生,皆邪气也"(《儒门事亲》),这是强调了邪实而未及于正虚;"火衰其本,则阳虚之症迭生;水亏其源,则阴虚之病迭出"

《类经·求正录》），这又是只看到正虚而未及于邪实。任何疾病的发生、发展，都离不开正虚与邪实两方面邪正斗争的矛盾，病体上的任何症状，俱是邪正矛盾的表现。在邪气旺盛之际，当然是正阴消而邪阳长，或是正阳消而邪阴长，或正阴正阳同消而邪阳邪阴并长。这就是矛盾的主要方面在于邪实的一方。但是，在邪正斗争矛盾中，正虚的一方，必然付出相应的力量，以图战胜邪气。不过，患者内在与外在的环境，存在转移邪正双方斗争的力量。所以，在某些疾病过程中，往往有邪正互为消长的现象。《矛盾论》说："矛盾的两方面中，必有一方面是主要的，他方面是次要的。其主要的方面，即所谓矛盾起主导作用的方面。事物的性质，主要是由取得支配地位的矛盾的主要方面所规定的。"毫无疑问，邪正的互为消长，就表现为矛盾的主要方面和非主要方面的互相转化。

恽铁樵说："健体本无阴阳可见。"（《伤寒论辑义按》）这就意味着只有病体上才能见到阴阳变化的迹象。须知，从病体上所见到的阴阳的变化，实含有邪正、虚实、寒热、安危等各个对立面的变动。假使不予仔细考虑，就可能"用实为虚，以邪为真……释邪攻正，绝人长命"（《素问·离合真邪论》）。张景岳在注解《内经》"七损八益"（《素问·阴阳应象大论》）一节文字中说："七损者，言阴消之渐，八益者，言阴长之由也。夫阴阳者，生杀之本始也。生从乎阳，阳不宜消也，死从乎阴，阴不宜长也。故阳进则阴消，阳退则阴进，所以阴邪之进退，皆由乎阳气之盛衰耳。"（《类经·阴阳篇》）这就混淆了生理性与病理性阴阳不同的概念，错误地认为只能是阳长阴消，不允许有阳消阴长。而"七损八益"的涵义，并不牵涉邪正两方，张氏毫无根据地提出了"阴邪"，纠缠到邪正消长，更不符合经文原旨。

病体上变化多端的"阴阳消长"，自应依据其客观存在的一些症象，作出判断。例如热病过程中出现的厥逆症状，就有几种不同的类型。如"伤寒，发热四日，厥反三日，复热四日，其病当愈。厥四日，热反三日，复厥五日，其病为进，寒多热少，阳气退，故为进也"（《伤寒论》）。厥阴病阶段，交替出现厥冷与发热的症状，就显示了正阳与邪阴的互为消长，前者的厥少热多，是邪阴消而正阳长，故为病退；后者的厥多热少，是正阳消而邪阴长，故为病进。"太阴温病，邪入心包，舌謇肢厥"（《温病条辨》），"阳明温病，面目俱赤，肢厥，甚则通体皆厥。不大便七八日以外，小便赤，脉沉伏，或并脉亦厥"（《温病条辨》）。这都是正阴消而邪阳长。再进一步，为"下焦温病，热深厥甚，脉细促"（《温病条辨》）则又不仅为正阴消之极，而邪阳也有消退之势，所谓"厥深者，热亦深；厥微者，热亦微"（《温病条辨》）。这当然是由于正阳亏于前，正阴虚于后，致寒热错杂，邪阳邪阴并盛。而"厥深热深"，自是正阴正阳同消，邪阳邪阴并长。若"厥微热微"，则又为邪阴邪阳与正阴正阳同处于消的状态之下，为邪正双方斗争力量都形成低下的表现。还有很多的热病，在后期正阴正阳极度亏乏，邪阳邪阴尚在盛长之际，由于具备了一定的条件，促使正阴正阳剥极而复，却敌致胜，转危为安。所谓剥极而复，也就是正气来复。在术语上，亦称作"阴阳胜复"。在病体上的表现，如"厥深热深"的，就转变为厥回热亦退；而舌上津回，手足转温，尤足为正阴正阳俱已来复的说明，正阴正阳既已来复，则正阴正阳直线上长，邪阳邪阴继续下消之势，不复有所变易。也就是正虚的一方增强了力量,取得了矛盾的主要方面的位置,从而解决了邪正矛盾。但在病例中,也不乏有今日是邪消正长,明日又转变为正消邪长的局面,这就要求临床家善于洞察病机,随机应变,当然引起正气来复、正长邪消的条件,不仅在于治疗之得法,更重要的还在于患者体内富有潜力,一经发挥,则有来复之机而出死入生。

三、慢性肾炎病程中的"阴阳消长"

在党的领导下,广大医务人员破除迷信,解放思想,使过去认为的不治之症变为可治。最近,在慢性肾炎临床工作中,也进行了各种不同的试验,提出了各种不同的假说。"阴阳消长"论点,即假说中的内容之一。企图通过这一假说,得出一些指导性的理论,进一步提高中医中药的疗效,打破过去所谓"慢性肾炎之结局几乎全部不良"(《近世内科学》)的常规。慢性肾炎的病程或长或短,在病程中出现的症状或进或退,自是和病体上变化多端的"阴阳消长"分不开的。但有很多慢性肾炎病程中的"阴阳消长",似与其他慢性疾病病体上的"阴阳消长"不尽相同。有很多慢性疾病的后期,俱出现邪阴或邪阳与正阳或正阴同时并消,且侧重于正阴或正阳之消的症象,逐渐结束其生命。而慢性肾炎的晚期,则不仅存在正阴或正阳之消,同时存在着邪阴或邪阳之长。根据其病理中出现的症状,可以推知邪阴或邪阳与正阳或正阴互为消长的迹象,是自始至终贯穿在整个病程中的。而且还可以从其结局时的情况中看出导致不良后果的重点是在于邪阴或邪阳之长。

一般慢性肾炎的原始原因是外邪乘肾阳之虚而侵入,使肾脏器质上发生病变,减弱了肾脏"去粗留精"(《本经疏证》)的独特功能,开始出现浮肿症状。"肾者,胃之关也。关门不利,故聚水而从其类也。上下溢于皮肤而为胕肿,胕肿者,聚水而生病也。"(《素问·水热穴论》)所谓"聚水",就是由于肾脏"去粗"的正常功能受到障碍,不能排出或不能完全排出体内应该排出的水液而致停蓄。水既停蓄,就成为有害于机体的邪水,水为阴邪,这就形成了正阳消而邪阴长的局面。由于正阳之消,排水功能既感不足,复使蒸化之力有亏,不能变化或不能完全变化进入人体的液体成为营养资料,反转化为邪水,正如《温病条辨·下焦篇》中所说:"邪水胜一分,正水反亏一分。"同时,基于"阴阳互根"的关系,阳虚既久,阴亦随之而虚。正阴既虚,就必然使体内产生阳热之邪,此即《素问·调经论》中所谓"阴虚生内热"。而这阳热之邪,大多数是来自心、肝偏亢之阳。于是在原有的浮肿等症状外,又出现头痛耳轰、心烦少寐、上部见血等症。这就显示了正阴正阳同消、邪阳邪阴并长之局。但经过治疗,尿量增多,不仅浮肿及腹胀均见消失,全身症状亦转佳,似乎已告痊愈。从现象上看,正阴正阳虽一时未能全复,而邪阴邪阳也已渐消。讵知正由于正阴正阳虚而来复,致肾脏器质与功能方面的病变并没有改善。从一些检验材料中不难看出,我们祖先虽然天才直观地感觉到肾脏有"去粗留精"的独特功能,是符合于现代科学实践的,但由于当时历史条件的限制,只能认识到"去粗"是小便的排出,"留精"是精液的固秘,远不及现代医学对"粗"与"精"认识的精确与广泛。然而,"去粗留精"的观点,反映了客观事物的内部规律性,是不可否认的事实。

慢性肾炎的后期,主要的内在症结是肾脏器质的损坏,致使去粗留精的功能久久不能恢复,特别是去粗功能衰退得严重。但这并不单单在于小便的减少,而是在于其他应该由肾脏排出于体外的一些有害物质不能排出或排出未尽,进入血液成为病毒,这当然是属于邪的范畴。同时,它会随着正阴正阳之消长多少而既为寒化,又为热化,以致寒热错杂。不仅于此,血液既受到邪毒的干犯,势必引起瘀滞,又产生了瘀血不去、新血不生的后果,于是加剧了正阴正阳同消、邪阳邪阴并长的趋势,促使肾脏体与用方面的病变日益严重。在症状上,自是虚象转著,如眩晕疲倦、面色萎黄、腰酸自汗、尿量增多等。同时又交叉或反复出现鼻窍、牙龈出血或咯痰带血、心烦少寐、惊惕不安的阴虚有热,以及足冷便溏、肠鸣腹痛、畏寒怯冷的阳虚有寒等症。症象分歧,变幻莫定,但未至危急。这一阶段的为久多暂,固然决定于血液内毒素含量的多寡,更重要的是在于肾脏内部损坏程度之如何。在这一阶段中,往往随着治疗药物的偏于补阳或补阴,变易其阴虚或阳虚症状的出现;但又往往由于患者阴阳两消,刚燥补阳固反烁其阴,柔腻补阴又益损其阳。同时,从直观和检验所得到的材料中,不得不承认其体内还存在着可怕的敌人——毒质。不可否认,毒质的停留,是由于肾脏体与用的病变,而肾脏体与用的病变,固然是由于正阴正阳之消多长少,所以补阴补阳原不可废。但这顾及到正虚的一面,而长多消少的邪阴邪阳也必须尽量予以驱除。标本兼顾,分头并进,似可借以避免毒质对其他部分的贼害和减少毒质的来源,从而遏止病情恶化而收缓解之效。至于是否能在实践中达到这样预期的目的,当然着重取决于所运用的治疗方法,是否依据并充分利用了有关的各种客观规律性。因此,除采用中西医综合疗法,边治疗、边观察、边研究外,还要求医务人员把本病的客观规律和关于与本病作斗争的一切知识告诉患者,使患者树立坚强斗志,信赖医疗措施,与医务人员密切合作,为达到上述的预期目的而共同努力。

对"独阴不生,独阳不生,独天不生,
三合然后生"说的管见

中国古代思想家提出元气学说,认为世界万物都是由连续形态的物质——元气所构成的,而且认为元气是由阴阳二气所组成。而阴阳二气,则是对立面的统一和斗争的两个方面,是事物发展的动力。

《易系辞》曾指出:"一阴一阳之谓道。"《周易大传今注》对此作出了富有新意、切合实际的注释。所谓《今注》,自是今人运用现代知识及现代语言,解释古代能够古为今用的东西。如这儿的解释是:"一阴一阳,矛盾对立,互相转化,是谓规律。"这就不仅揭示了矛盾

的普遍原理,而且把"道"解释为自然界固有的规律,一扫过去关于"道"的玄秘色彩。《今注》在解释《易系辞》"显诸仁,藏诸用"原文时说:"阴阳之道,其显明易见者乃其生育万物之仁,其隐藏难知者乃其所以能生长发育之作用。"这又充分发挥了古代认为世界万物构成于阴阳二气所组成元气学说的朴素唯物主义的自然观。

"哲学史上的二元论者如:笛卡尔、康德等,想使根本对立的唯物主义和唯心主义调和起来。二元论认为,世界不是统一的,世界上的一切事物不是来自于一个根源,而是来自于互相平行、各自独立存在的两个根源,一个是物质根源,一个是精神根源。这种观点是站不住脚的。第一,它肯定在物质世界之外,还有一个独立的精神力量存在,前面已经证明过,这种观点是错误的。第二,精神现象和物质现象是互相联系的,二元论不能不对这些联系加以说明,在说明这种联系时,二元论总是把物质说成是消极被动的,而把精神力量说成是唯一具有能动性的,并且往往把这种独立存在的精神力量和神的力量看作一个东西。因此,二元论归根到底必然倒向唯心主义。"(艾思奇《辩证唯物主义历史唯物主义》)中国春秋战国时期,唯物主义和唯心主义的斗争相当激烈,类似二元论观点的如《谷梁传》"独阴不生,独阳不生,独天不生,三合然后生"之说。这种观点认为世界一切事物都来自于两个根源,一个是物质根源,一个是精神根源。而它认为天是有意识的,也就是精神根源。在它的认识上还把这种精神力量和神的力量看作是一个东西,因而为尔后的唯物主义哲学家所不取。如《素问·阴阳应象大论》说:"阴阳者,天地之道也。"王冰注释"道"为"变化生成之道"。王冰在注《素问·六微旨大论》"夫物之生从于化,物之极由乎变,变化之相薄,成败之所由也"时说:"夫气之有生有化,不见其形,不知其情,莫测其所起,莫究其所止,而万物自生自化。"这也说明了万物之皆生皆灭,都是来源于阴阳变化生成之道。《张子正蒙·太和篇》说:"太虚无形,气之本体。""太虚不能无气,气不能不聚而为万物,万物不能不散而归于太虚,循是出入,是皆不得已而然也。"王夫之作注说:"气之聚散,物之死生,出而来,入而往,皆理势之自然,不能已止者也。"同篇又说:"以是知万物虽多,其实一物,无无阴阳者。"同书《参两篇》说:"一物两体,气也。一故神,两故化。"王夫之作注说:"绷缊太和,合于一气,而阴阳之体具于中矣,神者,不可测也。自太和一气而推之,阴阳之化,自此而分,阴中有阳,阳中有阴,原本于太极之一,非阴阳判离,各自孳生其类。"于此,可体会到既有物质,则物质本身内部,就含有阴阳两者的矛盾斗争的矛盾性。《矛盾论》曾指出形而上学的宇宙观是"简单地从事物外部找发展的原因,否认唯物辩证法所主张的事物因内部矛盾引起发展的学说"。《矛盾论》又说:"事物发展的根本原因,不是在事物的外部而是在事物的内部,在于事物内部的矛盾性。任何事物内部都有这种矛盾性。因此,引起事物的运动和发展。"艾思奇《辩证唯物主义历史唯物主义》说:"辩证法认为,世界上一切事物都是发展变化的。事物发展的原因在于它内部的矛盾性。相反,形而上学用孤立的、静止的和片面的观点去看世界,把一切事物看成是彼此孤立的和永久不变的。如果说到变化,也只是限于数量的增减和位置的变更,而不承认事物的实质的变化,并且硬说一切变动的原因在于事物外部力量的推动。"又说："否认事物的矛盾就是否认了一切。我国古代有许多思想家，包括某些唯心主义者，提出了一些关于矛盾的思想，老子说'反者道之动'。这是认为世界上存在着的相反的力量是运动的源泉。程颐说'万物莫不有对'。唯物主义者戴东原说'一阴一阳，盖天地之化不已也，道也。一阴一阳，其生生乎'，这是说宇宙的变化是由阴阳矛盾斗争所构成的。"可是非唯物主义者，也代有其人。由于《谷梁传》"三合然后生"一语，遂引起对《老子·道德经》"一生二，二生三，三生万物，万物负阴而抱阳，冲气以为和"的经文牵强附会的曲解，如《老子·李嘉谟注》"方为其道，则一未生，安得有二，及其有阴即有阳，有阴阳则又有阴阳之交而无不有矣。万物抱阳一也，负阴二也，阴阳交而冲气为和，三也，万物孰不具此三者乎"和《老子·吴澄注》"一谓气，二谓阴阳，三谓阴阳交会之气，即所谓冲气也""万物负阴而抱阳，冲气以为和，即申说'三生万物'也"。嗣后，有人据此二注说，"有了物质还需有条件，没有条件不会成事物的""阴阳必须有第三者参加乃生"。所谓第三者，即"天"或"道"。殊不知老子"道生一"的"道"，即自然界固有的规律；"道生一"的"一"，即"太虚不能无气"的"气"。"一生二"的"二"，即具于气之中的阴阳两者。"二生三"的"三"，是代表多数，若认为是二加一为三的"三"，则凿矣。"万物负阴而抱阳"，即万物内部都具有阴阳矛盾对立统一的斗争和互相转化。"冲气以为和"则如《张子正蒙·太和篇》所说"有象斯有对，对必反其为，有反斯有仇，仇必和乃解"。当然，仇是绝对的，和是相对的。冲与和，正是指构成矛盾的绝对斗争和相对统一的两个方面。现节录复旦大学哲学系《老子注释》中关于"道生一"几句原文的注释如下："一，指原始混沌之气。二，阴气和阳气。三，阴阳两气的结合。四句意为：'道'产生混沌之气，由混沌之气分为阴阳两气，由阴阳两气结合然后产生新的东西，万物都是这样产生的。老子认为：'道'是万物的根源，这里它从客观唯心主义出发，说明了宇宙万物产生的过程。冲，冲动。冲气，阴阳两气相互冲动。和，和合，统一。两句意为：万物自身包含着阴气和阳气，它们在相互冲动中形成统一。老子认为事物的发展是对立的转化过程，这体现了它的朴素辩证法思想。"这远胜于上述李、吴二注多矣。

艾思奇《辩证唯物主义历史唯物主义》说："世界是物质的世界，物质世界永远按照自己固有的规律运动着，发展着。""自然科学证明，物质能够依一定的规律由一种形态转化为另一种形态。但不论怎样转化，在转化前或转化后的总质量不会有任何增加或减少。这就是说，任何一种物质形态都是从另一种物质形态转化来的。物质是永恒存在的，物质不能被创造，也不能被消灭。"从这里又可以认识到"地气上为云，天气下为雨"，也是物质按照自己固有的规律由一种形态转化为另一种形态的。

列宁在《唯物主义和经验批判主义》中说："每一个事物和现象的存在都是有条件的，一定的事物只有在一定条件下才能产生，在一定条件下得到发展，又在一定条件下趋于灭亡，条件是十分重要的，忽视条件是错误的。斯大林说'一切都依条件、地方和时间为转移'。"艾思奇在《辩证唯物主义历史唯物主义》中说："唯物主义既然承认客观实在，即运动着的物质不依赖于我们的意识而存在,也就必然要承认时间和空间的客观实在性。"毫无疑问,时间是物质发展过程的前后连续性;空间是物质本身的伸张性。时间和空间,是物质变化生成的主要条件。至于以"天"或"道"作为参加阴阳矛盾斗争的第三者而作为物质变化生成的必需条件之说,则未免蹈二元论之覆辙矣。

试论阴阳失调与邪正斗争

一、阴阳失调,是形成正虚受邪、发生疾病原始的内在因素

所谓阴阳失调,即体内某一部分的阴阳两者有了一方的偏衰和对方的偏胜。即使是某一部分的阴阳失调,也形成了正虚,招致自外而入或自内而生的邪气,产生了邪正斗争的矛盾而发生疾病。某一部分阴阳失调的本身,既产生了阴阳失调病理性的矛盾,也就同时转化为邪正斗争的矛盾。

(一) 所谓阴阳失调,只是人体某一部分的阴阳失调

《内经》说:"生之本,本于阴阳。"(《素问·生气通天论》)"人生有形,不离阴阳。"(《素问·宝命全形论》)"阴阳者,数之可十,推之可百;数之可千,推之可万,万至大不可胜数,然其要一也。"(《素问·阴阳离合论》)王冰注:"一,谓离合也。"这既指出阴阳两者为生命生存的基本物质,又说明人体的各个部分,每个物质,莫不存在着阴阳,它们都在"离合"的矛盾运动中,进行正常的生理活动,也就是生命过程中不可须臾或离的自行产生并自行解决的矛盾,这一矛盾一停止,生命亦即停止。毫无疑问,阴阳两者一旦失调,就失去了正常的"离合"。因此,引起疾病内在因素的阴阳失调,只能是某一部分的阴阳,而不是整体的阴阳。

(二) 阴阳失调中一方的偏胜,是肇始于对方的偏衰

王履在《医经溯洄集》解释"亢则害,承乃制"经文时说:"承,犹随也。亢则起而制之,承斯见矣。不亢则随之而已。"这固然指的是五行之间的自动调节。但五行莫不具有阴阳而自动调节,也是阴阳两者矛盾运动之一。所以,阴或阳一方的偏胜,都是由于阳或阴一方的偏衰,失去了制约对方应有的能力,促使对方超越了应有的限度,酿成了偏胜。即张景岳所谓:"无制则亢而为害。"(《类经附翼》)其所以为"害",是由"亢"而来。而"害"的本质为不利于健康的气,自无疑义。

(三) 阴阳失调的本身转化为邪正斗争的矛盾

《内经》说:"阴胜则阳病,阳胜则阴病。阳胜则热,阴胜则寒。"(《素问·阴阳应象大论》)从这里可有三点体会,即:①偏胜的阴或阳,势所必然地致病于偏衰的阳或阴;②偏胜的阴或阳的本身很自然地转化为寒邪或热邪;③偏胜的阴或阳既转化为寒邪或热邪,则其

本质已为邪阴或邪阳,其致病于偏衰的阳或阴,依然是正阳或正阴,这就毫无疑义地构成了邪正斗争的矛盾。基于此,在发病之始,病体内存在着生理性阴阳"离合"的矛盾与病理性阴阳失调的矛盾,既病之后,则其体内既有邪正斗争的矛盾,又有阴阳失调的矛盾,而生理性阴阳"离合"的矛盾也仍然一如正常,维持生命的生存。

二、邪正斗争的矛盾贯彻任何疾病的始终

早在《内经》里就明确指出:任何疾病的发生发展都离不开邪之为害,更离不开邪正斗争的矛盾,即所谓"真邪相搏"(《灵枢·根结》)、"真邪相攻"(《灵枢·胀论》)。因此,邪正斗争的矛盾,为任何疾病内部的基本矛盾。

(一)关于正虚与邪实的关系

因正虚而致邪实,因邪实的刺激,唤起正气的抵抗,产生了邪正斗争的矛盾,这固然是机体的本能,也是疾病本身的辩证法。否则一病即成正败邪胜之局而致不起,宁有是理!当然也有如张子和所说"更甚则暴死"的个别病例。许叔微说:"盖邪之入也,始因虚,及邪居中,反为实矣。"(《普济本事方》)证诸历来的实践经验,是不容置辩的事实。

(二)关于阴阳失调病机

目前有些论著,认为急性病是邪实居多,邪正斗争的矛盾是主要的,阴阳失调的矛盾则是次要的。而一般的慢性疾患则与之相反。甚至认为慢性疾病在渐趋好转尚未完全痊愈的阶段,其体内只剩下阴阳失调的矛盾,邪正斗争的矛盾已不复存在。这就模糊了阴阳失调的真相,错误地认为这类患者是纯虚无邪。殊不知慢性患者往往貌似好转,实质上多由于正虚久久不复,影响了新陈代谢,留滞着一些病理产物,构成了又一邪正斗争的矛盾,乃至上升为主要矛盾,如肾炎患者后期多死于尿毒症,即是最显著的例子。

三、邪正斗争的矛盾,贯彻生命的整个过程

由于症状的出现,体现着病体上存在着邪正斗争的矛盾,尚为人们所易知。若谓非病体的体内也始终存在着邪正斗争的矛盾,则未免近于臆测。殊不知人们生存于气交之中,即不啻于邪气包围之中。观于《素问·上古天真论》"虚邪贼风,避之有时",《灵枢·九宫八风》篇"避风如避矢石焉",《金匮要略》"风气虽能生万物,亦能害万物……不遗形体有衰,邪则无由入其腠理",《温疫论》"凡人口鼻之气,通乎天气。本气充满,邪不易入,本气适逢亏欠,外邪因而乘之"诸说,可知自然界无时无刻不有危害人们健康的邪气,伺机向人们袭击,而致人于病。人们为了争取健康,争取生存,也就无时无刻不自觉地付出相应的力量与邪气搏斗,驱之于机体之外。这就充分说明了人们机体内无时无刻地不存在着邪正斗争的矛盾。

(一)要重视内生之邪

以上只是指的外来之邪,还有,由于饮食起居失常,超越了机体适应的能力,从而产生

了内在之邪,又何尝不是随时随地威胁着人们的健康,而人体内也必然无时无刻地展开邪正斗争的矛盾。

(二)要正视体内邪气的存在

现代微生物学家余㵒曾指出:"从观察微生物与机体相互作用中,发现当机体抵抗力衰弱时,一个无致病力或正常居住于体内的微生物,可以引起致死的败血病;相反的一个具有强毒力的微生物,在具有特异性的免疫力的机体中,就能及时被消灭。"(《文汇报》1962,3,30)这又使我们进一步体会到健康的人体内,照样潜伏着这样或那样的邪气。《灵枢·贼风》也有"此亦有故邪留而未去"之说,但其危害与否,则决定于正气的盛衰,所谓"勇者气行则已,怯者则着而为病也"(《素问·经脉别论》)。总之,无论对于病体或非病体,都很难作出"体内不存在任何邪气"的结论。

浅谈运用于病理的部分阴阳学说

朱丹溪在《局方发挥》中说:"阴阳二字,固以对待而言,所指无定在。或言血气,或言正邪,或言虚实,或言脏腑……"这当然是指中医学理论体系中的"阴阳"二字,在不同的场合,有不同的涵义。尽管其所指有所不同,但它是根据矛盾的普遍原理,运用阴阳属性的特征,来阐述医学这一部门特殊的矛盾运动,则是和研究其他科学同样地运用矛盾分析方法的。所谓矛盾的普遍原理,就是说没有什么事物是不包含矛盾的,没有矛盾就没有世界嘛。阴阳的属性特征:凡表露于外的、热的、实的、明亮的、活跃的、急速的等等,概属阳性特征;凡属隐藏于内的、寒的、虚的、暗的、平静的、缓慢的等等,概属阴性特征。这些属性的特征,无疑是来自于物质。现代科学已证实人体中的阴阳是客观存在的物质。

"在复杂事物的发展过程中,有许多的矛盾存在,其中必有一种是主要的矛盾,由于它的存在和发展,规定或影响着其他矛盾的存在和发展。"任何疾病过程中自始至终的主要矛盾,在于邪正双方的斗争。如《灵枢·根结》篇说"真邪相搏",《灵枢·胀论》说"真邪相攻",就指出了疾病内部的邪正斗争。《内经》还要求人们在临床上要识别邪正,如《素问·离合真邪论》说"候邪不审,大气已过,泻之则真气脱,脱则不复,邪气复至,而病益蓄""释邪攻正,绝人长命"。《素问·五常政大论》说"无致邪,无失正,绝人长命"。所有这些,都清楚地告诉我们,任何疾病都存在着邪正双方的斗争。还必须指出,在邪正斗争矛盾中,必有一方面是主要的,他方面是次要的。疾病如何变化发展,主要是由取得支配地位的矛盾主要方面所决定的。明代医学家张景岳提出"治病之则,当知邪正,当权轻重"(《景岳全书》)的论点,就抓住了疾病内部的主要矛盾和矛盾的主要方面是在邪抑在正。在正者病轻,在邪者病重,自无疑义。他又说:"虚言正气,实言邪气。"这又指出了正虚与邪实两方面为物质本体及其属性。但很可能引起人们的怀疑:既然正气虚而受邪,焉能与邪气搏斗? 殊不知因正气适逢亏欠招致邪气发生疾病以后,正气受到邪气的刺激即起而抵抗。许叔微《普济本事方》曾在《内经》"邪之所凑,其气必虚"的下面,接着说"留而不去,其病则实"。这就说明了疾病本身的辩证法。至于阴阳所指的邪正,邪之中既分邪阴或邪阳,即寒邪或热邪。而寒邪与热邪,又有虚或实和在表抑在里之别;正之中在正阴或正阳之偏虚的同时,又为受病之正阴或正阳,而偏虚与受病之正阴或正阳,又在于何所,如斯等等,均须明辨详悉,以期"阴阳无谬"。下面始就运用于病理方面某些阴阳学说,谈一些肤浅的体会。不对的地方,请批评指正!

一、阴阳失调

(1)阴阳失调的阴阳,自是指正阴正阳。而所谓失调,是指正阴正阳失去相对的平衡。人体内的正阴正阳,都必须保持相对的动态平衡,以稳定生理上正常的矛盾运动,反之,则使健体变为病体而发生疾病。

(2)所谓阴阳失调,只能是机体某些部分的阴阳,即使如此,也使正气有所亏欠,招致自外而入或由内而生的邪气,构成邪正斗争的矛盾而引起疾病。既病之后,其体内即同时存在着病理上某部分的阴阳失调与生理上阴阳正常的矛盾运动。前者与后者的孰多孰少,决定着疾病的为轻为重。前者多于后者病重,后者多于前者病轻。也正因为这样,才能继续维持生命的生存,促使部分的阴阳失调得以调整而恢复健康。所以,人们在既病之后,能够发挥体工自然疗能的原因,也就在于阴阳失调只是局部的而不是整体的。

(3)阴或阳的偏胜,肇始于阳或阴的偏衰。阴阳两者,相互依存、相互资生、相互制约。王履在《医经溯洄集》中解释《素问·六微旨大论》"亢则害,承乃制"之说时说:"承,犹随也。亢,则起而制之,承斯见矣。不亢则随之而已。"这就阐明了机体自动调节的机制。并从而认识到阴或阳的偏胜,是缘于阳或阴的偏衰。阴或阳任何一方有了偏衰,就减弱了制约对方的力量,也就是不能起而制之,促使对方超越了正常的限度而形成了偏胜。所谓偏胜,就是超越了正常的限度,转化为不利于健康的邪气。正如张景岳所说"无制则亢而为害"(《类经图翼》)。

二、阳胜则阴病,阴胜则阳病,阳胜则热,阴胜则寒

阳或阴因对方制约不力而形成了偏胜,也就是自动调节功能失常。孔子说"过犹不及"。荀子说"物忌过盈"。偏胜,即太过,即过盈。阴或阳的偏胜之所以致病于正阳或正阴,即由于偏胜的量变而至于质变,化为寒邪或热邪。与夫受病的正阳或正阴构成了邪正斗争的矛盾。

三、邪之生也,或生于阴,或生于阳

其生于阳者,得之风雨寒暑;其生于阴者,得之饮食居处,阴阳喜怒。

（1）这里的阴阳，是指体内和体外。生于阳的风雨寒暑，是自外而入的邪气；生于阴的饮食居处、阴阳喜怒，则是由内而生的邪气。尽管是由内而生，但邪之所以病人，也还是外因通过内因而起的作用。饮食不节，居处不慎，情态不稳定，这些原属于外因，但也必须通过机体对环境变化的刺激，适应能力低下，才在本质上转化而为邪气。《素问·经脉别论》说"勇者气行则已，怯者则着而为病也"，这就强调了内因是变化的根据，外因必须通过内因而起作用的辩证法内因论的观点。至于"阴阳喜怒"句中"阴阳"二字的含义，可能有两种，根据"暴喜伤阳，暴怒伤阴"的说法，可认为喜的属性为阴，怒的属性为阳。其所伤之阴阳，则为正阴正阳。

（2）邪的属性，或属于阴，或属于阳。把邪气的性质归纳为阴和阳二类，也是阴阳的一种定义。然邪与正又是紧密相关的。如"寒热者，阴阳之化也。阴不足则阳乘之，其变为热；阳不足则阴乘之，其变为寒"。所谓"不足"与"乘之"之阴阳，都是正阴正阳。这是说在某部分的阴阳已出现了偏衰与偏胜，而偏胜的一方乘对方之偏衰变化而为热邪或寒邪。《灵枢·刺节真邪》篇对虚邪之中人，曾说"与卫气相搏，阳胜者，则为热，阴胜者，则为寒"。这既说明了正气是变化的主宰，也指出了即使是部分的阴阳失调，也构成了邪正斗争的矛盾。至于外来的风、火、暑属于阳，湿、燥、寒属于阴，自是它们各自的属性，但它们也和由内而生的痰、瘀、食、虫诸邪，同样也随着正阴正阳的偏衰与偏胜而分别属于阴或属于阳。然而这也不是一成不变的，它们总是在一定的条件下相互转化的。

四、阴阳消长

（1）病体上的阴阳消长，是既指生理上正阴正阳的互为消长，又指正阴或正阳与邪阳或邪阴的互为消长。

病理上阴阳的概念，包含着邪与正两个方面，正有正阴、正阳，邪有邪阴、邪阳。由于邪正双方搏斗势力的变化，构成了邪阴与正阳或邪阳与正阴互为消长的局面。《伤寒论·厥阴篇》的厥热交替，就是邪正双方互为消长的表现。邪愈长则正愈消，正一长则邪即渐消。

（2）病体上正阴正阳的互为消长，是体工自然疗能的基础。上面已讲过，病体上只是部分的阴阳失调，其他的正阴正阳仍照常互为消长，进行生理上一系列正常的矛盾运动。这就是体工自然疗能的根本力量。病体上的阴阳往往代表着邪正。病体上有所谓邪正胜复，也就称之为阴阳胜复。如由于邪阴胜之极而正阳来复，或邪阳胜之极而正阴来复，邪胜正复，是疾病转危为安的机转。所以，病体上只能有邪胜正复，绝不可能有正胜邪复。

五、阴证与阳证

（1）阴证或阳证的病理变化，在于邪正双方斗争的孰胜孰负。其病理机制，则阴证为邪胜正负或邪正斗争的趋势不甚显著，也就表现为消极的、隐藏的，现阴脉；阳证为正胜邪负或邪正斗争激烈,其表现为积极的、暴露的,多见阳脉。因此,阴证不仅限于里、寒、虚,阳证不仅限于表、热、实。与此同时,阴证与阳证,也是会互相转化的。所谓"重阴必阳,重阳必阴"(《素问·阴阳应象大论》),就是说阴阳两者在一定的条件下,向对立的方面转化。如《伤寒论》中的太阳病转化为少阴病,是阳证转化为阴证;而所谓"中阴溜府",则是太阴证转化为阳证。总之,阳证表现为正气能够与邪气斗争,使正胜邪却,阴证则与之相反,所以说,阴证转阳证为顺,阳证转阴证为逆。

(2)阴证与阳证相互转化的必备条件。阴证与阳证互相转化的根据,是决定于患者自己身体的素质,即所谓体工自然疗能,也就是内因。但外因也是重要的,如在阳证阶段,碰到外环境种种的不利因素,挫伤了正气,助长了邪气,就促使其向阴证转化。假使是阴证,获得及时和正确的医护措施,使正气稍事休息,剥极而复,就能改变劣势,转化为阳证。因此,患者外环境的种种因素,对疾病有很大的影响,这就是条件,也就是外因。这当然首先要求从事医疗工作者能够辨清阴阳(即邪正)消长的孰优孰劣,因势利导,及时救治,疾病就会向好转发展。如果忽视矛盾会在一定条件下相互转化的必然规律,而认为阳证只是邪实,阴证只是正虚,把正虚与邪实各自孤立起来,就不可能正确理解阴证阳证互相转化的病机,预料疾病的转归,更不可能为使阴证转化为阳证创造有效的条件。

六、阴损及阳,阳损及阴

(1)这里的阴阳,是指正阴、正阳。

(2)阴损及阳、阳损及阴的病理变化。中医有"积虚成损"的术语,可见损是由虚积累而成。所以阴损及阳、阳损及阴的病理变化,每见于慢性病的晚期。其始也,是阴虚不胜阳热之邪或阳虚不胜阴寒之邪,在邪正斗争过程中,邪愈实而正愈虚。其继也,则正阴、正阳,积虚成损,无力给对方应有的资生,致对方亦随之感不足。其终也则两败俱伤。

七、阴虚阳亢,阴虚阳越,阴乘阳位

(1)阴虚阳亢的阴虚为正阴之虚,阳亢为邪阳之亢。阳亢之或轻或重,决定于阴虚程度的轻重。一般多由于肝阴之虚,致肝阳偏亢,其病较浅。若由于肾阴不足而引起肝阳上亢,则称之为水不涵木,其病较深。

(2)阴虚而导致正阳飞越,是阴虚较甚,无以恋阳,至正阳不安于窟宅,有飞越之势,病情已到危重阶段。

(3)阴乘阳位的阴是阴寒痰湿之邪,阳位指头部,由于头部清阳不足,阴邪得以上乘。所谓正虚之地即邪留之所。

八、真阴真阳与病体的关系

(1)对真阴真阳的传统观点。《景岳全书·传忠录》认为:"命门为元气之根,为水火之宅,五脏之阴气,非此不能滋,五脏之阳气,非此不能发。"《类经·附翼》认为:"真阴真阳皆藏于命门,命门总主乎两肾,两肾皆属于命门。故命门者,为水火之府,为阴阳之宅,为精气之母,为死生之窦。"这些论点,阐述了真阴真阳在生理活动中的重要性,毫无疑问,与病体的关系也极为密切。

（2）真阴真阳对病体的影响。真阴真阳是决定疾病安危的基本物质。前面说过,疾病过程中的阴阳失调,只是部分的,而生理上"阴平阳秘"的常态,则是整体的。这种整体的阴平阳秘如最终战胜局部的阴阳失调,疾病就痊愈。维持阴平阳秘的物质基础,就是真阴真阳。在临床上,我们可以见到生命垂危的患者,经过积极救治,转危而安的例子,尤其是"心肌梗死"的患者,其治疗结果可能回苏也可能暴死,关键就在于患者的真阴真阳有没有根本上的动摇,假使真阴真阳一时离决,则死亡立至,反之,如体内真阴真阳仍然保持着阴平阳秘的常态,则复苏有望。

九、亡阴与亡阳

（1）亡阴与亡阳的症状。亡阴是汗出热而味咸,兼见肌肤热,脉细数疾,按之无力;亡阳是大汗淋漓,汗出冷而淡,兼有畏寒蜷卧,四肢厥冷,脉微细或数而空等。

（2）亡阴与亡阳俱是阴阳即将离决的表现。由于阴阳是互根的,阴亡则阳无所依附而亡失,阳亡则阴无以化生而走散。亡阴与亡阳,总是相继出现,或可能在须臾之间有先后的不同,观于吴鞠通有"守阴所以留阳"之说,丁甘仁创参、附、龙、牡并进之法,可以体会到亡阴与亡阳是紧密联系着的,仅仅于症状上区分如何是亡阴,如何是亡阳,是没有什么意义的。

论 气 血

《素问·调经论》说："人之所有者,血与气耳。"这当然是古人在当时的历史条件下,所作出的粗略结论。然而机体内的血与气,特别是气之为物,又岂易言哉?当前的中医学家对机体内"气"的认识,还是见仁见智,难求统一。现不辞效颦之讥,略陈管见,就正高明。

一、《内经》中"气"的实质初步分析

中国古代思想家提出元气学说,认为世界万物都是由连续形态的物质——"元气"所构成的。而后发展为事物由阴阳二气组成的"元气学说",进一步强调了阴阳对立统一是自然界一切矛盾的两个方面,并把对立的统一和斗争看作是事物发展的动力。这种朴素的自然观也大量地存在于中医学经典著作《内经》里面。不过《内经》里有关"气"的名目繁多,概念难明。现拟就《景岳全书·诸气门》所引述《内经》有关气的文字作初步分析。

(一) 属于自然界的气

"诸气门"中除"运气"外,还有"天地气"和"阴阳气",以及散见于其他各类的气,如:

《素问·生气通天论》所说"皆通于天气"中的"气",无疑是自然界的气。不过,该论过分地强调了天气,片面地"以气为阳",如说"苍天之气清净则志意治,顺之则阳气固",就未免开"重阳轻阴"不符合辩证法的先例。论中"卫气散解"的气,并不见得是气体,而是卫护的功能。

又《素问·阴阳应象大论》中"天气,地气,风气,雷气,雨气",自是自然界的气。而"谷气"则是进入人体的水谷经过气化以后变化而成的精微物质,与吸入的天气合并而成为真(正)气。谷气是不能单独存在的,没有天气,就没有谷气。至于"象雷的暴气""象阳的逆气",和《素问·四气调神大论》中的"恶气",以及《素问·五常政大论》中"气有温凉"的气,均是自然界的气。

又《素问·六节脏象论》"心、肺、肾、肝,分别通于四时之气"和"脾、胃、大肠、小肠、三焦、膀胱……通于土气"的气,都是自然界的气。这也体现了机体内外环境整体统一的观点。

又《素问·太阴阳明论》"阳者天气也主外,阴者地气也主内。故阳道实,阴道虚"。

"天气、地气",自是自然界的气。但根据《素问·天元纪大论》"天有阴阳,地亦有阴阳"之说,则"天气"并不是纯阳,"地气"也不是纯阴。再观于本论所说"阴阳异位,更虚更实,更逆更从",可知"阴阳、虚实、逆从"往往是互相转化的,而不是一成不变的。这样的观点,同样适用于机体内阴阳的互相转化。

又《素问·天元纪大论》"在天为气,在地成形,形气相感而化生万物矣"的"气一元论",原是古代朴素唯物主义者为了反对持"绝对精神"自然观的唯心主义,所提出"物质世界"的所有物质,都是由包含阴阳矛盾的气所化生的观点。其实"在地成形"的形,本来就是气所化生,而万物之化生,何尝有赖于形与气之相感! 由于《内经》以形与气对举,遂造成尔后"气无形"的错觉。

又《素问·五常政大论》"必先岁气"和《素问·六元正纪大论》"无犯司气""无犯间气""无失气宜",以及《素问·至真要大论》"治其王气"诸语中的气,俱是自然界的气。

又《灵枢·本神》篇"地之在我者气也"的气,虽然只提到地气,但也必然包括了整个自然界的气。其实质也就是《素问·五运行大论》所谓"大气举之也"的气。

(二)有关机体方面的气

人是自然界的产物,与自然界息息相通,一刻也不能离开自然界,也就不能离开自然界的气体。自然界的气,与机体是密切联系着的。不过,为了弄清《内经》里所有名目繁多的气的含义,姑作以下分析。

《素问·生气通天论》"阳气者,若天与日,失其所则折寿而不彰"之说的"阳气",是指机体内的真(正)气中属于阳的部分的气体,但有阳不能无阴,有阴不能无阳,阴阳是不能截然分开的,《内经》也常常提到"阴气",所以"阴精阳气"之说是不符合辩证法两点论的。观于《素问·天元纪大论》"天有阴阳"和《正蒙注·参两篇》"日质本阴"之说,可知天与日并非纯阳无阴者。"所",处所也。"失其所"的原因,主要是在于阴之亏恋,阳无力。乃崇奉"贵阳贱阴"说者,对阳气大肆吹捧,不知何所据而云然。《素问·阴阳别论》说"阳气破散,阴气乃消亡"。反之,如阴气破散,阳气亦必随之消亡。矛盾的双方,以对方的存在为自己存在的条件,这是一定的规律。"经气乃绝"的气,是真气。《素问·离合真邪论》说"真气者气也"。《素问·生气通天论》中"平旦人气生"的气,是真(正)气。但"平旦人气生"之说,似不切合实际。而下面把"人气"硬说成是"阳气",并从直观上看到自然界"日中则昃"的现象,说机体内的真(正)气亦随之衰旺,未必尽然。而机体内生物钟的表现,则是值得研究的另一回事了。

《素问·五脏生成论》"肺主一身之气"的气,所包甚广。如吸入新鲜的天气,呼出陈旧的浊气,积于胸中、抟而不行的大气(余气),和关系生命存亡不断进行新陈代谢,流行于周身的真(正)气。

又《素问·平人气象论》说:"胃之大络,名曰虚里,贯膈络肺,出于左乳下,其动应衣,脉宗气也。""其动应衣"可能是心脏的跳动,而心脏跳动是和血液循环分不开的。血液原携带着气体流行,弥散于周身。所谓"宗气",其实质也就是真(正)气。古人认识到它的重要性,因以之为气之祖宗。和《灵枢·邪客》篇"宗气"同一意义。

又《素问·脉要精微论》中涉及脉象的气,是和《素问·平人气象论》中"少气"和"胃气"的气,同样是指的真(正)气。

又《素问·玉机真脏论》论述脉象"其气来"的气,有两个含义,都是从指头触觉中感到的。一是流行于血脉中的真(正)气,另一则是侵入机体内的邪气。

又《素问·通评虚实论》"邪气盛则实,精气夺则虚"二语,是任何疾病内部邪正斗争矛盾不可分制的两个侧面。而邪气之所以盛,正是由于精气之夺。《素问·玉机真脏论》曾明确指出"故邪之胜者,精气衰也"。"精气",自是机体内的真(正)气。此气中原包含阴阳两者。《正蒙注·参两篇》说"一物两体,气也"。王夫之注"纲缊太和,合于一气,而阴阳之体具于中矣"。

又《素问·痹论》"阴气者,静则神藏,躁则消亡"的阴气,是真(正)气中侧重于阴的部分的气。至于《灵枢·寒热病》的"阳气盛则瞋目,阴气盛则瞑目"之说,是机体内的真(正)气所含有的阴阳中阴或阳的一方有偏盛之势,转化为不利于健康的有害物质,即邪气。

又《素问·刺志论》中所谓"此其常也"的诸气和"谷入气多"的气,都是真(正)气。"谷不入而气多"和"气盛身寒"的气,则俱是邪气。"气虚身热"的气,也是真(正)气。但以"气虚身热"为伤暑,"气盛身寒"为伤寒,则凿矣。"气实者热也"的气,是邪气;"气虚者寒也"的气,是真(正)气。至于"实者气入也,虚者气出也"之说,则实者为邪气,虚者为正气。观于下文"入实""入虚"针刺手法之区别,可知虚实为正邪。王冰注:"入为阳,去为阴",殊属费解。

《灵枢·顺气一日分为四时》篇"百病多以旦慧、昼安、夕加、夜甚"之说中的"人气",自是机体内的真(正)气。不过机体内生长化收藏的生理运动,是无时无刻不断地进行着,因此,不仅一日中可分为四时,即一时一刻中也有四时之分。病体也不例外。但病体上存在着邪正斗争的矛盾运动。"旦慧、昼安、夕加、夜甚",自是随着邪正双方在斗争中力量对比发生变化时所表现出的现象,篇中"朝则人气始生,病气衰……夕则人气始衰,邪气始生,夜半人气入脏,邪气独居于身"之说,亦不过想象之谈,未足以说明其所以然。然而《内经》也认识到有"不应四时之气,脏独主其病者,是必以脏气之所不胜时者甚,以其所胜时者起也",这是有一定道理的。例如肝脏有病,遇到肺脏主时则加甚,遇到脾脏主时则较轻。"肺寅胃卯大辰宫,脾巳心午小未中,申膀酉肾戌包络,亥三子胆丑肝通"的歌诀,就说明了脏腑的主时,现代又有生物钟之说,俱值得作深入的研究。至于"脏气"的气,则是代表脏器的本体由其实体所产生的功能,不能看作是气体。

又《灵枢·天年》篇"血气已通""血气始盛"的气,是机体内的真(正)气。但说"人生十岁,血气已通",是不足信的。其"肝气始衰""心气始衰""脾气虚""肝气衰"和"肾气焦"等句中的气,则是代表五脏体与用,逐渐至于不生不化,形不足以寓神,形骸独居而终矣。但在最后一次呼吸的一刹那间,机体内还存在着一丝真(正)气是毫无疑问的。

又《灵枢·邪客》篇的"宗气"说,根据"五谷入于胃也,其糟粕、津液、宗气分为三隧"的原文推测,则"宗气"就是"谷气"。"谷气"原与所受于天的"天气"合并而为"真(正)气",所谓"贯心脉"是观察到气体随血液流行于周身而"心主一身之血脉"。

又《灵枢·刺节真邪》篇"真气者,所受于天,与谷气并而充身者也"之说,说明古人认识到生命赖以生存最重要的东西是空气与水谷。但未能理解到进入体内的水谷之所以能化成精微的物质,是由于吸入天气的氧化。乃把谷气与天气并列而名之曰真气,真气也就是正气。《灵枢·口问》篇"不足"的"上气、中气、下气"的气,俱是真(正)气。

《素问·至真要大论》说"夫阴阳之气,清静则生化治,动则苛疾起"。这阴阳之气,自是机体中含有阴阳两者矛盾的真(正)气,而且是为目力所不能及的物质之一的气体。不过,所谓"静"是相对的静止,而"动"则是绝对的。"动则苛疾起"的"动"指的是不正常的动。

《灵枢·决气》篇"若雾露之溉,是谓气""中焦受气""壅遏营气"和"气脱者"诸语中的气,俱是机体内的真(正)气。

又《灵枢·平人绝谷》篇"故气得上下"和《灵枢·营卫生会》篇"血之与气"的气,是机体内的真(正)气。"神者,水谷之精气也",和《素问·八正神明论》"血气者,人之神"具有同样意义。不过,水谷之精气,来源于天气,没有天气,就没有水谷之精气。

(三) 属于邪气的气

王冰说"不正之谓邪",凡有害于健康而致人于病的东西不问其自外而入或由内而生,都是邪气。不过,邪之为物,不仅是气体,还有液体和固体。如《素问·金匮真言论》"春气者病在头,夏气者病在脏……"等句中的气,都是邪气。如果不是邪气,何以能病人。

又《素问·脉要精微论》"阳气有余为身热无汗,阴气有余为多汗身寒"的气,是邪气。以"有余为实,实言邪气"也。

又《素问遗篇·刺法论》"避其毒气"的气,是邪气。"毒气"则是自外而入传染疫病的物质。

又《灵枢·寒热》篇"此皆鼠瘘寒热之毒气也"的气,也是邪气,或自外而入,或由内而生。

又《灵枢·根结》篇中所说的"病气",自是侵入机体内的邪气。惟"形气有余,病气不足急补之"之说不符事实。"形气",包括形体与神气,有诸内而形诸外,"神气"既有余,说明形体也充足,何必急补之?

又《灵枢·海论》"气海"和"大气之抟而不行者,积于胸中,命曰气海"之说,颇难体会。假使允许参考现代生理学的话,则机体内"抟而不行"的"大气",可认为是"余气",而"气海"则不妨认为是"无效区"。至于《灵枢·五色》篇"大气入于脏腑者,不病而卒死"的"大气"则为强烈的邪气。

又《灵枢·本神》篇"必审五脏之病形,以知气之虚实也"的气,包括正气和邪气。以"虚言正气,实言邪气"也。至于"肝气虚"的气,则是代表肝脏的生理功能。虚则不及,实则太过,太过则是超越了原有的限度,转化而为邪气。

又《灵枢·寿夭刚柔》篇"形与气相任则寿"的气,也是代表着"神"的。其意义同于《素问·上古天真论》所谓"故能形与神俱而尽终其天年"之说。同篇"忧恐悲怒伤气"的气,不是机体内的什么气体,而是代表机体的生理功能。"气伤脏"的气,则是自外而入或由内而生的邪气,苟非邪气,何以能伤脏。

(四) 名为气,实际上是代表机体内的一些运动,而不是气体之气

《内经》中有很多的"气"字,究其实在,并非有质的气体,只是代表某一些物质的运动,用现代的话来说,就是机体内某些物质释放的能。如:

《素问·上古天真论》屡屡言及的"肾气",也是代表肾脏应有的功能。如《本经疏证》"山药"条下有"肾气者,固当留其精而泻其粗也"之说。当然,功能来自于物质,物质之与功能犹体之与用。古人曾比之为刃之与利,刃之利钝取决于刃之良否也。

又《素问·四气调神大论》所谓春夏秋冬之气,是自然界的气。而"肝气、心气、肺气、肾气"等脏气,则是肝、心、肺、肾等脏的生理运动,即功能,并不是什么气体。

又《素问·生气通天论》因摄纳五味太过而伤及脏腑之气,和"辛走气,气病无多食辛"等句中的气,都是指脏腑和整体的生理功能。当然,所谓"气病"虽是指生理活动功能有所失常,但其根源还在于产生功能的各个实体。

又《素问·阴阳应象大论》"味归形,形归气,气归精,精归化"数语中的气,是代表机体内生理活动的能量。"味归形",是摄入的营养物质供给形体的生长发育,形,是指机体内所有的器官组织。"形归气",是形体获得营养后发出了能量。"气归精",是能量又协助了由简单物质转化为精华物质的变化。"精归化",是精华物质也要经过物质代谢的过程。"精食气"的气同样代表能量。所谓"食气",就是在转化精微物质的过程中消耗了能量。"形食味"是在塑造所有新形体的过程中消耗了进入体内的营养物质。"化生精,气化形""气伤精""精化为气""气伤于味"的气,都不是气体而是生理活动的能。同篇中"气厚者为阳""气薄则发泄""气味辛甘发散为阳"等句中的气,俱是指药物的气质。"形不足者,温之以气"的气,当是指摄取最富有营养价值的物质。

又《素问·灵兰秘典论》"膀胱者,州都之官,津液藏焉,气化则能出矣"的气,是代表膀胱的功能,而不是一种什么气体。

又《素问·五脏别论》"脑、髓、骨、脉、胆、女子胞,皆地气之所生,脾、胃、大肠、小肠、三焦、膀胱,皆天气之所生"的"地气""天气",是不是自然界的气,固难索解,而地气生脑、髓、骨、脉、胆、女子胞,天气生脾、胃、大肠、小肠、三焦、膀胱之说,也只有存疑待考。但有人把原文语译为"脑、髓、骨、脉、胆、女子胞,是感受地气而生的""脾(原文作象字)、胃、大肠、小肠、三焦、膀胱,是感受天气而生的"(《黄帝内经素问校注语译》)。但是这些脏器,为什么分别感受地气或天气,仍然没有说明白,徒随文敷衍,无裨实用。

又《素问·玉机真脏论》"形气"说中的气,不是具有气体的气而是代表着"神"。神的得失与衰旺,是血气充足与否的表现。

又《素问·宣明五气》篇"五气为病"句中的气,也是代表五脏的生理活动功能,不是什么气体。至于"五精所并""精气并于心则喜"……句中的气,根据经文"虚而相并者也"之说,可体会到所并者并不是什么气体,而是五脏各自的生理功能。其所以并,是因为其所胜或所不胜之生理功能有所不及,使本脏功能相对太过而并加于他脏,致出现一些不正常的精神状态。其并加于他脏的太过的生理功能,已超越了原有的限度,实质上已转化为致人于病的内在之邪。前人解释"精气"为"阴精""阳气",殊令人费解。

又《素问·举痛论》"百病生于气也"的气,其概念至为广泛,如论中"气泄""气耗"的气,是机体的真(正)气。"寒气""炅热"是自外而入或由内而生的邪气,由于"怒、喜、悲、恐、寒、炅、惊、劳、思"引起的"气上""气缓""气消""气还""气不行""气乱""气结"诸气,均不是具有气体的气,而是以"气"字代表一些生理活动,并连带地分别指出生理活动的变化。乃张景岳复援引张子和"九气之气",和"怒气""喜气""悲气"……之说,徒令人迷惑不解耳。成语中的"怒气冲天""喜气洋洋"不过形容其精神状态,岂机体内真有"怒气""喜气"耶,而"悲气""恐气"……更是凭空臆造,其属于邪气的"寒气""炅气",可能是具有实质的气体。

又《素问·天元纪大论》"人有五脏化五气,以生喜怒悲忧恐"的气,并非气体,而是代表五脏正常生理活动。"厥气上行"的气则属于病理产物。

又《素问·四时刺逆从论》"春气在经脉,夏气在孙络……"节中的四时之气,可有两个含义:一是自然界的气,一是机体内的生理活动。而所谓"人气",固然是机体内的真(正)气,但更确切地说,则是机体内等同于自然界四时变化的生、长、化、收、藏的生理正常运动。但这样的运动,是毫无休止的,是不断的物质代谢的运动。"是故邪气者,常随四时之气而入客也"的四时之气,是机体内生、长、化、收、藏的运动。邪气之得以入客,就是由于不断的生、长、化、收、藏运动中某一环节偶尔薄弱的时候,邪气乃得以入侵。正如《灵枢·百病始生》篇所说"与其身形,两虚相得,乃客其形"。然而《内经》有丰富的朴素辩证法思想,从来不把事物看成是僵死的、凝固的、一成不变的东西,所以它接着说"至其变化不可为度"。"必从其经气"的气,是体内的真(正)气。至于"乱气"的气,则是病理产物,不完全是气体。

《灵枢·终始》篇"邪气来也紧而疾,谷气来也徐而和"的气,虽然俱指气体,但只是从脉象的触觉上识别邪正进退之趋势耳。又《灵枢·本脏》篇"经脉者所以行血气",包含着吸入的天气经过氧化的谷气和由呼而出的气体。而所谓"卫气",可能是指机体护卫的功能,而不是具有物质的气体。

以上是就《景岳全书·诸气门》引述的《内经》除"运气"一节外,对气的概念,作初步分析。虽是一孔之见,但期其或有助于对中医学上"气"字的认识。至于张景岳"总论气理"一文,并没有说明任何问题,徒浪费笔墨耳。据管见认为,健体内存在的气体是:①真(正)气;②余气;③废气。病体上则另外有邪气、乱气。但乱气也不完全是气体,还包括病理产物的液体、固体等。

《内经》以后,假托秦越人所著的《难经》则悖离了《内经》,重新捡起古代朴素自然观所俱导而为《内经》所不取的"元气"说,硬把"元气"塞进机体内,作为生命的根本。既在《八难》以"肾间动气为生气之原,五脏六腑之本,十二经脉之根,呼吸之门",复设置一个命门为原(元)气所居之所,在《三十六难》说"肾两者,非皆肾也。其左者为肾,右者为命门。命门者,诸神精之所舍,原(元)气之所系也。"由是而《内经》"真气"之说遂晦,到目前为止,仍以"元气"为人生之至宝,认为"元气"存则生,亡则死。始作俑者固然是《难经》,推波助澜的则以张景岳、徐大椿为最力。如张说:"命门为元气之根,为水火之宅,五脏之阴气非此不能滋,五脏之阳气非此不能发……命门为化生之源,得先天之气。"(《景岳全书》)他在解释《内经》"天癸"之说时说:"其在人身,是为元阳,亦曰元气。人之未生,则此气蕴于父母,是为先天之气;人之既生,则此气化于吾身,是为后天之原气。"(《类经·脏象类》)徐在"元气存亡论"里,则更加渲染地说:"当其受生之时,已有定分焉。所谓定分者,元气也。视之不见,求之不得。附于气血之内,宰乎气血之先。其成形之时,已有定数。譬如置薪于火,始然尚微,渐久则烈,薪力既尽,而火熄矣。其有久暂之殊者,则薪之坚脆异质也……故诊病决死生者,不视病之轻重,而视元气之存亡,则百不失一矣。"(《医学源流论》)综观他们对于机体内所谓"元气"的论述,既不理会《内经》所指出的为生命不可须臾或离的"所受于天"的"天气"和经过天气氧化的"谷气",又无法阐明"元气"的本质,只是作子虚乌有之谈,把元气看作是与生俱来的而且是固定的、不变的、与生命共存亡的。在科学不发达的时代,他们各逞臆说,原不足深责,也许有人持《难经》"呼吸之门"和徐大椿"呼吸出入系乎"寄于命门的"元气"之说,认为若没有"元气",呼吸即停止,还有什么"真气",殊不知"真气"原是来自于不断地与外界进行物质交换过程中包含的物质之一。若其所谓"元气",则是与外界没有任何联系,根本不可能存在的东西。还有恩格斯说"生命是蛋白质的存在方式,这种存在方式本质上就在于这些蛋白体内的化学组成部分的不断自我更新""同样,任何一个有机体,在每一瞬间都是它本身,也不是它本身;在每一瞬间,它同化着外界供给的物质,并排泄出其他物质;在每一瞬间,它的机体中都有细胞在死亡,也有新的细胞在形成;经过或长或短的一段时间,这个机体的物质便完全更新了,由其他物质的原子代替了,所以每个有机体永远是它本身,同时又是别的东西"(《反杜林论》)。这里既指出了"生命是蛋白体存在方式",又说明了"新陈代谢是生命必要的存在条件"。关于后者,我们祖先早就有一定的认识。如《素问·六微旨大论》所说:"升降出入,无器不有。""非升降则无以生长壮老已,非出入则无以生长化收藏。"生长壮老已和生长化收藏,是同义语,也就是说任何物体都经过自身升降出入的运动而进行着新陈代谢,而升降出入的运动,则又离不开

"真（正）气"这一物质基础。而"真（正）气"之为物，天气在不断地吸入和谷气不断地氧化过程中，它的本身也就不断地自我更新。《灵枢·决气》篇所说："上焦开发，宣五谷味，熏肤、充身、泽毛，若雾露之溉，是谓气"的"气"，也就是吸入的天气，和经过氧化的谷气合并而成的"真（正）气"。但其所以具有"熏肤、充身、泽毛，若雾露之溉"的作用，则是依靠血液为之运输的。同时在升降出入中，出入是机体与外界的物质交换，是主要的，升降是机体个体的生理活动，是第二位的，然而出入废固然使升降息，而升降息亦必然使出入废。这是生命生存过程中缺一不可的两个相关的生理活动。由于古人受历史条件的限制，尽管观察到机体的种种生理活动，但无法加以分析，于是对于凡是动的，概名之以"气"。若按照《内经》关于"真（正）气"的逻辑，则可断言机体内的"真（正）气"是机体与外界物质交换中的物质之一，有它自己的实质。但不可否认的是，机体内所有的器官、组织、组织间隙乃至所有物质，都是由血液把"真（正）气"带给它们，以便它们进行生理活动和自我更新，同时血液也带走了它们所产生的"废气"。

《内经》里关于浊气的解释，颇不一致，如在《素问·经脉别论》和《灵枢·邪气脏腑病形》篇，认为浊气是水谷之精气；在《素问·阴阳应象大论》和《灵枢·忧患无言》篇，则又将浊气看成是寒水之邪气。而真气的意义则同于正气，如《素问·上古天真论》"真气从之，病安从来"和《素问遗篇》"正气内存，邪不可干"之说，名异实同，固无庸置疑，可是《灵枢·刺节真邪》篇又说："正气者，正风也。"所有这些，可能是由于古文错简，注释家难于考证，乃随文敷衍，不免有所牵强附会。严格说来，浊气只能认为是不为机体所需要的废气，甚至是有害的气；而真气或正气，则是关系到生命存亡的重要物质之一的气体。中医病理学上有所谓气虚和气滞。虚为不足，滞为有余，不足者可认为是吸入的氧气不足或耗氧量过度而氧化不力，谷气亦随之而有亏。与此同时，有关的某些脏器或某些组织的生理功能低下。有余者，则是应该排出体外的废气，因故留滞而不去，所谓有余为实，"实言邪气"也。

曩曾拜读过题为"元气的本质在于细胞生命"一文（《辽宁中医杂志》，1980，7）获益良多。作者为了维护为《难经》所倡导而为后世所推崇的虚无缥缈的元气，如张景岳"惟是气义有二，曰先天气，后天气。先天者，真一之气，气化于虚，因气化形，此气自虚无中来"（《类经·摄生》）之说在中医学中所占有的地位，乃创"元气-活细胞"说，颇费经营。不过，管见认为，所谓"元气"的实质，究竟是《难经·八难》所说的"生气之原"，还是《类经·脏象类》所说的"元阴"或"元阳"，并没有明确指出。而"生气"和"元阴"或"元阳"的本质又如何，也不免有惝恍迷离之感。如《内经》对真（正）气本质的阐述，则完全切合实际而毋庸置疑也。证诸现代生理学关于胎儿在母腹中通过母亲血液循环，取得了所需要的氧和营养物质并排出其分解产物的论证，则可断言，张景岳所说"先天之元气"和"后天之元气"都是真（正）气而无所谓元气。张景岳也未尝未有所见及，如他说："真气，即元气也。"惜乎，他既没有了解到机体内真（正）气中的谷气系来自于天气，强行把天气与谷气割裂开来，因而湮没了真（正）气的真面目，又丢掉了古代思想家带有缺陷的由阴阳二气组成的元气之说，从而背离了"一阴一阳之谓道"的基本规律,编造了片面性的"元阴"或"元阳"即"元气"的臆说,诚智者千虑之一失。李东垣说"元气、谷气、荣气、清气、卫气、生发诸阳上升之气,此六者,皆饮食入胃,谷气上行,胃气之异名,其实一也"(《内外伤辨惑论》)。他虽然没有理解到"谷气"来自于"天气",但已认识到所谓"元气"并不是机体内固有的,更不是与生俱来的东西。较之他以后炫耀"元气"说者高明多矣。

二、浅谈机体内血的生成和功能

毋庸讳言,古人限于历史条件,对机体内血的生成和功能,只能有笼统的比较模糊的认识。但在两千多年前的《内经》,首先探索到机体内真(正)气的本质,从而观察到血产生于真气,如说"中焦受气,取汁,变化而赤,是谓血"(《灵枢·决气》)。"中焦亦并胃中,出上焦之后,此所受气者,泌糟粕,蒸津液,化其精微,上注于肺脉,乃化而为血,以奉生身,莫贵于此"(《灵枢·营卫生会》)。可是后世医家对这两节中的"气"字,都解作水谷之气,如张景岳认为"凡水谷之入,必先归胃,故中焦受谷之气,取谷之味,输脾达脏,由黄白而渐变为赤,以奉生身者,是谓之血"(《类经·脏象》)。陈修园也依样画葫芦,说"中焦受水谷之气,济泌别汁,奉心肺变化而赤,是谓血"(《灵素集注节要》)。"济泌别汁"一语,见于《灵枢·营卫生会》篇,下一句是"循下焦而渗入膀胱焉"。这明明是指体内所不需要的水分,下入膀胱而为小便,而陈氏却误用于此,其头脑之颠顶,诚令人惊异!由于历来医家忽视了"真(正)气"的真象,因而对《内经》里的"气"字不求甚解。到目前为止,凡是有关中医学的刊物,对于中医学中"气"的概念,仍多因陈袭旧,未能解惑。《内经》所谓"泌糟粕,蒸津液,化其精微",就是指水谷经过吸入天气中的氧气氧化而成。尽管现代生理学对组成血液的成分的分析极其详细,而且均有据可凭,但所有物质的构成,莫不来自空气中氧气的氧化。根据《内经》的朴素唯物辩证法思想,可以推论氧之所以能进行氧化,系来自于它内部阴阳两者的矛盾运动。所以,《素问·宝命全形论》说"人生有形,不离阴阳"。还有,《内经》也认识到血中含有水液,如《素问·痹论》注解中曾引《正理论》"谷入于胃,脉道乃行。水入于经,其血乃成"之说,在今日视之,自不免有粗糙之嫌。现代生理学认为,"骨髓"是重要的造血器官,而《内经》则有"五谷之津液,和合而为膏者,内渗入于骨空,补益脑髓"(《灵枢·五癃津液别》)之说,这又不难体会到骨髓之所以能够造血,系受到五谷津液之营养,而五谷津液之所以和合为膏,则又有赖于天气之氧化,这无疑也就是"真(正)气"之供给。并不妨认为这是《内经》对"中焦受气,化生血液"之说的补充。根据现代知识,又初步了解到血液能够将氧和带进组织液的营养物质运输到身体各部,并通过组织液带走细胞与组织产生的许多机体不需要的甚至有害的产物。因此,血液在新陈代谢过程中,是推陈致新的主要负责者,与此同时,也不妨用现代语言说,机体内的"真(正)气"是氧和经过氧化的营养物质的结合体。

其次,是《内经》认识到机体内的血与生命生存的关系至为重要。如说"人之所以成生者,血脉也"(《灵枢·九针》)。"血者,神气也"(《灵枢·营卫生会》)。"血气者,人之神,不可不谨养"(《素问·八正神明论》)。这和现代生理学所说"没有血液,人体的生命固然不可能生存,而血液的分量不足,生命也还不能维持正常"(《生理学大纲》)具有同样的意义。《内经》还告诉我们:"肝受血而能视,足受血而能步,掌受血而能握,指受血而能摄"(《素问·五脏生成篇》),"是故血和则经脉流行,营复阴阳,筋骨劲强,关节清利矣"(《灵枢·平人绝谷》),"多血则充形"(《灵枢·卫气失常》)。于此,可知血的功能在生理活动中,确具有极其重要的作用。还有《素问·六节脏象论》说:"脾、胃、大肠、小肠、三焦、膀胱者,仓廪之本,营之居也,名曰器。能化糟粕,转味而入出者也。"所谓"营之居也",是指出这些脏器之所以能"化糟粕,转味而入出"都是和血的功能分不开的。特别是"转味而入出"一语,则提示它已探索到机体生命的生存,必须不断地与外界进行物质交换。又《灵枢·五味》篇说"谷气津液已行,营卫大通,乃化糟粕,以次传下"。这又说明《内经》认识到糟粕之所以化而"以次传下"排出于体外,是依靠着"营卫大通"。这又指出血在排泄中的作用。倘持此两节经文较之现代生理学所说"血液担负着全身各部物质交换的任务,一面接受由消化管吸入的水分和养料,以及由于呼吸器吸入的氧气而转运于各部组织;另一面则将各部组织所产生的水分、废物及二氧化碳,输送于肺、肾、大肠等器官而排出体外,通过这样的物质交换,不仅个体各部统一起来,个体与周围环境之间,也进行了物质交换"(《生理学大纲》)则颇相近似。《实践论》说:"许多自然科学理论之所以被称为真理,不但在于自然科学家们创立这些学说的时候,而且在于为尔后的科学实践所证实的时候。"《内经》里却有许多理论,具有为现代科学实践所证实的真理。然而古人只能认识到总的画面,对其中细节是模糊不清的。

《素问·调经论》"血气不和,百病乃变化而生"之说,则又吻合于"血液的特性反映着整个身体的健康状况,每当身体发生异常变化时,血液的特性就要起了一些改变。反过来说,当血液的特性由于外来原因而发生异常变化时,身体的健康也就要蒙受其害"(《生理学大纲》的论点)。明代《医学入门》曾说"人知百病生于气也,而不知血为百病之始也",颇有见地。

若干年来,医家们都认为气是无形的,血是有形的,气为阳,阳为主,血为阴,阴为从。于是有"血脱益气""无形之气易补,有形之血难生"和"气为血帅""活血必先行气"诸说,其实,气何尝无形,特为目力所不及耳。血又何尝赖气以行,相反,是血载气行。而血所载的气,一是来自于天气和经过氧化的谷气合并的真(正)气,一是机体内物质分解产生的废气。现代生理学认为气体溶解于血液,弥散于各处和排出于体外。古人虽然无法观察及此,但已模糊地认识到血气是交织在一起的。《内经》"血之与气,异名同类"之说,殆有深意存焉。

"气为血帅"说质疑

　　"气为血帅"说,流传已久,几成为中医理论体系中的一条定律。究其原始,可能是由于《难经》所倡导,因为《难经》曾把《素问·平人气象论》"医不病,故为病人平息以调之为法"和"人一呼脉再动,一吸脉亦再动"经文中原是指医生的"人"和医生本身的呼吸,错误地看作是接受诊察的患者,和患者自己的呼吸。因而把接受诊察者的脉之动和为之诊察者的呼吸联系在患者身上。同时,它又篡改了《灵枢·五十营》篇关于"呼吸,脉动,气行"的文字为"人一呼,脉行三寸,一吸脉行三寸,呼吸定息,脉行六寸"(《难经·一难》)。如所周知,"脉",是"壅遏营气,令无所避"以"行血气"的管道。"脉行"就等于血行。考《内经》原文,一则是以医者的呼吸测患者的脉动,一则是以本身的脉动以记录本身气行的尺度。但经《难经》的篡改,则意味着血之流行是由呼吸之气所推动,这就为尔后"气为血帅"说的始作俑者。洎乎宋代,"气为血帅"之说,更高唱入云。如杨士瀛《仁斋直指方》说:"气为血之帅也,气行则血行,气止则血止,气温则血滑,气寒则血凝,气有一息之不运,则血有一息之不行。"这不仅认定血不能自行,必赖气以行之,而且意味着血亦不能自病,必因气而病。最奇怪的是他没有了解《内经》在人与自然的思想指导下,作出的"天地温和,则经水安静;天寒地冻,则经水凝泣;天暑地热,则经水沸溢"(《素问·离合真邪论》)的结论,错误地把自然界的气与机体内的气混而为一说;"气温则血滑,气寒则血凝"更属牵强附会。但是其后如朱丹溪、薛立斋、张璐、张景岳、唐容川等诸大医家,莫不宗其说。到目前为止,仍崇奉之而莫敢或违。在笔者仔细思考,多方学习和长期实践中,对"气为血帅"说,始终抱怀疑的态度,有不能已于言者,试作如下的分析:

一、机体内血与气的关系

　　《灵枢·营卫生会》篇说:"血之与气,异名同类。"这当然是古人限于历史条件,只能在直观上观察到血与气共同在生理活动中的互相联系,但苦于无法从其本质上予以分析。然而《内经》也明确指出机体内血与气不同的本质,如说"中焦受气取汁,变化而赤,是谓血""熏肤、充身、泽毛,若雾露之溉,是谓气"(《灵枢·决气》)。但令人费解的是,当前研究气血者提出"气与血既是一个物质的概念,又是一个功能的概念"。《内经》教导我们,血与气的关系是"血生于气"。这里的气,是"真气"。《黄庭经》有"积精累气以为真"之说。所谓"积精"即水谷经过氧化以后的"谷气",所谓"累气"即不断地吸入的氧,也就是"所受于天与谷气并而充身"的"真气"。而后世医者则囿于《灵枢·营气》"营气之道,纳谷为宝"之说,认为"血生于气"的"气",单一的是水谷之气。至于进入体内的水谷何以化而为气,气又何以能生血等必须解决的根本问题,到现在还没有引起足够的重视。历来医者在谈到机体内血与气的关系时,除宣扬"气为血帅"之说,则有"血为气之配"(《格致余论》),"气不得血,则散而无统"(《张氏医通》)和"血为气之宗"(《血证论》)诸说。究其实际,则都是主观想象的皮相之谈。现代生理学却清楚地告诉我们,血液在"气体交换"中的作用,惭愧的是对现代生理学所知有限,只能略述其梗概以说明机体内血与气的客观实际。如《正常生理学》说:"血液在机体内循环时,经过肺脏的最小血管——毛细血管。血液流过肺毛细血管时,放出二氧化碳,二氧化碳随后被口呼出,并吸入氧。血液流过多种器官与组织的毛细血管时,就放出氧,吸收二氧化碳。"从这里可以认识到不论是机体赖以维持生命生存的真气,还是应该排出于体外的废气,气体的入与出都离不开血液的运输。《内经》关于血液流行的认识则有"经脉者,所以行血气……是故血和则经脉流行"(《灵枢·本脏》),"周流不休"(《灵枢·痈疽》),"谷入于胃,脉道以通,血气乃行"(《灵枢·经脉》),"故得独行于经隧,命曰营气"(《灵枢·营卫生会》),"精专者,行于经隧,常营无已,终而复始"(《灵枢·营气》),"荣者,水谷之精气也,和调于五脏,洒陈于六腑,乃能入于脉也,故循脉上下,贯五脏,络六腑也"(《素问·痹论》),"经脉流行不止,环周不休"(《素问·举痛论》),这些清楚地说明血的流行是主动的,不凭借任何外部力量的。有时也提到血与气并行。但丝毫没有血无气不行的迹象,与此相反,《内经》却有"血脉闭塞气无所行"(《灵枢·终始》)"脉道不通,气不往来"(《素问·玉机真脏论》),接近现代生理学"血载气行"的理论。《内经》对于血行失常的病理变化也有许多论述,如说:"夫邪之入于脉也,寒则血凝泣"(《素问·离合真邪论》),"寒气入经而稽迟,泣而不行,客于脉外则血少,客于脉中则气不通"(《素问·举痛论》),"多食咸,则脉凝泣而变色""卧出而风吹之,血凝于肤者为痹,凝于脉者为泣,凝于足者为厥,此三者,血行而不得返其空,故为痹厥也"(《素问·五脏生成篇》),"若有所堕坠,恶血在内"(《灵枢·贼风》),"寒邪客于经络之中,则血泣"(《灵枢·痈疽》),俱是说血行之所以不利,多由邪气入于经脉,或起居有所不慎,食物有所偏所引起,未尝提及因气病而致血病。综观《内经》经文,可以断言"气为血帅"说是没有任何根据的。而"气行则血行,气滞则血凝"之说亦不攻自破。在当前有利条件下,不妨结合其他理论,论述血液流行的机制,以实吾说。

二、矛盾的普遍原理

《矛盾论》说:"事物发展的根本原因不是在事物的外部而是在事物的内部,在于事物内部的矛盾性。任何事物内部都有这种矛盾性,因此引起了事物的运动和发展。"《素问·阴阳离合论》说:"阴阳者,数之可十,推之可百,数之可千,推之可万,万之大不可胜数,然其要一也。"王冰注:"一,谓离合也。"所谓阴阳离合,即意味着阴阳对立统一的矛盾运动。"万之大不可胜数"则是指出阴阳的无所不在。"以是知万物虽多,其实一物,无无阴阳者"(《张子正蒙·太和篇》)。也就是"没有什么事物是不包含矛盾的……生命也是存在于物体和过程本身中的不断自行产生并自行解决的矛盾;这一矛盾一停止,生命亦即停止,于是死就来到"(《矛盾论》)。"凡圆转之物,动必有机,则动非自外也"(《张子正蒙·参两篇》)。所谓"机"即事物内部的矛盾性。《内经》早认识到血在机体内流行的"环周不休",血液为"圆转之物",毫无疑义,"动非自外",就是血液流行运动的根本原因在于它本身内部的矛盾性。用中医的话说就是血液本身存在着阴阳两者对立统一的矛盾运动。

三、运动是物质的存在方式

恩格斯说"没有运动的物质和没有物质的运动是同样不可想象的"(《反杜林论》)。血液既是物质,就有它自身的运动。如果说血不能自行,必赖气以行,就等于说血这一物质没有运动。"使运动和物质分离,就等于使思维和客观实在分离,使我的感觉和外部世界分离。也就是转到唯心主义方面去"(列宁《唯物主义和经验批判主义》)。

四、从现代生理学论证血行的动力

现代生理学认为:"血液循环的动力是来自心脏和血管,倘心脏和血管一旦停止活动,血液也就停滞不流了。"关于此,《内经》也认识到心脏与血脉的关系,如说"诸血者皆属于心"(《素问·五脏生成篇》),"心痹者,脉不通"(《素问·痹论》)。王冰注释说:"心言脉,受邪则脉不通利也。"然而观于《矛盾论》"一事物和他事物的互相联系和互相影响则是事物发展的第二位原因"之说,则知心脏和血管的动力只是血液流行的第二位原因。

五、对"补气以生血,行气以去瘀"说的剖析

中医有"有形之血,不能骤生,无形之气,所当急补"之说,当然是从"气为血帅"说衍生而来,但在古典医籍《内经》中找不到这样的理论根据,现代生理学血液运输气体的论点,则恰恰与之相反,血液大量耗损之后,其运输能力必随之减弱,身体各组织所需要的真气供不应求。若衡诸斯时也,除急予补血,别无他法。习惯上常用的所谓补气以生血的药物,莫过于人参、黄芪,然而人参专治心脏衰弱,能促进血液之进行,助长血细胞之产生;黄芪既能逐五脏间恶血,有推陈致新的作用,又能促进血液之运行。这两味药物都直接作用于血液,补气云乎哉!理气以化瘀,也是"气为血帅"的产物,张仲景著名的去瘀方剂如大黄䗪虫丸、下瘀血汤、抵当汤、抵当丸等,俱不含有所谓理气药,即使所谓理气药,又何尝不入血,如木香、香附等,均有活血调经的作用,但假如硬说这是产生于理气的药效,也只有听之任之,张子和曾效孟子"一齐人傅之,众楚人咻之"之说而慨叹喜补恶攻积习之不易改变,其用心亦良苦矣。最近有人提出"气为血帅"的理论不能作为治疗肝脏疾病的指导,斯亦纠正背离客观实在而又积重难返的"气为血帅"说之一线曙光!

"少火""壮火"小议

被列宁称誉为"辩证法奠基人之一"的古代希腊的赫拉克利特,他从直观出发,把整个世界比作一团"活火",说"世界是包括一切的整体,它不是由任何神或任何人所造的,它过去、现在和将来都是按规律燃烧着,按规律熄灭着永恒的活火"。我们祖先是否是在这种朴素唯物主义自然观的影响下而认为机体内维持生命生存的有一永恒运动的基本物质就等于"活火"?这当然无从考证。但从《内经》里不难看到,我们祖先在生活实践中,既观察到人们在生产劳动中所付出的热气腾腾,如火一般的力量,又估计到人们进入体内的水谷之所以能够腐熟消化,是在于火能熟物,同时,古人以火属阳,阳主动。《内经》作者,在"远取诸物,近取诸身"的思想启示下,初步认识到机体内所有的一切,都无时无刻不断地运动变化着,因而象征性地名之以火。如《素问·阴阳应象大论》所说:"壮火之气衰,少火之气壮。壮火食气,气食少火,壮火散气,少火生气。"

历来注释家对本节经文,有不同的见解,归纳之有以下的五类。

(1)认为少火、壮火是机体内固有的一种物质,并具有少则壮、壮则衰的过程。如王冰说:"火之壮者,壮已必衰,火之少者,少已则壮……以壮火食气,故气得壮火则耗散;以少火益气,故气得少火则生长。人之阳气,壮少亦然。"(《黄帝内经素问吴注》)

(2)只认为少火、壮火是机体内的一种物质。如姚止庵说:"气耗于壮火而养于少火,壮火之食,耗之也;少火之见食于气,养之也。养之则生,耗之则散,自然之理矣。"(《素问经注节解》)

(3)认为少火、壮火是指进入体内物质的气味。如马玄台说:"气味太厚者,火之壮也,用壮火之品,则吾人之气不能当之而反衰矣;气味之温者,火之少也,用少火之品,则吾人之气渐尔生旺而益壮矣。以壮火能食吾人之气,故壮火之气自衰耳,以吾人之气,能食少火,故少火之气渐壮耳。惟壮火能食人之气,此壮火所以能散吾人之气耳,食则必散,散则必衰,故曰壮火之气衰。惟吾人之气,为能食少火之气,此少火所以能生吾人之气也,食则必生,生则必壮,故曰少火之气壮。"(《素问注证发微》)

(4)既认为少火、壮火是机体内的阳气,又认为指气味而言,并涉及"少、壮、衰"的造化之道。如张景岳说："火，天地之阳气也。天非此火，不能生物，人非此火不能有生。故万物之生，皆由阳气。但阳和之火则生物，亢烈之火反害物。故火太过则气反衰，火和平则气乃壮。壮火散气，故云食气，犹言火食此气也；少火生气，故云食火，犹言气食此火也。此虽承气味而言，然造化之道，少则壮，壮则衰，自是如此，不特专言与味也。"（《类经·阴阳类》）

（5）认为少火是生理性的正火，壮火是病理性的邪火，如《内经选读》说："壮火，指过于亢盛之阳气，阳气过亢，便是邪火；少火，指正常状态不亢不卑柔和的阳气。"《内经新知》说："从临床实践证明，发现使用等于补火助阳药的皮质激素，大剂量则相当于壮火，长期应用，易出现气虚现象，而生理剂量则相当于少火，能使免疫反应改善并抵抗力加强，体力恢复，可见壮火使正气变虚，少火使正气变强。"

一、对诸陈言的剖析

综观上述，可谓各抒高见，尽争鸣之能事。众所周知，任何学术都是愈辨愈明，而任何学术不能掺杂一点虚假，笔者本着实事求是的态度，对上述诸说稍加剖析，并附管见，是否有当，俟诸明哲！

第一，《内经》与上下文不接而中间插入几句的例子是有的，如《素问·痹论》在论述不同的痹证文中，插入"阴气者，静则神藏，躁则消亡"和"饮食自倍，肠胃乃伤"的泛论致病因素，并非专论痹证的两节文字。而王冰注对于前者说"此言五脏受邪之为痹也"，对后者说"此言六府受邪之为痹也"，这显然是为了凑合上下文而作此牵强附会的解释。因此，认为壮火、少火，是指性味而言，也是没有根据的。

第二，所谓少火与壮火，正如王冰注所说："火之壮者，壮已必衰，火之少者，少已则壮。"张景岳虽有见于任何物质，都有少长壮老已的历程。但限于历史条件，对"自我更新"的必然规律，尚缺乏明确的认识，只能笼统地认为是"造化之道"。而张氏承袭王冰"人之阳气，壮少亦然"的见解，认为火就是阳气，也不免有片面之嫌。阴阳两者，是对立统一的矛盾，矛盾着的双方都是以对方的存在为自己存在的条件。如果单以阳气一方为少火、壮火的火，则这所谓火就不可能存在。况其所谓火，根本就不是火。只是象征性的比喻。

第三，以进入体内之性味言少火、壮火和以壮火为邪火之说，根本上是否站得住脚，姑置不论，而"壮火之气衰"一语，如望文生义，应是指壮火本身之气衰弱。据经文推论，这所谓气，并不是什么气体，只是代表"少火""壮火"本身的体和用。"火"的来源，当然离不开真气，后之注释者，除王冰外不论其对壮火、少火的看法，总是把"少火""壮火"对立起来，而且对"壮火之气衰"与"少火之气壮"和"壮火食气"与"少火生气"的气，概念不清。如"用壮火之品，则吾人之气不能当之而反衰矣""以壮火食气，故气得壮火则耗散""壮火之食，耗气也""亢烈之火反害物，故火太过则气反衰"诸说皆相类似。至于所谓"以壮火能食吾人之气，故壮火之气自衰耳"更令人费解，壮火既食了吾人之气，其气当壮，何以反自衰，实际上，这两句中的"气"究为何物，说者自己也未必明白。

第四，以壮火为邪火者，是张景岳"亢烈之火反害物"的重复。但无论名之曰"亢烈之火"或"邪火"，都不能说明壮火之何以气衰，张景岳所谓"故火太过则气反衰"不过是遁辞而已。火太过何以气反衰？反衰之气的实质又如何？都不能令人无疑！

第五，以服用不同剂量的激素产生不同的效果论证"壮火食气，少火生气"的论点，无疑是"用壮火之品使吾人之气衰，用少火之品使吾人之气壮"之说的继续，但同样不能解释"壮火之气衰"。盖其所谓衰者，是吾人之气，非其所指的壮火本身之气，寻绎经文，必待壮火食气，散气之后，吾人之气才受到损害，与"壮火之气衰"的概念大相径庭，上述诸说，都未免是移花接木，经旨不明也久矣。

二、试用现代知识探索少火、壮火的实质

"任何一个有机体，在每一瞬间都是它本身，又不是它本身；在每一瞬间，它同化着外界供给的物质，并排泄出其他物质；在每一瞬间，它的机体中都有细胞在死亡，也有新的细胞在形成；经过一段或长或短的时间，这个机体的物质就完全更新了，由其他物质的原子代替了。所以每个有机体永远是它本身，同时又是别的东西。"（恩格斯《反杜林论》）这是说明"新陈代谢是生命生存的必要条件"。现代生理学认为机体内有一种"能"，就是营养物质氧化时，放出其中所含的能量，并为机体所利用。"人们生活、运动，并从事着一定的体力劳动或脑力劳动，所有这些劳动都同时伴有能的消耗。甚至当人们处于完全安静状态时，其经常工作的器官——心脏、呼吸肌、肠等——亦需消耗一定量的能。因此欲保持生命，必须不断地摄取一定量的营养物质。当物质分解时，机体可获得能量，并能被身体所利用。营养物质被细胞消耗时，就释放其内在的能，这些能补偿了机体大量能量的消耗。食物不仅是塑造物质来源，同时也是能的来源。""氧化过程中所放出的能量……绝大部分是热能，其他部分形式的能，结果仍需变成热能，只有以热能的形式才能排出体外。"（《正常生理学》）关于此，古老的《内经》，早就有一定的认识，如所谓"非出入则无以生长壮老已；非升降则无以生长化收藏。升降出入，无器不有"（《素问·六微旨大论》）之说，就是认识到自然界和机体内所有物质，无不具有生长壮老已（生长化收藏和生长壮老已是同义语）的过程。这固然体现了新陈代谢的规律，也蕴涵着"在每一瞬间都是它本身，又不是它本身"的奥义。其象征性的比拟的"火"之为物，当然也不例外，也必然有少长壮老已的历程，只云少火、壮火，而省略了长、老、已。不言而喻，少者必长，长者必壮，壮者必老，老者必已，乃不可抗拒的规律。机体内的"能量代谢"，现代生理学言之颇详。所谓"少火，就相当于营养物质分解之初，机体所获得的能量"。斯时也，无论它所供给机体的是脑力劳动还是体力劳动乃至由血液载着真气流行弥散于周身的一切活动，它的体是充实的，用是满足的，也就是"少火之气壮，少火生气，气食少火"阶段。可是这也不过是一瞬间，它不得不由少而壮，在它由少而壮的一瞬间，由于它在不断供给的同时消耗了自己，使它的体和用下降，这就是"壮火之气衰，壮火散气，壮火食气"阶段。接着就转化为热能排泄于体外，也

就在这一瞬间,又由另一新的少火所代替了。这就是物质代谢的必然规律和"运动是物质存在方式"的辩证法。基于上述,再重申"少火之气壮,少火生气,气食少火"和"壮火之气衰,壮火食气,壮火散气"诸语中的"气",并不是另有一种什么气体,而都是代表少火(能量)本身的体和用。在"少火"阶段,它的体和用是充实的,所以比喻为"少火之气壮"和"少火生气"而充实之体和用固然是"少火"的本质,但不断地消耗着,所以比喻为"气食少火",到了由少而壮转变为"壮火"的阶段,其本身的体和用,都显著下降。因此喻为"壮火之气衰""壮则老,老则已"。在"壮火"的阶段,其本身的体和用都经过消耗接近于消亡,因此喻为"壮火散气,壮火食气"。

关于"伏邪温病"问题

温病学上有新感温病和伏邪温病。目前,对伏邪温病的有无,有不同的看法,现拟就究竟有没有伏邪温病这一问题,写出一些不成熟的意见。

一、伏邪的概念和内容

所谓伏邪:人体受到邪气侵犯后,并没有发生疾病,而邪气却潜伏于体内,因而形成了伏邪。它的内容包括自外而来的和自内而生的诸般邪气。无论中医学或西医学,都有关于伏邪方面的论点。这里,作如下的简述。

(一)中医学

《灵枢·贼风》篇载岐伯在答"今有其不离屏蔽,不出室穴之中,卒然病者,非不离贼风邪气,其故何也"的问题时说:"此皆尝有所伤于湿气,藏于血脉之中,分肉之间,久留而不去。若有所堕坠,恶血在内而不去,卒然喜怒不节,饮食不适,寒温不时,腠理闭而不通,其开而遇风寒,则血气凝结,与故邪相袭,则为寒痹。其有热则汗出,汗出则受风,虽不遇贼风邪气,必有因加而发焉。"所谓故邪,即旧邪,指潜藏在体内的伏邪。这里所指的伏邪,是湿邪和恶血。恶血即瘀血。本节经文指出人们体内的伏邪,必待起居饮食失常时,才被诱起而发生疾病。

王安道《医经溯洄集》在"四气所伤论"里说:"且夫伤于四气,有当时发病者,有过时发病者,有久而后发病者,有过时之久,自消散而不成病者,何哉?盖由邪气之传变,聚散不常及正气之虚实不等故也。"这是结合正邪两方面的相互作用,以判断邪气和伏邪变化趋势的,颇吻合于西医学的观点。

(二)西医学

《实用内科学》在分析病原体进入机体后的病变,曾列举五点。其中有一点是"形成带菌状态,局部可有轻微病变,或竟无病变"。另一点是"病原体潜伏体内,暂不产生症状,如机体抵抗力减弱则发病"。

1962 年 3 月 30 日《文汇报》载余洳瀵医师在《微生物与机体》的论文里说:"在观察微生物与机体的相互作用中,可以发现当机体抵抗力衰弱时,一个无致病力或正常居住于体内的微生物,可以引起机体致死的败血病;相反的一个具有强毒力的微生物,在具有特异性免疫力的机体中,就能及时地予以消灭。"此强调了外因决定于内因,但也可以看出人们体内潜伏着致病因子,是常有的事。

(三) 日本医家的见解

日本汤本求真在《皇汉医学》里说:"要之疾病之大半,因于肠管之排泄障碍(即食毒),肾脏之排泄障碍(即水毒)与夫瘀血之停滞(即血毒)。或此二三因之并发;其他之所谓原因者,皆不过为诱因或近因而已。"他又说:"细菌亦为生物之一,在理,若无适于彼之营养物及水与温度,即自然的培养基;若无自家中毒症,则不能生存于抗菌力旺盛之健体……食、水、血三毒之停滞,即广义的自家中毒症,则对于细菌,不惟抵抗力减弱,且具有适于寄生繁殖之培养基,使成立为传染病者也。"说明由于体内产生了一些伏邪,因而构成发生疾病特别是传染病的内在根据。

二、对伏邪温病的初步探讨

观于上述,不仅认识到伏邪内容之广泛,也体会到人们体内经常有伏邪存在,成为绝大多数疾病特别是传染病发生的主要内在因素。如所周知,温病属于传染病范畴;对温病的发生,似不能无视伏邪这一主要原因。下面姑从临床和理论方面摘取一些不成熟的看法,借以支持伏邪温病的观点。

(一) 临床上的伏邪温病

中医学上历史悠久的医疗技术,是不断地从积累的经验中,获得发展和丰富的。最显著的例子是:在《伤寒论》的基础上发展起来的温病学。《伤寒论》从症状上揭示了辨识温病的前提,"太阳病,发热而渴,不恶寒者,为温病"。以理推之,渴,就是伏邪的发作,病的重点不在表,所以不恶。但《伤寒论》未曾指出治疗的法和方。历晋隋而唐宋,在关于伏邪的认识方面,一直承袭着王叔和的错误论点,而在治疗上,也没有获得相应的进展。到南宋末年,刘河间对温病初期,即用辛凉双解法,辛凉自有别于辛温,而双解法是:在解表的同时,照顾到里分的伏邪,这才奠定了温病治疗学的基础。嗣后,王安道在《医经溯洄集》里对温病的辨证补充了脉诊说:"夫温病热病之脉,多在肌肉之分而不甚浮……诚由怫热在内故也。"戴北山的《广温热论》则首先指出五种辨别温病法:在"辨气"里说:"温热之气,从中蒸达于外,病初即有臭气触入。""辨色"里说:"温热主蒸散,面色多垢晦,或如油腻,或如烟熏。""辨舌"里说:"温热一见头痛发热,舌上便有白苔,且厚而不滑。或色兼淡黄,或粗如积粉。""辨神"里说:"温热初期,便令人神情异常而不知所苦,大概烦躁者居多。""辨脉"里说:"温邪从中道而出,一二日脉多沉。"这些辨证标准,更说明了温病是由于伏邪自内达外所引起。尽管叶天士、吴鞠通、陈平伯等人,根据他们临床实践接触的,除出现上述有关温病的症状外,又兼见微恶风寒及咳嗽,乃认为是伏邪温病之外的一种新感温病。但叶天士依然承认有伏邪温病。至于他说的"伏邪伏于少阴",则是继承了王叔和曲解经文的错误观点。吴鞠通则以伏暑为伏邪温病,他在《温病条辨·上焦篇》中说:"头痛微恶寒,面赤烦渴,舌白,脉濡而数者,虽在冬月,犹为太阴伏暑也。"并指出无汗为表实,"舌白口渴"为"邪在气分","舌赤口渴"为"邪在血分";倘有汗则为表虚。在《中焦篇》则以"舌灰白,胸痞闷,潮热呕恶,烦渴自利,汗出溺短"为三焦均受的伏暑病。在《下焦篇》又以"胁痛,或咳或不咳,无寒,但潮热,或竟寒热如疟状"为伏暑湿温。

证诸临术实践,其出现于秋季的伏邪温病,确较他季为重,而病程亦较长,其特殊的症状,即在初起时便见白滑厚腻的舌苔。治疗后,苔即渐化,症状亦缓解。但舌苔旋复布如初,症状亦随之复见,往往经过数次的反复,才告痊愈。前人对此类型的伏邪温病治疗过程,喻之为剥蕉抽茧,以形容伏邪之深重。

(二) 理论上的伏邪温病

王安道的《医经溯洄集》说:"夫温病热病,后发于天气喧热之时。怫热自内而达于外,郁其腠理,无寒在表。"又说:"温病热病有恶风恶寒症者,重有风寒新中,而表气亦受伤故也。若无新中之风寒,则无恶风恶寒之症。"王氏还强调温病无表证,他说:"凡温病热病,若无重感,表证虽间见而里证居多,故少有不渴者。斯时也,法当清里热为主,而解表次之,亦有治里而表自解者。余每见世人治温热病,虽误攻其里,亦无大害,误发其表,害不可言,此足以明其热之自内达外矣。"吴有性《温疫论》也认为"温病乃伏邪所发,自内达外",又说:"凡病有病因,如伤寒,自觉感冒风寒;如伤食,自觉饮食过度,各有所责。至于温病,乃伏邪所发,多有安居静养,别无他故,倏然而病。询其所以然之故,无处寻思。"吴氏在治疗上,开头便用自制的"达原饮"方中的药物。虽曾受到吴鞠通的批判,但伏邪原系自内向外的,他这一因势利导"领募原伏邪使之溃散的达邪外出法",已在尔后的临床上,起着良好的指导作用,补充了此前只知用清法和攻法的不足。吴氏一再强调"必俟伏邪已溃",就是抓住了主要关键。所有这些,都充分说明了温病的形成,是以内在的伏邪为主要的根据,即使有新感,也属于诱因,是次要的。温病学上"新感无伏邪不张,伏邪无新感不发"的术语,的确是经验的结晶。《伤寒论》说:"伤寒一日,太阳受之。脉若静者,为不传;颇欲吐,苦躁烦,脉数急者,为传也。伤寒二三日,阳明少阳症不见者,为不传也。"好多注释家都只以感邪的轻重,作为传与不传的唯一根据。现在看来,他们都不免是唯外因论者。只有徐灵胎的注释比较正确,他说:"寒伤于表,太阳受之。若胸中无热,则不传而愈。"所谓胸中热,是指内在的伏邪。

三、伏邪温病说是精华还是糟粕

毫无疑问,祖国医学遗产是精华与糟粕杂糅在一起的,即如伏邪温病方面关于伏邪这一概念,历来就存在着合理与不合理两种说法,而不合理的说法却年深日久,始作俑者是晋代王叔和。他既曲解了"冬伤于寒,春必病温",认为春天的温病总是由去冬受了寒邪所引起的;又不解"凡病伤寒而成温者先夏至日为病湿,后夏至日为病暑"节中的所谓"寒",是泛指一切的外邪内袭,却硬要把它凑合到他所曲解的"冬伤于寒"的圈子里,说:"冬时严寒,中而即病者,名为伤寒,其不即病者,其寒毒藏于肌肤中,至春变为温病,至夏变为暑病。暑病者,热极又重于温也。是以辛苦之人,春夏多温热病者,皆由冬时触冒寒气之所致。"这虽然可作为温病学上伏邪说的嚆矢,但迹近穿凿。按照他的逻辑,是冬天受的寒邪,不仅能在体内潜伏到明年春天,还能到夏天,而且,又好像是过了夏天,就不会再有什么温病出现了。这明明是违背现实的。吴有性曾在《温疫论》里提出批评说:"肌为肌表,肤为皮之浅者,其间一毫一窍,无非营卫经界所摄之地。即感冒性小风寒,尚不能稽留,当即为病,何况受严寒杀厉之气,且感于皮肤最浅之处,反能容隐者耶? 以理推之,必无是事矣。"恽铁樵的《伤寒论辑义按》曾对"冬伤于寒"作出正确的解释,"谓逆冬之藏气,则无以应春之生气",也就是若不善于养冬天的藏,使寒水之脏受伤,就削弱了春天的生气,而易于发生温病。可是,王叔和首倡之谈,历隋唐而至明清,一直被人们崇奉不衰! 明达如王安道还以"后发之温病热病"与"即病之伤寒"作为区别对待,且有"温病热病后发于天气喧热之时"之说。喻嘉言以"冬伤于寒,邪藏肌肤;冬不藏精,邪入阴脏;冬伤于寒又不藏精,既为太阳膀胱经阳分受邪,又为少阴肾经阴分受邪"为理由,把温病分为三大类。在辨证上,则硬性割裂《伤寒论》条文,牵强附会,最不可解的,即认为温病是伏邪自内达外,又以"冬伤于寒又不藏精为两感温病",完全脱离实际,其荒诞之处,较之王叔和实有过之而无不及。

恽铁樵既确了解"冬伤于寒",吴鞠通也曾指出"不藏精三字须活看,不专主房劳说,一切人事之能摇动其精者皆是"。于此,可知"伏邪少阴"之说是靠不住的。冬伤于寒和冬不藏精原是因果关系,有冬不藏精的因,必然产生冬伤于寒的果。证诸"夫精者,身之本也。故藏于精者,春不病温"之说,可了无疑义。

语云:"从善如登,从恶如流。"在1963年出版的《温病述要》一书中,在伏邪温病章里,还把王叔和的原文照抄不误。这就越发反映出,扬弃这些不合理的糟粕,是当前迫切的任务! 因此,这次修订的《温病学讲义》砍掉伏邪温病部分,不能谓无据。但是,伏邪之为物,是客观存在的,中医学上关于伏邪的理论,未尝不有合理的部分! 假使由于"分析不清就索性剪掉"(见1963年10月19日《光明日报》漫画题辞),会不会给临床医学带来了损失?

管见认为,应以辩证唯物主义观点,对具体问题,必须进行具体分析;实事求是地做到去伪存真,去粗取精。如有关伏邪问题,亟应排除王叔和遗留下来的一些糟粕,继承王安道、吴有性学说中的精华部分,同时,再不厌其烦地参考汤本求真和西医学上的有关论点,从而肯定伏邪本身及伏邪温病的存在。假使一个临床工作者,在主观上只知有新感温病,而不承认有伏邪温病,可是有一日他碰到的医疗对象,恰恰是一个伏邪温病患者,病虽在初起,就表现里证重于表证,或竟无表证。但由于他不懂得这是伏邪自内而发,在处理上,即使重下治里,也不过止于清或攻,不能符合于达邪外出的要求,坐令伏邪嚣张于内,变生不测。

基于上述,伏邪温病是不是应该否定的问题,的确是值得慎重考虑的!

关于"传染病毒"问题

西医学里的"病毒"这一名词,是否适用于中医学上的病因说,是有争论的。有人认为,如果把它写入中医教材里,必然会引起学生们思想上的混乱,从而影响教学效果。但据笔者所知,中医学很早很早就把"毒气"看作是引起疾病的外因之一。一些中医书籍、教材上,也曾经把"传染病毒"纳入引起外感热病的外因方面,而西医学则认为伤寒是伤寒杆菌所引起,斑疹伤寒是立克次体所引起,与病毒无关。这就充分说明,中医教材上所指的"传染病毒",其内容正是中医学传统观点上的毒气,和西医学所谓病毒有根本上的不同。现就管见所及,略陈梗概。

一、毒气说发源于《内经》

两千年前的《黄帝内经》在论证人们发生疾病的机制时,就建立了外因必须与内因相结合的正确观点。在外因方面,不仅认识到有自外而来和自内而生的各式各样的邪气,而且观察到诸般邪气之中,还有一种具有强烈传染性和严重危害性的毒气。如《素问·生气通天论》说:"清静则肉腠闭拒,虽有大风苛毒,弗之能害。""苛"有暴和虐的意义,"毒"有恶和害的意义,毒而谓之苛,毒之甚也可知。因此,苛毒与大风,虽同属邪气范畴,但在本质上有所不同,不能等量齐观。它们所引起的疾病有严格的区别,由苛毒所引起的疾病,属于传染病的类型。传染病种类虽多,但大别之有二:一是一时流行的瘟疫病,另一则为经常发现的痨瘵病。《内经》认为,引起这两种类型传染病的主要外因就是毒气。谨就有关文献,作如下的简述。

(一)关于一时流行的瘟疫病方面

《素问遗篇·刺法论》曰:"不相染者,正气存内,邪不可干,避其毒气。"这不仅指出瘟疫病"皆相染易",也毫无例外地必须结合着体内与体外两方面的主要原因;而且说明了毒气是传染瘟疫病的主要外因。嗣后王叔和在《伤寒论》的"伤寒例"里言:"其伤于四时之气,皆能为病。而以伤寒为毒者,以其最为杀厉之气也。"这是以"杀厉之气"纳于毒气范畴的例证。王氏又说:"其冬复有非常之暖,名为冬温,毒与伤寒大异也。"《肘后备急方》有"天行毒病"之说,天行一作时行,就是指一时流行的瘟疫病。而"天行毒病"一语则词意双关，既指出了病之所由起是毒气的传染，也指出了这个病又具有传染于别人的毒害性。《诸病源候论》在"时气取吐候"条说："夫得病四日，毒在胸膈，故宜取吐，有得病二三日，便心胸烦满，此为毒气已入，或有五六日以上，毒气犹在上焦者，其人有痰实故也，所以复宜取吐也。"在"时气烦候"条说："夫天行病，阴气少阳气多，其毒气在于心府而烦者，则令人闷而欲呕。"在"时气八九日以上候"条说："时气病，八九日以上不解者，毒气未尽，所以病不能除。"《备急千金要方》曾引《小品方》的话说："时行瘟疫是毒病之气。"《外台秘要》在"天行门"除沿用"天行毒病"名词和引述《诸病源候论》原文外，复引许仁则的话说："阴阳伤寒者，则毒气伤阴阳气也。"明代吴有性的《温疫论》中又有杂气之说，认为"杂气为病更多于六气"，他又说："至于微疫，似觉无有。盖毒气所钟不厚也，是知杂气之毒亦有优劣也。"于此，可知吴氏所说的杂气，也就是传染瘟疫的毒气。

刘河间《伤寒直格》载有《伤寒传染论》，论中除引述《太平圣惠方》"大汗出，则悬药于户，避其大汗秽毒，无使伤于人也"的原文外，复指出"夫伤寒传染之由者，由闻大汗秽毒"。这所得秽毒，自有别于毒气。但秽毒是来自于伤寒病的患者，形成秽毒的原始原因也就是毒气。所以秽毒的传染性无殊于毒气。

《千金方》有"辟瘟方"，张路作《衍义》说："辟瘟一方，总取辟除恶毒异气之义。"《太平惠民和剂局方》有治时疫的"活人败毒散"，论者谓"毒气流行，随虚辄陷，最难叵测。其立方之妙，全在人参一味，力主开阖"；李东垣有"普济消毒饮"，专治"大头天行"；叶天士有治"暑湿时疫之邪在气分"的"甘露消毒丹"；《霍乱新论》有治一时流行、吐泻烦躁并见的"连荫解毒汤"。这些方剂都是以消除毒气为唯一目标，就更进一步地证实了传染瘟疫病的主要外因是毒气。

（二）关于经常发现的瘰疬病方面

《灵枢·寒热》篇载岐伯答复"寒热瘰疬在于颈腋者，皆何气使生"时说："此皆鼠瘘寒热之毒气也，留于脉而不去者也。"《金匮要略·虚劳篇》说："马刀侠瘿者，皆为劳得之。"李氏注："瘿生乳腋下，曰马刀，又夹生颈之两旁者为侠瘿。"据此，则《金匮要略》所谓"皆为劳得之"的"马刀侠瘿"，就是《灵枢》"皆生于毒气"的"寒热瘰疬"。这就从而得出毒气是引起这样虚劳病的主要外因的结论。这种虚劳病既是毒气所引起，就必然具有传染性。这从晋唐医学文献中获得佐证，有关文献对于有传染性的虚劳病，曾载有尸注、传尸、骨蒸、伏连等名称，宋以后则统称之为瘰疬。

《肘后备急方》说："尸注，不的知其所苦而无处不恶，累年积月，渐就顿滞，以至于死，死后复传于旁人，乃至灭门。"《外台秘要》引《苏游论》的活说："传尸之候，莫问老少男女，皆有斯疾。先内传毒气，周遍五脏，渐就赢瘦，以至于死。"《仁斋直指方》说："人能平时爱护元气，保养精血，瘵不可得而传。当气虚腹馁，最不可入瘰疬之门，吊丧问候。"所有这些，都不仅指出瘰疬具有传染性，也说明传染瘰疬的媒介物是毒气。

二、毒气本质的剖析

《温疫论》曰："夫物者,气之化也;气者,物之变也。气即是物,物即是气。"于此,可知毒气的本身并不是虚无缥缈、不可捉摸的,而是有形质的,只为肉眼所不能见。但不能因为肉眼看不到,就认为是无形迹可凭。《仁斋直指方》曾指出痨瘵病患者的"衣服器皿中,皆能乘虚而染触"。这更清楚地说明毒气之为物,不仅是善于依附,而且能够长期存在。《温疫论》又曰："有是气则有是病,为病各种,是知气之不一也。"这又说明了传染病的主要外因,虽统称之为毒气,但毒气的本身,在本质上各有区别,因而发生的传染病也就有所不同。上述两大类传染病,细分之则又各有若干类型。然而,殊途同归,其为毒气所引起,则是它们共同的规律。

三、结语

综观上述,体会到毒气为传染病的主要外因的观点,在中医学上已有悠久的历史。中医教材在某些病种病因方面列入"传染病毒"一项,正是继承了中医学上的精华部分。毒气为害于人的发现是发生传染病。把"毒气"变易为"病毒",复冠以"传染"二字,借以排除中医学上所指的病毒所含有的其他内容,是合乎逻辑,毋庸置辩的。但有人主张把"病毒"改为"疫毒",是在传染病的认识上,只知其一,不知其二,照顾了这一面,漏掉了那一面。须知,中医学上听说的毒气,内容至为广泛,举凡一切富有传染性的致病因子,皆得以毒气名之,也就是目前中医教材中所说的"传染病毒"。如果不嫌生搬硬套的话,它就可能包含着西医学上所指的传染病病原体的全部。因此,说病毒的内容,只能是西医学上所说的病毒,就未免近似"角者吾知其为牛,鬣者吾知其为马"的只从局部看问题了。

略论外感与内伤

自李东垣倡《内外伤辨惑论》说以来,逐步形成了疾病分为外感与内伤两大体系的局面。在病因方面,认为前者是外感六淫疫疬之邪,后者是精神过度刺激和饮食劳倦等。《中医学新编》摆脱了"三因"说的羁绊,剔除了"不内外因"之说。把创伤、虫兽伤都列入外感类,自是高明的见解。但创伤、虫兽伤,只能作为外因,不能混入外感。与此同时,仍然因陈袭旧地把外感与内伤截然分开,期期以为不可。须知内伤之所谓伤,应概括为正气之虚,是形成饮食、劳倦的根本原因,也莫非是由于正气之虚。《内经》"勇者气行则已,怯者则着而为病也"之说,正说明了这个道理。观于"邪之所凑,其气必虚""正气存内,邪不可干"和"风雨寒热,不得虚,邪不能独伤人。卒然逢疾风暴雨而不病者,盖无虚,故邪不能独伤人"诸说,可知《内经》关于发病学的内外因的统一,以内因为主,外因必须通过内因而起作用的观点是何等鲜明!因此,可以肯定地说,既有外感,就必然有内伤;没有内伤,就不会有外感。既有内伤,就不仅易于招致"生于阳也,得之风雨寒暑"自外而入之邪,而且必然产生"生于阴也,得之饮食居处,阴阳喜怒"由内而生之邪。任何疾病内部都离不开正虚与邪实的矛盾斗争。《内经》有"真邪相搏""真邪相攻"之论,《伤寒论》有"邪正交争"诸文,可深长思也。乃人们多片面地认为内伤属虚,外感属实。因而论内伤方面,往往只谈正虚而不及邪实;在论外感方面,又只强调邪实而忽视正虚。《矛盾论》说:"在复杂的事物发展过程中,有许多的矛盾存在,其中必有一种是主要矛盾,由于它的存在和发展,规定或影响着其他矛盾的存在和发展。"邪实与正虚的矛盾,自是任何疾病发生、发展过程中的主要矛盾。但这所谓主要矛盾,并不只是由一个矛盾所构成,这种矛盾的每个方面也不是单纯的,它可以由几个矛盾方面所构成。例如正虚方面就包含脏腑气血之虚等等,邪实方面就包含自外而入和由内而生的各种邪气。此时辨证论治必须加以仔细分析。

《内经》"病机十九条"初探

多世纪来,中医学取得卓越的疗效,应归功于"辨证论治"法则的优越性。古人曾说:"因发知受。"无论在病因或病机方面,都必须通过关于病体方面的一些发现,才能有所了解。《素问·至真要大论》"病机十九条",虽然从症状上指出了有关病机方面的病因和病所,但只是为"论治"部分提供了一些材料,不足作为"辨证"的依据。这里,谈谈笔者对"病机十九条"的一些肤浅体会。

一、"病机十九条"在临床上的作用

根据《素问》"病机十九条"上下文意义来体会,不难看出"病机十九条"的产生依据,是在于进一步提高疗效的要求。在当时,治疗学上已感觉到仅仅依靠"盛者泻之,虚者补之"的方法对盛者、虚者的治疗,不足以达到如桴鼓之相应的目的,因而提出"审察病机,无失气宜"的方针,企图从病机方面探索适应错综复杂病变的更好治疗方法。当然是通过积累的实践才有"有者求之,无者求之,盛者责之,虚者责之,必先五胜,疏其血气,令其调达,而致和平"的治疗上的经验总结。这不仅说明了探讨病机这一课题是"论治"过程中的一个重要环节,而且从这些丰富多彩的治疗方法里也强调了"辨证"是"论治"的先决条件。例如盛者与虚者就不单是泻与补的问题,而应该考虑盛者如何泻与泻什么,虚者如何补与补什么。所谓"无失气宜",是指在"论治"的过程中,必须掌握病因方面的某种邪气,而采用能制胜其气的药物从事治疗,如"风淫于内,治以辛凉……热淫于内,治以咸寒……"也就是"必先五胜"的措施。

二、对"病机十九条"应有的认识

《内经》以下的医家,对"病机十九条"能有所发挥的,首推刘河间氏。他著有《素问玄机原病式》,曾补充了六气中的燥气,如"诸涩枯涸,干劲皴揭,皆属于燥"。但是,他除把"病机十九条"里面属于上、属于下的各一条搁置不谈外,其他诸条都按照王冰原注牵涉到五运六气方面,把属于五脏方面的套上五运,属于六气方面的也套上某脏某腑。尽管说,五运根据于五行,五行分属于五脏,而致人于病的六气也是和五行密切联系的,但不能说六气加害于人,一定是局限固定地在各自所属的某脏范围之内,更不能以各自主年、主气的五运六气与随时随地与人们内在外在环境有联系的五行等同起来看待。即使刘氏以五运顺序划分主一年中各个时期的 73 日,照他的说法,在这一期间内,只能出现肝脏病变,而心、脾、肺、肾等脏不能有病。或者,不论任何人,只能出现由风木之邪产生的一些疾病,而不能有其他诸邪致人于病。事实上绝不如此。刘氏自己也曾指出气候变化无常,不能拘执于运气主时。据此,可以说刘氏在实际上是利用五行对人的内在环境与外在环境的联系阐发了"病机十九条",假托运气之说以迎合当时风气。其后张景岳对刘氏病机方面"归重于火"一点曾加以抨击,但也未能脱却运气的圈子,而且执着于运气的太过与不及作为病因实与虚的标志。例如他对于"诸风掉眩"的掉眩症状,硬说是"木胜则四支强直而为掉,风动于上而为眩;木衰则血不养筋而为掉,气虚于上而为眩"。如果木胜、木衰,是指肝脏虚实而言,尚不失为病机的论据,但未指出在症状表现上的殊异,也无裨于实用。何况,他所说的木胜、木衰是根据运气主年或主气的风木太过与不及,显系臆测之。假使再证诸《内经》"发生之纪……其动掉眩巅疾""委和之纪……其动緛戾拘缓"之说,则在风木不及,也就是张氏所说木衰的情况下,根本就不出现掉眩症状,可见张氏之说,毫无根据。清代薛生白的《医经原旨》则完全抄袭张景岳的《张氏类经》,更不足道。总之,"病机十九条"是就各种疾病在发生、发展过程中出现形形色色的症状作出有关于病机方面的病因、病所的探讨和归纳。其所谓属于某脏者,实际上并不一定局限于某脏;所谓属于某项邪气者,也不一定单指外来的邪气,往往夹有自内而生的邪气,同时,诸般邪气,彼此又常互有结合。因此,"病机十九条"既有所区别又有所联系,不能把它们各自孤立起来看待。它们与主年、主时的五运六气是风马牛不及的。尽管《内经》把它们列于论述运气的《至真要大论》篇内,但不能把它们与五运六气纠缠在一起。

三、对"病机十九条"所涉及症状的分析

"辨证"是产生于诊断的结果,而"辨证"的决定,主要归纳为虚、实、寒、热四大类型,这也就是作为"论治"的对象。"病机十九条"虽然也是从症状上测知其病机属于某一方面,但不是诊断的结果,也就不能作为治疗决策的依据。还必须从整个诊察方法着手,才能使

"辨证"的决定全面而正确,从而获得完整的"论治"材料。在其证候的表现上,往往有普遍共同的现象。而不同的疾病在虚、实、寒、热的表现上,除有共同的现象可作为依据外,又兼现个别特殊的现象。例如泄泻和痢疾有欲便先痛、便后痛解的现象多属于实,否则属于虚,胃脘痛拒按的属于实,喜按的属于虚,等等。疾病本质为寒为热不仅取决于邪气的属性,主要决定于体质的类型。任何疾病都包含正虚与邪实两个方面,偏于正虚多的形成虚证,偏于邪实多的形成实证。下面姑就"病机十九条"所列举的一些症状所反映出疾病本质虚、实、寒、热的特殊现象作简单的叙述。

(一)属于五脏方面的五条

1. "诸风掉眩,皆属于肝" 掉眩就是头晕眼花。"诸风掉眩",是说掉眩症状的出现和形成具有风的特性,不论外风还是内风,都与肝脏有一定的联系。如兼头痛身热的为外风,偏于实;如眼花旋转得厉害,且伴有肌肉眴动和麻木的则为内风,偏于虚。导致掉眩的原因是很多的,如"上虚则眩""髓海不足则脑转眩冒"。一般发作无定时,小有劳倦即行触发,作止都较缓慢,其急暴发作且兼有燥热烦渴的则属于实热;如兼现胸闷、呕吐、痰水的则属于停饮上干,即所谓"阴邪乘于阳位",多偏于寒;如于晨间坐起时每作掉眩的则属于积痰为患而偏于湿。

2. "诸痛痒疮,皆属于心" 《内经》认为"营气不从,逆于肉里,乃生痈肿"。而"营行脉中",脉乃心之合,所以把"诸痛痒疮"的病机属之于心。但不能执着于"在天为热、在地为火、在脏为心"之说而认为诸疮的原因皆属于火热。《灵枢·痈疽》篇说:"故痈肿寒气化为热。"对于一般的诸疮:平塌而皮色不变的为寒;红肿高起的为热。痛者为实,痒者为虚,痛痒相兼则为正虚与邪实的基本形态相等。

3. "诸湿肿满,皆属于脾" 本条由来源于"在天为湿,在脏为脾"。肿满的形成,属湿盛为水的阶段,虽然和脾失健运有不可分割的关系,但正如《内经》所说:"肾者,胃之关也。关门不利,故聚水而从其类也。上下溢于皮肤,故为胕肿。胕肿者,聚水而生病也。"病机转属于肾,所谓肿满,不仅是肤胀,也包括腹胀。肿满辨证的关键是,辨别其阳证、阴证,阳水、阴水。阳证多热,偏于实;阴证多寒,偏于虚。根据临床经验,肿与满的形成,不仅在于脾、肺、肾,由肝、心病变引起的也很多,其预后多不良。

4. "诸气膹郁皆属于肺" "诸气膹郁",是气上逆有奔迫满闷郁塞之象。肺主气,机体出现有关气方面的症状,自是肺功能不良的变化。气上逆而至于奔迫满闷郁塞,属于实证居多。假使出现于原有其他病患的病体上,则为接近死亡的征兆。至于寒热方面则应根据其兼现的证候群作为判断依据。喻嘉言所说"诸气膹郁之属于肺者,属于肺之燥也"的燥,指的是温燥,其现症当兼有渴烦、身热、脉数等。如果是凉燥,则必兼见恶寒、咳嗽等症状。

5. "诸寒收引,皆属于肾" 寒则缩,热则纵。收引就是肢体挛缩,不论外来的或是内在的寒邪所引起的收引症状,都关联到肾。不过,引起肢体挛缩的原因,既不完全是由于寒水之邪,其病机也就不一定属于肾。例如肢体挛缩而见红肿的,则为"湿热不攘"的"大筋纵短",而不属于本条范围。

（二）属于机体上、下方面的各一条

1.**"诸痿喘呕，皆属于上"** 本条包括诸般痿废、喘促、呕逆等症状，分述如下。

（1）"肺热叶焦，发为痿躄"，是诸痿属于上者最显著的例子，既由于肺热形成，必定具有属于热证范围的证候群。不过《内经》有"湿热不攘"导致"小筋驰长"痿弱无力之说，形成痿躄之因，不单单是肺热，还有痿废伴有寒证的，则为下元虚亏，而不属于上。

（2）肺司呼吸，呼吸困难而为喘症的病机，自在于肺。但也有与心、肾有所联系的，如："心痹者，脉不通，烦则心下鼓，暴上气而喘"。喘的根源在于心脏的病变；其由于肾脏，为肾不纳气的虚喘。虚喘为气怯声低息短，惶惶然如气欲断；实喘则为胸胀声高，气粗息涌，以呼出为快。辨别虚与实，是喘证辨证的主要关键，但也要辨别其寒与热。如喻嘉言说"诸痿喘呕之属于上者，属于上之燥也"之说中的"喘"，其起因是由于"上燥"，燥分为凉燥和温燥两种。观于喻氏使用沙参麦冬汤，其为温燥无疑。揆其现证必兼有口燥唇焦，身热面赤，吐痰难出等等。喘证之属寒者，兼有吐痰清稀，背寒或形寒怯冷等，因停饮而属于寒，属于凉燥。古人有"燥为小寒"之说。

（3）呕多兼吐，呕吐往往并称。辨证的重点在于寒、热两者。一般认为"呕逆而食不得入或食入即呕出者为有火，食入良久反出者为无火"。呕吐物呈酸臭气味的属于热，清水居多无气味的属于寒；干呕而不吐出物质的，多属于热证。至于呕逆的病机所在，则不尽属于上，因中、下焦病变所引起的病例，亦在不少数。

2.**"诸厥固泄，皆属于下"** 本条包括厥、大便秘结、小便癃闭和大便泄泻诸种症状，分述如下。

（1）厥，系指一时性气上逆的一种病证，以厥证为主症的如气厥、痰厥等。一时性气上逆的厥证，是指卒然发作，神昏不知人，片时即苏，复如常人。在发作时，如面色青白、肢冷自汗，则虚多实少，属于寒；面赤息粗，汗少或无汗，则实多虚少，属于热。至于出现其他疾病过程中的一些厥逆症状，不问寒厥还是热厥，其病理机制并不单纯属于下。

（2）大便秘结的症状，如出现于其他疾病中，应随其主症而辨别虚实寒热。如以大便秘结为主症，兼见内热烦渴，口苦舌干，则为热为实；如腹部臌胀，喜手按，喜热熨，不烦不渴，则为寒为虚。

（3）小便癃闭证，除个别的老年患者属于虚寒外，一般都属于湿热。其属于虚寒者，多兼有憎寒喜暖，言语轻微，甚则手足逆冷等症状。

（4）泄泻一证，以新病多实，久病多虚。暴病非热，久病非寒。但仍应就其兼现的症状作为依据，如兼有肠鸣、腹自痛、小便清长的，则为寒为虚；欲利先痛、痛随利减、下利臭秽、小便短赤的，则为实为热。

（三）属于风、寒、湿方面的各一条

1.**"诸暴强直，皆属于风"** "诸暴强直"，就是病来迅疾而出现躯体强直的症状。如果仅以躯体强直,没有其他任何症状的,其强直必定在肢体的某一部分,其原因不仅在于风,但主要的是风。如果出现整个躯体强直,必兼有面赤壮热,神昏窍闭或谵言妄语。这类症状,在童年期多属于外风引动痰火,在成年或晚年则为外风引动内风。在辨证上是实多虚少,热多寒少。但也有极个别的兼现面色苍白、肢凉自汗,偏于虚寒的特殊病例。不过,这样的病例,不属于上述的闭证范围,而是有内闭外脱的危机。

2.“诸病水液,澄澈清冷,皆属于寒” 所谓“诸病水液,澄澈清冷”,是指凡在任何疾病过程中,吐或泻的水液是澄澈清冷的,属于寒。寒多偏虚,因而归之于虚。

3.“诸痉项强,皆属于湿” 关于本条的注释,历来多牵强附会。其症结在于未能从临床实践上提出论据,而只是随文敷衍,勉强凑合。须知,本条所谓“诸痉”,只是语法中概括性的总提,而指出的症状仅仅是一个“项强”,事实证明,“项强”症状,虽然是痉病证候群中的一个,但绝不能单据一个“项强”症状即谓痉病。所谓“痉”,是“集合概念”;“项强”,是“单独概念”,不能混为一谈。这里所指的“项强”,就是以“项强”为主症而别无所苦的病例,其原因应为“太阳伤湿”。

(四) 属于火方面的五条

1.“诸热瞀瘛,皆属于火” 瞀是昏冒,瘛是瘛疭。所谓“诸热瞀瘛”,就是说昏冒与瘛疭症状出现于诸热病的过程中,这无疑是属于火。但也有虚和实的区别。如出现于热病初期的多属于实,晚期的多属于虚。这两种症状,只有昏冒可以作为主症单独出现,而瘛疭则必然是出现于其他的疾病过程中,绝不会单独出现。

2.“诸禁鼓栗,如丧神守,皆属于火” 按照“从症测因”的传统观点,对于本条的“诸禁鼓栗”,首先应该解释“禁”为大便秘结不通。历来注释家,都说“禁”是口噤,“鼓”是鼓颔,“栗”是战栗,这样的解释,就和下面的“如丧神守”失却联系而各自孤立了。但为了附会到火的方面,就说这是火极似水反兼胜己之化而为寒冰之象。其实,“如丧神守”是神情丝毫不能自主状态的描写,是激动太过的情绪(鼓)和栗栗危惧的心理(栗)交互错杂的结果。“鼓”与“栗”是内在的变动,“如丧神守”是体表的现象。引起这变动和现象的病机,则在于大便秘结不通。在大便秘结不通症状存在时,出现这变动和现象的原因,则在于火。

3.“诸逆冲上,皆属于火” 火性炎上,诸种上逆而冲上的现象,自应属于火邪为患。对于火邪的本质,则有虚与实的不同。应就兼现的其他症状为虚为实,作为判断的依据。

4.“诸躁狂越,皆属于火” 本条的重点,在于描写症状上的“越”字。越是越出常规,如越墙逾垣。躁狂而至于越,其属于火,殆无疑义。躁与狂确有属于阴证范围而不属于火的。特别是在“阴盛格阳”的病例中。但其躁与狂的表现为虚性兴奋,即使勉强坐起,亦旋即倒下,绝不会出现矫健的动作。

5.“诸病胕肿,疼酸惊骇,皆属于火” 胕肿之属于火者,当为阳水无疑。阳水的见症,大体上是烦渴、溺赤、便秘……诸热证现象。本条是以疼酸惊骇诸症状出现于胕肿病体上为属于火的。所谓疼酸,自是患者肢体上的自觉症状,而惊骇又是患者神志方面自发的不正常的不安状态。火主动,凡动皆属于火,惊骇是动荡不宁之象,疼和酸虽然有属于寒湿的,但与惊骇并见,可以断言其属于火。不过这所谓火,大多数是属于五志过极的"厥阳之火"。

(五)属于热方面的四条

1．"诸腹胀大,皆属于热" 出现腹胀大的症状,当然是鼓胀或单腹胀。不过古人谓胕肿为肤胀,所谓"诸胀",可能包括胕肿及腹胀,如属于热,必也属于阳水,自应具有阳证的证候群,否则就不属于热。若只见腹大的鼓胀或单腹胀,其属于热者也必定伴有溺赤便秘烦渴……诸热症,相反若属于寒而为寒证,也必有症象可凭。无论肿胀、鼓胀或单腹胀,都是本虚标实,不过在虚实之间有彼此轻重的不同。

2．"诸病有声,鼓之如鼓,皆属于热" 根据《灵枢·水胀》篇"肤胀者,寒气客于皮肤之间,瞽瞽然不坚,腹大,身尽肿"的一节文字,可体会到本条所谓"有声鼓之如鼓",是言以指弹击腹部而如鼓之有声。所以言其属于热者,以其不同于《水胀》篇的"瞽瞽然不坚",所谓"不坚",当然是不任鼓,更不会有声了,也就说明属于寒。

3．"诸转反戾,水液浑浊,皆属于热" 所谓"反戾",是转筋症状的描写。"水液浑浊"是指吐泻出来的水液是浑浊的。转筋和吐泻症状同时出现,当属于霍乱类型。霍乱病的主要区别在于寒、热,其所以属于热者,在于"水液浑浊"。有人说"中气不足,溲便为之变",小便混浊有属于阳虚的,并不纯属于热。但是,本条所说"水液浑浊"的水液,是包括大小便和吐出的东西,并不限于小便。如果吐出的和泻出的物质是"澄澈清冷"而兼现转筋,自是属于寒证。

4．"诸呕吐酸,暴注下迫,皆属于热" 呕吐一症,本有属寒属热的不同,但吐出的物质带有酸味的属于热。暴注就是急剧发作的大便泄泻,也有寒、热之分。但在泄泻时如呈现里急后重下迫的现象,则属于热。

综观上述,要了解病因,必须通过对症状的观察。如执着于《内经》原文而不根据"辨证"仔细分析,则必致错误百出。有人说刘河间的"水善火恶"论据,来源于"病机十九条"中属于火热方面内容,这未免太轻视刘氏。刘氏主火论点,是他积累的经验,决非凭空臆造。

以上是个人对《内经》"病机十九条"一些不成熟的看法,一定有很多的错误,请同志们批评指正!

浅谈中医学的三大规律

中医学研究的对象是人体。无论是人体的生理活动或病理变化,都和其他任何事物一样,有它自己的发展规律。我们从《内经》《伤寒论》和《金匮要略》等经典著作理论体系中清楚地看到,它们在无意识中采取了辩证法研究思路。正如恩格斯所说:"人们远在知道什么是辩证法以前,就已经辩证地思考了。正像人们远在'散文'这一名词出现以前就已经在用散文讲话一样。"例如阴阳学说,它揭示了中医学本身特殊的矛盾运动规律。不过,中医书籍中的"阴阳"二字,在不同的地方有不同的含义。诚如朱丹溪所说:"阴阳二字,固以对待而言,所指无定在。或言寒热,或言血气,或言脏腑,或言表里,或言动静,或言虚实,或言清浊,或言奇偶,或言上下,或言正邪,或言生杀,或言左右。"(《局方发挥》)实际上,中医书籍中的"阴阳"二字,所代表的事和物,远不止于此。但总的是代表着事物的矛盾双方。目前,各门学科,对它们研究对象的固有客观规律的研究,都非常重视。现就中医学的规律问题,谈谈我的肤浅看法。

一、生理活动规律——阴平阳秘

恩格斯说:"生命是蛋白体的存在方式,这个存在方式的基本因素在于和它周围外部自然界不断的新陈代谢。"(《自然辩证法》)恩格斯又说:"生命,即通过摄食和排泄来实现的新陈代谢,是一种自我完成的过程。"(《反杜林论》)从这里可体会到前者指人们生活于天地之间,与自然界有着不可须臾离开的密切关系。后者指人们之所以能够生存于大地之间的根本原因,还在于机体本身固有的本能。不过,人们不仅生存于自然界,而且接触到整个社会。因此自然界与社会无时无刻不以各种形式给人以种种有益的或有害的影响,机体为了健康和繁衍,总是力图对外在的天时、地理、人事各个方面的因素作出适应性的变易。《灵枢·本神》"顺四时而适寒暑,和喜怒而安居处,节阴阳而调刚柔"就是机体对于力求内环境统一与外环境统一的相对稳定,作出应有的措施。这就充分体现了"自我完成的过程"中的规律性、适应性。按照中医学第一部经典著作——《内经》作者的观点,就不妨认为"自我完成的过程",是依靠着生理活动基本规律的"阴平阳秘"。

(一) 消而不偏衰、长而不偏亢

"阴平阳秘",既体现于阴阳消长动态的平衡之中,则所谓"平",是动中求平;所谓"秘",也是动中求秘。这动中之平与动中之秘,就保持着阴阳消长动态平衡的一定的限度,使消而不偏于衰,长而不偏于亢。而阴阳二者,不仅是互为消长,而且是既互相对立,又互相依赖。阴之平,是缘于阳之秘;阳之秘,也是赖于阴之平。阴为阳之守,阳为阴之使。阴失宁静而激动,则不能敛阳而阳外越;阳强而不能密藏,则阴亦将趋于绝灭。所以《素问·生气通天论》说:"阴平阳秘,精神乃治。"消长的实质,意味着物质不断地消亡,不断地生长。以人体能量代谢为例,则物质的吸收是"阴长",而吸收物质所需要的能量消耗是"阳消";物质转化为能量时,物质的消耗为"阴消",新的能量产生则意味着"阳长"。"物体相对静止的可能性,暂时平衡状态的可能性,是物质分化的主要条件,因而也是生命的主要条件。"(艾思奇《辩证唯物主义历史唯物主义》)于此,可知"阴静阳躁"的"阴静",不是绝对的静止,而是相对的静止。一切新事物都是从旧事物内部产生出来的,与旧事物没有任何联系的新事物是没有的。而所谓"阴藏"的"藏",正是保留旧事物内部对新事物有积极意义的东西。机体的这种除旧更新的新陈代谢,是一刻也不能停止的。《素问·六微旨大论》"非出入则无以生、长、壮、老、已,非升降则无以生、长、化、收、藏"之说,从广义上说,是指宇宙间万事万物的新陈代谢;就人体来说,是指人体所有物质的新陈代谢。当然,古人限于历史条件,不可能对人体的新陈代谢有深入细致的说明。《素问·六节脏象论》"脾、胃、大肠、小肠、三焦、膀胱者⋯⋯名曰器,能化糟粕,转味而入出者也"之说中的入与出,就可能概括了物质吸收过程和组织成分之形成的同化作用与其分解的异化作用。因此,这里的入与出,就不妨理解为它已粗略地表述了人体物质的新陈代谢。而每一个新陈代谢的过程,也就是新的"阴平阳秘"代替了旧的"阴平阳秘"的过程。新陈代谢一旦停止,生命亦即停止。所谓"出入废则神机化灭,升降息则气立孤危"(《素问·六节脏象论》),因而"阴阳离决"代替了"阴平阳秘",使"精神乃治"转化为"精气乃绝"。

(二)相生相制,自动调节

人体的整体是由多个局部组成的,细胞组成组织,组织组成器官,器官组成系统,系统组成人体,这并不是简单的堆砌,而是有机的联系。中医学对于五脏与六腑,脏与脏,腑与腑,脏腑与体表组织、器官之间的联系,是既认识到各个个体都有它们自己内部的矛盾性,引起它们各自的运动和发展,也认识到人体的各个部分只有在其相互联系中才能具有它们应有的作用。于是用五行相生、相克之说,既借以阐发整个机体的相互联系,又赖以说明整个机体的自动调节。《医经溯洄集》在解释"亢则害,承乃制"(《素问·六微旨大论》)时说:"承,犹随也。其不亢则随之而已,故虽承而不见。既亢则制胜以平之,承斯见矣。"这是对机体自动调节最具体的说明。而"亢害承制"学说,实际上代表了一系列复杂的反馈机制。机体正是依靠着这样的机制,即自动调节系统,以维持其"阴平阳秘"的状态。然而这些机制的正常运动,又是遵循"阴平阳秘"规律的生理活动的产物。

二、病理变化规律——邪正斗争

语云:"不知常,焉知变。"我们祖先正是不断积累着平人正常生理活动的若干现象,继而从患者身上出现的违反正常生理现象的种种症状,从常以知变,从外以知内。日积月累地加以反复验证,并用分析矛盾的方法,具体地分析病理变化各方面的内容和它的各种条件,以及各个现象之间的辩证的相互联系,总结出关于病理变化若干规律性的理论。我们初步体会到:古人认为人体内部"邪正斗争"的矛盾,是疾病过程中运动、变化的基本规律。既有基本规律,就必然有非基本规律。如得病以后,气候、起居、饮食、医护和精神等因素,都可能是影响着病理变化的非基本规律。而上述种种因素,除医护外,也可能是影响着生理活动的非基本规律。必须指出:"邪正斗争"的形成,实肇始于体内部分的"阴阳失调"。至于内因与外因、虚证与实证,固然有它们自己本身所固有的客观规律,但同样是病理变化(即邪正斗争过程中)基本规律的内容。试分述之。

（一）部分的阴阳失调

所谓"阴阳失调"，即阴阳双方失去相对的平衡，也就是改变了"阴平阳秘"的常态，而为阴或阳的一方偏胜与偏衰。尽管是某一部分的"阴阳失调"，也会削弱整体的正气，形成了正虚，招致自外而来或由内而生的种种邪气，构成"邪正斗争"的矛盾而发生疾病。阴或阳一方的偏胜，是由于对方的偏衰失去了相应的制约，以致应受制约的对方，超越了应有的限度而为太过。荀子说："物忌过盈。"其太过的部分，就势所必然地化而为有害于健康的热邪或寒邪，从而与偏衰的正阴或正阳对立，构成"邪正斗争"的矛盾。所以"阴胜则阳病，阳胜则阴病。阳胜则热，阴胜则寒……阳胜则身热，腠理闭，喘粗……阴胜则身寒，汗出，身常清……"(《素问·阴阳应象大论》)这就明确指出了阴或阳一旦有所偏胜，即致人于病。既能病人，则阴或阳偏胜的本质为不正之邪，殆无疑义。至于《素问·调经论》曰"阳虚则外寒，阴虚则内热，阳盛则外热，阴盛则内寒"，指出"虚"为"正虚"，"盛"为"邪实"。"邪实"与"正虚"是矛盾着的双方，不是势均力敌。"有一方面是主要的，他方面是次要的，其主要的方面，即所谓矛盾起主导作用的方面。事物的性质，主要是由取得支配地位的矛盾的主要方面所规定的。"(《矛盾论》)因此，阴或阳的盛与虚所出现的症状，虽然貌似相同，但其病位既有内外之分，其性质又有偏于"正虚"与偏于"邪实"之别。基于上述可知，部分的"阴阳失调"的本身既产生了"邪正斗争"的矛盾，其偏虚之正阴或正阳，在"邪正斗争"过程中，又是与邪气对立的正气。根据提供自然疗能的本能，它应该始终居于矛盾的主要方面，但这种情况并不是固定的。所以，疾病预后的良否，是决定于疾病发展中矛盾双方斗争的力量之增减的程度。

《素问·调经论》说："夫邪之生也，或生于阴，或生于阳，其生于阳者，得之风雨寒暑；其生于阴者，得之饮食居处，阴阳喜怒。"这是明确指出，致人于病的邪气，或自外而入，或由内而生。乃自李东垣"内伤说"风行以来，人们多认为，"饮食居处，阴阳喜怒"属于内伤，不复承认由此而产生的内在之邪。甚至把内伤和外感对立起来，以外感属实，内伤属虚。这当然也就否认了任何疾病内部邪正斗争矛盾运动的规律。不过李东垣曾指出"火与元气不两立，一胜则一负"。可见李氏所说的"火"，是由内而生的邪火。苟非邪火，何至于与元气不两立。这也说明李氏并未忽略疾病内部邪正斗争的矛盾。"真邪相薄"(《素问·气交变大论》)、"真邪相攻"(《灵枢·天年》)和"正邪分争"(《伤寒论》)诸说，都说明了"邪正斗争"的矛盾。还有《灵枢·贼风》提出的"故邪"之说，所谓"故邪"，即留而不去之邪。如该篇所说："尝有所伤于湿气，藏于血脉之中，分肉之间，久留而不去。若有所堕坠，恶血在内而不去"等。这些故邪之留而不去，又何尝不是由于部分的阴阳失调所形成！否则周身气通血活，代谢正常，何留邪之有？又何病之有？

（二）内因与外因

中医学在"两点论"观点的指导下，认为任何疾病的发生发展都离不开内因与外因两者的相互作用,并强调内因的重要性,因而符合《矛盾论》"内因是变化的根据,外因是变化的条件,外因通过内因而起作用"的科学论断。医学上的内因是正虚,外因是邪实。邪实必须通过正虚,才能致人于病。所谓"邪之所凑,其气必虚"(《素问·评热病论》)。"人之有常病也,亦因其骨节皮肤腠理之不坚固者,邪之所舍也,故常为病也"(《灵枢·五变》)。"凡人之惊恐恚劳动静,皆为变也……当是之时,勇者气行则已,怯者则着而为病也"(《素问·经脉别论》)。"不遗形体有衰,病则无由入其腠理"(《金匮要略》)。明代伟大的医学家吴又可在《温疫论》中复指出:"昔有三人,冒雾早行。饱食者不病,饮酒者病,空腹者死。"这更明确指出内因的决定作用。但古人也告诫人知所避就,有"虚邪贼风,避之有时"(《素问·上古天真论》),"避风如避矢石然"(《灵枢·九宫八风》)和"避其毒气"(《素问遗篇·刺法论》)诸说,都说明了中医学既重视内因,也不排斥外因,符合于辩证法的观点。

最近有人说:"没有因虚致病的,而是因病致虚。"(谈谈补法的运用,新医药学杂志,1978,3)这未免近于"庸俗进化的外因论或被动论"(《矛盾论》),而有悖于中医学朴素的辩证法思想。这样的说法是值得商榷的。中医学认为"邪之所在,皆为不足"(《灵枢·口问》),也就是邪留之地,原为正虚之所。也许有人认为,既是邪实的外因通过正虚的内因而致人于病,在治疗上就应该先以扶正补虚,否则将虚者益虚,实者益实,甚至正衰邪盛而危及生命。殊不知邪实与正虚之间的矛盾本身,也具有辩证关系。邪实固然通过正虚致人于病,但在正虚受到邪实的刺激时,也会引起强烈的抗争。《伤寒论》曾指出"无热恶寒者,发于阴也;发热恶寒者,发于阳也"的辨证要点。所谓"发于阳",就表示正气已奋起抵抗,即应重视祛邪。"发于阳",是标志着矛盾的普遍性,为临床所常见;而"发于阴"则标志着矛盾的特殊性,为临床所罕见。宋代许叔微也曾提出了"邪之所凑,其气必虚。留而不去,其病则实"(《普济本事方》)的符合于客观实际的精辟观点。西医学也有"病原因子不仅引起某种病理过程,并且也可作为刺激物,反射地引起机体防御装置的活动,使机体和病原因子作斗争。所以病理过程是和机体为恢复健康而斗争的生理防御过程结合在一起的。矛盾双方在疾病过程中不断进行斗争,直至机体恢复健康或生命告终时,斗争才停止"之说。从这里不仅体会到许氏观点的正确性,也使我们坚信"邪正斗争的矛盾,是毫无例外地自始至终地存在于任何疾病的过程之中"。

(三)虚证与实证

张景岳说:"虚实者,有余不足也……实言邪气……虚言正气……"(《景岳全书》)据此,则有余为实,不足为虚,有余言邪气之实,不足言正气之虚,毫无疑义。病体上的虚与实,有余与不足,都代表着邪与正两个方面。没有正虚,就不会招致邪实;没有邪实,也就无所谓正虚。没有不足,就不会引起有余;没有有余,也就无所谓不足。正虚与邪实,有余与不足,都是以对方的存在为自己存在的条件。这就是任何疾病发生发展本身固有的规律,不以人们的意志为转移。因此,临床上既没有纯虚证,也没有纯实证。即使在用三承气汤急下存阴的阶段,其体内仍然存在着正虚;又如用独参汤治病之时,又何尝忽视邪实的一面？其所谓虚证,只是偏于正虚多些;所谓实证,只是偏于邪实多些。"内出之病多不足,外入之病多有余。"其中一个"多"字,就表示着邪正双方的孰多孰少,已辩证地作出了正确的估计,以便于指导临床实践。所以,"邪气盛则实,精气夺则虚"(《素问·通评虚实论》)二语,是互相关联而不可分割的。假使只引用其中的一语,就未免令人有"两不立则一不可见,一不可见则两之用息"(《张子正蒙·太和篇》)之叹。

目前,中医临床所碰到的病种,以慢性病居多数。在过去,由于缺乏对病本质的认识,仅凭一些症状认为是"久病延虚,因虚成损"。可是在《内经》里却认为五脏之有疾,犹刺与污,犹闭与结;刺与污虽久,犹可拔可雪,闭与结虽久,犹可决可解(《灵枢·九针十二原》)。临床实践中,任何慢性病患者其体内确实存在着这样那样的邪气,并包括病理产物,因此,无论是急性或慢性疾病,其运动变化,都依循着"邪正斗争"的基本规律。

三、中医临床学规律——辨证论治

我们在西医学的影响下,无疑地增加了对证和对病,以及辨证与辨病相结合的认识。但在临床上,我们要灵活地应用理、法、方、药,就必须遵循中医临床学"辨证论治"的客观规律。辨证论治规律的主要内容如下述。

(一) 识别阴阳、审症求因

"善诊者,察色按脉,先别阴阳。"(《素问·阴阳应象大论》)"微妙在脉,不可不察,察之有纪,从阴阳始。"(《素问·四时刺逆从论》)"凡诊病施治,必须先审阴阳,阴阳无谬,治焉有差?"(《景岳全书》)我们的祖先之所以强调识别阴阳,是由于他们在临床实践中,已不自觉地运用了辩证的矛盾分析法,综合病体上种种症状,对照有关的基本理论,通过审症求因,作出适当的治疗。不过,疾病的本质和现象,和其他事物一样,在运动发展过程中,往往会出现假象,掩盖本质的真相。最典型的例子如《温病条辨》所载:阳明温病出现肢厥,甚则通体皆厥,脉沉伏,甚则脉亦厥等阴寒虚现象;又既吐且利证,出现渴甚面赤,煽扇不知凉,饮冰不知冷,时时躁烦等阳热实现象。但前者兼有面目俱赤,喜凉饮,胸腹满坚,甚则拒按等阳热实症状;后者兼有腹自痛甚,脉大紧而急等阴寒虚症状。根据腹诊与脉诊,特别是腹诊的判断,从症以测因,确认前者是内真热而外假寒,后者是内真寒而外假热。真寒真热的现象,是暴露疾病本质的主流。假寒假热的现象,是非主流的东西,不是疾病的本质。但出现的假象,又是疾病的本质在运动中的表现,是疾病本质在其运动发展的一定条件、一定范围内必不可少的表现。所以这两者病机的本质,前者是阳热之邪盛于内,格拒正阴于外,形成的"阳盛格阴";后者是阴寒之邪盛于内,格拒正阳于外,形成的"阴盛格阳"。这就认清了疾病本质与现象之间的关系,而不会为假象所迷惑。于是前者予大承气汤,后者予五苓散并重用干姜,均急于祛邪以安正,从而体现了辨证论治的规律。

(二) 祛邪以安正,扶正以祛邪

中医学的治疗方法,虽然多种多样,但总不越"补"和"泻"的范围。虚与实,即正虚与

邪实;补与泻,即扶正与祛邪。正虚与邪实,既不能截然分开;扶正与祛邪,就必然是辩证的统一。所谓祛邪即所以安正,扶正即所以祛邪。不过有人强调扶正以祛邪,认为正气足而邪自去;与此相反,则坚持祛邪以安正,认为邪去则正气自复。其实,扶正与祛邪,是相反相成。很多药物都具有双向作用,就是既能扶正,又能祛邪,何况,复方的配伍,又可攻补兼施。至于立方造药,则决定于治疗对象,而不是凭主观意志。然而,按诸病理变化的客观规律,祛邪还是第一位的。所谓"除其邪则乱气不生"(《素问·四时刺逆从论》)。古人认为"治病如对敌,用药如用兵"。从战略上说,消灭敌人是第一位的,保存自己是第二位的。当然,这也不是一成不变的,假使主治者仅从主观愿望出发,不依据"邪正斗争"矛盾情况的变化而变化,那就使主客观分离。正如《内经》所说"病为本,工为标。标本不得,邪气不服"(《素问·汤液醪醴论》)。在临床上,首先要求在辨证上认清正虚与邪实的矛盾,认清孰为矛盾的主要方面,孰为次要方面。其次是认清正虚方面为阴虚抑阳虚,或阴阳两虚,而阴阳两虚之中孰轻孰重;邪实方面之为寒抑为热,或寒热错杂,而寒热错杂之中孰多孰少。再次是"邪正斗争"的焦点在表抑在里,或表里同病,而表里同病是孰缓孰急;在气抑在血,或气血兼病,而气血兼病是孰先孰后;乃至于关系到何脏何腑,何经何络,应以何者为重点等等。只有在辨证明确以后,才能采用有针对性的治疗方药,达到用不同方法解决不同质的矛盾的目的。

(三)同病异治,异病同治

"邪正斗争"的矛盾,既是任何疾病发展变化的主要矛盾,论治的原则也就在于:善于解决病体内"邪正斗争"的矛盾,恢复其健体正常生理活动的规律——"阴平阳秘"。然而同一个病,往往由于邪正矛盾的不同,出现不同的证;而不同的病,却由于邪正矛盾的相同,出现相同的证。例如,两位慢性肝炎患者,一则由于肝阴亏损,湿热留恋,出现多烦善怒,头晕口苦,苔薄,脉数等症状,治以养肝阴清湿热,用一贯煎合茵陈蒿汤加减;一则由于气滞血瘀,湿热未清,出现肝区疼痛,胸脘阻闷,苔腻,脉沉等症状,治以理气活血,佐清湿热,用逍遥散合丹参饮加减。又如慢性咳喘和慢性泄泻两种截然不同的病,但同样地出现恶寒怕冷,神疲乏力,短气纳呆,苔白滑,舌质胖,脉细数等症状,测知其病理机制,同属于脾肾阳虚,水邪内停,均可治以脾肾汤(《嵩崖尊生书》方)加减。这就为同病异治、异病同治提供了范例,也体现了辨证论治规律的精神实质。

"科学历史告诉我们:每一种科学,都是研究世界某一方面过程中的矛盾运动的学问,科学家一旦离开了矛盾的分析研究,把它研究的对象看作没有矛盾的东西,就要使科学的进步遇到障碍。"(艾思奇《辩证唯物主义讲课提纲》)矛盾的运动必具一定的规律。对于规律,是"知之则强,不知则老"。中医学作为一门科学,有它特定的运动规律。而规律是客观存在的,不以人们意志为转移。这篇肤浅之谈,亦只是引玉之砖,特就正于高明!愿和同志们一起探索,以期为加速中医事业的发展,为加快中西医结合的步伐,为早日实现医学科学的现代化作出应有的贡献!

试以古之所云,验之于今之所知

《素问·举痛论》和《素问·气交变大论》中一再指出:"善言古者,必有验于今。"说明了我们祖先既不是薄古厚今,也不是泥古不化,而是实事求是地在合于今或验之于今、信而有征的前提下,古为今用的。不言而喻,其不能验于今者之古,不足信矣。毫无疑问,昔日之今,即今日之古。爰就管见所及,试举可以验之今的古之所云三五则,以见一斑。一孔之见,不免有牵强附会之处,幸明哲有以教之!

一、大气说

《素问·五运行大论》"地为人之下,太虚之中者也……大气举之也"中的"大气",王冰注释为"造化之气"。其实质也就是《张子正蒙》中"太虚不能无气"和"一物两体,气也"的"气"。古人限于历史条件,不可能认识到大气中含有各种气体。但他天才地估计到,地是包围在一种气体之中,即所谓"大气"。《素问·六微旨大论》说:"上下之位,气交之中,人之居也。"《素问·六节脏象论》说:"天食人以五气。"又《素问·宝命全形论》说:"人以天地之气生。"都明确指出人们生存在气交之中,一刻也不能离开太虚中的"大气"。"大气"这一名词,仍为现代生理学所沿用。

如《正常生理学》中就有"人吸入大气中的空气"之说,而《生理学大纲》在论述人们呼吸运动时,所涉及的"大气",更可借以阐明《灵枢·五味》篇中"大气"的真相,如该书说"肺的内部与外界的空气经常相通""肺内的压力常与大气压力相等""肺内压的升降实为空气出肺和入肺的原因。吸气运动因可以降低肺内压,故能引空气入肺;反之,呼气运动因可增加肺内压,故空气被驱出肺,这是最简单的物理学的表现"。它又指出"事实上,肺内的气体是任凭如何用力也是无法呼尽的,那在竭力呼气后尚遗留在肺内的气量,称为'余气'""肺泡气的成分跟呼气的不同,乃是很容易理解的。这是由于每次呼出的空气中,开头的一部分是上次吸进的新鲜空气而存留在无效区的。肺泡气只是指呼气的后一部分而言,那才真正代表肺内的气体,普通所称的呼气,原来是无效区的空气与肺泡气的混合""新吸进的空气量约及肺内气量的 1/8 左右,也就是说,每次呼吸时仅更换了肺内气量的 1/8"。从这里可以体会到,《灵枢·五味》篇"其大气之抟而不行者,积于胸中,命曰气海"中的"大气"就是吸进的新鲜空气,也就是太虚大气中的一种气体。由于它未能随呼气而呼尽,遗留在肺内,成为余气。由于古人认识笼统,所谓"积于胸中"的"胸中",可能包含着肺中。其所谓"气海"现在看来,不妨拟之于"无效区"。《灵枢·营卫生会》篇说:"气之不得无行也,如水之流,如日月之行不休。"而《灵枢·五味》篇说的大气,则是"抟而不行"。

说明了这种大气,不同于随着血液流行和弥散的其他气体。但从现代生理学可以窥见,古人既认识到这大气的"抟而不行",又推测到这大气也随着呼吸与外界空气进行交换,所以有"出于肺,循喉咙,故呼则出,吸则入"之说。至于《灵枢·邪客》篇的"宗气",则明确指出其"出于喉咙以贯心脉,而行呼吸焉"。这里突出一个"行"字,提示与"抟而不行"的"大气",有本质上的不同。假使再从上文"五谷入于胃也,其糟粕、津液、宗气分为三隧"之说,与《灵枢·刺节真邪》篇"所受于天与谷气并而充身"的"真气"说与现代生理学互相印证,则不难体会到"宗气"就是进入体内的水谷经过氧合以后已包含着天气的"谷气",也就是"真气"。而"大气"则只是不含有谷气的天气。古人虽然限于历史条件,未能理解水谷必须经过天气的"氧合"才能化为谷气,但已观察到肺中存在着不同的气体和真气的真正内容,属难能可贵。

元代李东垣曾提出"机体中诸气皆是胃气(即谷气)"这一比较明确的见解,原可以扫除笼罩在不切实际、名目繁多的"气"字上的疑云。无奈没有受到人们应有的重视。到目前为止,人们对机体内的气之为物,仍然是众说纷纭,莫衷一是。然而,毋庸讳言的是,古人对一个名词往往含有不同的概念。如《素问·热论》的"大气皆去,病日已矣"和《灵枢·五色》篇中"大气入于藏府者,不病而卒死矣"的所谓"大气",则俱是王冰所注释的"大邪之气"。若夫《金匮要略·水气病》篇"大气一转,其气乃散"说中的"大气",则应是"真气"。其居于"无效区""抟而不行"的"余气",固无一转而使水饮之邪气消散之能也。乃有自恃聪明,好发空洞言论的喻嘉言氏,在其所撰"大气论"中,竟认为胸中抟而不行的大气,关系到生命的存亡。如说:"人身亦然,五脏六腑,大经小络,昼夜循环不息,必赖胸中大气斡旋其间;大气一衰,则出入废,升降息,神机化灭,气立孤危矣。如之何其可哉!"殊不知《内经》指出"无器不有""升降出入"的矛盾运动,是来自于物体中阴阳两者对立统一的矛盾和斗争。即使喻氏在当时还不理解矛盾的普遍原理,未便深责,然而《内经》固明确指出"其大气之抟而不行者积于胸中",喻氏未之见耶!既是"抟而不行",何来"斡旋其间"之能!不辩自明。喻氏之说,貌似发挥了古训,实则是歪曲了古人创见中验之于今而有征的精髓,而贻害无穷。

受其蒙蔽最深的,则有张锡纯氏。他对大气之为物,更是诪张为幻。既牵扯到元气,又混同于宗气。如在《医学衷中参西录》中说:"是大气者,原以元气为根本,以水谷之气为养料,以胸中之地为宅窟者也。夫均是气也,至胸中之气,独名为大气者,诚以其能撑持全身,为诸气之纲领,包举肺外,司呼吸之枢机,故郑而重之曰大气。夫大气者,内气也;呼吸之气,外气也。"又说:"愚尝思之,人未生时,皆由脐呼吸;其胸中原无大气,亦无需乎大气。胎气日盛,脐下元气既充,遂息息上达胸中而为大气。大气渐满,能鼓动肺膜使之呼吸,即脱离母腹,由肺呼吸而通天地之气矣。"他复引述《灵枢·邪客》篇"宗气"之说,认为"宗气即为大气"。且据"以贯心脉而行呼吸"的经文,说"是大气不但为诸气之纲领,并可为周身血脉之纲领矣"。真可谓"满纸荒唐言",读之令人啼笑皆非。

《灵枢·经脉》篇认为人之未出生,是"人始生,先成精,精成而脑髓生……"及人之既出生,则强调"谷入于胃,脉道以通,血气乃行"。这就说明了古人虽然无法了解到人体首先要吸入氧,水谷须经过氧化以后,才能产生营养作用的道理,但"谷入于胃,脉道以通,血气乃行"的观点,是接近于现代生理学的,不过略而不详耳。何况他已认识到"天气与谷气并而充身"的"真气",这是何等的伟大!喻、张二氏的"大气说"俱荒诞无稽之谈耳。早在《淮南子》里,就指出呼吸是"吐故纳新"。而标榜"衷中参西"的张氏,竟以呼出之气与吸入之气同为"外气"。真可谓既有违于古之中,又有悖于今之西。无怪其有"西人谓肺之呼吸延髓主之,胸中大气,实又为延髓之原动力"之臆说也。张氏复坚持主观片面的成见,把他所吹嘘的大气移花接木地变更了经文"大气入于脏腑,不病而卒死"中大气原为"大邪之气"的概念,为他所臆造的"大气下陷"证服务。但关于他论述该证的病因和病机,却不能令人无疑,如把病因说成是"大气下陷",而病机则是纯虚无邪,这是否符合于传统的"内外因的统一""邪正相薄"构成疾病的基本观点!此其一。其二,细玩其所谓"大气下陷"证所出现的诸症状,特别是"喘息不安,不能平卧"和"善太息"的主要症状,都提示为心血管系统疾病。《素问·痹论》说:"心痹者,脉不通,烦则心下鼓,暴上气而喘……"《灵枢·口问》篇又有"忧思则心系急,心系急则气道约,约则不利,故太息以伸出之"之说,均足以说明所谓"大气下陷"诸症状的根本原因。何况其所举"大气下陷"病例中,固不乏起因于忧思过度者。其三,经近代中药药理实验,证明张氏"升陷汤"中主药——黄芪,对心血管系统有良好作用(见《中药药理与应用》)。陶弘景《名医别录》曾谓"黄芪逐五脏间恶血"。心血管系统疾患的发作,固与瘀血有密切关系也。基于上述,可认为张氏所说的"大气下陷"证,纯属虚构,即使果如其说的若干临床实验,其产生疗效之所以然,也绝不会来自其主观想象的错误理论。管见如斯,未识有当否?

二、血与水

王冰在注释《素问·痹论》时,曾引述《正理论》"谷入于胃,脉道乃行。水入于经,其血乃成"之说,与《生理学大纲》所谓"血浆的水分较多,而固体物较少……以全血浆而论,水分约占80%"的论证,基本上是一致的。特别是指出了"谷入于胃"和"水入于经",就说明了人体不断地从外界摄取的水谷是血液生成和不断推陈致新的必要物质。乃清代医家何梦瑶在其所著《医碥》中,竟说"然儿在胎中,先已有血,可知血为先天之水,不过借后天水谷为营养,非全靠后天也"。这就意味着血中之水,为先天所固有,终其生而不变。《灵枢·决气》篇"中焦受气,取汁,变化而赤,是为血"中的"取汁"之说,明确指出,血的生成是依靠进入体内的水谷之精微物质的,何氏殆未之见耶!《医碥》还有"经络之血流行,脏腑之血守位"之说则更匪夷所思。

《内经》曾不止一次地指出,机体内血液流行不已,而环周不休。不过,古人限于历史条件,无法详细说明血液循环的状况。然而《素问·痹论》说:"荣者,水谷之精气也。和调于五脏，洒陈于六腑……故循脉上下，贯五脏，络六腑也。"可见古人已估计到，血液在遍布于整个机体各个部分的血脉中流行不已。现在，我们懂得了血液流行的重要任务之一，是不断地带给各个组织新的营养物质，同时带走了应该排出的旧的废物，以保证各个组织不断地自我更新，进行正常的生理活动，维持生命的生存。若谓"脏腑之血守位"，则脏腑之中不复有经络。然而，流行血液的经络，明明贯穿着各个脏腑本身。舍经络以外，所谓脏腑中"守位"之血，将居于何所！稍具常识者，方知其非是。前人已矣，今人似应多方吸取新知，印证古训中的合理部分，并进而补充其不足，乃至纠正其错误。既发扬前光，又有裨后学。如果从事推广流传如何氏荒诞无稽之谈，其不利继承与发扬中医学，不待辩而自明。

三、"阳杀阴藏"说

对《内经》"阳杀阴藏"一语的注释，古今医家各逞己见，未中肯綮。以经解经，等于不解，如王冰说"天以阳生阴长，地以阳杀阴藏"。高士宗说"阴阳者，生杀之本始。故阳生而阴长，阳杀而阴藏"。牵扯到自然界时令方面的，则有张志聪"春夏主阳生阴长，秋冬主阳杀阴藏"和张景岳"发生赖于阳和，而长养由乎雨露，是阳生阴长；闭藏出于寒冽，而肃杀出乎风霜，是阳杀阴藏，此于对待之中而有互藏之道，所谓独阳不生，独阴不成"两说，都未能释疑解惑。首先，"阳杀阴藏"的阴阳，不仅是指自然界的阴阳，也包含着人体的阴阳。由于他们既忽视了《内经》的朴素辩证法思想，也就无意理解王冰在《素问·六微旨大论》"成败倚伏生乎动，动而不已则变作矣"原文下的注释"化流于物，故物得之以生；变行于物，故物得之以死"之说。因而不能作出明确的解释，但尚未至于擅改经文。乃最近出版的《黄帝内经素问校注语译》一书中，竟根据《类经》改"阳杀"为"阳发"。不假思索地直译为"阳主生发"。这显然背离了《内经》"杀"与"藏"对待的原旨，只知有生成，不知有消灭的形而上学。其贻害于无穷，可胜言哉！

《内经》之所以宝贵，就在于它富有朴素的辩证法思想。主要体现在它运用当时哲学上具有对立统一矛盾法则萌芽的阴阳学说，说明医学领域有关生理、病理、诊断、治疗和药物等方面一切问题。所以，《内经》里的"阴阳"二字，随处可见，而代表着许许多多的事物。在不同的地方，有不同的含义。但含义的核心，离不开矛盾的普遍原理。如果把《内经》的阴阳学说，看成是没有矛盾的东西，则纵用千言万语，也难揭发其奥秘。即如"阳杀阴藏"一语，不用辩证法的规律来解释，就无法搞清楚。

艾思奇《辩证唯物主义历史唯物主义》书中说："任何事物内部都有肯定和否定两个方面，肯定的方面是事物保持其存在的方面，而否定的方面则是促使其灭亡的方面。这两个方面作为两种对立的力量互相斗争着。斗争的结果，否定的方面战胜了肯定的方面，取得了支配的地位。这时旧的事物就被否定，而为一种新的事物所代替，因此，所谓否定就是旧质向新质的飞跃，就是质变。引起否定的根本原因是事物内部的矛盾……因此任何事物都是要被否定的……一切事物在它产生之时,已经孕育了否定自己的因素。新事物对于旧事物的否定,就是事物内部这种否定因素发展的结果,而不是起因于某种外力的作用。"又说:"新事物是对于旧事物的否定,因此,它和旧事物之间有着本质的差别。但是一切新事物又都是从旧事物内部产生出来的,因此,它和旧事物之间又存在着必然的联系,和旧事物没有任何联系的新事物是没有的。新事物对旧事物的否定,是指对旧事物的根本否定;但并不是把旧事物内部的一切因素全盘抛弃。辩证地否定不是简单地抛弃,而是扬弃,是既克服又保留;克服旧事物已过时的内容,保留以往发展中对新事物有积极意义的东西,并把它发展到新的阶段。"观于此,可体会到所谓"阳杀",是指机体内一切事物在它产生之时,就已孕育了的否定自己的因素;而"阴藏",则是指对于机体内一切旧事物中对新事物有积极意义的东西的保留。"不管自然科学家采取什么样的态度,他们还是得受哲学的支配……"(恩格斯《自然辩证法》)因此,用自然辩证法的观点,阐发《内经》中的哲学思想,绝不是牵强附会,而是有充分理由的,而且也是"善言古者,必验于今"的例证之一。

四、"新陈代谢"说

现在,人们几乎普遍地认识到,"新陈代谢"是生命生存的基本条件,代谢一停止,生命亦即停止。我们祖先有没有这样的认识?我看是有的。如《内经》里"非出入则无以生、长、壮、老、已;非升降则无以生、长、化、收、藏。是以升降出入,无器不有""出入废则神机化灭;升降息则气立孤危"诸说,固已含有"新陈代谢"的精义,而且提示了生命的生存一刻也不能离开新陈代谢。论其文字的内涵,则"生长壮老已"和"生长化收藏",是同义语。而"神机化灭"和"气立孤危",也是同义语。前者是指机体内一切事物,在不断地自我更新中所必经的循环往复的过程;后者是指气体的出入、升降运动一经停止,则代谢亦停止而生命告终。

所谓"出入",是指机体与它周围外部自然界不断地进行物质交换。王冰释"出入谓喘息也",是未免浅视之矣。至于"升降"运动,也并非仅限于如前人所说体内的"清升浊降,脾主升,胃主降,肝从左升,肺从右降"等范围。据"人以天地之气生,四时之法成"(《素问·宝命全形论》),"阴阳之升降,寒暑彰其兆"(《素问·五运行大论》)和"气之升降,天地之更用也"(《素问·六微旨大论》)诸说,可知自然界气候的变化,必然对机体升降运动产生一定的影响。正如"个别运动趋向于平衡,而整体运动又破坏个别的平衡"(恩格斯《自然辩证法》)一样。这也体现了机体内外环境的整体统一性。王冰在《素问·六微旨大论》论"升降出入"的经文注释中,曾说:"升无所不降,降无所不升。无出则不入,无入则不出。夫群品之中,皆出入升降,不失常守,而云非化者,未之有也。有识无识,有情无情,去出入,已升降,而云存者,未之有也。"这颇接近于《矛盾论》"一切事物中包含的矛盾方面的相互依赖和相互斗争,决定一切事物的生命,推动一切事物的发展。没有什么事物是不包含矛盾的,没有矛盾就没有世界"和"这一矛盾一停止,生命亦即停止。于是死就来到"的辩证唯物主义的学说。可是,他以"神机"属之于"毛羽倮鳞介及飞走蚑行";以"气立"属之于"金玉土石熔埏草木"。其论点虽然遍及充塞宇宙间所有的物体,较胜于张景岳"生长壮老已,动物之始终也;生长化收藏,植物之盛衰也"(《类经·运气类》)仅及于动、植物之说,然而他也同样地把物体内存则共存、亡则偕亡的紧密联系而不可分离的两者,强行割裂开来,有悖于"升降出入,无器不有"的经旨。因而同样是根本性的错误。

恩格斯《自然辩证法》教导我们:"蔑视辩证法是不能不受惩罚的。无论对一切理论思维多么轻视,可是没有理论思维,就会连两件自然的事实也联系不起来;或者连二者之间所存在的联系都无法了解……根据一个早就为大家所熟知的辩证法规律,错误的理论思维一旦贯彻到底,就必然要走到和它的出发点恰恰相反的地方去。"从事自然科学的工作者,应引以为戒。

五、"毒气"说

早在《内经》时代,就认识到引起某些疾病的病因,不属于"生于阴"或"生于阳"的"风雨寒暑、饮食居处、阴阳喜怒"诸般邪气的范围,而另有一种传染最烈、为害最大的邪气,名之曰"毒气"。如《素问遗篇·刺法论》指示人们对"五疫"的预防,要"避其毒气"。《灵枢·寒热》篇又指出:"寒热瘰疬之生于颈腋者……此皆鼠瘘寒热之毒气也,留于脉而不去者也……鼠瘘之本,皆在于藏,其末上出于颈腋之间。"《金匮要略》以形同于瘰疬的"马刀"(在腋下)、"侠瘿"(在颈际)属之于"虚劳病",认为"皆为劳得之"。嗣后经医家实践证明,《金匮要略》列入"虚劳篇"具有"马刀""侠瘿"的患者,往往兼有"再蒸盗汗、咳嗽咯血、形销骨立"等症状,并观察到本病善于传染,因而认为是虚劳病中的另一种类型,于是另立了很多病名。如《肘后备急方》即名之曰"尸注",说尸注:"不得知其所苦,而无所不恶,累年积月,渐就顿滞,以至于死,死后复传于旁人,乃至灭门。"《外台秘要》除列举若干病名外,又引述《苏游论》"毒气内传,周遍五脏而死,死后复传他人"之说。前者描写受传染者多是长期接触患者的家属;后者既说明其有传染性,复指出其病因是"毒气"。由于古人受历史条件的限制,无法确知不同的传染病有不同的病因,乃概以"毒气"名之。

实际上,古人也无法认识"毒气"的本质。但它能估计到"生于阴、生于阳"诸邪气之外的另一种邪气——毒气,这就为病因学和辨证论治提供了良好依据。辨证论治过程中理法方药的产生,首要的是来自于明确的病因。病因明了,才能认识疾病的基本性质,才能对疾病的发展、转归、预后和治疗心中有数。当然,目前还有许多不明原因的疾病。不过,属于结核病范畴的瘰疬,其病因为结核分枝杆菌,已为西医学认识清楚。结核分枝杆菌之所以造成机体危害,就在于菌体所排出的毒素。由此,可见古人认为虚劳中的瘰疬的病因是"毒气",验之于今而有征矣。古人限于历史条件,无法认识多种多样慢性病各自不同的实质,仅据其所出现的症状而纳入虚劳。论其病因,则为阴阳脏腑血气之虚;论其病机,则只有正虚,没有邪实。明清时代的医籍,往往只谈虚劳,而不及于痨瘵。即使有涉及者,也只认为其病因是由于虚劳缠绵日久,而至于虚之极,不复承认"毒气"之为患。

如《沈氏尊生书·杂病源流犀烛》中说:"知六极之证治即可以拯痨瘵之深……知七伤之证治,即可以培痨瘵之根",真可谓南辕而北辙也。至《理虚元鉴》一书,观其名即可知其专为治虚而作。只论正之虚,而不及邪之实。就根本背离了中医学发病学"邪正相薄""内外因统一"的基本观点。无怪其言论乖舛,方药杜撰。该书所谓"劳嗽、吐血、骨蒸、极则成尸注"之属于"阴虚成劳统于肺者"诸症状,明明是古之所谓起因于"毒气"的痨瘵,即今之肺结核病。该书还有"五交论"一篇,极言渠之"清金保肺"法,可以统治五脏。殊不知五脏之俱病,正是由于"毒气内传",以致"周遍五脏而死"。岂只"清金保肺"一法所能为力哉!该书也提到"尸注传尸劳等症",但谓其原因是由于"热久则蒸其所瘀之血,化而为虫,遂成尸注瘵症……"这正是"使思维和客观实在分离,使我的感觉和外部世界分离,也就是转到唯心主义方面去"(列宁《唯物主义和经验批判主义》)。

两千年前,张仲景在《内经》朴素辩证唯物主义思想指导下,就观察到虚劳、痨瘵患者体内存在着瘀血。除明显指出"内有干血",治以"大黄䗪虫丸"以外,其治"虚劳诸不足,风气百疾"的"薯蓣丸"中,也含有长于活血化瘀的地黄、芍药、当归、川芎。而"治一切痨瘵……"的"许州陈大夫传仲景百劳丸方"其组成药当归、人参、大黄、桃仁、虻虫、水蛭、乳香、没药中,以大黄的分量为最重。说明了它的主要作用,在于化瘀解毒,推陈致新(见《六科证治准绳·类方》和《中国医学大辞典》)。人体内由于种种原因产生了瘀血,就必然削弱血液自动排除毒素的作用,以致毒愈甚而血愈瘀,血愈瘀而毒愈甚。再加上瘀血不去,新血不生,其人尚有生理乎!《医林改错》用"通窍活血汤"治疗"男子劳病""妇女干劳",盖有所本也。至于《理虚元鉴》一书,是否值得为之推广流传,则殊堪研究。

六、"血不利则为水"说

《金匮要略·水气病》篇有"血不利则为水"之说,并把水肿分为"气分"和"血分"。尽管两千年前的张仲景限于历史条件,只从直观上把它联系到"妇人经水不通、血结胞门"和"经水前断、后断"等方面,但他能认识到血与水的关系,得出"血不利则为水"的结论,不能不看作是天才的发现。尤其可贵的是,他已感知到"血分"的水肿为"难治"。斯皆验之于今,信而有征者也。如《生理学大纲》说:"依理化原理,渗透压较高的一边既具有较大的力量,那么血浆胶体渗透压对于水分之进出毛细管,当具有调节的作用了。因此,当血浆蛋白质减少过甚时,组织液的水分不易吸回到血液,以致组织发生水肿现象。"《近世内科学》在论述"心瓣膜病之一般症状及并发病"一节中曾说:"浮肿为静脉郁血之最重要症状,凡代偿功能业已不足,而静脉郁血达于一定程度者,必起浮肿。"《实用内科学》说:"心血管病产生水肿主要由于静脉压增高,钠的潴留,血浆白蛋白降低(由长期肝淤血引起肝功能减退所致)。"

　　所有这些,俱说明了"血不利则为水"之所以然。可是,自《金匮要略》以后诸医籍对水肿的认识,都着重于肺、脾、肾三脏的病变。对属于"血分"的水肿,则很少论及,这可能是受《金匮要略》原文的限制。然而吾人实有负于对中医学"发掘提高"之教导矣!

经络学说与辨证论治的结合

一、结合到阴阳方面

　　《灵枢·经脉》篇在列论十二经脉病证的同时,提出"盛则泻之,虚则补之,热则疾之,寒则留之"的原则,这当然是关于针刺方面的"辨证论治"法则。毫无疑问,中医学任何治疗方法,都离不开"辨证论治"的规律。"辨证论治"的过程是在于:从"四诊"的所得归纳到"八纲"。"八纲"中的"阴阳"两者,是意味着对疾病处所、病因属性和邪正盛衰作出决定的概括。而手足三阴三阳的经络学说,在"辨证论治"上就首先体现了这样的作用。

　　陈修园评论《伤寒论》说:"是书虽论伤寒,而百病皆在其中,疾病千端,治法万变,统于六经之中。"这就使我们体会到有关三阴三阳的经络学说,不仅是急性热病而且是一切疾病"辨证论治"的依据。我们祖先在积累的经验中,认识到哪些疾病属于手足三阴经,哪些疾病属于手足三阳经。我们继承了这些经验,就能够在临床实践中确认患者的病证是属于哪一经,从而"分经定证"。假使是属于手足三阴经的,就多里证、寒证和虚证;属于手足三阳经的,就多表证、热证和实证。这当然只是给我们一个总概念。

　　《素问·缪刺论》说:"邪客于足阳跷之脉,令人目痛,从内眦始……邪客于手阳明之络,令人耳聋,时不闻音……邪客于足阳明之经,令人鼽衄,上齿寒……邪客于足少阳之络,令人胁痛不得息,咳而汗出……邪客于足少阴之络,令人嗌痛,不可内食,无故善怒,气上走贲上……邪客于足太阴之络,令人腰痛,引少腹、控䏚,不可以仰息……邪客于足太阳之络,令人拘挛背急,引胁而痛……邪客于足少阳之络,令人留于枢中痛,髀不可举……"这里除涉及足阳明之"经"外,其他是指出邪在于"络"的一些病证。在"辨证论治"上也具有指导作用。叶天士在实践经验中曾获得"初病在经,久病入络"的结论。

　　《素问·痿论》阐述"治痿独取阳明"的原理说:"阳明者,五脏六腑之海,主润宗筋,束骨而利机关也……阳明总宗筋之会,会于气街,而阳明为之长,皆属于带脉而络于督脉,故阳明虚则宗筋纵,带脉不行,故足痿不用也。"这是经络学说在"辨证论治"上作为指导思想具体例子之一。

　　《素问·阴阳离合论》说:"太阳为开,阳明为阖,少阳为枢……太阴为开,厥阴为阖,少阴为枢。"这当然是指出三阴三阳经脉的功能,也就是正常生理活动的规律。如果由于某些因素扰乱了这样的规律,就必然出现病理变化的反映。我们在临床上碰到大便泄泻而小便不利的病例,认识到是由于"太阳不开"和"阳明失阖",也认识到用利小便的方法,以"开太阳"即可以"阖阳明"。但如何适当地运用方药,就必须依靠诊察中所得的全面症状而加以辨证。还有黄疸病患者,多数有胸中懊恼的症状,我们认识到一方面是由于湿热瘀结,气化不利,太阴太阳两失其开,另一方面是升降失常,清浊混淆,少阳枢转之机不利。但如何恢复太阴太阳之开与少阳之枢,必须就患者一系列的症状和体征,作出全面考察,才能得出正确的治疗方法。

又如叶天士在《灵枢·海论》"阳络伤则血外溢,阴络伤则血内溢"的基础上,作了进一步的推阐,他以阳络属腑,责之于胃,阴络属脏,责之于脾。这是以阴络阳络转属之脏腑,当然大有助于失血证的"辨证论治"。但阴络或阳络受伤的原因何在?受伤的程度如何?溢出于体外的血色又如何?都是"辨证"上所必须解决的问题,仅仅依靠经络学说,就不可能达到"论治"的目的。

二、结合到脏腑方面

脏腑的相为表里,是在于脏腑经络的相互联络。而脏与脏、腑与腑之间,也有着经络的联系。如肺之经脉起于肝经支脉的终点;心经脉上行于肺部;肝经脉上注于肺;脾经脉支者注心中,交于手少阴;肾经脉入肺中,支者从肺出络心;大肠经脉入交胃;小肠经脉抵胃;膀胱经脉起于小肠经脉之终点;三焦经脉之终点,即胆经脉之起点等等。这些内在的经络联系,在"辨证论治"上都具有重要意义。特别是肝的经脉和脏腑的联系最为复杂,除络胆、挟胃和注于肺外,还散布于各个脏腑之间。而奇经八脉又隶于肝、肾,奇经八脉之中的冲、任两经的疾病,与肝经的关系就更为密切。由于肝气、肝阳、肝风等所引起的一些疾病,也就往往牵涉到其他很多的脏腑。

《素问·上古天真论》说:"女子……二七而天癸至,任脉通,太冲脉盛,月事以时下,故有子……七七任脉虚,太冲脉衰少,天癸竭,地道不通,故形坏而无子也。"这是说明冲、任两经与女子月经和胎孕的关系,有关月经和胎孕方面的疾病,也就离不开冲、任两经。但欲确知这些疾病的寒热虚实,也还是要依靠整个"辨证论治"法则。

在经络学说指导下,从体表上出现的一些症状,能够找到疾病与脏腑联系的线索,是不可否认的事实。但这并不等于完全已为我们指出应该用怎样的方法来处理问题。例如我们根据经络内在的联系,懂得了宣肺降气可以利大肠而治疗大便的秘结,清心降热可以利小肠而治疗小便的淋痛,疏利大肠可以降肺气泄肺热,清利小肠可以泻心火治舌上疮疡。但大便的秘结,是不是在于肺气不降?小便的淋痛,是不是在于心热下移?肺热壅甚,是不是由于大肠痹阻?舌上疮疡,是不是由于心经实火?还有,我们也懂得了很多胃病的病因不在于胃而在于肝,治疗上不必治胃而须治肝;但对于疏肝、泄肝、凉肝、柔肝等等方法该怎样运用?这一系列的问题,就必须依靠"辨证论治"总的法则,才能获得解决。

《金匮要略·中风历节病脉证并治》第五说："邪在于络，肌肤不仁；邪在于经，即重不胜。"这也是依据经络学说作出的"辨证"。但先决问题还在于：这邪的性质如何？患者的身体如何？乃至于地区、季节等等，都必须认识清楚，才能着手治疗。中风病的后遗症，多数兼有语言謇涩的症状，语言之所以謇涩，是由于舌本不和。与经络的联系，则脾脉络舌本，肾脉亦系舌本，廉泉又为任脉所过之处。如果不结合总的"辨证"法则，就无从确知舌本不和的原因，究竟是在于脾，抑在于肾，还是在于任脉。

三、结合到气血方面

中医学的特点是整体观念，认为即使是体表上局部的痈疽等疾患，也是和整个身体分不开的。十二经气血多少的问题，和外科疾病就有着很大的关系。如朱丹溪说："六阴经、六阳经分布周身，有多气少血者，有多气多血者，不可一概论也。若夫要害处，近虚处，怯薄处，前哲已曾论及，惟分经之言未闻也。何则？诸经惟少阳厥阴经之痈疽，理宜预防，以其多气少血也。其经少血，过用驱毒利药以伐其阴分之血，祸不旋踵矣。"《六科准绳》说："人身之有经络，犹地理之有界分，治病不分经络，犹捕贼不知界分，其能无诛伐无过之误乎？况手足十二经络有血气多少之分……多血少气者易愈，多气少血者难治，气多之经，可行其气，血多之经，可破其血，不可执一也。"这都是以十二经气血的多少，作为外科病证"辨证论治"的主要关键。

四、对经络学说运用在"辨证论治"上的认识

基于上述认识，体会到经络学说在中医学整体观念的指导下，在"辨证论治"上起着一定的作用，离开经络学说就无法完成"辨证论治"的要求。同时也体会到经络学说只是"辨证论治"法则里面的一个环节，并不是有了经络学说就掌握了整个"辨证论治"法则。《素问·举痛论》对此点也很明确地说："寒气客于经脉之中，与炅气相薄，则脉满，满则痛而不可按也……寒气客于肠胃之间，膜原之下，血不得散，小络急引，故痛。按之则血气散，故按之痛止。寒气客侠脊之脉则深，按之不能及，故按之无益也。寒气客于冲脉，冲脉起于关元，随腹直上，寒气客则脉不通，脉不通则气因之，故喘动应手矣。寒气客于背俞之脉则脉泣，脉泣则血虚，血虚则痛，其俞注于心，故相引而痛，按之则热气至，热气至则痛止矣。寒气客于厥阴之脉，厥阴之脉者，络阴器，系于肝，寒气客于脉中，则血泣脉急，故胁肋与少腹相引而痛矣。"这是联系到经络学说而指出寒气之所在，但必须通过"按诊"和"问诊"的诊察之后，然后"据症以定经"。

中医学的理论是有其整体性和全面性的特点，不能孤立地、片面地看问题。所以必须认识到经络学说在"辨证论治"上的运用，是绝不能离开"四诊"的实施和"八纲"的归纳。

试论脉学理论中的辩证法思想

恩格斯说:"不论自然科学家采取什么样的态度,他们还是得受哲学的支配。"中医学正是在长期积累实践经验的基础上,接受了古代朴素的唯物主义和辩证法思想,因而在有关生理、病理、诊断和治疗各个方面所阐述的理论,都贯穿着对待的、变动的观点,从而树立了对立统一的整体观的观点。就拿脉学理论来说,言对待,则不离阴阳;言变动,则有脉动和脉行以及种种不同脉象的变化。种种脉象的出现,莫不与病理、生理的变化活动密切相关。这就充分体现了整体观的观点。而种种不同的脉象,都是从本质上反映到人们感觉器官的一种现象。我国历代医学家,积累了劳动人民长期的临床实践,通过主观的思维工夫,对客观存在的种种脉象加以分析、理解,从而产生了脉学理论。脉学理论最早见于《内经》和《史记·扁鹊仓公列传》,嗣后历有发展。

恩格斯又说:"没有运动的物质和没有物质的运动,同样是不可想象的。"而脉学理论无论是关于生理活动或病理变化方面的论述,都充满着物质的运动和运动的物质这一朴素的唯物主义基本观点。试略述如次。

一、从脉学理论认识健体上的生理活动

(一)脉的本质

《内经》认为,脉,是血聚集的场所(《素问·脉要精微论》);是约束和运输血液的管道(《灵枢·决气》)。血液在脉中上下流行,内而脏腑,外而肢体,无所不至(《素问·痹论》)。《内经》曾举例指出显而易见的生理活动,如:目之所以能视,足之所以能步,掌之所以能握,指之所以能摄,皆有赖于足量的血液灌输和濡养(《素问·五脏生成篇》)。而血液之所以能够顺利地流行,则依靠脉的正常活动。因此,脉与血是不可分割的一个整体,是维持生理活动基本物质基础之一。

(二)脉动和脉行

脉动和脉行是息息相关不可须臾分离的运动。脉动是为了脉行,脉行也就是为了血行,脉动和脉行,固有赖于心脏的正常生理活动,而心脏的正常生理活动,又不能离开脉与血的正常运动。《内经》说:"心之合脉也""诸血皆属于心"(《素问·五脏生成篇》),"心之充在血脉"(《素问·六节脏象论》)。根据现代生理学,可以推测到脉动和脉行,是机体与外界进行物质交换的动力之一部分,不断的脉动和脉行,就表现着机体不断地与外界进行物质交换。因此,脉动和脉行的运动,也就蕴含着我们祖先所指出完成物质代谢的出与入、升与降,正常生理活动中的矛盾运动(见《素问·六微旨大论》)。

《内经》指出人们体表上可以摸得着脉跳动的地方很多都是按照经络循行路线的,如：两额(少阳)、两颊(手足少阳)、耳前(手少阳)、寸口(手太阴)、合谷(手阳明)、掌后腕骨之端(手少阴)、毛际外(足厥阴)、足内踝(足少阴)、足跗上(足太阴),以及颈际、左乳下(《素问·三部九候论》)等处。古人还根据人们的呼吸和指头的触觉,找到了生理活动中脉动和脉行的正常规律。如《素问·平人气象论》曰："人一呼,脉再动,一吸,脉亦再动。呼吸定息,脉五动,命曰平人,平人者,不病也。"《灵枢·五十营》篇曰："人一呼,脉再动,气行三寸;一吸,脉亦再动,气行三寸。呼吸定息,气行六寸。"《灵枢·动输》篇曰："人一呼,脉再动,一吸,脉亦再动。呼吸不已,故动而不止。"再结合《灵枢·营卫生会》篇"血之与气,异名同类"之说和脉动就是血行的实际情况,则所谓"脉行"就是"脉动"的同义语,而"气行"也就是"血行"。《内经》限于历史条件,没有能够清楚地认识到正常人每周时呼吸的次数,因而对于脉行的度数近于臆测,但它明确指出的生理活动中毫无休止的脉动和循环于周身的脉行,则符合于客观实际。《素问·举痛论》曾曰："经脉流行不止,环周不休。"

(三)脉诊

脉诊是切诊法之一。欲知脉象,必从事于脉诊,脉诊就是借指头的触觉,以察知其脉象。关于脉诊的部位,在《内经》里除就十二经的动脉,分为上、中、下三部与三部中的浮取、中取与沉取,即所谓"三部九候"的脉象外,复指出"寸口"与"尺泽"两个部位。而《难经》则"独取寸口,以决死生"(《难经·二难》)。其认为寸口为手太阴经脉经过的重点所在,其他诸经脉则皆起于手太阴经,环行周身而复会于此。近两千年来,一直诊脉于寸口,实践证明其确有实用价值。《难经·二难》复把寸口分为寸、关、尺三部。在进行脉诊时,每先以中指端按关(适当掌后之高骨),后下前后二指,前指为寸部,后指为尺部。长人疏排其指,短人密排其指。另外,有所谓"反关脉",即"正取无脉,反在关骨之上,或见于左,或见于右"(《医学心悟》)。这是生理上的异禀,不影响正常的生理活动。

(四)脉象

脉象是指指头触及的脉动的形象,包括脉跳动的次数和姿态。正常生理活动中的脉象,即《内经》所说的平人之脉。平人之脉象,不仅是符合于规律性的跳动,而且是寸、关、尺三部均等(《素问·调经论》)。《内经》对于平脉或病脉,均十分强调脉象要具有"胃气"。它说："脉弱以滑,是有胃气"(《素问·玉机真脏论》),"胃少则病,无胃则死"(《素问·平人气象论》)。所谓"胃气",是指脉跳动的力量,在充实之中寓柔和之象。"脉弱以滑"句中的"弱",不是软弱无力,而是指脉象的柔和;所谓"滑",是指脉体的充实和圆湛。

由于体质的差异或环境的影响,致生理活动有种种不同的变化,从而产生种种不同的脉象,例如：体质强者脉多洪大而实;体质弱者则脉缓小而软。老年血气已衰,脉多较衰弱;少壮血气方盛,脉多充实。假使老人禀赋独厚,脉虽盛不躁,且健饭如常;少壮禀赋不足而善于保健,脉虽细小而和缓,三部相等则均属正常。其他如瘦人脉浮,肥人脉沉,孕妇脉滑数,婴儿脉数疾等等,都属于正常脉象。当四时气候变易,人体往往随之而产生不同的适应能力,因而导致生理活动有所变化,脉象亦随之而变。一般是"春夏人迎(左手寸口)微大,秋冬寸口(右手寸口)微大"(《灵枢·禁服》篇)。至于在剧烈运动以后或食后、酒后,脉多数而疾;安静和空腹时,脉较缓而弱。均是正常范围内的暂时现象。假使我们在健体上,经常从脉象中了解到生理活动的状况,未尝不有助于相应地做好保健工作,以防患于未然。不仅于此,生理活动属于常,病理变化属于变,欲知变必先知常。所谓"必先知经脉,然后知病脉"(《素问·三部九候论》),"先识常脉而后知病脉"(《景岳全书·脉神章》)。

二、从脉学理论看病体上的病理变化

脉学理论虽然着力于描述病体上的种种脉象,如:浮、沉、迟、数、大、小、滑、涩等等。但它的精神实质则在于:运用中医学的基本观点,对病体种种不同的脉象,作出具有指导作用的理论,借以识别和解决种种不同的病理变化。因此,要在临床上善于运用脉学理论,首先要了解病理变化的来龙去脉。

(一) 病理变化的主要原因

《矛盾论》说:"内因是变化的根据,外因是变化的条件,外因通过内因而起作用。"任何疾病,都是由于外因的"邪实"通过内因的"正虚",构成邪正斗争的矛盾而形成。任何疾病和其他事物一样,它内部含有多种矛盾,而邪正斗争的矛盾,则为主要矛盾。《内经》所说"真邪相搏"(《灵枢·根结》篇),"真邪相攻"(《灵枢·胀论》篇),就是指邪正双方的斗争。基于此,邪正斗争的矛盾,就成为支配病理变化的内在因素。至于患者和外在环境的接触,如接受医护特别是医疗措施,则为影响病理变化的条件。《矛盾论》说:"矛盾着的两方面中,必有一方面是主导的,他方面是次要的。其主要的方面,即所谓矛盾起主要作用的方面。事物的性质,主要的是由取得支配地位的矛盾的主要方面所规定的。"如所周知,人们体内原具有抗病能力,也就是"正气",倘稍有不足,即易招致致病因素的侵害。但它每因受到致病因素侵害的刺激而增强。因此,在邪正斗争中,往往是正气居于矛盾的主要方面,支配着病理变化朝着痊愈的方向发展。"然而这种情形不是固定的,矛盾的主要和非主要的方面互相转化着,事物的性质也就随着起变化。在矛盾发展的一定过程或一定阶段上,主要方面属于甲方,非主要方面属于乙方;到了另一发展阶段或另一发展过程时,就互易其位置,这是依靠事物发展中矛盾双方斗争的力量的增减程度来决定的"(《矛盾论》)。这就使我们体会到,有些病的病理变化之所以有时顺时逆或始逆终顺或始顺终逆的表现,俱是决定于邪正斗争双方的力量孰增孰减。一切矛盾都依着一定的条件向它们反面转化。这又使我们认识到,邪正双方斗争的力量之所以有时此强彼弱,有时此弱彼强,都是依靠一定的条件的。如何为患者创造增强正气抵抗,减弱邪气损害的有利条件,是临床家首要任务。

(二) 脉学理论与病理变化

从脉学理论中,可以清楚地看出它之所以能够比较正确地反映病理变化的指导思想是在于,它首先立足于邪正斗争的观点而重视患者的正气,从而分别阐述病体上的种种脉象,据以观察邪正双方斗争力量的孰优孰劣。例如:《素问·评热病论》对"病温者,汗出辄复热,而脉躁疾不为汗衰"病例的分析是,患温病的人,既得汗,应该是邪退正复,脉静身凉。今汗出复热,脉仍躁盛,则为邪气未解而正气将竭。于是得出的结论是"汗出而脉躁盛者死""脉不与汗相应,此不胜其病也"。《内经》又指出如在疾病过程中,诊得"实而坚"的脉象(《素问·玉机真脏论》)和"往来满大"的大脉(《素问·脉要精微论》),则均为邪气盛,邪正斗争的激烈,致病势随之而加剧。《伤寒论》曾指出,在伤寒病过程中,如诊得寸、关、尺三部,大、小、浮、沉相等,则表示患者在一定条件下,正气已转弱为强,虽仍有寒热的症状,亦只是余邪未净,迅即向愈。《景岳全书·脉神章》有"脉者,血气之神,邪正之鉴"之说,并强调脉象上的"胃气"与疾病变化的重要关系。如说:"但于邪脉中得兼软滑徐和之象者,便是五脏中俱有胃气。胃气者,正气也;病气者,邪气也。夫邪正不两立,一胜则一负,凡邪气胜则正气败,正气胜则邪气退矣。若欲察病之进退吉凶者,但宜以胃气为主,察之之法,如今日尚和缓,明日更弦急,知邪气之愈进,邪愈进则病愈胜矣;今日甚缓急,明日稍和缓,知之渐复,胃气复则病渐轻矣。"这就毫无遗蕴地从脉象上表达了病体上邪正双方斗争力的进退消长。同时,也是对《内经》关于脉学上的"胃气"说的继承和发扬,从而体现了脉学理论的基本观点。汉代张仲景以浮、大、滑、动、数为阳脉,表示正胜邪负;沉、涩、弦、弱、微为阴脉,表示邪盛正衰。并指出,"阴病见阳脉者生,阳病见阴脉者死"。虽未免笼统,但已为脉学理论的发展,提供了良好的基础。

还有,脉学理论总结了积累的实践经验,认识到寸、关、尺三个部位的脉象和体内的病变所在,有一定的联系。它曾以心、肝两脏分属于左手寸、关;肺、脾两脏分属于右手寸、关;肾脏与命门分属于两手尺部。气分病候之于右手,血分病候之于左手。关候中部,关以上候上部,关以下候下部的疾患,以及对于颈动脉和足背动脉的诊察,等等。所有这些,虽不应过分执着,但证诸临床经验,确有某些病例,不仅能够从某部的脉象测知邪正斗争的主要场所,而且还可借以推断邪正斗争的趋势和双方各自不同的实质,从而为辨证论治提供必要的依据。

三、运用脉学理论指导临床治疗

辨证论治,是中医学治疗学的特点。辨证是论治的依据。而望、问、闻、切四个诊察方法,则是做好辨证工作不可或缺的必要措施。尽管脉诊仅是切诊法之一,但从实践中来又指导着实践的脉学理论,却在一定程度上吻合于病本身的辩证法,因而在辨证论治方面,起着十分重要的作用。

《矛盾论》教导我们:"就人类认识运动的秩序说来,总是由认识个别的和特殊的事物,逐步扩大到认识一般的事物。人们总是首先认识许多不同事物的特殊本质,然后才有可能更进一步地进行概括工作,认识诸种事物的共同本质。"脉学理论既认识到任何疾病的内部,都存在着邪正斗争的普遍性或共性,也就必然首先认识到疾病过程中具有邪正斗争的特殊性或个性。观于脉象理论对于"特殊的病脉",脉象的"兼见"与"独见"的种种论述,似乎包含着支配病理变化的邪正斗争矛盾的共性与个性的问题。例如:

(一)特殊的病脉

急性热病发展过程中,在太阳病、阳明病阶段,一般是邪气虽盛而正气却居于邪正斗争矛盾的主要方面,在治疗上均应着重祛邪,前者宜汗,后者宜下。这就是对急性热病发展过程中邪正斗争矛盾的普遍性或共性的解决方法。假使在太阳病阶段,"尺脉迟"(《柯注伤寒论》'迟'当作'微'),则为血虚不可汗;在阳明病阶段,"脉微涩",则为里虚不可下(参见《伤寒论》)。这当然是由于患者原有血虚、里虚的内在因素,因而从脉象上反映着邪正斗争矛盾的特殊性或个性,其解决方法自有所不同。又如病体上的浮脉与沉脉,前者为表证宜汗,后者为里证宜下。但这都是对脉之有力者而言,也就是对邪正斗争矛盾的普遍性或共性而言。假使浮而无力,则为表虚,沉而无力,则为里虚,就不能单纯地使用解决邪正斗争矛盾的普遍性或共性的汗法或下法。不过,这所谓虚,是指正气比较虚的一方面,但同时还存在着和它对立的"邪实"的另一方面,因而在邪正斗争矛盾中,从脉象上表现了正虚甚,症状上为邪气盛的病理变化。对此,既不能只顾其虚,也不能但攻其实。应于表虚证运用补阳或养阴以达邪外出;于里虚证适用攻补兼施或先补后攻的方法。

(二)脉象的兼见

病体上的脉象,往往是一种主脉复兼见他种脉象。至于脉象的有力、无力,只不过就大体上说明邪正斗争中的邪实多正虚少或正虚多邪实少,并不足以完全了解邪实与正虚双方各自具有的实际情况。一般地说来,"邪实"方面,在本质上有外来的和内在的种种,在属性上有属寒属热或寒热错杂"正虚"方面,主要的则有阴虚阳虚或阴阳两虚本质上的不同。关于此,脉学理论曾就种种兼见的脉象,作进一步仔细的分析、判断。这里仍举浮、沉两脉为例,略述其梗概。

浮脉兼数脉,为风热之邪,宜辛凉解表;兼紧则为风寒,可用辛温发汗;兼缓则为风湿,解表中兼化气利湿;兼芤或兼虚,则又不尽属于表证。前者为失血,后者为伤暑,均应区别对待。若浮、沉兼细数,多为阴虚阳亢,应予育阴潜阳,扶正以祛邪。

沉脉兼迟脉,为里阳不足,有寒水蓄积,须用温通;兼数则为阴虚内热,宜甘凉或苦寒法;兼滑则为痰盛,应予涤痰,亦可用攻逐法;兼涩为气滞,或血瘀兼血虚,应分别予以理气、化瘀,活血兼养血。若沉脉兼细而数疾,多为真阳虚惫,应予温补。

(三)脉象的独见

所谓独见,是指一种脉象独见于某一部位。如上面引述《伤寒论》的"尺脉微"的例子,就是指微脉独见于尺部。脉学理论关于独见的脉象的阐述,不仅指出病变的所在,而且明白表现了邪正斗争矛盾双方各自不同的内容,这就更显著地突出了邪正斗争矛盾的特殊性或个性,易于鉴别千差万别的病理变化,因而在临床上具有十分重要的指导意义。例如,心脏诸疾患,左寸独见沉涩者,为血瘀气滞,应从"心痹者,脉不通"(《素问·痹论》)论治,于活血之中佐以理气;若独见沉而微,则为心阳虚衰,水邪内停,亟应温阳行水;若独见浮而大,则为阴虚火旺,应养心阴泻心火。至于肝脏疾患,左关独见沉弦者为肝郁气滞,应舒肝解郁;若独见滑实,则为肝阳旺而邪火盛,宜凉肝泻火。又如,右寸浮数独甚者,显示肺脏有病。但仍须分别其有力无力,而为泻或补。右关软弱独著者,多为脾胃虚弱,自应实脾健胃;如独见滑实,则为脾胃有湿热羁留,应予疏利。一般地说,太阴多偏于虚,阳明多偏于实。右关脉有实象,则多数为胃病,应结合西医学检查的材料,分别施治。两尺独见沉而细或数而疾,多为肾病。前者为肾阳虚,须温补命门;后者为肾阴虚,宜滋养肾水。还有,寸脉独大而尺脉弱者,则为上盛下虚,应清上实下;倘寸脉浮而洪大,尺脉独微细,则真阳有外越之势,急予引火归原。若尺脉独见沉涩而坚实者,多为腹部有癥结,可软坚消积。至于诸失血症,右手独见坚而数者,应重清气分之热;若独见于左手,则以凉血活血为主。

上述各节,虽然是临床常见的运用脉学理论指导辨证论治的点滴资料,但脉学理论中具有的一些朴素的辩证法思想,于此可见一斑。

四、如何正确地对待脉学理论

脉学理论的实践基础是脉学,脉象是来自于医者指头触觉的脉诊。而脉诊之所以仅为切诊法之一,而居于四诊之末,是由于脉象的真相,不易得到如实的反映,早在《内经》里就指出:"凡诊者"先"察色"而后"按脉""视喘息,听音声"(《素问·阴阳应象大论》),"凡治病"必先"察其色泽",继之以候"脉之盛衰"(《素问·玉机真脏论》),还必须对"病者数问其情"(《素问·异法方宜论》)。晋代王叔和在所著《脉经·自序》中,也说明"脉理精微,其体难辨",若"谓沉为伏,则方治永乖,以缓为迟,则危殆立至"。因而在论脉之先,将"百病根源,各以类别相从";对有关辨证的"声色证候",亦"靡不具备"。因此,对辨证论治的要求,是在综合四诊所得,辨清病证以后,再结合脉学理论的运用,只有这样,才能把脉学理论的精神实质,正确地贯彻到理、法、方、药中去,这也就是先从病以知脉,再从脉以知病的有机联系。不妨再就浮脉与沉脉举例言之,如:发热、恶寒、头痛、咽痛等症状初起时,大多数为感冒病。其邪正斗争的场所在于体表,自应见浮脉。再从浮脉的兼紧或兼数,辨别病因为风寒或风热。假使脉不浮而动数或徐缓,则知其非迅速可解的一般外感病,而是必须经过相当时日的另一类热性病,尽管其开始出现的证候等同于外感病,但由于内在的邪正双方的性质和斗争矛盾的场所,与外感病有根本的差别,所以不见浮脉。至于里证悉具的病例,脉应沉而反浮,则应区别对待。假使在一般性热性病的某一阶段,见脉浮有力,是显示正气胜而驱邪出表,宜因势利导,达邪外泄,不必固执于攻里。如果是一些晚期患者,脉见浮而无力,则为正气衰竭、邪气炽盛的表现,其预后多不良。还有里证见沉脉,自属常态,不过还须就其兼见的脉象或沉脉独见于某部等情况,加以仔细分析和探索,否则不易作出适当的处理。观于此,益信从病以知脉与从脉以知病两者,实不可偏废。其只强调脉诊,故神其说,而不及其他的诊法,与夫认为脉象既不易于捉摸,脉学理论亦不足深究的两种截然相反的态度,俱不利于中医学的进展,应该给予批判。还必须指出,过去的脉学理论,也掺杂着很多的糟粕,著名的如《太素脉诀》《太素精要》等书,大力宣扬唯心主义的宿命论,必须予以扬弃!

温病学说中卫气营血辨证说小议

《伤寒论》在《内经》关于热病以"六经"辨证说的基础上,加以发展和充实,奠定了热病辨证论治法则,并阐述其理法方药。嗣后刘河间创立了温病学说。继其后者为了人为地避免温病与伤寒混淆,力求摆脱伤寒六经辨证的框框,于是对温病的传变辨证,另辟蹊径。如《温热论》的"卫、气、营、血",《温病条辨》的"三焦"辨证说。但观于《素问·热论》"三阴三阳,五脏六腑,皆受病,荣卫不行,五脏不通,则死矣"之说,可体会到《伤寒论》所继承《内经》之"六经",不仅指足六经,也包括了手六经,既指十二经经脉的循行路线,也包括了其所络属的脏腑,而营卫气血亦概括在其中,自不待言。《伤寒论》太阳篇第 53 条说:"病常自汗出者,此为荣气利,荣气和者,外不谐。以卫气不共荣气谐和故尔……复发其汗,荣卫和则愈。宜桂枝汤。"又第 106 条说:"太阳病不解,热结膀胱,其人如狂,血自下,下者愈……外解已,但少腹急结者,乃可攻之。宜桃核承气汤。"《温病条辨》上焦篇第 5 条,银翘散加减法中即罗列了"在气分""邪初入营"和"在血分"的证治。又第 10 条"加减景岳玉女煎治气血两燔",第 11 条"犀角地黄汤治血从上溢",第 15 条"清营汤去黄连治热在营中"。于此,可知在急性热病病程中,无论病位的浅深,都牵涉到"营卫气血"。即使篡改为"卫气营血",也不能作为病机由浅入深之层次或阶段也明矣。

《素问·痹论》说:"荣者,水谷之精气也。和调于五脏,洒陈于六腑,乃能入于脉也,故循脉上下,贯五脏,络六腑也。卫者,水谷之悍气也。其气慓疾滑利,不能入于脉也。"这和《灵枢·营卫生会》篇"营在脉中,卫在脉外"之说,同样地指出营与卫流行的处所,有脉中、脉外的不同。但它说明营与卫的实质,前者为"水谷之精气",后者为"水谷之悍气"。因同一气也,俱是来自于"真气"中所包含的"谷气"。《灵枢·经脉》篇说"脉道以通,血气乃行",又《灵枢·决气》篇说"经脉者,所以行血气",又俱说明气与血是一起在经脉中流行而无界域可分的。不过,根据《内经》的逻辑,是营气行于脉中,卫气行于脉外。《温热经纬》所谓"卫之后方言气"的气,究何所指,且将以何者居于卫之后,何者居于营之前,此令人不解者一也。《灵枢·营卫生会》篇说:"此所受气者,泌糟粕,蒸津液,化其精微,上注于肺脉,乃化而为血,以奉生身,莫贵于此。故得独行于经隧,命曰营气。"准此以推,则营与血又似浑然一体,无层次之可言。《温热论》所谓"营之后方言血",营何以居于血之前,血又何以居于营之后,此令人不解者一也。观于现代生理学"气体溶解于血液,和与血液中的物质起化学组合,以及气体有赖于血液的运输"诸论点,可以体会到《内经》"血之与气,异名同类"之说,虽然笼统,实具有至理。由于古人限于历史条件,虽然从实践中体验到血之与气,既有区别,又有联系,而且是相互依存,相互作用。但无法作进一步的说明。然而"异名同类"的描述,已接近现实,绝非空谈。至于营卫两者的真相究竟如何,还有待于探索。不过,在未经现代生理学验证以前,仍应继承《内经》的论点,如《温热论》偷换《内经》营卫气血的概念,妄自篡改为卫气营血,且以之作为温病病程中,邪正斗争焦点由浅入深的传变次序。只能认为是如列宁所说"使思维和客观实在分离,使我的感觉和外部世界分离,也就是转到唯心主义方面去"(列宁《唯物主义和经验批判主义》)。何足道哉!

《素问·阴阳应象大论》说:"故善治者治皮毛,其次治肌肤,其次治筋脉,其次治六腑,其次治五脏,治五脏者,半死半生也。"《素问·缪刺论》说:"夫邪之客于形也,必先合于皮毛,留而不去,入舍于孙脉,留而不去,入舍于络脉,留而不去,入舍于经脉,内连五脏,散于肠胃,阴阳俱感,五脏乃伤,此邪之从皮毛而入,极于五脏之次也。"这两节经文,虽然是前者论述治疗方面的由易而难,但其实际已包含了后者所述病邪之由浅入深。根据《内经》有关营卫气血的论述,可知皮毛、肌肤、筋脉、六腑、五脏、孙脉、络脉、经脉、肠胃等处所,莫不有营卫气血的"周流不休"。而所有这些处所,也的确是循序渐进由浅入深客观存在的途径。至于急性传染病的致病因子,原有别于六淫之邪,其传变途径,也就不一定如经文所说:"此邪之从皮毛而入,极于五脏之次也。"假使以这些处所所共有的营卫气血,篡改为卫气营血,作为温病由浅入深的层次或阶段,脱离实际远矣。

最近见到《上海中医药杂志》发表的副题为《兼论伤寒温病学派辨证的理论基础》一文,首先提出:"《内经》对邪入深浅曾从六个方面加以论述",其中有一个是"循卫气营血之序而传"。《内经》里是否有这个方面的论述,笔者限于水平,未敢作出结论,但管见认为该文关于这个方面的言论,似有可商之处。第一,《内经》对于营卫气血的论述,是浅处有,深处也有。既在表,也在里,既在络,也在经,既在腑,也在脏,无所谓"序"也。易《内经》"营卫气血"为"卫气营血",并以之为温病出浅入深的传变次序,是叶氏之臆说,而不是依据于《内经》。第二,该文说"营"是指血液的运输,"血"是指血液的本身,"卫"是指人体的生理调节代偿防御能力,而"气"则是指人体的整个正常生理活动。所谓"运转""能力""活动",都是来自于运动。辩证唯物主义认为"运动是物质的存在方式。没有物质的运动和没有运动的物质同样是不可想象的"。该文"血液的本身"一语,是承认"血"是一种物质。但以血的运动属之于"营",其他三者,则似乎都是没有物质的运动。具有朴素辩证唯物主义思想的《内经》除指出"取汁变化而赤,是谓血"外,还有"营者水谷之精气""营在脉中""营气独得行于经隧""卫者水谷之悍气""卫在脉外""气之不得无行也,如水之流,如日月之行不休"诸说,俱说明了营、卫、气三者也都是客观存在的具体物质。不过,"营卫"二字,在《内经》里，也有时不是名词而是动词，如"经脉者，受血而营之""经脉者，所以行血气，而营阴阳""常营无已，终而复始"等句中的"营"字，则应解作滋养、营运和经营。"阳者卫外而为固也"的"卫"字，则应解作防卫。防卫的作用，无疑是产生于阳性物质。因此，必先有物质，而后才有运动。物质与运动，即体之与用，有是体，即有是用，有是用，必有是体。古人曾说体之与用犹"刃之与利"。如该文以"营为血的运转"，则等于以营为利，以血为刃。刃为物质自不待言，而利则是来自于刃的运动而无物可凭。营既不是物质，该文"进一步进入营分"的所谓"营分"之说，将不攻而自破矣。该文又说"进入营分，出现人体血液循环运转的障碍，如果再进一步，就必然进入血分，损害到血液的本身。"这不啻是说血液循环运转发生障碍，与血液本身无关。也就等于说刃之不利与刃之本身无关。该文还说："从气血的角度来看，也必然是由一个功能性的损害到实质性的损害。"作者仍然坚守气是无形的，是功能；血是有形的，是物质的信条以外，别无其他意义。须知刃之与利，是未有刃不伤而利先钝者，血液之与运转，也是未有血不病而运转发生障碍者，也就是没有物质的损害，就不会有功能的损害。此理之所当然，势之所必然也。第三，该文屡言"从某某角度来看"。所谓"某某角度"，大约是指某一侧面或某一局部，"从不同的角度来提出问题"，未尝不可。但所从的角度，必须是实实在在，切合实际的角度，而不是凭空臆造的角度。如《温病条辨》之"三焦"说和《伤寒论》之"六经"说，似乎是从不同的角度来提出问题的，但实际上都同样地包括了营卫气血，表里上下，经络脏腑，似异而实同耳。若谓"从卫气营血的角度来看"，则其所据之角度，根本就是虚构的，不符合于《内经》营卫气血的理论。所以它的理论是空洞的，没有任何基础。也就和"六经""三焦"之说，不能等量齐观。

"辨证论治"的今昔

凡从事中医临床工作者，莫不熟悉"辨证论治"的治疗法则。两千多年前的《内经》在朴素的唯物辩证法思想指导下树立了医学上形、神、自然、社会统一观。在临床学上，不仅建立望、闻、问、切四诊的诊察方法，以从事广泛收集患者本身及其周围环境所出现的现象，更重要的是给我们留下极其丰富的宝贵理论。《内经》以后历有发展。从传统医学的观点看来，似已尽善尽美，了无遗蕴。然而历史在前进，学术在发展。当前现代医学在其他科学的帮助下，在辨病方面，增加了大量的新知识。所以我们在反复的临床实践中，不由而然地产生了辨证与辨病相结合的观点，为中西医结合提供了有利的条件。可是有人却说："中医和现代医学理论体系根本不同，中医根据中医的理论来诊断和治疗，不论用药用针都有完整的一套技术，如果不熟悉本身技术，即使化验得清清楚楚，中医凭什么根据来处置。比如肾脏炎是不是就拿补肾药来治？哪几种药能够减少尿蛋白呢？"（《秦伯未医文集》)我认为这样的论点,颇多可商之处。《实践论》说:"认识的过程,第一步,是开始接触外界事物,属于感觉阶段。第二步,是综合感觉的材料加以整理和改造,属于概念判断和推理的阶段。只有感觉的材料十分丰富(不是零碎不全)和合于实际(不是错觉),才能根据这样的材料造出正确的概念和论理来。"我们不妨扪心自问,我们用老一套的四诊方法,诊察面临的对象,感觉到的材料,是否已十分丰富和完全合于实际? 如果不是的或不完全是的,那么正确的概念和论理从何而来? 必然造成辨证不正确,论治有乖的后果。其固有的完整的一套技术,也只好自叹英雄无用武之地了。即使熟悉本身技术,也不免是无的放矢。中西医的理论体系尽管有些不同,但研究对象同样是人们的生理病理,其最终目的同样是为人类防病治病。如果在熟悉本身技术的前提下,接受新的一切从器械或从化学上取得的感性认识,不是就可以融合自己的理论,上升到理性认识,作出正确的处理吗? 不承认这一点,不是故步自封,就是对中医本身所知甚少。目前有所谓临床思维学,其主要内容当推传统医学的辨证论治。然而辨证是论治的前提。思维活动是建筑在一定概念的基础上。一定的概念,产生于由感性认识得来的十分丰富而且是合于实际的全部材料。尽管《内经》有"视其外应,以知其内脏,则知病所矣"之说,但现代许多诊察方法,实优于"以外揣内"的方法,而且由现代医学提供的一些有关材料,也属于证候群的范围,又何尝不是辨证的资料? 因此,管见认为在中医学的辨证与西医学辨病相结合的基础上,运用中医学的论治,是大有好处的。

《素问·阴阳应象大论》说:"善诊者,察色按脉,先别阴阳。审清浊而知部分,视喘息听音声而知所苦,观权衡规矩而知病所主,按尺寸观沉浮滑涩而知病所生。"同书《疏五过论》《徵四失论》同样揭示了有关辨证论治过程中的临床思维学,充分体现了朴素的唯物辩证法的实质。在初步学习《实践论》"认识的真正任务在于经过感受而到达于思维,到达于逐步了解事物的内部矛盾,了解它的规律性,了解这一过程和那一过程间的内部联系,即到达于论理的认识"的教导后,更体会到中医的辨证论治正是通过由感性认识跃进到理性认识,从而逐步了解疾病内部的矛盾。《内经》提出的"先别阴阳",也就含有对临床工作者从感性认识阶段,到达逐步了解疾病内部矛盾的要求。而疾病的变化发展,无疑是决定于它内部的主要矛盾和矛盾的主要方面。如所周知,疾病内部的主要矛盾是邪正斗争的矛盾。毋庸讳言,中医的辨证,只是掌握一些直观的现象,用以探索本质。如果不能从现象找到本质,就无法认识原因和结果,也就谈不上改造客观存在的病体为健体。

"什么是现象? 象就是事物的质在各方面的外部表现。所谓外部表现,就是暴露在事物的表面而能直接反映到我们感觉器官来的意思。我们的感觉器官所能够加以认识的一切客观事物,都叫作现象……本质虽然不能够直接由感觉器官所把握,但却可以而且必须通过现象的分析研究,通过思维的工夫而加以理解……在现象中到处包含着许多假象,这种假象虽也是本质的表现,但却是歪曲地反映着本质,因此,就给我们一种与事物的本质完全相反的印象,掩盖了事情的真相……由于事物的现象和本质并不是直接一致的,并且现象中常常包含着许多假象,所以就需要通过科学的研究,才能揭发事物的本质。而科学的主要任务之一,也就在这一点。马克思说:'如果现象形态和事物的实质是直接合而为一的话,一切科学就都成为多余的了。'(《资本论》)"(艾思奇《辩证唯物主义讲课提纲》)我们祖先在有关辨证论治的教导中,是在朴素唯物辩证法思想指导下,对四诊工作留下了了丰富的具有科学性的理论。如谆谆告诫人们的"病为本,工为标,标本不得,邪气不服"(《素问·汤液醪醴论》)。这就是要求临床工作者务必做到主观认识符合于客观实际。然而限于历史条件,所谓科学具有很大的局限性,能够反映到感官直觉的东西,就很不够,也就是感性认识不足,遑言理性认识。在当前有利条件下,西医学首先为我们提供了很多有益的感性认识,从而扩大了我们的理性认识,当然,这所谓的理性认识,只是限于原有的传统医学的知识,还是不够的,还有待于学习。然而,即使从现有的辨病上仅仅获得的感性认识,还不能及时产生足够的理性认识,但就凭这一点,到中医学中寻找论治的理论和方法,还是有成法可依的。例如,"肾脏炎"在过去是没有真正认识的,只凭水肿这一现象的有无而判断其为病体抑为健体,而西医学却从血液和尿检中测知肾脏本体损伤的程度和留而不去的毒质数量的多寡。对此,中医就能运用辨证的矛盾分析方法,判断邪正斗争矛盾的趋势,作出益肾活血、消炎解毒的合并措施,不仅于此,中医还依靠整体观,培补和肾脏紧密联系的其他脏器,以促进肾脏本体的修复。又如通过西医学多方的诊查,可以从咳嗽症状中得知若干种不同的疾病,但在西医学看来,大体上都认为有炎症存在,尽管引起炎症的因素种种不同。而中医却能够在邪正斗争矛盾这一观点的基础上,首先从邪的本质仔细分析其生于阳抑生于阴;尽管西医学认为致病的菌类繁多,但在扶正祛邪治疗总则的指导下,能够收到灭菌消炎的效果。其次是改善病所的器官的实质性病变,那就是"疏其血气,令其调达,而致和平"(《素问·至真要大论》)。须知这样的措施,也属于扶正范围,如果局限于温养滋补为扶正,则是对扶正的概念认识不够全面。再如中医学上的泄泻,特别是久泻症,在辨证上总不外脾肾虚实寒热,即使涉及大肠和小肠,因感性认识不足,可导致理性认识模糊或歪曲,治疗方法也就不够完全正确。西医学在辨病方面能准确地告诉我们为肠炎、慢性肠炎或慢性结肠炎等等,指出了主要病理变化在于肠间有了实质性病变。我们就可以在整体观、内外因统一、以内因为主和邪正斗争矛盾的基本知识的基础上结合四诊所得的材料,通过思维作出重点在于改造客观存在的肠间病变的处理方法,据我点滴经验,是以活血化瘀,消除肠间炎症为主,其他分别予以辅助疗法。王清任以"膈下逐瘀汤"治疗晨泻和久泻,是有实践基础的,不过其理论是模糊的。还有,过去丝毫没有认识的肠结核等疾患,都可以在感性认识基础上,从传统医学的理论中获得理性认识,产生处理的方法。再如中医学对痹证的辨证论治,可以说是详悉无遗。最值得重视的是提出了"治风先治血,血行风自灭"的治疗原则。体现了古人论治是正确的。但是,如果再通过西医学血液流变学检验,则对于患者之为寒为热,将获得更加翔实的佐证而大大提高了疗效。《实践论》教导我们:"理论的东西之是否符合于客观真理性这个问题,在前面说的由感性到理性认识运动中是没有完全解决的。要完全地解决这个问题,只有把理性的认识再回到社会实践中去,应用理论于实践,看它是否能够达到预想的目的。"现在,我们这样做,大多数的疗效,远胜于只知辨证而不知辨病的病例。《实践论》又教导我们:"一个人的知识,不外直接经验和间接经验的两个部分,而且在我为间接经验者,在人则仍为直接经验。因此,就知识的总体说来,无论何种知识都是不能离开直接经验的。"现在,我们感官从西医学所获得的客观外界的感觉,往往是另一种新的感觉到的材料,如何把它跃进到理性认识呢?但这也不难。第一,西医学的辨病,往往是病理变化的结果,往往是暂时的结果。有结果必有原因。中医学在朴素唯物辩证法的指导下,对于构成疾病的原因既分析,又归纳,既是多种多样,又是提纲挈领。我们在临床思维中既可触类旁通,又可执简驭繁,从而"在脑子里生起了一个认识过程中的突变,产生了概念,于是循此继进,使用判断和推理的方法,就可产生合乎论理的结论来"(《实践论》)。完成了论治的过程,才相对地达到预想的结果。第二,必需指出的是,在病理变化中往往果复为因。在这一阶段,它是果,在另一阶段,它又成为因。所以,要达到如《素问·至真要大论》"必伏其所主而先其所因"的要求,不是那么容易的。正如《实践论》说"部分错了或全部错了的,也是有的事,许多时候须反复失败过多次,才能纠正错误的认识,才能到达于和客观过程的规律性相符合,因而才能变主观的东西为客观的东西。"总而言之,搞中西医结合,说是容易,又不容易,审时度势,又非搞不可。高唱纯中医论者,貌似尊重中医,实际上是阻碍中医的发展,是不合时宜的。

论扶正与祛邪

"一切事物中包含的矛盾方面的相互依赖相互斗争,决定一切事物的生命,推动一切事物的发展。没有什么事物是不包含矛盾的,没有矛盾就没有世界。"(《矛盾论》)中医学认识到,任何疾病内部都包含着"真邪相搏"(《灵枢·根结》),即邪正斗争的主要矛盾。在治疗任何疾病时,应以解决病体上邪正斗争的主要矛盾为首要方法。扶正与祛邪之所以成为中医治病的基本法则,其理由即在于此。所有"八法""十剂""药物外治"和针灸、导引、按摩、推拿等等,其所用的方法和手段虽千差万别,但殊途同归,其最终目的,都离不开扶正与祛邪。现拟就扶正与祛邪法的实际意义和如何掌握运用方面,谈几点不成熟的体会。

(1)邪,是侵害性的,进攻性的;正,是防御性的,保护性的。病体上邪正斗争的矛盾,从社会科学角度来看,是敌我矛盾。

(2)邪正斗争的矛盾既属于敌我矛盾,则对疾病的施治就是对敌斗争。《灵枢·逆顺》

篇就曾引用《兵法》的"无迎逢逢之气,无击堂堂之阵"的战略措施(按《孙子兵法·军事篇》原文为"无邀正正之旗,勿击堂堂之阵"),以告诫针刺家"无刺熇熇之热,无刺漉漉之汗,无刺浑浑之脉,无刺病与脉相逆者"。《素问·疟论》说:"夫疟者之寒,汤火不能温也;及其热,冰水不能寒也。此皆有余不足之类,当此之时,良工不能止,必须其自衰乃刺之……方其盛时必毁,因其衰也,事必大昌。"《素问·阴阳应象大论》说:"因其衰而彰之。"王冰注:"因病气衰,攻令邪去,则真气坚固,血色彰明。"这无疑又是取法于《孙子兵法·军事篇》"故善用兵者,避其锐气,击其惰归"的作战策略。

(3)邪正斗争的矛盾,既属于敌我矛盾,则邪为敌人,正为自己。祛邪是消灭敌人,扶正是保存自己。《素问·汤液醪醴论》说:"去菀陈莝,开鬼门,洁净府,疏涤五脏,故精自生,形自盛。"《素问·离合真邪论》在讨论刺法时有"知机道者,不可挂以发;不知机者,扣之不发""不可挂以发者,待邪之至时,而发针写矣"之说,并加以结论:"此攻邪也,疾当以去盛血而复其真气。"又说:"邪之新客来也……逢而写之,其病立已。"汉代张仲景继承并发展了《内经》精义,对于热病和杂病,俱主张以祛邪为先(详见"浅谈张仲景的伟大成就"一文)。尔后主张祛邪最力者,当推金元时代的张子和,他发展了张仲景汗、吐、下三法。曾在《儒门事亲》里说:"夫病之一物,非人身素有之也,或自外而入,或由内而生,皆邪气也,邪气加诸身,速攻之可也,速去之可也……今予论吐、汗、下三法,先论攻其邪,邪去而正气自复也。"清代何西池说:"子和治病,多以汗、吐、下三法取效,此有至理存焉。盖万病非热则寒,寒者气不运而滞,热者气亦塞而不运,气不运则热郁痰生,血停食积,种种阻塞于中矣。人身气血,贵通而不贵塞,非三法何由通乎?又去邪即所以补正,邪去则正复,但以平淡之饮食调之,不数日而精神勃发矣。"(《医碥》)清代王清任用通窍活血汤治疗"妇女干劳""男子劳病",其论点也是"因病久致身弱,自当去病,病去而元气自复"(《医林改错》)。同时代的唐容川强调"凡血证总以祛瘀为要""瘀血在身,不能加于好血,而反阻新血之化机"(《血证论》)。《神农本草经》谓大黄与柴胡均有"推陈致新"的功能,所谓"推陈致新",实意味着欲致新必先推陈。

(4)《尚书》云:"若药弗瞑眩,厥疾弗瘳。"药后发生瞑眩,当然是邪去病退的现象,但也可能伤及正气。我在28岁时患胃脘痛,痛势颇剧,脘次痹阻,呕吐清水,形寒怯冷。如其为停饮胃病,但叠进温中通阳,不效,因服含有巴豆的"沉香至珍丸"(民间验方)一钱,稍顷即大泻四五次,泻后痛即止,正如张子和所谓"痛随利减"(《儒门事亲》),可是同时出现头眩眼黑,肢凉音哑,数小时后始平复,从此胃脘痛未曾复发。《毛泽东选集·第二卷》在《抗日游击战争中的战略问题》一文中曾指出:"何以解释战争中提倡勇敢牺牲呢?每一战争都须支付代价,有时是极大的代价,岂非和'保存自己'自相矛盾?其实,一点也不矛盾,正确地说,是相反相成的。因为这种牺牲不但为了消灭敌人的必要,也是为了保存自己的必要——部分的暂时的'不保存'(牺牲或支付),是为了全体永久的保存所必需的。"如我之治疗胃脘痛的经过,可谓支付了代价。再观于西医学因机体上存在着有害的异物,而必须施行手术时,往往不惜切除部分或整个脏器,使患者得以维持生命,则更说明了在谋求消灭敌人保存自己的紧要关头,不得不作出一定的牺牲或支付,是具有重要的战略意义的。医学中的治法通乎兵法,殆无疑义。《素问·至真要大论》曾列举治病诸法如"坚者削之,客者除之,劳者温之,结者散之,留者攻之,燥者濡之,急者缓之,散者收之,损者温之,逸者行之,惊者平之,上之下之,摩之浴之,薄之劫之,开之发之,适事为故。"所有这些方法,无一不是祛邪之法。其中有所谓"污""缓""平"等等,也是用祛邪的手段来完成的。徐洄溪说:"驱邪之法,惟发表攻里而已。"(《医学源流论》)是何见之浅也。即使是"劳者""损者"的"温之",揆诸经旨,也只能是温通以祛邪。《内经》"惟以气血流通为贵也"(张子和语)。并证诸《灵枢·本输》治疗久病"拔刺""雪污""决闭""解结"之喻,可体会到《内经》固认为无病无邪,无邪无病也。事实也正是这样,但细绎"适事为故"的经训,可知祛邪者也应遵守成规而祛其所当祛。《素问·离合真邪论》中也告诫人们如果"诛罚无过",必然使"真气已失,邪独内著,绝人长命"。则是说使用祛邪法之不当而造成了正气竭,邪内著的不良后果。

(5)扶正与祛邪的治疗法则,也是相反相成的。在解决病体上邪正斗争的矛盾中,祛邪即所以安正,扶正也足以祛邪。但是,"矛盾着的两方面中,必有一方面是主要的,他方面是次要的。其主要的方面,即所谓矛盾起主导作用的方面。事物的性质,主要是由取得支配地位的矛盾的主要方面所规定的……在矛盾发展的一定过程或一定阶段上主要方面属于甲方,非主要方面属于乙方;到了另一发展阶段或另一发展过程时,就互易其位置。这是依靠事物发展中矛盾双方斗争力量的增减程度来决定的"(《矛盾论》)。按照体工自然疗能,在邪正斗争的矛盾中,正气应该居于矛盾的主要方面,祛邪补正是削弱邪的斗争力量而促使病愈的。但这种情形不是固定的。如《伤寒论》"无热恶寒者,发于阴也"的阶段,邪正斗争矛盾的主要方面就不属于正而属于邪了。张景岳在论脉象中的胃气时说:"胃气者,正气也,病气者邪气也。邪正不两立,一胜则一负,凡邪气胜则正气败,正气至则邪气迟矣。"察之于脉,"如今日尚和缓,明日更弦急,知邪气之愈进……今日甚弦急,明日稍和缓,知胃气之渐至……即为顷刻之间,初急后缓者,胃气之去也。此察邪正进退之法也。"(《景岳全书·脉神章》),邪正双方的或进或退,即矛盾的主要方面互易其位置,在治疗上,偏重于扶正或偏重于祛邪,必须审慎掌握,方不误事。总之,祛邪是主要的,是普遍性的;扶正是次要的,是暂时性的。因此,治疗任何疾病,不论其新久,总必须坚持以祛邪为先的原则。徐洄溪说,如怯弱之人,本无攻伐之理。若或伤寒而邪入阳明,则仍用硝黄下药,邪去而精气自复;又或怀妊之妇,忽患癥瘕,必用桃仁、大黄以下其癥,瘀去而胎自安;又或老年及久病之人,或宜发散,或宜攻伐,皆不可因其血气之衰而兼用补益。"如伤寒之后,食复、女劳复,仲景皆治其食,清其火,并不因病后而用温补,惟视病之所在而攻之,中病即止,不复有所顾虑"(《医学源流论》)。杨仁斋《仁斋直指方》说:"疗病则濯衣,必先去其垢污,而后可以加装饰。"此指出祛邪是首要的原理所在。临床者宜细玩之。

浅谈张仲景的伟大成就

我国的传统医药学,在党的中医政策以及"中医、西医、中西医结合三支力量同时发展"的重要指示下,获得不断的发展。最近,医圣张仲景学术研究会,又在全国各地纷纷成立。专家学者们发表了大量的鸿文说论,发微索隐,有益医林。兹不揣谫陋,谨就管见所及,浅谈张仲景的伟大成就。

一、张仲景的伟大成就奠基于《黄帝内经》

《内经》一书,为中医学之宝藏。它接受了当时朴素唯物主义和自发辩证法的哲学思想,运用具有对立统一矛盾运动的阴阳两者,揭露医学部门一切有关问题。《张子正蒙注·参两篇》在"一物两体,气也。"原文下注释说:"絪蕴太和,合于一气,而阴阳之体具于中矣。"《素问·气交变大论》说:"善言气者,必彰于物。"阴阳两者之为物质,殆无疑问。但在医学部门,"阴阳"二字,又代表着很多事物。张仲景在《伤寒杂病论·自序》中,首先提出"撰用《素问》《九卷》"之说,说明了他的学术思想基础所在。后世医家认为《伤寒论》和《金匮要略》都未曾引用《内经》文字,并特别提出《伤寒论》的六经不同于《素问·热论》的六经,以此来否认仲景书与《内经》有关联。而元代朱丹溪独抒己见,他说:"圆机活法,《内经》具举,与经旨合者,仲景书也。"(《局方发挥》)这是肯定了仲景书含有《内经》的精义。近人恽铁樵氏也曾说:"仲景《伤寒论》撰用《素问》《九卷》,全无迹象可寻。苟非仲景自言,直不知《伤寒论》从《素问》而出。盖其所采取者,纯系《素问》之里面,而非《素问》之表面。"这可谓"探骊得珠"矣。然而恽氏也只是就《伤寒论》而论,并未涉及张仲景整个学术思想及其在这崇高的学术思想基础上所取得的伟大成就。今试申述之。

(一) 继承《内经》朴素辩证唯物主义的观点

"凡是想在理论的、一般的自然科学领域中有所成就的人,都不应该像大多数研究者那样把自然现象看成不变的量,而应该看成变化的、流动的量。"(恩格斯《卡尔·肖莱马》《马克思恩格斯全集》)伟大的医学家张仲景正是接受了《内经》的哲学思想,从而把他所研究的一切病理现象,都看成是变化的、流动的;而治疗方法,也是灵活的、多变的。目前有人提出中医学的主要哲学思想是"整体恒动观"。这里所谓中医学,当然主要是指《内经》。不过《内经》中的"整体观"不只是指机体的整体,而是阐述机体内外环境统一的整体。至于"恒动观"概念的形成,就必须认识到"矛盾是运动的源泉"。恩格斯说:"运动本身就是矛盾"(《反杜林论》)。《矛盾论》说:"任何事物内部都有这种矛盾性,因此引起事物的运动和发展。"《素问·八正神明论》说:"人生有形,不离阴阳。"就是说人们不仅是机体上无处不存在着阴阳两者的矛盾运动,而且是和其所处的周围环境,同样存在着阴阳两者的矛盾运动。如《素问·阴阳离合论》说:"阴阳者,数之可十,推之可百,数之可千,推之可万,万之大不可胜数,然其要一也。"王冰注:"一,谓离合也。"所谓"离合",即意味着对立统一的矛盾运动。观于《伤寒杂病论·自序》中"夫天布五行,以运万类,人秉五常,以有五脏。经络府俞,阴阳会通,玄冥幽微,变化莫极"数语,可以测知张仲景深得《内经》之阃奥矣。恩格斯说:"人们远在知道什么是辩证法以前,就已经辩证地思考了,正像人们远在散文这一名词出现以前,就已经在用散文讲话一样。"(《反杜林论》)我们对于《内经》的作者和张仲景之所以取得了伟大的成就都应作如是观。艾思奇《辩证唯物主义讲课提纲》说:"科学家一旦要离开了矛盾的分析的研究,把它的研究对象看作没有矛盾的东西,就要使科学的进步遇到障碍。"从这里可以体会到张仲景之所以能够推动中医学的进步而取得伟大的成就,就在于他从《内经》的阴阳理论体系中汲取了以矛盾的普遍原理作为指导研究医学部门一切问题的缘故。

(二)坚持辩证法的两点论,重视疾病内部邪正斗争的矛盾

《内经》关于发病学的观点,是建筑在内外因的统一,构成"真邪相搏"(《灵枢·根结》)的矛盾的基础上。仲景书无论对于伤寒或杂病的辩证论治,既强调邪正斗争的矛盾,更重要的是重视邪正斗争矛盾中的发展变化。他在《伤寒论》中固然继承了《内经》里的六经,但他在临床实践中,更加辩证地思考问题,认识到所谓三阴三阳,不是各自孤立,互不相关的,而是阳中有阴,阴中有阳。同时,这里的阴阳,不仅是指病所,而且代表着邪正、寒热、虚实。从《伤寒论》和《金匮要略》中,可以窥见凡冠有具有概括性的阴阳两字的病理现象、疾病本质和治疗方法等等,它们莫不是彼此之间错综复杂而变化无穷的。《伤寒杂病论·自序》中所谓"自非才高识妙,岂能探其理致哉"殆非虚语。《金匮要略·脏腑经络先后病脉证篇》中所谓"阳病"和"阴病",也同样有其错综变化。该篇复列举有害于人的种种邪气,这更说明了张仲景是完全继承了《内经》无病不邪、无邪不病的观点。该篇又说:"若五脏元真通畅,人即安和……不遗形体有衰,病则无由入其腠理。"这又是和《内经》以内因为主的"内因论"一脉相承的。更重要的是,该篇提出"风气虽能生万物,亦能害万物,如水能浮舟,亦能覆舟"的辩证观点。从而为他的伟大成就建立了思想基础。

(三)继承《内经》治病以祛邪为主的根本原则

《内经》对新病的治疗,固然是主张"邪之新客来也,逢而写之,其病立已"(《素问·离合真邪论》)。即对久病也是以拔刺、雪污、决闭、解结(《灵枢·九针十二原》)的方法为治疗的手段。《素问·阴阳应象大论》说:"其高者,因而越之,其下者引而竭之,中满者泻之于内,其在皮者,汗而发之。"这固然为张仲景建立的汗、吐、下三法奠定了基础,也为使用汗、吐、下三法指出了规范。而仲景书中的汗、吐、下三法,不仅用于伤寒,也用于杂病。近代的《医学启蒙汇编》中曾说:"其升之、举之、提之,皆吐之意也;其降之、逆之、行之,皆下之意也;其清之、汗之、疏之,皆汗之意也……凡调之、养之、温之,皆补也。去其所害,而气血自生。"斯语也可谓深知仲景运用方药的奥蕴。仔细玩味仲景书中的方剂,固如斯也。乃前人有"外感宗仲景,内伤宗东垣"之说,把外感和内伤对立起来。既阻碍了中医学的进步,也背离了中医学的精神实质。可胜浩叹!前人已矣,而今却有人一则说:"《伤寒论》在治疗中离不开两个宗旨:一个叫'阴阳自和',一个叫'保胃气,存津液'。'阴阳自和'是说治病的最终目的,不是别的,而是使其阴阳自和则愈。因为致病的因素虽有千头万绪,归纳起来,不外阴阳不和而成……'保胃气,存津液'的理论如果以战略思想来说,就是'保存自己,消灭敌人'的克敌制胜之法。"再则说,《伤寒论》的治疗法则,贯彻两个宗旨:一是"保胃气,存津液",一是"阴阳自和,必自愈"。其对于《伤寒论》治疗中的两个宗旨,前后互易其位置,姑予深论。惟考诸《孙子兵法·虚实篇》"人皆知我所以胜之形,而莫知吾所以制胜之形"(注:"设谋决策于制胜之先之形,人莫之知也"之说,可知制胜是为了克敌,不克敌则不能保存自己,所以消灭敌人是第一位)。至于以"阴阳自和,必自愈"为《伤寒论》治疗法则宗旨之一,则未免有悖经旨。第一,阴阳和,原是任何疾病获得痊愈的基本条件,并非专指《伤寒论》所论述的病证,焉能作为《伤寒论》独有的治疗法则的宗旨。第二,《伤寒论》58条原文是"阴阳自和者,必自愈"。"阴阳自和者"句中,既有一个"自"字,说明患者不是完全依靠药力,而是在本身体工自然疗能的作用下,使病理性的"阴阳失调"自动地恢复到生理性的"阴平阳秘"的。又用一个"者"字,说明"阴阳自和"的,不是具共同性的一般患者,而是有其特殊性的个别病例。去掉"者"字,固然是混个别于一般,而忽视"自"字的用意,也不符合原文的精神实质。《伤寒论》固不易读也。按58条文意,可能与49条"脉浮数者,法当汗出而愈,若下之,身重,心悸者,不可发汗,当自汗出乃解,所以然者,尺中脉微,此里虚。须表里实,津液自和,使自汗出愈",又59条"大下之后,复发汗,小便不利者,亡津液也,勿治之,得小便利,必自愈",具有同样的意义。58条文中有"阴阳自和者"一语,和49、59条又当有所区别。58条"亡血、亡津液"之上,还有一个"若"字。若者,假如也,或也。又可见凡患者经过发汗或吐或下的治疗之后,也不一定都至于"亡血、亡津液"。细绎49、58、59等条文,就可窥见张仲景伟大成就之一斑。近人程门雪氏有言,"研究《伤寒论》者,当在原文上下功夫。"吾愿研究仲景学者三复斯言。至其所谈要旨之二的"保胃气,存津液",则不啻"得鱼而忘筌"。假如没有清阳明大热的白虎汤,没有下阳明燥屎的三承气汤,胃气可得而保乎,津液可得而存乎?吾知其必不可也。至于治病之所以以祛邪为急务,是由于邪是正的敌人,邪留则正伤。张子和曾说:"邪气加诸身,速攻之可也,速去之可也,揽而留之可乎……夫邪之中人,轻则传久而自尽,颇甚则传久而难已,更甚则暴死。若先论固其元气,以补剂补之,真气未胜而邪已交驰横骛而不可制矣。"(《儒门事亲》)斯诚得《内经》和仲景书之要旨者。张仲景于热病,固然运用汗、吐、下、温、清、通诸祛邪法,于杂病又何尝不然。特别是《虚劳篇》有下干血的大黄䗪虫丸,《妇人妊娠篇》有桂枝茯苓丸,《产后篇》有下瘀血汤、大承气汤,这当然是有是证用是方,但也说明了即使是虚劳,妇人妊娠和产后的阶段,也不是纯虚证,而是有病即有邪,也应以祛邪为急。吴鞠通在《杂说·解产难篇》中还提出治产后外感病的药剂不宜过轻,盖"无粮之师,贵在速战也"。但必须指出,张仲景既采取了《内经》的里面,树立了哲学思想,绝不会只知祛邪而不知扶正。试观《伤寒论》23条"此阴阳俱虚,不可更发汗、更下、更吐也",27条"脉微弱者,此无阳也。不可发汗",50条"脉浮紧者,法当身疼痛,宜以汗解之。假令尺中迟者,不可发汗,何以知然? 以荣气不足,血少故也"诸条文,和82~87条又历举了"咽喉干燥者,淋家、疮家、亡血家,不可发汗",又《金匮要略·百合狐惑阴阳毒病脉证治》说:"见阳攻阴,复发其汗,此为逆;见阴攻阳,乃复下之,此亦为逆。"于此,可知张仲景对于祛邪法的使用,对正气的爱护,是何等的审慎周详。同时张仲景的方剂,也不乏含有参芪、归地、阿胶、鸡子黄等物,不过,这些药物,都是与祛邪药同用,还有的是作为督战之品,借以加强祛邪的作用的。

二、张仲景的伟大成就来源于临床实践

《灵枢·经水》篇中"若夫八尺之士,皮肉在此,外可度量切循而得之。其死可剖而视之,其脏之坚脆……皆有大数"和《素问·气交变大论》"善言天者,必应于人。善言古者,必验于今。善言气者,必彰于物"诸说,可体会到《内经》已初步认识到实践的重要性和不可执着于前人的旧说。尽管《内经》内方剂不多,这也是实践的产物。《内经》于立方之制,曾示人以大、小、奇、偶;于组方之法,示人以主、从、佐、使;于药物之性能,则着重于性味。我国春秋战国时期文化科学相当繁荣,民间流传的医药学也极其丰富。惜乎文字记载太少,特别是关于方剂,到东汉末年,张仲景始有有方之书,而为后世法。

(一)"博采众方",填补了《内经》的空白

张仲景在理论指导实践,实践验证理论的过程中,积累了自己的处方若干首。于热病提纲挈领地以三阴、三阳归纳病证为不同的类型、本质、阶段;对杂病首先区分为阳病、阴病,其次从脏腑经络分门别类地论述各种病证,与此同时,无论对热病或杂病的治疗,都以他的邪正斗争观点和双方力量孰进孰退的认识基础上,处以各个不同的方剂,明确指出各个不同方剂的适应证。并告诉人们各个不同方剂的剂型、煎煮和服药方法以及方剂在应用上的禁忌,条分缕析,绳墨井然。成无己《伤寒明理论》说:"自古诸方,历岁浸远,难可考评,惟仲景之方最为众方之祖。"刘河间《素问玄机原病式》说:"仲景方论使后之学者有可依据。"朱丹溪《局方发挥》说:"仲景诸方,实万世医门之规矩准绳也。后之欲为方圆平直者,必于是而取值焉。"遗憾的是由于代远年湮,原书或隐或现,传至今日,不免

有讹误错简,且存在着一些可议之处,然而大法具在,小疵不足以掩大醇,明眼人自能辨之。

(二)从实践中验证了《内经》辨证论治的观点、方法和理论,并予以发展

辨证论治的观点、方法和理论,《内经》记载颇详,俯拾即是,散见于各篇,未加以系统化。而《内经》在论辨证过程中,不仅着重于患者的个体,还注意到患者的周围环境,在论治要略中,则谆谆于祛邪为先而勿伤正。后世所谓四诊、八纲的辨证,七方十剂的论治,莫不渊源于《内经》。目前,有人说张仲景发明了辨证论治,未免有"数典忘祖"之嫌。《素问·汤液醪醴论》说:"病为本,工为标。标本不得,邪气不服。"所谓"标本不得",就是说医者在辨证论治过程中,没有完全反映整个疾病有关的一切问题、疾病的本质,以及疾病的内部规律性,而形成主客观的分裂,以至病的邪气不去,而病不愈。《素问·移精变气论》有"标本已得,邪气乃服"之说,王冰作注解说:"言工人与病主疗相应则邪气率服。"倘若如《伤寒杂病论·自序》中所说:"省疾问病,务在口给,相对斯须,便处汤药……短期未知决诊,九候曾无仿佛,所谓窥管而已,夫欲视死别生,实为难矣。"则可认为这些临床医家所造成的主客观分裂,不仅是辨证不精,论治不当,而且是在临证时,对于应该感觉到的一些认识也不予理会,更谈不上用脑子想一想了。受其诊治者,又将如《伤寒杂病论·自序》中所说"持至贵之重器,委付凡医,恣其所措,咄嗟呜呼,厥身已毙",不亦哀哉!张仲景在临床实践中,对于《内经》有关辨证论治的观点、方法和理论有所发展、纠正或扬弃。后乎仲景的,也必然是如此。然而,如《素问·阴阳应象大论》的"善诊者,察色按脉,先别阴阳。审清浊而知部分,视喘息、听声音而知所苦,观权衡规矩,而知病所主"和"治病必求于本"以及《素问·五常政大论》"谷肉果菜,食养尽之,无使过之,伤其正也……无盛盛,无虚虚,无致邪,无失正"诸语,就不妨认为是辨证论治中具有原则性而不可移易的规律,所谓万变而不离其宗也。有关辨证论治的实践经验,均详见仲景书中,兹不备述。还值得提出的是,张仲景辨证论治的可贵之处,不只在于论而治之,还在于论而不治。如上述《伤寒论》49、58、59诸条,和《金匮要略·呕吐哕下利病脉证治》"下利有微热而渴,脉弱者,令自愈"之说,都是从《素问·五常政大论》"必养必和,待其来复"的经文体会而来。再者《金匮要略·杂疗方》载有急救诸法,尤其是救自缢死的等于现代的"人工呼吸法"。《医宗金鉴》说:"此法尝试之,十全八九,始知言果不谬。"在两千年前,仲景即从实践中获得创造性的发明,益信其成就之伟大。

张仲景的实践固然是受着《内经》理论的指导,但他在实践中又大量地证实了《内经》的理论。然而不可否认《内经》里许多理论是值得商榷的,还有待于再实践,再认识。

三、小结

历史在不断前进,科学在不断发展,尤其是现代医学,得到多种学科和多种仪器的帮助,对于人体生理的奥秘,病理的变化和疾病的诊察和治疗,都有很大的发展、新的发现和发明。在临床上,从诊察所得,倾向于辨病,由是显得传统医学辨证论治的不足之处,然而中医有中医的特点,如《内经》《神农本草经》《伤寒论》和《金匮要略》等经典著作,其正确而高超的理论,经得起反复验证的宝贵经验,仍然是不可磨灭的。即如张仲景的伟大成就,在现代仍然有其一定的价值。当然,我们也要坚决清除"各承家技,终始顺旧"(《伤寒杂病论·自序》)的局限性和惰性,投身于中医现代化火热的斗争中去,敢于清除糟粕,创造出现代潮流的科学医学,为"四化"建设作出有益的贡献!

刘河间学说管窥

金元四大家之一刘河间氏,是一位杰出的医学家。他在"重方药,轻理论"积习已久的不良环境中,刻苦钻研前人的理论,经过自己实践的检验,创立了自己的学说。历来医家,都一致认为刘氏善于运用五运六气以论证疾病,并推崇他为"寒凉派"的先驱者。对此,笔者有不同的看法,谨陈管见如次。

一、运用五运六气,是取名舍实

刘氏在所著《素问玄机原病式·自序》中,引述了《内经》中对治疗与岁气有关的若干经文后,作出总结说:"由是观之,则不知运气而求医无失者鲜矣!""识病之法,以其病气,归于五运六气之化,明可见矣。"这似乎是重视五运六气学术思想的表现,但刘氏在《素问玄机原病式》中又说:"风火相搏,则多起飘风,俗谓之旋风是也,四时皆有之,由五运六气,千变万化,冲荡击搏,推之无穷,安得失时而谓之无也。但有微甚而已。""观夫世传运气之书多矣……皆歌颂铃图而已,终未备其体用……而妄撰运气书传于世者,是以矜己惑人,而莫能彰验。"这又表现了他是反对以干支格局推算运气和机械地搬用某年发生某病的固定说法,而认为运气有常有变,应该把它和医疗实践相结合的观点。笔者认为,刘氏之所以强调五运六气,实别有用心。他目击当时滥用辛热药治疗急性热病的弊害,不得不大声疾呼加以纠正;但鉴于运气说的盛行,于是就利用它作为掩护,使人们易于接受他的理论。这可从刘氏"况乎造化玄奥之理,未有比物立象以详说者也"和"盖求运气言象之意,而得其自然神妙之情理"诸说中,窥测到刘氏运用五运六气的真相,是在于"比物立象"。现象不能离开实体,象,来源于物,有物才有象。六气有它的实体,属于物;五运却无物可指。这就体会到刘氏所凭借"比物立象",是指随时随地与人们内外环境有密切联系的五行以及正常或非常的四时不断变换的六种气候,绝非只是依据值年干支固定的、毫无物质基础的五运与夫主岁、主时的六气。证诸《素问玄机原病式》中的"五运主病"和"六气为病"各节,都紧密地联系着五行、四时、五脏、六腑和"亢害、承制"诸说,就毋庸置辩地说明了刘氏对五运六气的运用,是取其名而舍其实。

《素问玄机原病式》的注释者,在刘氏自序中"医教要乎五运六气"句下说:"五运是木、火、土、金、水;六气是风、热、火、湿、燥、寒,此必有之理。但不可谓运气之说,岁气之加临而必为某变某病之应耳!守真于序中虽每言五运六气之不可废,及论主病,则止举五脏六腑之属五行,论为病,则亦但举五脏六腑之应六气,与统岁加临绝无相干。是知守真亦以统岁加临之变与病有难凭据者矣。"注释者又在"诸风掉眩,皆属于肝(木)"条中"自大寒至春分七十三日,为初之气,乃风木之位"句下说:"大运统治一年,小运齐治七十三日……其大运客气,经虽有言,难于准用。守真所以独取小运主气而不及大运客气者,盖有见乎此也。夫《运气要旨》一文中,守真存而不废之意耳!读者能知守真独取四运主气之所以然,则知大运客气之不足取。"又在"夫一身之气,皆随四时五运六气兴衰而无相反矣"句下说:"凡在《素问玄机原病式》所说五运六气,皆是岁中小五运及岁之主六气,非统岁加临之五运六气也。"这些注释,不仅道出刘氏运用五运六气之真实意旨,而且大有助于后学者对刘氏学说的认识。不过,所谓小运、主气,仍未能脱离运气学的圈子。假使直截了当地指明:刘氏所说的五运,是指的五行;六气,是指的是一年四季变化的气候。气候的变化有常有变,有非时之气,即有非时之病,岂不更觉明白晓畅!

注释者复指责刘氏:"但欠分明说破,所以致后人混乱无别,遂妄生枝节,愈推愈谬也。"这又未免受到刘氏之说影响而堕其术中。须知刘氏之所以不明白说破,正欲借此以伪装崇奉运气说而迎合时人心理,使其学说得以顺利推行,诚非得已。刘氏在主张用自制双解、通圣等辛凉之剂治疗急性热病时说:"非余自炫,理在其中矣。故此一时,彼一时。奈五运六气有所更,世态居民有所变。天以常火,人以常动,动则属阳,静则属阴,内外皆扰,故不可峻用辛温大热之剂,纵获一效,其祸旋作。"这里,似乎借重运气说作为主张用辛凉的理由;其实,"五运六气有所变"一语,仅仅是陪笔,与难以捉摸的运气毫无关系。这就更清楚地看出刘氏运用运气说,只是一种手段而已。然而,注释者所谓"致后人混乱无别,遂妄生枝书,愈推愈谬"的现象,至今仍普遍存在,则刘氏固不得辞其责也。

二、从"承制"的虚象,反映了"亢害"本质

《内经》中"亢则害,承乃制"之说,是指出五行间两种相反的力量所产生的相互制约、相互资生的交互作用。其精辟论点是,"承乃制,制则生化""亢则害,害则败乱,生化大病"。于此可知,"亢害、承制"之说是一个普遍概念,这就很自然地联系到有关于医学的各个方面,从生理方面说是:既不能以无亢,亦不能以无制。亢中有制,制中有亢,相反相成地以有利于生生化化;从病理方面说是:不论来自外部或内部的隶属五行之邪,既致人于病,必然造成一种亢而为害的形势。但在一定程度和一定的条件下,人体的自然疗能,就会自动地或在获得协助的情况下,产生相应的"承制"作用以平抑"亢害"。至于刘氏所说的"亢害、承制",似乎有异于是。例如,他在《素问玄机原病式·湿类》"诸痉强直"条下

说:"亢则害,承乃制。故湿过极,则反兼风化制之。然兼化者,虚象,而实非风也。"在《寒类·癥》条下说:"然水体柔顺,而今反坚硬如地,亢则害,承乃制也。故病湿过极则为痉,反兼风化制之也;风病过极则反燥,筋脉劲急,反兼金化制之也;病燥过极则烦渴,反兼火化制之也;病热过极而反出五液,或为战栗恶寒,反兼水化制之也。"又在《素问玄机原病式·自序》中说:"所谓木极似金,金极似火,火极似水,水极似土,土极似木者也。故《经》曰,亢则害,承乃制;谓己亢过极,则反似胜己之化也。俗未知之,认似作是,以阳为阴,失其意也。"这些都明白指出:"兼化为虚象"和"胜己之化"是似而非是。同时也很明显地说明:他所说的"亢则害",是指体内病理方面的状态,而所谓"承乃制",则仅是体表上证候方面的表现,就是所谓"虚象"。"虚象"当然不会对"亢害"之邪的本体有"承制"的作用。也就不符合于病理方面内在的机制,而无补于临床指导。然而,有诸内必形诸外,内在的本质如何反映于体外,其形式极不一致。尽管体表上出现的"兼化""胜己之化"是"承制"的虚象,但恰恰是致人于病的内在邪气已到了"亢害"顶点的反映。在治疗上就必须针对实际情况,一方面帮助机体的自然疗能,唤起内在的"承制"作用;另一方面加强药物抑制病邪的力量,扶正祛邪,兼筹并顾,以达到平抑"亢害"的目的。观于刘氏"其为治者,但当泻其过甚之气以图病本,不可误治其兼化",和"不明标本,但随兼化之虚象妄为其治,反助其病而害于生命多矣"诸说,可知刘氏之所以强调"承制"的"虚象",旨在"以虚证实",并非无的放矢。

三、对于"主火热论"的商榷

刘氏除强调"上善若水,下愚如火"和"水善火恶"外,又指出"六气皆从火化""五志过极,皆为热甚。"复把《内经》中后人所谓"病机十九条"的内容,将属于火热的病机扩展为 50 余种,这不能不承认刘氏确是主火论者;如对刘氏整个学说加以仔细分析,就不能给以这片面的论断。须知刘氏只是对外感伤寒,认为始终是热病。如说:"人之寒,则为热病……六经传受,由浅至深,皆是热证,非有阴寒之证。古圣训阴阳为表里,惟仲景深得其意。后朱肱编《活人书》特失仲景本意,将'阴阳'二字,释作寒热,此差之毫厘,失之千里矣。"《伤寒医鉴》又指出刘氏认为伤寒是汗病,也就是热病。即使是三阴证,也是邪热在脏在里,以脏为里为阴,当下之。只有杂病才有阴证,阴证终不为汗病所有。《伤寒直格·伤寒传染论》中,复说明伤寒是"邪热暴甚于内,作发于外而为病"。这些都是刘氏坚持外感伤寒为热病的论证。至其对于外感热病以外的其他杂病,则并未拘执火热一偏之见。他在《素问病机气宜保命集·本草论》里说:"流变在乎病,主治在乎物,制用在乎人。明此三者,则可以喻七方十剂。"这就充分体现了刘氏在临床工作中,首先是掌握实际材料,然后结合辨证论治的规律,从事于立方遣药的实事求是精神。刘氏还有"水少火多,为阴虚阳实而病热;水多火少为阴实阳虚而病寒"的精辟论点,更说明刘氏绝非只凭主观执着于"火热"的片面观点之流。再观刘氏治杂病的《宣明论方》,载有自制和选录方剂共 350 余首,除药性平和及寒热并用方约占 66％外,偏于温热占 21％,偏于寒凉的只占 13％。这又证实了刘氏并非只知有"火热"而不知其他。因此,可以断言,刘氏之所以认为外感伤寒始终是热病,完全是从临床实践中来。根据刘氏"大抵杂病者,气之常也,随方而异,其治不同。卒病者,气之异也,其治则同,其愈则异"之说,可以想见当时"人以常动,内外皆扰"的情景,以致流行的伤寒,都具有属于热证范围的共同类型。这也就使刘氏从实践中坚定了外感伤寒始终是热证的信念,从而建立注重辛凉、反对辛温的治疗原则。至于刘氏所谓"水善火恶"的火,当指邪火而言。来自外部的火热之邪和六气转化之火,固然是邪火,就是属于生理方面的正火,在一定的影响下,也会转化为邪火。刘氏说:"水火欲其相济,火上有水制之,则为既济;水在火下,不能制火为未济,是知水善火恶。"这不仅指出了属于生理方面的正火转为邪火的根本原因,也说明了刘氏所一再指责的火,是为害于人的邪火,与生理方面的正火有本质上的区别。

四、学说的特点及其对后世的影响

刘氏的学术思想,当是渊源于《内经》《难经》和《伤寒论》,但更现实的是受到钱乙重视阴阳五行基础理论的影响和亲身经历的经验。他力主用清法治疗外感伤寒,为后世温病学奠定了良好基础,一直到现在,还具有指导临床的重大作用。在杂病方面,最突出的是关于卒倒无知的中风证的病因问题,他否认为外风。他说:"所以中风瘫痪者,非谓肝木之风实甚而卒中之也,亦非中于外风尔,由于将息失宜,心火暴甚,肾水虚衰不能制之,则阴虚阳实而热气怫郁,心神昏冒,筋骨不用而卒倒无知也。多因喜、怒、思、悲、恐之五志有所过极而卒中者,由五志过极皆为热甚故也。"这就为后世医家对本病病因的认识和治疗方面,提供了新的线索,开辟了广阔的道路。

刘氏在医学上的贡献,不仅是纠正了当时临床上忽视辨证论治的不良风气,而且扩展了学术方面的知识领域。特别是指出有关病理方面的"火"的问题。他认为除了六淫中火热之邪和诸邪从火化的火邪以外,生理方面的正火如果失去水制,也就变为邪火而致人于病,最显著而且最常见的是由于五志过极使正火转化而成邪火。其后,张子和也主张正火贵乎平。他在题为《三消之说当从火断》的论文中说:"五行之中,惟火能焚物,六气之中,惟火能消物……火得其平,则烹炼饮食,糟粕去焉;不得其平,则燔灼脏腑而津液涸焉。"继之有李东垣,认为正火是否转化为邪火,决定于元气的盛衰。他说:"火与元气不两立,一胜则一负。"并在刘氏"五志过极皆为热甚"的启示下说:"心君不宁,化而为火。"嗣后,朱丹溪又提出"火起于妄,变化莫测,无时不有。煎熬真阴,阴虚则病,阴绝则死"的论断。他们在治疗上,除共同主张的用滋水降火法外,李东垣又补充了补阳益气佐以苦寒泻火法。清代程钟龄又指出,自内而生的邪火是虚火,借以区别于自外而来的实火。并提出"虚火如子,子逆则安之;实火如贼,贼至则驱之"的治疗原则。这就使有关于病理方面的"火"的问题,逐步获得解决,而且在治疗方面不断地充实提高。这不得不归功于刘氏之有以肇其端,子和、东垣等人才得以宏其议,由是而日臻完善。还有《药治通义》曾记载刘氏对中风、偏枯、诸痈、痃疟、风头痛、多食生脍、久病胁痛、筋骨挛痛、打仆坠堕⋯⋯诸疾,多采用吐法。并说:"用吐法宜早不宜夜,吐前应先令病人隔夜不食,吐罢可服降火利气安神定志之剂。"于此,可知张子和之善用吐法,亦善师承刘氏者;朱丹溪倡用的"倒仓法"虽然是来自西域,但未尝不是受着刘氏、张氏实践经验的启发。总之,刘氏在扭转当时以不变成为应万变疾病的错误医疗作风中,作出了最大的努力,同时也造成了医学上学术争鸣、蓬勃繁荣的景象,大大推动了中医学的发展。

必须指出,中医学术语中的"火",是用"援物比类"和"比物立象"的方法,以说明有关生理、病理方面的一些问题。如前者是代表机体一切正常的生理活动;后者则是把病体上一些不正常的躁动不安的现象和形成的原因,都归之于"火",作为指导实践的理论,其根据即"火为阳,阳主动"也。

略论张子和学术思想

金元时代四大医家之一的张子和,是祛邪学说的忠实继承和发展者。他崇奉《内经》重视邪气致人于病的观点。但他在主张先除邪实的同时,并未忽视正虚的一面,如他在《汗下吐三法该尽治病诠》论文中说:"良工之治病者,先治其实,后治其虚,亦有不治其虚时。"就说明了他并非只知邪实而不知正虚。辩证法是研究对象本质自身中的矛盾。张子和正是在《内经》辩证地阐述任何病内部都存在着邪实与正虚的斗争的启示下,认为"邪实"是致病主要原因,坚持"先治其实"的主张。"用药如用兵,治病如对敌",在战略战术中,"消灭敌人是第一位的,保存自己是第二位的"。欲保存自己,必先消灭敌人。张氏继承和发展《内经》强调祛邪的治病方法,盖有至理存焉。

一、张氏祛邪学说的理论根据

《内经》充满着朴素的辩证法思想,现已为人们所重视。《内经》本着矛盾的普遍原理,认识到人们疾病的形成,是由于体内有邪正斗争的矛盾。所谓"真邪相抟"(《灵枢·根结》篇)、"真邪相攻"(《灵枢·胀论》篇)。其治病的指导思想,是重在祛邪。所谓"除其邪则乱气不生"(《素问·四时刺逆从论》),"邪气不出,与其真相搏,乱而不去,反还内著"(《灵枢·邪气脏腑病形》)。其祛邪的具体方法,是"其高者因而越之,其下者引而竭之⋯⋯其在皮者汗而发之⋯⋯血实宜决之"(《素问·阴阳应象大论》)。这就为祛邪外出的汗、吐、下三法提供了运用准则。《灵枢·九针十二原》篇还指出"今夫五脏之有疾也,譬犹刺也,犹污也,犹结也,犹闭也。刺虽久,犹可拔也;污虽久,犹可雪也;结虽久,犹可解也;闭虽久，犹可决也。"于此，可见以祛邪为主的治疗方法，不仅适用于外感一类的新病，也适用于一些慢性型的久病。汉代张仲景在继承和发展《内经》辨证论治法则的同时，建立了汗、吐、下三法的理法方药。宋代许叔微为了纠正人们执着于受邪者，正必虚，虚即当补的见解，曾在其所著《普济本事方》中不止一次地提出"邪之所凑，其气必虚，留而不去，其病则实"的精辟论点。既明确了疾病过程中正虚与邪实之间的相互作用和发展趋势，也提示了祛邪是治疗上的主要方法。

张氏在《素问·调经论》"夫邪之生也，或生于阴，或生于阳。其生于阳者，得之风雨寒暑；其生于阴者，得之饮食居处，阴阳喜怒"的启发下，在《汗下吐三法该尽治病诠》论文中说："夫病之一物，非人身素有之也。或自外而来，或由内而生，皆邪气也。邪气加诸身，速攻之可也，速去之可也……夫邪之中人，轻则传久而自愈，颇甚则传久而难已，更甚则暴死。若先论固其元气，以补剂补之，真气未胜，而邪已交驰横骛不可制矣……必欲去大病大瘵，非汗吐下未由也已。"张氏痛心疾首于当时"补者人所喜，攻者人所恶"的不良风气，因而在《骨蒸热劳》门有"五劳之病，今人不知发表攻里之过也"的忿激之谈。这更说明了张氏明确认识到任何疾病内部都有邪正斗争的矛盾，五劳的形成，也在于未先予祛邪，他还认为一些慢性病，出于屡进温补，酿成药邪。如在《十形三疗·热形》门中，载有治疗久服热药的瘵证病例，他曾提出"先夫其药邪，后及病邪"的见解。总之，他在临床实践中，是把邪之为物放在首要地位的。

二、张氏以通为补的观点

张氏从《素问·阴阳应象大论》"气虚宜导引之"。《素问·调经论》"血气不和，百病乃变化而生"和《灵枢·经脉》篇"脉道以通，血气乃行"等论点，认识到《内经》一书，惟以气血流通为贵（《凡在下者皆可下式》）。因而提出"壅而不行者，荡其旧而新之"和"陈莝去而肠胃洁，癥瘕尽而营卫昌。不补之中，有真补者存焉"（《凡在下者皆可下式》）诸说。张氏复结合《金匮要略》"若五脏元真通畅，人即安和……四肢才觉重滞，即导引吐纳，针灸膏摩，勿令九窍闭塞"之说，树立了人体"贵流不贵滞"（《推原补法利害非轻说》）符合于人们正常生理活动的观念，并在同篇说："夫养生当论食补，治病当论药攻……医之道，损有余，乃所以补其不足也。余尝曰：吐中自有汗，下中自有补，岂不信然……余虽用补，未尝不以攻药居其先，何也？盖邪未去而不言补，补之则实足资寇。"这既说明了祛邪即所以安正寓补于攻的原理，也体现了"新陈代谢"的自然规律。所谓欲"致新"必先"推陈"。

三、张氏在实践中对汗、吐、下三法的具体运用

张氏在《汗、下、吐三法该尽治病诠》论文中说："诸风寒之邪，结搏皮肤之间，藏于经络之内，或发疼痛走注、麻痹不仁及四肢肿痒拘挛，可汗而出之；风痰宿食，在膈或上脘，可涌而出之；寒湿固冷，热在下焦。在下之病，可泄而出之……所谓三法可以兼众法者，如引

涩、漉漉、嚏气、追泪,凡上行者,皆吐法也;灸、蒸、熏、渫洗、熨烙、针刺、砭射、导引、按摩,凡解表者,皆汗法也;催生、下乳、磨积、逐水、破经泄气,凡下行者,皆下法也。"于此,可见张氏对汗、吐、下三法的运用,不是固执成见,而是有的放矢。还认识到汗、吐、下三法的实施,并不完全依靠于药物的内服,方法是多种多样的。这不仅发挥了《内经》和张仲景的理论,而且在方药的使用上也积累了丰富的经验,值得我们继续加以发扬。特别是其中的吐法,对顽固性偏重于邪实的患者,每多捷效,更值得我们重视和研究。

四、张氏学说中的不足之处

《汗下吐三法该尽治病诠》文中说:"惟脉脱下虚,无邪无积之人,始可议补,其余有邪积之人而议补者,皆鲧堙洪水之徒也。"这就忽视了扶正以祛邪的方法在治疗上的作用。尽管适用扶正以祛邪法的病例不多或是仅在病程中的个别阶段,但如果只强调祛邪即所以安正而无视扶正是为了更好的祛邪,就不符合于辩证法思想。篇中还有"天之六气,风、火、暑、湿、燥、寒;地之六气,雾、露、雨、雹、冰、泥;人之六味,酸、苦、甘、辛、咸、淡。故天邪发病,多在乎上;地邪发病,多在乎下;人邪发病,多在乎中"诸说,皆不切实际。其所载《撮要图》,更有牵强附会之嫌。因此,我们在学习他的长处的同时,应该舍弃其不合理的部分。

浅论张子和祛邪学说的承先启后

张子和祛邪学说的成因较多,其中一个不可忽视的重要因素,即金元时代医疗上滥用温补的风气盛行。张氏在《儒门事亲》中指出:"庸工之治病,纯补其虚,不敢治其实,举世皆曰平稳,误人而不见其迹,渠亦自不省其过,虽终老而不悔,且曰:'吾用补药也,何罪焉?'盖病者闻暖则悦,闻寒则惧,说补则从,说泻则逆,此弊非一日也。"并说:"夫补者人所喜,攻者人所恶,医者与其逆病人之心而不见用,不若顺病人之心而获利也。"可见当时医者、病家喜热恶凉,喜补恶攻的偏见,已相习成风。张氏针对时弊,反复详说《内经》中有关"祛邪"的医疗理论,并通过临床实践,提出了论病首重邪,治病当先祛邪的卓越见解。

一、祛邪学说的理论依据

(一) 对邪气和邪正关系的认识

张氏祛邪学说的核心论点是:"夫病之一物,非人身素有之也,或自外而入,或由内而生,皆邪气也。邪气加诸身,速攻之可也,速去之可也,揽而留之何也。"邪气的产生,每由正气失常所致。张氏在《内经》"非其位则邪""变则邪气居之"的启示下,指出:"夫天地之气,常则安,变则病。"对于由内而生的邪气,也认为由情志、饮食等失去正常节制而造成。还认为血液循行的失常、痰的蓄积,均为病邪。此外,久服不切病情的药物,则可积累为"药邪",既已为邪,则当驱逐之。因此,他说"先去其药邪,然后及病邪";又说"痰即是病也,痰去则病去也"。

在疾病过程中,邪正斗争的结果决定于双方的胜负。如果邪轻正胜,疾病向愈;正邪相搏,迁延缠绵;邪胜正衰,病甚致死。他说:"夫邪之中人,轻则传久而自尽,颇甚则传久而难已,更甚则暴死。"因此,张氏重视邪气致病,在临床侧重于通过祛邪的方法,达到保护正气的目的。他认为对于因邪致病者,首当祛邪为务,"若先论固其元气,以补剂补之,真气未胜而邪已交驰横骛而不可制矣"。有鉴于此,张氏指出:"今子论汗、吐、下三法,先论攻其邪,邪去而元气自复""凡在上者皆可吐""凡在表者皆可汗""凡在里者皆可下"。

(二)重视血气流通

张氏从《灵枢·经脉》篇"脉道以通,血气乃行……经脉者,所以决死生,处百病,调虚实,不可不通"和《素问·调经论》"五脏之道,皆出于经隧以行血气,血气不和,百病乃变化而生"诸说,体会到"《内经》一书,惟以气血流通为贵",因而树立了血气"贵流不贵滞"的观点。

进而,张氏认为血气流行失畅可以产生内在之邪,或招致外来之邪。邪既内踞,就更加剧了血气的滞而不流,势将造成恶性循环。因此,张氏对此总以祛邪为急,借祛邪的手段,达到恢复人体血气流通的目的,所谓"陈莝去而肠胃洁,癥瘕尽而营卫昌"。在三法外,张氏还善用针刺出血以收疏通血气之效,他说:"出血之与发汗,名虽异而实同。"这种通过祛邪而使血气流通的医疗理论,确是张氏之卓见。正如何梦瑶谓:"子和治病,不论何症,皆以汗、吐、下三法取效,此有至理存焉……人身气血贵通而不贵塞,非三法何由通乎?"

二、卓有胆识的临床实践

张氏针对当时喜补恶攻的风气,乃致力于汗、吐、下三法的研究。他将三法用之于临床实践,不但收到了预期的效果,而且达到了相当熟练的程度,正如他自述:"况予所论,识练日久,至精至熟,有得无失,所以敢为来者言也。"在《儒门事亲·十形三疗》中载医案139个,其中下法和吐法兼用的占40%;用吐法的占30%;汗、下、吐三法并进的占5%;单用汗法的占4%;用针刺出血法的占10例;用精神疗法的有4例。现略举数例,以见一斑:

治一妇人年四十余,病偏头痛数年,大便燥结如弹丸,目赤、昏涩、眩晕。戴人诊其两手脉,急数而有力,断为燥金胜而乘肝,肝气郁而气血壅,上下不通。遂用大承气汤更加芒硝,下泄二十余行,而痛随利减。如是三次,病乃愈。

又有军校三人皆病痿,其中两人因误进温补而不起。另一人求治于戴人,戴人曰:公服热药亦久矣,必先去药邪,然后及病邪,先以舟车丸、浚川散,大下一盆许,两足原不仁,至是觉病痒,累下三百行,病始愈。

再治一男子年六十余,病腰尻脊胻皆痛,数载不愈,大便燥结,诊其两手脉,皆沉滞坚劲,力若张纮。既得病之癥结所在,乃用大承气汤加姜枣,和服牵牛头末,下池四五行,皆燥粪块及瘀血,续用导饮丸、甘露散,调治四十余日而痊愈。

对于停饮证,用吐法治疗,取效也速。如治一妇少年时,曾因大哭后,痛以冰水困卧,致水停于中,渐发痛闷,叠进温药无效。十余年后,食日衰,积日茂。上自鸠尾,下至两胁及脐下,时作剧痛,胸腹结硬,几不可近。戴人诊其脉,寸口独沉而迟。先用瓜蒂散涌痰五七升,凡三涌三下,汗如水者亦之,而夙疾顿蠲。

对于飧泄,张氏曾用汗法治之,竟获奇效。如治赵某之病飧泄,水谷不消,腹作雷鸣,诸医以为脾受太寒,而戴人则曰:"《经》曰:岁木太过,风气流行,脾上受邪,民病飧泄。"诊其两手脉皆浮数,认为病在表,风当随汗出。故以火两盆,暗置其床下,复投以麻黄汤,得大汗。一时许,汗止,泄亦止。

语云:实践出真知。张氏祛邪学说的渐趋成熟,以及运用汗、吐、下三法的如响斯应,不仅在于他对经典著作的心领神会,更重要的是来自于他自己有胆有识的临床实践。

三、祛邪学说对后世医家的影响

(一)朱丹溪对邪气致病和血气流通的认识

张氏之后,重视祛邪学说的医家当首推朱丹溪。朱氏固然重视由阴亏而引起相火妄动的内在之邪,但绝不忽视自外而来或由内而生的湿热之邪,所谓"湿热相火为病甚多"。尤其重要的是,他提出了由于气、血、痰、火、食、湿郁结而产生诸郁证的辨证论治法则,同时作出了"气血冲和,万病不生,一有怫郁,诸病生焉,故人身诸病多生于郁"的精辟结论。朱氏曾向中年人推荐具有除旧更新、冀终天年作用的"倒仓法"。可以说朱氏对祛邪学说的精蕴,确已了解无遗。

(二)吴又可"开门祛邪"的主张

明末吴又可认为温疫病是六淫之外的一种"戾气",其治疗以祛邪为急务,"用汗、吐、下三法"。他强调"开门祛邪",认为温疫病是邪伏于里,当侧重于攻下。他说"温疫可下者约二十余证,不必悉具",只有"里邪逐尽"方能"表里自和",所以他善用硝黄。《名医类案》有"吴又可出,俨然一张子和也"之说,洵属确论。

(三)汗下两法在温病治疗中得到丰富和发展

祛邪学说为清代温病学派所接受。他们无论在治疗方法,抑或是祛邪理论方面,都大大发展了子和的祛邪学说。如用汗法,却有别于麻桂,提出"更有不求汗而自汗解者"的观点,认为诸如苦寒攻下、对气滞者的开导、血凝者的消瘀等法,都可得汗而解。在下法方面,其方剂也有不少新创,最著者如《温病条辨》中所列的五首承气汤。在理论方面,有柳宝诂"邪热入里,则不复他传。故温热病热结胃腑,得攻下而解者十居六七";叶天士之"再论三焦,不得从外解,必致里结,里结在何,在阳明胃与肠也,亦须用下法"等等。

(四)王清任、唐容川关于"血气流通"的新贡献

清代王清任、唐容川继承了子和的祛邪学说,认识到瘀血是妨碍血气流通的内在之邪,亟宜攻之去之。如王清任根据瘀血所在部位的不同,列举血病 50 余种,制订了几首著名的逐瘀方剂。这些方剂疗效卓著,至今仍被大量临床实践所验证。他还在《医林改错·黄芪赤风汤》条下指出:"此方治诸病皆有效者,能使周身之气通而不滞,血活而不瘀,气通血活,何患疾病不除。"唐容川在《血证论》中强调祛瘀血以生新血的作用,他说"瘀血不去,新血且无生机。况是干血不去,则新血不生,则旧血亦不能自去",认为祛瘀和生新是并行不悖的,祛瘀的同时已寓有补虚的作用,用活血化瘀药物可达到止血的目的。此说充实了中医学祛邪安正的内容。

四、祛邪学说之评价

凡科学的东西,都经得起反复验证。自张氏以祛邪安正立论以来,迭经历代杰出的医学家认真地反复实践,使这一法则不断获得充实和发展,特别是近年来通过对通里攻下、清热解毒及活血化瘀等治法的临床和实验研究,更是支持并发展了张子和的攻邪学说。如天津南开医院根据"以通为用"的原理,对急腹症(包括急性阑尾炎、急性阑尾炎合并腹膜炎、急性胰腺炎、肠梗阻、溃疡病穿孔、胆道蛔虫症、急性胆囊炎等)采取以中药为主的中西医非手术治疗,取得一定的疗效,受到世界外科学会的重视。又如重症肝炎,国外的病死率为 60%～70%,上海传染病医院采取中西医结合治疗,病死率为 40%～50%。实践证明,以"通下祛瘀法"为主,可以显著地减轻消化道症状,用以治疗胆汁淤积型病毒性肝炎,也取得了疗效。此外,有报道说,以活血化瘀、通里攻下、清热解毒法为主治疗 52 例流行性出血热,全部治愈。特别是早期应用活血化瘀药,具有增加吞噬细胞吞噬能力和增强网状内皮系统活力的作用,对改善血循环,防止弥漫性血管内凝血等可能有所裨益;而通里攻下还具有抗感染、排毒素的作用,是一种祛邪扶正的积极措施;清热解毒药则具有抗菌、抗病毒及解毒的作用。至于严重威胁老年人生命的肺心病,也有报道用"通里攻下,活血化瘀"法为主治疗,疗效良好。并认为此法具有抑菌消炎,提高免疫能力,消除胃肠积滞等作用。还有报道用通里攻下法治疗 10 例"挤压综合征"获得较满意的效果。据统计,攻下法已广泛用于急性传染病中的乙型脑炎、病毒性肝炎、急性菌痢、肠伤寒、重症肝炎,以及心血管疾患中的高血压如中风等 30 多种病证。我们曾遇到 1 例"亚急性细菌性心内膜炎"患者,持续高热(39～40℃)已有 1 个月余,在用多种抗生素治疗无效的情况下改用中医药治疗,抓住腹硬满、便不通的主症,以通里攻下法为主,仅 3 剂即便通腑清,高热很快下降,病情亦转危为安。近年来,活血化瘀法已广泛应用于内、外、妇、儿、皮肤、五官、神经、肿瘤等各科多种疾病。现代科学研究证明,血瘀证患者除在血液流变学方面表现为血液浓稠

性、黏滞性、血细胞间聚集性的增高外,血液凝固性可能也有明显增高,而活血化瘀药有增加血液流量,改善血液流变性质和循环的作用。通过对 50 余种药物制剂的抗凝作用的研究,发现某些活血化瘀药具有强烈的抗凝作用,因此能使血液流变学的多种指标得到改善或纠正。可见,张氏"陈莝去而肠胃洁,癥瘕尽而营卫昌""损有余即所以益不足",祛邪即所以扶正的观点,是经得起反复实践检验的,并已得到现代科学的验证,因而是极为宝贵的,有必要在今后作更为深入的研究。

(刘树农　俞尔科)

论朱丹溪"阳常有余、阴常不足"
说和张景岳"阳常不足论"

中医学对于虚与实的概念是:有余为实,实,是邪实。不足为虚,虚,是正虚。如《难经·十二难》"实实虚虚,损不足而益有余,如此死者,医杀之耳"之说,就说明了不足之正虚应益而反损,有余之邪实应损而反益,不死何待。可是朱丹溪"阳常有余,阴常不足"之说中的"有余"和"不足"的概念,既不是指邪实与正虚,阴与阳,自也不代表邪与正,而是指机体内的正阴与正阳。如他在《格致余论》中说:"天,大也,为阳,而运行于地之外。地,居天之中,属阴,天之大气举之。日,实也,亦属阳,而运行于月之外。月,缺也,属阴,禀日之光以为明者也。"但《素问·天元纪大论》说:"天有阴阳,地亦有阴阳。"《张子正蒙注·参两篇》"日质本阴、月质本阳"原文下的注语是:"日,火之精也。火内暗而外明,离中阴也;月,水之精也。水内明而外暗,坎中阳也。日月不可知,以水火坎离测之。"于此,可知天与日,非纯阳而无阴,地与月,非纯阴而无阳。朱氏企图以"天大于地,月禀日光"自然界的表面现象,作为人体中"阳常有余,阴常不足"的佐证,未免是在枉费笔墨。朱氏又图从《内经》中找到"阳有余、阴不足"的理论支柱,复引用《素问·太阴阳明论》"阳道实,阴道虚"之说。但根据王冰遵循该篇"阴阳异位,更实更虚"的上文,作出"是所谓更实更虚也"的注语,则可知阳道非常实,亦有其虚时,阴道非常虚,亦有其实时矣。而所谓"阴阳异位",实等于矛盾的主要方面互易其位置,位置既互易,为实为虚亦随之而变换。必须指出,这里虚与实的概念,既不是指正虚与邪实,也不是指阴与阳的本质,仅仅是描绘阴阳两者在矛盾运动中,孰为矛盾的主要方面的阶段而已。实,是代表矛盾的主要方面,虚,是代表矛盾的非主要方面。因此,"阳道实,阴道虚"的经文,更不足以使"阳有余,阴不足"之说,有立足之地。然而,假使从朱氏《相火论》中"天主生物,最恒于动,人有此生,亦恒于动""凡动皆属火""火起于妄,变化莫测,煎熬真阴,阴虚则病,阴绝则死"诸论点,探索"阳常有余,阴常不足"

113

说的真正内涵,则不妨理解其"阳常有余"的有余之阳不是正阳而是邪阳,即李东垣所谓"火为元气之贼"的邪火。苟非邪火,何以能"煎熬真阴",根据《素问·玉机真脏论》"故邪气胜者,精气衰也"的论点,则知阳之所以有余而成为"邪实",正是阴之不足的"正虚"所引起。这也就符合于"有余为实,实为邪实;不足为虚,虚为正虚"的概念。而"阳常有余,阴常不足"之说,也就站得住脚。

明代张景岳在"贵阳贱阴"封建残余思想的指导下,竭力反对"阳常有余,阴常不足"之说。不惜违悖自己在《景岳全书·虚实篇》里所说"有余为实,实言邪气,不足为虚,虚言正气",对"有余"与"不足"的正确概念。始而说"阳常不足,阴常有余",继而说"阳常不足,阴非有余",最后又只说"阳常不足"。他在《类经附翼·大宝论》中,以象阳之阳爻的一整卦与象阴之阴爻的两断卦相较,说"何谓其一? 一即阳也""何谓其二? 二即阴也"。于是认为"阴多于阳"。殊不知古人以地象阴,地有水、陆两部分,因作"两断卦"以象征之,与"一整卦"固无多与少之差也,他又说"水大于日,独不虑阳之不足,阴之太过乎"。水,果大于日乎? 诚无知之甚矣,张氏复在《景岳全书·阳不足再辨》文中说:"自幼至老,凡在生者,无非生气为之主,而一生之生气,何莫非阳气为之主而俱有初中之异耳。""且阳气在人,即人人百岁,亦不过分内之天华,而今见百人之中凡尽天年而终者,果得其几,此其天而不及者,皆非生气之不及耶! 而何以见阳之有余也。阳强则寿,阳衰则夭,又何以见阳之有余也,难得而易失者,惟此阳气,既失而难复者,亦惟此阳气,又何以见阳之有余也。观天年篇曰:人生百岁,五脏皆虚,神气皆法,形骸独居而终矣。夫形,阴也;神气,阳也。神气去而形犹存,此正阳常不足之结局也,而可谓阳常有余乎!"观于此,可谓极尽反驳"阳常有余说"之能事矣。但按诸实际,张氏《阳不足再辨》一文,完全是主观臆造,不足以服人。第一,《素问·生气通天论》曰"生之本,本于阴阳"。可见"生气"中必含有阴阳两者,阴阳双方具有对立统一的矛盾运动,矛盾的主要方面,常互易其位置,焉能但以阳气为生气之主? 第二,同书同篇有"故阳强不能密,阴气乃绝"之说,谆谆告诫人们阳不可强,强则不密雨至于阴绝。阴阳是互根的,不可有阴而无阳,也不可有阳而无阴。若由于阳强而阴绝,强阳亦不能独存。只有阳破阴消而结束其生命。乃张氏强调"阳强则寿",不知何所据而云然,第三,《素问·八正神明论》曰"血气者,人之神,不可不谨养"。而《灵枢·天年》篇"神气皆去"说中的"神气",就包含着血与气,也就包含着阴与阳。"皆去"的"皆"字,已说明了这一点。奈何张氏竟视而不见,认为"神气"只是阳气,是令人难以置信的。同样,"形骸独居而终矣"句中的"独"字,更说明了"阴阳皆去"生命停止,而尸体独存。张氏竟以没有生命的尸体,拟之于有生命的机体内与阳相互依存的"阴",重复他在《大宝论》中"形固存而气则去,此以阳脱在前,而阴留在后"的错误论点。总之,张氏为了维护其不合理的"阳常不足"的偏见,乃不惜曲解经文,编造出违反客观现实的种种无稽之谈,徒见其心劳日拙耳,须知机体内维持生命生存的物质基础——阴阳两者,是始终保持着相对的动态平衡,反乎是,轻则病,重则死。因此,持贵阴或贵阳之说者,均为医道之魔障、阻碍中医学发展的绊脚石。

张介宾学说的剖析

张介宾为明代大医学家,谓其学识渊博,著作丰富,既精于医,复通于《易》及黄老之学。可是,他的观点掺杂着大量的道家思想,表现在过分崇奉《易经》用于卜巫的阴阳说,这不仅歪曲了《内经》论证医学上阴阳说的精神实质,而且把前者强加于后者,顽固地执着于重阳抑阴。这一错误思想越多越浓,就使《内经》运用阴阳学说的真谛越晦越失。其次,捡起了为《内经》所不取而见于《难经》的"元气"说,如"先天之元气和后天之元气"。虚无缥缈,不切实际。再次,无视于《内经》有关"气"特别是人体内"真气"的阐述,片面地强调"气"就是属于阳,提出"气为主,血为从"的主张。虽然在《景岳全书》里摘录《内经》有关气的文字若干条,但都是"述而不作",未能令人释疑解惑。复次,对疾病内部存在着邪正交争的认识,也是时明时昧,虽然有"治病之则,当知邪正,当权轻重"之说和从脉象上诊察邪正双方孰进孰退的趋势的观点,但他却又强调"无邪"的"非风"症,否认了自内而生的如停水、湿痰和瘀血等诸邪,而一味蛮补,且强调"补必兼温"的偏见。凡此种种,一经剖析,均不无可议。爰效张氏"夫成德掩瑕,岂非君子,余独何心,敢议前辈,盖恐争之不力,终使后人犹豫,贻害弥深"(《类经附翼·真阴论》)之说,聊贡刍言,求正则哲!

一、重阳抑阴的阴阳说

原文 道产阴阳,原同一气。(《景岳全书·传忠录》)

按语 阴阳两类的气,原共处一气之中。古代朴素的唯物辩证法的自然观在不断发展的过程中,形成了万物由阴阳二气组成的元气学说,并强调了阴阳对立统一和斗争,是事物发展的动力。假使一气之中,不含有阴阳两者的矛盾,则气之一物,根本就不能存在。王冰在《素问·天元纪大论》"太虚廖廓,肇基化元"句下作注说:"太虚为玄空之境,真气之所充,真气无所不至,故能为生化之本始。"《张子正蒙》说:"太虚不能无气。"俱说明气是空间所固有的,有气即为阴阳。张氏所说"道产阴阳"的道,只能是老子所指先于物质而有精神的所谓道,与古代把自然界看作是物质的,相互联系的,不断变化的整体观点相对立。《易系辞》说"一阴一阳之谓道",《素问·阴阳应象大论》说"阴阳系天地之道也"。这所谓道,"是变化生成之道"(《王冰注》),是自然界的根本规律,是由阴阳两者对立统一和斗争的动力产生和规定的。根本不存在产生阴阳的道。

原文 生杀之道,阴阳而已,阳来则物生,阳去则物死。凡日从冬至以后,自南而北谓之来,来则春为阳始,夏为阳盛。阳始则温,温则生物;阳盛则热,热则长物。日从夏至以后，自北而南谓之去，去则秋为阴始，冬为阴盛。阴始则凉，凉则收物，阴盛则寒，寒则藏物，此阴阳生杀之道也。然如下文曰：阳生阴长，阳杀阴藏，则阳亦能杀，阴亦能长矣。《六节脏象论》曰生之本，本于阴阳，则阴亦能生矣。故生于阳者，阴能杀之，生于阴者，阳能杀之。万物死生，皆由乎此。（《类经·阴阳类》）

按语 从这节文字中，可以看出张氏，一，不理解阴阳的有离有合；二，不认识对立的双方都是以对方的存在为自己存在的条件；三，误"生""杀"的本义；四，片面理解自然界和机体生长化收藏的规律；五，盲目崇奉贵阳贱阴的封建思想。有此五者，就迫使他在言论上牵强附会，宣扬"阳主生，阴主杀"的糊涂论点，妄图以自然界局部的植物向荣和凋零的现象，作为"阳来则物生，阳去则物死"的佐证。其实，植物的枝叶虽零落，其根柢仍然是活的。艾思奇《辩证唯物主义历史唯物主义》告诉我们："人们如果把认识的某些方面加以夸大，把某些局部当作全体，这就在认识上陷于片面性、主观性的毛病，从而可能导致唯心主义的错误。"张氏在"生之本，本于阴阳""阳生阴长，阳杀阴藏"等经文威慑下，明知不能自圆其说，于是歪曲了阴阳互相制约的本意，编造了"生于阳者，阴能杀之；生于阴者，阳能杀之"互相残杀的无稽之谈。实际上，无论是自然界还是具有生命的机体中，阴阳两者都是既相互资生，相互渗透，又相互制约，相互排斥，不断地进行矛盾运动，以生以化。绝对不会有相互残杀的局面。王夫之在《张子正蒙·参两篇》中"两故化"句下作注说："阴中有阳，阳中有阴，非阴阳判离，各自孳生其类。故独阴不成，独阳不生。"张氏既错误地认为"阳主生，阴主杀"，又执着于时序递增的自然现象，硬搬到人体上，说什么"阳来""阳去"，未免是脱离实际的生搬硬套。我们的祖先早就直接观察到人们不断地与外界进行物质交换，指出机体内部以出入升降的矛盾运动，完成不断生长化收藏的过程。所谓生、长，自是指物质的生和长，也就是"阳生阴长"。而所谓化、收、藏的过程，则是物质"自我否定"的过程。"一切事物在产生之时，已经孕育了否定自己的因素，新事物对于旧事物的否定，就是事物内部这种否定因素发展的结果，而不是起因于某种外力的作用。外部的条件总是要通过事物内部的矛盾起作用的。""新事物是对于旧事物的否定，因此，它和旧事物之间有者本质的差别。但是一切新事物又都是从旧事物的内部产生出来的，因此，它和旧事物之间又存在着必然的联系。和旧事物没有任何联系的新事物是没有的。""任何东西的死亡都是转化为另一种事物，而不能化为绝对的无，辩证法的否定，决不是简单地宣布没有。""辩证的否定不是简单地抛弃，而是扬弃，是既克服又保留，克服旧事物，保留以往发展中对新事物有积极意义的生命，并把它发展到新的阶段。"（艾思奇《辩证唯物主义历史唯物主义》）这就使我们体会到"阳杀"是指"已经孕育了否定自己的因素"，而"阴藏"，则是指"保留以往发展中对新事物有积极意义的生命"，至于张氏所说"阳来则物生，阳去则物死"，姑不论其以物之生死决定于阳之来去的荒诞之经，就是以阳之来去为物之生死的观点，已陷入唯心主义的"外因论"。当然张氏在当时的条件下，不可能有辩证唯物主义的认识，自不能以今人的知识苛求古人。然而明代唯物主义者戴东原就有"一阴一阳，盖言天地之化不已也,道也。一阴一阳,其生生乎"(《戴东原集·谈易系辞论性》)之说,这又明确指出生化之道在于阴阳两者的相互作用。奈之何侈谈阴阳的张氏见不及此,动辄把互为存在的阴阳各自孤立开来,甘违经训而如"长梦不醒,贻害弥深"耶。

原文 天地阴阳之道,本贵和平,则气令调而万物生,此造化生成之理也。然阳为生之本,阴实死之基。故道家曰分阴不尽则不仙,分阳未尽则不死。华元化曰得其阳者生,得其阴者死。故欲保生重命者,尤当爱惜阳气,此即以生以化之元神,不可忽也。(《景岳全书·传忠录》)

按语 这是把"阳主生,阴主死",违反辩证法的片面性主观主义的东西强加到人们生命生存中来的,因而不惜搬用道家和华元化的无稽之谈。从古到今,所谓仙人谁曾见过?只是一种传说而已。《内经》早就教导我们说"阴阳离决,精气乃绝"(《素问·生气通天论》),这说明我们的祖先早就懂得了机体内互为存在的阴阳,缺一不可。已自发地具有"生命,蛋白体存在方式,首先正是在于生物在每一瞬间是它自身,同时又是别的东西。所以,生命也是存在于物体和过程本身中的不断自行产生并自行解决的矛盾。矛盾一停止,生命亦即停止,于是,死亡就到来"(恩格斯《反杜林论》)的辩证唯物主义思想。又《灵枢·本神》篇说:"是故五脏者,主藏精者也,不可伤,伤则失守而阴虚,阴虚则无气,无气则死矣。"这又说明阴虚的危害性,阴虚甚则气亦去而致人于死,况无阴乎?假如机体内真正无阴,则阳亦立即离去而矛盾停止,于是死就来到。其所谓"纯阳乃仙"之说是没有任何根据的。而"分阳未尽则不死"也同样是荒谬绝伦。须知分阳之所以未尽的同时必然存在着分阴。这是不以人们意志为转移的客观存在。

原文 夫阳主生,阴主杀。凡阳气不充,则生意不广,而况乎无阳乎,故阳惟畏其衰,阴惟畏其盛,非阴能自盛也,阳衰则阴盛矣。凡万物之生由乎阳,万物之死亦由乎阳,非阳能死物也。阳来则生,阳去则死矣。试以太阳证之,可得其象。夫日行南陆,在时为冬,斯时也,非无日也,第稍远耳。便见严寒难御之若此,万物凋零之若此,然则天地之如此,惟此日也,万物之生者,亦惟此日也……人是小乾坤,得阳则生,失阳则死,阳衰者,即亡阳之渐也。恃强者,即致衰之兆也,可不畏哉?(《类经附翼·大宝论》)

按语 由于张氏误解经文"生""杀"的本义,乃不惮其烦地宣扬"阳主生,阴主杀"的错误见解,已成积习。至于"阳惟畏其衰,阴惟畏其盛,非阴能自盛也,阳衰则阴盛矣"之说,则混淆了邪正的概念。根据张氏自己"虚实者,有余不足也。实邪气,虚言正气"之说,则这里所谓"阳衰"是正阳之衰,而所谓"阴盛"是邪阴之盛,阴阳两者,原是相互资生,相互制约的。如果由于正阳衰,使正阴失去应有的制约而形成偏盛,则其超越限度而偏盛之阴,已转化为危害健康的内在之邪。所以《内经》说"阴胜则寒""阴胜则阳病"。"人是一小乾坤"之说,自有所本。根据阴阳两者互为存在的规律,可知没有阴的孤阳和没有阳的独阴,同样是不可想象的。强调"得阳则生,失阳则死",是不切合实际的。《张子正蒙·参两篇》说"日为阳精,然其质本阴",又说"日质本阴"。张氏以日为纯阳无阴,不知何所据而云然。

原文 以生杀言,则阳主生,阴主杀。以寒热言,则热为阳,寒为阴,若其生化之机,则阳先阴后,阳施阴受。先天因气以化形,阳生阴也,后天因形以化气,阴生阳也。形即精也,精即水也,神即气也,气即火也。阴阳二气,最不宜偏,不偏则气和而生物,偏则气乖而杀物。(《类经附翼·大宝论》)

按语 既说"阴阳二气,最不可偏。不偏则气和而生物,偏则气乖而杀物",又何以坚持阳为主、阴为从的偏见?《灵枢·经脉》篇"人始生,先成精,精成而脑髓生"之说,是吻合于现代生理学的。至于阴阳两者的相互资生,原属物质内部矛盾斗争的一个侧面,"事物内部的矛盾斗争,是量变和质变及其相互转化的根源,所以质量互变的规律是对立统一规律的普遍表现形态之一。""物体的物理形态和化学形态,由一种形态到另一种形态的转化,也是通过根本质变实现的。"(艾思奇《辩证唯物主义历史唯物主义》)无论是形化气或气化形,都根源于物体内部矛盾斗争,无所谓阳生阴或阴生阳也,无论先天后天,都是如此。《素问·八正神明论》篇曰"血气者,人之神,不可不谨养"。张氏为了宣扬贵阳贱阴的封建思想,硬说"神即气也""气即火也"。火为阳,就等于说神就是阳,与阴无关。这就充分表现了主观唯心主义。既云"阴阳二气,最不宜偏",为什么又坚持"贵阳贱阴"的偏见,殊令人费解。

原文 夫二者阴也,后天之形也。一者阳也,先天之气也。神由气化,而气本乎天,所以发生吾身者,即真阳之气也。(《类经附翼·大宝论》)

按语 张氏以先天之气属阳,而发生吾身,后天之形属阴,而成立吾身。其实,在发生吾身的同时即成立吾身,何尝有先天之气与后天之形的区分?张氏认为"骨骼者先天也,肌肉者后天也"(《景岳全书·传忠录》)。然则骨骼非形乎?根据现代生理学认为胎儿通过母亲的血液循环吸取所需要的氧和营养物质的论点,则不论是发生吾身或成立吾身,均离不开气与精的物质基础。由于张氏不理解"阳化气,阴成形"正是阴阳的相互资生、相互依存,紧密地联系在一起的相互作用。张氏在《类经·阴阳类》中解释经文"阳化气,阴成形"时说"阳动而散,故化气,阴静而凝,故成形",这就难怪他要把阴阳各自孤立起来。根据《庄子·知北游》中"气聚则生,气散则死。通天下一气耳"和《张子正蒙·太和篇》"太虚不能无气""一物两体,气也"之说,则气原为太虚所固有,不待阳之化而存在,而气原是有形的,不过非目力所能及。气的变化运动,也在于它内部的矛盾性。"阳化气,阴成形",不过是指出在气的不断变化运动中,阳居于矛盾的主要方面;在气聚而成为有目共睹的物质形态过程中,阴居于矛盾的主要方面。张氏以阴阳分属于所谓先天后天之说,则不免有牵强附会之嫌。

原文 尝问之王应震曰,一点真阳寄坎宫,固根需用味甘温,甘温有益寒无补,堪笑庸医错用功。(《景岳全书·传忠录》)

按语 所谓"一点真阳寄坎宫",是指"坎中满"而言。张氏曲解卦爻的一象阳,一象阴的原理,竟在《类经·医易》文中言"亦象夫阳一而阴二,反觉阴多于阳"。《周易大论今注·第二章》言:"窃谓最初乃以一象天,以一象地。盖古人目睹天体混然为一,苍苍无二色,故以一整画象之;地体分水陆两部分,故以两断画象之。古人又认为天为阳类之首,地为阴类之首,因而扩展之,以一象阳类之物,以一象阴类之物。"张氏以一的两断画,称之为二,固属非是,复据以谓"反觉阴多于阳",更是误会。若以阳为天、阴为地两两相较,究竟是阳多于阴,还是阴多于阳,不待辩而自明。然而这是指自然界的阴阳而不是说机体上的阴阳。机体上的阴阳一直是处于相对的动态平衡状态。谈医学的阴阳不求之于有科学价值的《内经》而侈谈用于卜筮的《易经》,复加以杜撰篡改,不仅无俾于医学,反而阻碍了医学的发展,诚传统医学之不幸也。

原文 何谓其一,一即阳也,阳之为义大矣,夫阴以阳为主,所关于造化之原,而为性命之本者,惟斯而已。何以见之,姑举其最要者,有三义焉。一曰形气之辨,二曰寒热之辨,三曰水火之辨。夫形气者,阳化气,阴成形。是形本阴,而凡通体之溢者,阳气也,一生之活者,阳气也。五脏五官之神明不测者,阳气也。及其既死,则身冷如冰,灵觉尽火,形固存而气则去,此以阳脱在前,阴留在后,是形气阴阳之变也。非阴多于阳乎?二曰寒热者,热为阳,寒为阴,春夏之暖为阳,秋冬之冷为阴,当长夏之暑,万国如炉,其时也,凡草木昆虫,咸苦煎炙,然愈热则愈繁,不热则不盛,及乎一夕风霜,即僵枯遍野,是热能生物,而过热者惟病,寒无生意,而过寒则伐尽,然则热无伤而寒可畏,此寒热阴阳之辨也,非寒强于热乎?《类经·大宝论》曰:夫形,阴也,神气,阳也,神气去而形犹存,此正阳常不足之结局也。(《景后全书·传忠录》)

按语 《张子正蒙》曰:"阴阳之精互藏其宅则各得其所安。"王夫之作注解曰:"精者,阴阳有此而相合,始聚而为清微和粹,含神以为气母者也……互藏其宅者,阳入阴中,阴丽阳中……故阳非孤阳,阴非寡阴,相函而成质,乃不失其和而久安。"同书又说"若阴阳之气,则循环叠至,聚散相荡,升降相求,缊缊相揉,盖相兼相制,欲一之而不能。"这又明确指出阴阳互为存在的必然规律。以及气之为物并不单单是阳气,而是阴阳相函而成。《素问·生气通天论》曰"阴阳离决,精气乃绝",说明维持生命生存的阴阳两者必须相互依存,不断地进行着对立统一有离有合的运动,运动本身就是矛盾,假使矛盾停止,就必然是阴阳偕亡而生命亦即停止,张氏把一切生命活动总归之于阳气而不及于阴,固属片面的主观主义,尤其荒谬的是不分形体的死活,硬说已失去生命的尸体是"阳先去,阴独留"。既不认识阴阳两者是以各自对方的存在为存在的条件,又不理解《内经》"阴阳离决,精气乃绝"的本义,乃至以尸体拟之为活体内与阳相互依存的阴。更可笑的是以尸体之大,作为阴多于阳的根据,离奇怪诞,莫此为甚。至于"寒热之辨",认为"热能生物,而过热惟病,寒无生意,而过寒则伐尽",更是主观片面的、脱离实际的无稽之谈。张氏自己在《景岳全书·传忠录》中也曾触及辩证法的边际,说:"火性本热,使火中无水,其热必极,热极则亡阴而万物焦枯矣;水性本寒,使水中无火,其寒必极,寒极则亡阳而万物寂灭矣。"尚不失为理智之谈,奈之何在这里的"形气之辨""寒热之辨"与"水火之辨"竟懵然若此,不亦怪哉!

原文 《内经》曰,凡阴阳之要,阳密乃固。此实阴之所恃者,惟阳为主也。(《类经附翼·大宝论》)

按语 《内经》作者在"君子慎密"(《周易系辞上传》)的思想指导下,谆谆告诫人们养生之道是"凡阴阳之要,阳密乃固……故阳强不能密,阴气乃绝。阴平阳秘,精神乃治"(《素问·生气通天论》)。这是告诉人们要密切注意机体内阳的密闭,就像《素问·上古天真论》所说"志闲而少欲,心安而不惧,形劳而不倦"那样,则阳不至于逞强而不密,从而达到"阴阳四时者,万物之终始也,死生之本也,逆之则灾害生,从之则苛疾不起,是谓得道"的境地。何尝有"阴之所恃惟阳为主"的意义,张氏卷卷于"贵阳贱阴"的封建思想,乃不惜曲解经文,贻害殊深。

原文 《内经》曰,阳气者,若天与日,失其所则折寿而不彰,故天运当以日光明。此言天之运,人之命,元元根本,总在太阳无两也。(《类经附翼·大宝论》)

按语 张氏所引的经文,其中心思想,在于"失其所"三字,所,处所,"失其所",则失其所居之处所。人身的阳气,焉能比拟于天与日,天与日在亿万年内不会"失其所",而任何人的阳气,都有"失其所"之一日,那就是"阴阳离决,精气乃绝"(《素问·生气通天论》)的生命终止之时。高世栻说"若失其所,则运动者不周于通体,旋转者不循于经脉"(《素问直解》),马元台说"惟人得此以有生"(《内经素问注证发微》)。这和张氏"人之命,元元根本,总在太阳"之说如出一辙,不知他们对"生之本,本于阴阳"(《素问·生气通天论》),"人生有形,不离阴阳"(《素问·宝命全形论》)诸语作何认识。阳失其所,阴亦偕亡,死就来到。还说什么"运行旋转"?

原文 阳主动,阴主静,阳主升,阴主降,惟动惟升,所以阳得生气,惟静惟降,所以阴得死气。故乾元之气,始于下而盛于上,升则向生也,坤元之气,始于上而盛于下,降则向死也。(《景岳全书·传忠录》)

按语 《素问·天元纪大论》说:"动静相召,上下相临,阴阳相错,而变由生也。"《素问·六微旨大论》说:"成败倚伏生乎动,动而不已,则变作矣……是以升降出入,无器不有。故器者生化之宇也。器散则分之,生化息矣。故无不出入,无不升降。"这里所谓

"变",实包含着"生化"的过程,也就是新陈代谢的过程。古人认为这个过程的完成,是依靠机体内不断地动与静、上与下、升与降、出与入种种相反相成的生理活动的,而所有这些生理活动,完全来于阴阳两者的物质基础。如果以阴阳拟之于乾坤,则《周易上经·乾卦象》说"大哉乾元,万物之始,乃统天",于坤卦则说"至哉坤元,万物资生,乃顺承天"。可是张氏强行把阴阳分开,于是动和静、升和降也就各自孤立而无所联系,形成了"器散则分之,生化息矣"的局面,呜呼哀哉!张氏为了竭力宣扬"阳主生,阴主杀",在其所写《大宝论》中摘述了乾卦的象辞,于坤卦则舍象辞于不顾,独引述"坤之初六日,履霜坚冰至",复自加断语说:"此虑阴之渐长,防其有妨化育也。"但《周易·上经》有乾之"上九,亢龙有悔"和"亢龙有悔,盈不可久也""亢龙有悔,穷之灾也。知进忘退,故灾"以及"亢上为言也,知进而不知退,知存而不知亡,知得而不知丧"诸说,可知即使是"万物之生,皆取始于乾元"的"乾",也就是张氏所认为的"阳主生"的"阳",也是有一定限度的。《周易·上经》于乾之九三有"君子终日乾乾,夕惕若,厉无咎"之说,盖无时无刻不深虑阳之过亢为害也。奈何张氏竟熟视无睹耶?

原文 凡物之死生,本由阳气,顾今之人病阴虚者十常八九,又何谓哉?不知此一阴字,正阳之根也。盖阴不可以无阳,非气无以生形也,阳不可以无阴,非形无以载气也。故物之生也生于阳,物之成也成于阴。此所谓元阴元阳,亦曰真精真气也。(《类经附翼·真阴论》)

按语 《素问·阴阳离合论》说:"阴阳者,数之可十,推之可百,数之可千,推之可万,万之大不可胜数,然其要一也。"王冰注说"一,谓离合也",说明了阴阳之于人身,是无所不在的。但《内经》中无所谓"元阴元阳"。《素问·上古天真论》有"肾者主水,受五脏六腑之精而藏之,故五脏盛乃能泻",又《素问·金匮真言论》说"夫精者,身之本也",也不见有"真精"之说,至于"真气",则《灵枢·刺节真邪》篇明确指出:"真气者,所受于天,与谷气并而充身者也。"其内涵亦迥非张氏所编造的"元阳"。由于张氏一面抱着扶阳抑阴的成见,另一面又不敢公然背叛阴阳互为存在的必然规律,于是借"真阴"这名词,作为阳的根基,使之获得与阳同等重要的地位。这就和他把尸体作为活的机体内与阳并存而不可分离的阴,同样地令人迷惑不解。

原文 夫阴阳者,生杀之本始也,生从乎阳,阳不宜消也。死从乎阴,阴不宜长也……又华元化曰阳者生之本,阴者死之基,阴常宜损,阳常宜盈……故《周易》三百八十四爻,皆卷卷于扶阳抑阴者,盖恐其自消而剥,自剥而尽,而生道不几乎息矣。(《类经·阴阳类》)

按语 无论人们生命的存亡,总离不开阴阳两者。《内经》早明确指出"阴平阳秘,精神乃治""阴阳离决,精气乃绝"。说明了《内经》作者已不自觉地接受了朴素辩证法思想,观察到人们机体中阴阳两者的矛盾运动是与生命的生存相终始的。存则生,亡则死。张氏误解了"生杀之本始"的经文,硬说"阳主生,阴主杀",从而认为"阳不宜消,阴不宜长",甚至崇奉"阴常宜损,阳常宜盈"的谰言。殊不知阴阳的消长,是阴阳两者自动维持动态平衡的互为消长,即阳长则阴消,阴长则阳消,不断地运动着。这也正是:"运动和物质本质一样,是既不能创造也不能毁灭的。"(恩格斯《反杜林论》)即使张氏认为"卷卷于扶阳抑阴的周易"在乾卦中也有"亢龙有悔,盈不可久"之说。何况《周易》虽孕育着辩证法思想的萌芽,但毕竟是为封建统治阶级服务的,而且是重视卜筮休咎的。很多内容决不能套用于从事研究人们生命安危的医学。然而《周易·序卦》有"物不可以终尽,剥,穷上及下,故受之以复"之说,说明了剥极而复。张氏说"自剥而尽,而生道不几乎息矣",则不免有危言耸听之嫌。张氏自己在《景岳全书·传忠录》里也曾提到"易重来复"和"阴阳之变,惟此消长,故一来则一往,一升则一降,而造化之机,正互相为用者也"。又在《类经·阴阳类》也曾说"一阴一阳,互为进退,故消长无穷,终而复始"。何以又虑及"自剥而尽"和阳消而不长,阴长而不消?无非是为了维护其扶阳抑阴的成见,乃不惜自相矛盾耳。

原文 死生之道,分言之,则得其阳者生,得其阴者死;合言之,则阴阳和者生,阴阳离者死。(《类经·摄生类》)

按语 这几句话,也不无可议。第一,人身之阴阳是紧密地联系着互为存在的,有阴即有阳,有阳即有阴。所谓"得",当然是指从体外的饮食居处等方面得来。倘执张氏之说,则服食之品,只能温而不能凉;居处之地,只能高而不能卑;乃至面临的季节,只能春夏而不能秋冬。不如是则不能得其阳,而无以为生,岂其然乎?第二,《素问·阴阳离合论》明明指出人们生命生存过程中的阴阳两者是有离有合,也就是不断地进行着既对立又统一的矛盾运动以维持正常的生理活动。因此,所谓"阴阳和",只是相对的,暂时的。由于张氏没有真正领会《内经》朴素辩证法思想的精髓,致有此不正确的言论。不妨抄他自己"岂谓后世之人无目邪,抑举世可欺邪?谬已甚矣,吾不得为之解也"(《景岳全书·传忠录》)之说以奉赠。

原文 命门有火候,即元阳之谓也,即生物之火也……下焦如地土……聚散操权,总由阳气……而凡寿夭生育及勇怯精血病治之机,无不由此元阳足与不足……中焦如灶釜……正以胃中阳气,其热如釜……一时火力不到,则定然不化……上焦如太虚者,凡变化必著于神明,而神明必根于阳气,盖此火生气,则气无不至,此火化神,则神无不灵。(《景岳全书·传忠录》)

按语 张氏虽然懂得阴阳互根的道理,但沉溺于"分阳不死,分阴不仙"的无稽之谈,乃不惜坚持扶阳抑阴的成见,竭力吹嘘阳(火)的作用。既说命门有"生物之火",又说"胃中阳气,其热如釜",只知一味吹捧阳气,却不知已陷入唯心主义的片面观点,殊可慨也。

原文 阳胜者火盛,故身热。阳盛者表实,故腠理闭……阳极则伤阴,故以烦冤腹满死……阴胜则阳衰,故身寒,阳衰则表不固,故汗出而身冷……阴极者,阳渴于中,故腹满而死。(《类经·阴阳类》)

按语 机体内阴阳两者,是对立统一的矛盾运动,运动来自于物质。任何事物都有量和质的互相转变的规律。"事物除了质的规定性以外,还有它的量的规定性"。不具有任何质的规定性的事物是不存在的,同样,只要有某种事物存在,就必定是具有一定的量的存在,质和量是一切现实存在的事物所不可少的两个方面的规定性。这些情形告诉我们:一方面是,在一定质的基础上,量的变化有它一定不可逾越的界限,这说明了物的质规定着它的量的活动范围;另一方面,一定事物的质的规定性又以一定的量的活动限度作为必要的条件,量变在这样的限度内保证着质的安定性。在这里,质和量是相互依赖的,是具有统一性的。事物的质和量的这种相互依赖的性质或质和量的这种统一性,在哲学上就叫作"度"(《辩证唯物主义讲课提纲》)。机体内阴阳两者的质和量的"适度",是维持健康的必要条件。王履《医经溯洄集》在解释经文"亢则害,承乃制"时说"承犹随也。不亢则随之而已,亢则起而制之"。阴阳两者,是相互制约的。一方的偏胜,是由于对方制约的力量有亏。机体内是不是存在着斗争的矛盾,是辨别生命存和亡的决定性关键。《矛盾论》说:"事物由内部矛盾着的两方面,因为一定的条件而各向着和自己相反的方面转化了去,向着它的对立方面所处的地位转化了去。"因此,机体内矛盾着的阴阳两者,由于阴或阳的一方有亏,失去制约对方的力量以致阳或阴的一面形成了偏胜而超出了一定的量的限度,为向着和自己相反的对立方面的转化提供了条件,于是生理性的正阴或正阳转化为病理性的邪阴或邪阳,构成了与正阳或正阴邪正斗争的矛盾,而发生疾病。《素问·阴阳应象大论》所谓"阳胜""阴胜",都应看作是"阳邪""阴邪"。所出现的症状正是邪正斗争矛盾的反映,经文对于"阴胜"和"阳胜"为病的结局,都同样出现腹满而死。张氏对于前者说"阳极则伤阴",对于后者说"阴极者,阳竭其中",都是随文敷衍,未能解惑。实际上,阳邪盛的腹满死,是阳明大实下之不通者死的例子,阴邪盛的腹满死,是水邪潴留,腹大如鼓者死的典型。

原文 人赖以生者,惟此精气。而病为虚损者,亦惟此精气。气虚者即阳虚也;精虚者,即阴虚也。凡病有火盛水亏者,即阴虚之症也;有水盛火亏而见脏腑寒脾肾败者,即阳虚之症也。此惟阴阳偏困所以致然。凡治此者,但当培其不足,不可伐其有余。夫既云虚损,而再去有余,则两败俱伤,岂不殆哉!(《景岳全书·杂证谟·虚损》)

按语 上节曾详述机体内的阴阳,都有一定的限度,因此,凡是由于对方有所不足制约不力而使自己亢盛,超越了原有的限度则将转化为自己的对立面,那就是由正化为邪,如说阴虚证的火盛水亏,阳虚证的水盛火亏。无论其为水盛或火盛,都是超越了原有的限度而为有余,也就是太过。张氏在《景岳全书·传忠录》中说:"虚实者,有余不足也……实言邪气,实则当泻,虚言正气,虚则当补。"这里又何以仅执着于虚损的病名,而不详审疾病内部有余与不足同时存在的双方。漫云"但当培其不足,不可伐其有余",须知损有余即所以益不足,补不足即所以去有余,本是具有辩证法思想的扶正祛邪治疗原则所不可偏废的两个侧面。《灵枢》对久病的治疗有"拔刺""雪污""解结""决闭"之喻;《金匮要略·血痹虚劳病脉证并治》有"大黄䗪虫丸"之方,俱足以说明古人看问题,不是片面而是全面的,否则即将脱离现实。《素问·五常政大论》"无盛盛,无虚虚,无致邪,无失正"之说,岂虚语哉?

原文 盖人得天地之气以有生,而有生之气,即阳气也。无阳则无生矣。故凡自生而长,自长而壮,无非阳气为之主。而精血皆其化生也。(《景岳全书·传忠录》)

按语 《素问·阴阳应象大论》说"阳生阴长",《素问·天元纪大论》说"大以阳生阴长",都说明了阴不可以无阳,阳不可以无阴。尔后又有"孤阳不生,独阴不长"之说。以说明阳之生不能离乎阴,阴之长不能离乎阳,此固不易之至理。张氏为了重阳抑阴,竟片面地以阳生为生气。《张子正蒙·参两篇》说"一物两体,气也,两故化"。所谓"一物"者就是气,"两体"者,即气中含有阴阳二气也。"两故化"者,即阴阳两者的矛盾运动,以生以化。张载是北宋时期坚持"气一元论"和佛老唯心主义作斗争的朴素唯物主义哲学家。生于明代崇奉《周易》侈谈阴阳的医学家——张介宾竟在医学上特别是对于具有生命的机体内阴阳的论述,多奇谈怪论,不亦怪哉!

二、先天后天的元气之说

原文 有天之天者,谓生我之天,生于无而由乎天也;有人之天者,成于有而由于我也。生者在前,而成者在后,而先天后天之义于斯见矣……若夫骨骼者先天也,肌肉者后天也,精神者先天也,容貌者后天也。(《景岳全书·传忠录》)

按语 考先天后天之说,首先于《周易十翼·乾坤文言》,如《乾文言》说"先天而天弗违,后天而奉天时"。次见于《素问·气交变大论》"故太过者先天,不及者后天"。据注释则前者为"先天而天弗违",谓其走在天象之前而天不违反其预见。"后天而奉天时",谓其走在天象之后而依天时以行事(《周易火传今注·卷一》)。后者为"先天后天,谓生化气之变化所主时也。太过岁化先时至,不及岁化后时至"(《王冰注》)。于此可知,其所谓先天后天的"天",都是指自然界客观存在的天时,而所谓先后,则是指先于时或后于时,而且前者是论人事,后者是论运气,均与人体无关。因此,它们的含义,也就不同于张氏所说的先天后天。我们如果从现代的伟大学者巴甫洛夫神经活动学说中来认识人们的先天后天,则较有现实意义。如《从辩证唯物主义看伊·彼·巴甫洛夫学说的基本意义》一书中曾指出:"大家知道,伊·彼·巴甫洛夫本人具有动物神经活动中遗传可能型和遗传现实型的思想。按照他的意见,遗传可能型是动物神经活动的先天结构形态,即由祖先遗传下来的形态,而祖先又是在自己的发展过程中,在与当时的环境和当时由其祖先遗传的先天神经活动形态的统一中形成这种形态的。""因为动物从出生之日便受到周围环境的多种多样的影响,动物对这种影响不可避免地应当以一定的,常常在整个生活中固定起来的活动来答复,动物的神经活动之最终出现是类型特征与由外部环境制约的变化的结合——遗传现实型(性格)。这特别和人,和人的气质(遗传可能型),和人的性格(遗传现实型)有关,它们都是在具体的社会环境和以社会环境为中介的自然环境之间相互作用的基础上出现和发展起来的,人的遗传可能型(气质)以后是作为遗传现实型(性格)而形成和发展起来的,因此,人现存的神经活动都是遗传可能型特征与由外部环境所制约的变化的结合——遗传现实型,性格。"这里虽然没有提到后天,但它认为后天的性格与先天的气质是密切联系着的。这无疑是具有科学性的。若夫张氏以先天为"生于无的天之天";后天为"生于有的人之天"和强调先天、后天之元气等言论,则纯系故弄玄虚,徒惹人诟病耳!

原文 人之有生,全赖此气……惟是气义有二,曰先天气、后天气。先天者,真一之气,气化于虚,因气化形,此气自虚无中来,后天者,血气之气,气化于谷,因形化气,此气自调摄中来。(《类经·摄生类》)

按语 所谓"人之有生,全赖此气"的"气",当然是"所受于天与谷气并而充身者"的"真气",然而主要的还是"所受于天"的"天气",没有天气,就没有谷气,这是千真万确而不容移易的。张氏却编造了"先天气,后天气",说"先天气"是"真一之气",可是他对"真一之气"也无法交待明白,只好仍说"此气自虚无中来"。其实,此气自是太虚所固有。《张子正蒙》早明确指出:"一物两体,气也""太虚不能无气"。至于"因气化形""因形化气"之说,自是由于物质内部的矛盾性引起物质由这一形态转化为另一形态的必然规律,但对于生物的形气转化来说,其气体无疑是来自于天气。如果舍天气而侈谈其他诸名目的气,都是无源之水,无本之木耳。

原文 故天癸者,言天一之阴气耳……其在人身,是为元阴,亦曰元气。人之未生,则此气蕴于父母,是为先天之元气,人之既生,则此气化于吾身,足为后天之元气,第气之初生,真阴甚微,及其既盛,精血乃至。(《类经·脏象类》)

按语 所谓"其在人身,是为元阴"的"元阴",自是张氏所臆造而且认为是别具一格的阴,同时又说它是"元气"。在论先天气、后天气时说"先天之气""自虚无中来",或是说"气化于虚"。这里又说"人之未生,此气蕴于父母,是为先天之元气"。根据张氏《大宝论》中所赞同叶文林"人受生之初,在胞胎之内,随母呼吸,受气而成"之说,则人在出生之前,即随母之呼吸完成自己的吐故纳新,而其所受之气,除母体内的真气以外,不可能有其他的气。及乎"人之既生",则须臾不能离开自然界的天气,否则不论依靠所谓"蕴于父母"的"先天之元气"或"化于吾身"的"后天之元气",都是活不下去的。《素问·气交变大论》说:"善言气者,必彰于物。"古人固凤知气是有形的物质,何况气是不断运动的,既有运动,就必然是物质。张氏以生于无的天之天为先天,成于有的人之天为后天,是主观臆造。还有,张氏既说"元阴"即"元气",又说"气之初生,真阴甚微",这不免模糊了"气"的概念,而令人堕入五里雾中。

原文 凡人之阴阳,但知以气血脏腑寒热而言,此特后天有形之阴阳,至若先天无形之阴阳,则阳曰元阳,阴曰元阴。元阳者,即无形之火,以生以化,神机是也,性命系之,故亦曰元气。元阴者,即无形之水,以长以立,天癸是也,强弱系之,故亦曰元精。元精元气者,即生化之元神也……今之医但知有形邪气,不知无形元气。夫有形者,迹也,盛衰昭著,体认无难,无形者,神也,变幻倏忽,挽回非易。(《景岳全书·传忠录》)

按语 张氏在《类经·脏象类》说"元阴亦名元气",这里又说"元阳者,即无形之火……故亦名元气"。《类经附翼》又说"命门之火,谓之元气"。元气之为物的本质,究竟是"元阴",还是"元阳",还是"命门之火",真令人迷惑不解。恩格斯说:"没有物质的运动和没有运动的物质,同样是不可想象的。"(《反杜林论》)张氏既说"元阳以生以化,元阴以长以立",则元阴元阳,必有所运动,既有运动,就必然是物质,既是物质,何得谓之无形?

原文 然生化之原,居丹田之间,是名下气海。天一元气,化生于此,元气足则运化有常,水道有利。(《类经·脏象类》)

按语 《素问·六节脏象论》说"天食人以五气,地食人以五味",《素问·宝命全形论》说"人以天地之气生,四时之法成"。《灵枢·本脏》篇总结血气精神脏腑等功能时说"此人之所以具受于天也"。于此,可见《内经》作者已明确认识到人是自然界的产物,人的生命生存一刻也不能离开自然界。而张氏强调人的个体作用,认为人们自身的丹田能够化生"天一元气,元气足则运化有常",这就意味着人的生命,是依靠自己体内化生的所谓元气而生存,无恃于天地之气。无怪张氏强调"但使元气无伤,何虞衰败"(《景岳全书·传忠录》)。也许有人说,凡是具有生命的生物,无不生存在气交之中,而吸纳天气是尽人皆知的,所以对人们生理病理的研究,只要认识人们个体的元气是否充足就能了解到生命的安危。然而即使人体内确实存在着所谓元气,其来源也是"所受于天与谷气并而充身的真气"。否则何以古老的《内经》一再强调"人以天地之气生"(《素问·宝命全形论》),"天食人以五气"(《素问·六节脏象论》),现代生理学也说"机体要不断地吸入氧"?须知得不到天气,就没有谷气,也就没有真气,还谈什么莫须有的"先天后天"的"元气"?

原文 盖两间生气,总曰元气。元气惟阳为主,阳气惟火而已。(《景岳全书·传忠录》)

按语 所谓"两间",自是指天地之间。考王冰在《素问·天元纪大论》注中曾一再指出:"太虚为玄空之境,真气之所充。""太虚真气无所不至。故禀气含灵者抱真气以生焉。"于此可见,所谓"太虚真气"即"两间生气",无所谓"元气"。必须指出:太虚的真气,是蕴涵阴阳两气的气,即"大气举之"(《素问·六微旨大论》)的气,自有别于机体内的真气。王冰还接着说:"阴阳,天道也,柔刚,地道也。天以阴生阳长,地以柔化刚成。"这充分体现了"一阴一阳之谓道"的精神实质,张氏以"元气惟阳为主"而不及于阴,只知盲目地重阳轻阴而不惜违反客观实际,不亦慎乎?

原文 盖在天在人,总在元气。但使元气无伤,何虞衰败,元气既伤,贵在复之而已。(《景岳全书·传忠录》)

按语 张氏以"命门为元气之根"自是根据于《难经》。不过他更加渲染,说有先天之元气和后天之元气。《内经》作者在朴素唯物主义思想指导下,说明了"天食人以五气,地食人以五味"(《素问·六节脏象论》),所谓"五气""五味"当然是凑合五行而言之,但在《灵枢·刺节真邪》篇则明确指出"真气者,所受于天,与谷气并而充身者也"。证诸现代生理学所谓进入体内的营养物质,必须不断地经过吸入的空气氧化以后才能进行细胞及其间质的形成,即物质形成过程,这也就是与"异化作用"密切联系相反相成的"同化作用",为机体生命活动统一过程而不可须臾或离的,我们深深体会到《内经》的作者在当时的历史条件下,居然能提出具有科学性的"真气"说,真是了不起,彼唱元气说者,直井底之蛙耳。试问,假使强行堵塞人之口鼻,与空气隔绝,令其窒息,则即使体中有充足的元气,试问其生命是否可以生存,不待辩而自明。张氏提出虚无缥渺的元气,花费了不少笔墨,对于传统医学的发展适得其反耳。

三、求显反晦的气血说

原文 夫生气者,少阳之气也。少阳之气,有进无退之气也。此气何来,无非来自根本;此气何用,此中尤有玄真。盖人生所贵,惟斯气耳。(《景岳全书·传忠录》)

按语 张氏有时说生气是阳气,是元气,这儿又说是少阳之气。此气"来自根本",其所谓"根本",大约就是张氏所热衷的"命门"。说到生气之用,张氏则以近于符咒的"其中尤有玄真"一语了之。至于"惟斯气耳"的"气",其实质究竟如何,张氏亦未明白指出。

原文 人之呼吸,通天地之精气,以为吾身之真气。然天地之气,从吸而入,水谷之气,从呼而出,总计出入大数,则出者三分,入者一分。(《类经·气味类》是指入者为天气,出者为谷气)(《类经·脏象类》)

按语 从上面引文可以看出,尽管张氏不止一次地引用"真气者,所受于天,与谷气并而充身者也"的经文,然而对于真气的实质,并没有真正的认识,所以说"通天地之精气,以为吾身之真气"。虽然《内经》指出"地食人以五味",可以认为五味是地之精气,但它并不等于进入体内的水谷经过天之精气变化而成的谷气。张氏在《类经·摄生类》中也曾引用白乐天"呼而出故,吸而入新"之说;实际上,白氏之说,是来源于《淮南子》的"吐故纳新"。

可是他又忽而说"天地之气,从吸而入,水谷之气,从呼而出",忽而说"入者,为天气",又抛却了"地气""出者为谷气",又丢掉了"水气"。可谓尽扑朔迷离之能事。《灵枢·五味》篇"天地之精气,其大数常出三入一"之说,可能是指吐故的分量多于纳新。张氏之说,令人无从索解。

原文 天气,清气也,谓呼吸之气;地气,浊气也,谓饮食之气。清气通于五脏,由喉而先入肺,浊气通于六腑,由"嗌而先入胃"。(《类经·阴阳类》)

按语 不分呼吸之气各自不同的本质,而反谓"天气是清气,是呼吸之气",稍知生理常识者,即知其谬误。其以"地气为浊气,为饮食之气",尤属牵强。《素问·六节脏象论》明明指出"天食人以五气,地食人以五味"。即使在当时限于历史条件,不理解饮食必须经过"氧化"才能成为水谷之气,但旧的传统观点,早认识到水谷须经过脾胃的运化,方能成为水谷之气。张氏乃以才下咽的食物为水谷之气,显系不合逻辑。观于《素问·阴阳应象大论》"天气通于肺,地气通于嗌,风气通于肝,雷气通于心,谷气通于脾,雨气通于肾"的几句原文,可测知《内经》是在人体内外环境整体统一的思想指导下,作出初步的推论。张氏对于"地气通于嗌"作出的解释,虽然转弯抹角费了很大工夫,但无裨于后学也。

原文 近见应震王氏曰,行医不识气,治病从何据,堪笑道中人,未到知音处。旨哉是言,是实治身治病第一大纲,而后学鲜有知者,且轩岐言气,既已靡遗,奈何久未发明,终将冥讳,故余摭其精微,类述一十五条,详列如前,俾后学得明造化之大源,则因理触机而拯济无穷。(《景岳全书·杂证谟》)

按话 张氏于《杂证谟·诸气门》摘抄《内经》关于气的文字,分为十五条,如:天地气、阴阳气、时气、运气、经气、脏气、脉气……但只是述而不作。虽然引述了王应震的话,似乎感慨系之,然而他并未曾条分缕晰地予以解释清楚,给后人明确的认识。他始终认为气是无形的,属阳,并强调人体内有先天和后天的元气以维持生命的生存。古代思想家创建了"气一元论"。认为万物之生成,均由乎气。如《庄子·知北游》中说:"人之生,气之聚也。聚则为生,散则为死,故通天下一气耳。"这所谓气,正如《关尹子·二柱》所说"先想乎一元之气,具乎一物",而"一元之气"即王冰在《素问·天元纪大论》注语中所谓"太虚真气,无所不至"的真气,也就是《张子正蒙·太和篇》"太虚不能无气,气不能不聚而为万物,万物不能不散而为太虚"的气。原(元)气之说始见于《难经》。元代李东垣在《内外伤辨惑论》中说:"大元气、谷气、荣气、清气、卫气、生发诸阳上升之气,此六者,皆饮食入胃,谷气上行,胃气之异名,其实一也。"从这里既可以看出李氏重视脾胃的思想根源,也说明了李氏认识到为机体生存所必需的气都是来自于胃气,即谷气。尽管李氏对《内经》真气说注意不够,而且限于历史条件未能了解到谷气是来源于天气,但是他把包括元气在内的诸气,都统一于胃气,也就是谷气,自是他脚踏实地、实事求是的治学精神体现,较之张介宾虚幻不实的先天后天之元气说高明得多。再者,张氏只知《素问·举痛论》"百病皆生于气也",而忽视《素问·调经论》"五脏之道皆出于经隧,以行血气,血气不和,百病乃变化而生"的经文。这当然是决定于他崇奉道家思想的立场、观点和方法的。不过他有时也涉及辩证法的两点论,如在《景岳全书·传忠录》中关于水火互相渗透的论述,可是这样的认识是脆弱的,如在下面就接着说"今之医只知有形邪气,不知无形元气……嗟乎,又安得有通神明而见无形者,与之共谈斯道哉",既曰无形,还要有人"见无形",试问,既无形,如何见之?至于张氏"轩岐言气,既已靡遗,奈何久未发明,终将冥讳"之说,也只是望洋兴叹,未能解决实际问题。张氏自己也未尝有所发明也。

原文 血无气不行,血非气不化。(《景岳全书·杂证谟》)

按语 在《内经》时代认为"中焦受气,取汁,变化而赤,是谓血"(《灵枢·决气》),证诸现代生理学。这里所说的气,无疑是指的天气。即张氏貌似发明,实为乱经的先天元气,后天元气的元气,实质上都是真气。而真气之为物,是形成于毫无休止的与外界物质交换的生命活动中的,是维持生命生存所必需的重要物质之一。彼所谓根于命门的元气,无论是求之于古老的《内经》,还是证诸现代生理学,都是找不到根据的。所谓"血无气不化"之说倒是正确的,不过张氏只是笼统地提到一个"气"字,并未指出是一种什么气。根本上他也不懂得是什么气。

原文 夫百病皆生于气,正以气之为用,无所不至。一有不调,则无所不病,故其在外则有六气之侵,在内则有九气之扰……至其变态,莫可名状,欲求其本,则止一气字,足以尽之。盖气有不调之处,即病本所在之处也。是惟明哲不凡者,乃能独见其处,撮而调之。调得其妙,则犹之解结也,犹之雪污也。污去结解,而活人于举措之间,诚非难也。(《景岳全书·杂证谟》)

按语 关于病因、病机的论述,肇始于《内经》,发展于《伤寒论》《金匮要略》和《诸病源候论》等医籍,内容极其广泛,但总的概念是内外因的统一,即正虚与邪实双方的斗争。尽管《内经》"邪之所凑,其气必虚"一语已为人们所熟知,但不能据此即说万病之本,"止一气字足以尽之"。《灵枢·口问》篇教导我们:"故邪之所在,皆为不足。"说明了任何疾病病本之所在,都存在着正虚与邪实相互作用的两个方面,岂是一个"气"字所能概括无遗!《素问·至真要大论》说"调气之方,必别阴阳",这"阴阳"二字,所包甚广,主要是代表着任何疾病内部的邪正双方。同篇还有"疏其血气,令其条达而致和平"和"气血正平,长有天命"之说,充分说明了《内经》是重视客观实际,不强调任何片面观点的,因而它的理论能够指导实践。从现代生理学得到的启示,初步认识到谷气是经过氧化而形成,也就是必先有天气而后才有谷气,而机体内的真气和废气都是随着血液循环而输布到各个组织和排出于体外。张氏只知强调一个气,而忽视了血,其论点自不全面,何况对于气的实质,也不甚了了。即如本节文中所说"病本所在之处",原是邪正交争的焦点。而"解结""雪污"的"结"与"污",又何尝不是邪气留着的产物?在这里至少要分清邪气和正气,分清邪气实和正气虚各自不同的实质,给予针对性的治疗,以期达到"有的放矢"的要求,收到"一矢中的"的效果。倘若临床者心中只有笼统模糊、不明真相的一个"气"字,就不可能真正认识到"的"之所在,在治疗中就等于"无的放矢","矢不中的"而乱放,欲求其"活人于举措之间",戛戛乎其难矣。然而张氏并未忽视邪实与正虚,如他在文中说:"邪气在表,散即调也,邪气在里,行即调也,实邪壅滞,泻即调也,虚羸困惫,补即调也。"只是由于受着气为阳和贵阳贱阴思想的束缚,迫使他不得不竭力抬高气的地位,至于是否切合实际,则在所不计矣。

原文 然血化于气,而成于阴,阳虚固不能生血,所以血宜温而不宜寒,阳亢则最能伤阴,所以血宜静而不宜动……血本阴精,不宜动也。而动则为病,血主营气,不宜损也。而损则为病,盖动者多出于火,火盛则逼血妄行。损者多由于气,气伤则血无以存。(《景岳全书·杂证谟》)

按语 《内经》不止一次地指出血是流行于周身而无时或已的,证诸实际,确是如此。张氏却把血看成是静止的,一动则为病。《素问·离合真邪论》说:"天地温和,则经水安静。"是指自然界气候对人体血气的影响。张氏习惯于重阳轻阴,于是硬扯上"阳虚不能生血,所以血宜温而不宜寒",又说"阳亢最能伤阴,所以血宜静而不宜动"。果如斯说,则意味着阳之所以亢是由于血之动而不静,然而任何人体内的血都是流行不已的动,又何尝引起阳亢?《灵枢·营卫生会》篇说:"此所受气者,泌糟粕,蒸津液,化其精微,上注于肺脉,乃化而为血,以奉生身,莫贵于此,故得独行于经隧,命曰营气。"也就是《灵枢·营气》篇所说的"精专者,得行于经隧,常营无已"的营气。古人可能观察到血经过肺脏后立即由浊变清,乃尊称之为"以奉生身,莫贵于此"的营气。虽曰营气,但本质仍然是血,所以接着说"血之与气,异名同类"。张氏在重阳轻阴积习难返的思想指导下,于是又说"气伤则血无以存"。其实,张氏对于气的概念,不过是恍恍惚惚,如庄子所说"芴乎芒乎,而无有象乎"耳。

原文 凡属水类,无非一血所化。而血即精之属也。但精藏于肾,所蕴不多,而血富于中,所至皆是。盖其源源而来,生化于脾,总统于心,藏受于肝,宣布于肺,施泄于肾,灌溉于身,无所不至。(《景岳全书·杂证谟》)

按语 张氏限于历史条件,不可能清楚认识血生成的原理,但就《内经》关于血与其他脏器的关系而论,是"心主一身之血""诸血者皆属于心……人卧则血归于肝"(《素问·五脏生成篇》),还有就是《灵枢·营卫生会》篇所说"上注于肺脉"。张氏所论血的生化和输布与五脏的关系并不尽符合经旨,也不无有求显反晦之嫌。现代生理学认为骨髓有造血功能,《内经》作者当然见不及此。但据《灵枢·五癃津液别》篇"五谷之津液,和合而为膏者,内渗入于骨空,补益脑髓"之说,可知古人已观察到骨髓的重要性和"补益脑髓"的物质来源是在于水谷之精华。李东垣重视谷气,是有现实意义的。张氏"血富于中,生化于脾,施泄于肾"诸说,是对《内经》的发展还是干扰,很值得商讨。又《景岳全书·杂证谟》的论证,只论及"血衰、血败、血亏、血脱"和他所说的"血动"诸症,无一字涉及蓄血和瘀血,似未能视之为全书。

四、若即若离的邪正说

原文 治病之则,当知邪正,当权轻重。《景岳全书·传忠录》脉者血气之神,邪正之鉴。夫邪正不两立,一胜则一负……若欲察病之进退吉凶者,但当以胃气为主,察之之法,如今日尚和缓,明日更弦急,知邪气之愈进,邪愈进则病愈甚矣;今日甚弦急,明日稍和缓,知胃气之渐至,胃气至则病渐轻矣。(《景岳全书·脉神章》)

按语 观于上述,可知张氏不仅认识到任何疾病都存在着正虚与邪实的两个方面,而且教导临床者从切诊中观察邪正双方进退的趋势,立论何等精确,可是张氏有时竟否定疾病发生、发展的客观规律,专谈"无邪说"或模糊了邪的概念,管见所及,有如下述。

原文 凡非风证,在古人诸书,皆云气体虚弱,荣卫失调,则真气耗散,腠理不密,故邪气乘虚而入,此言感邪之由,岂不为善。然有邪无邪,则何可不辨。夫有邪者,即伤寒疟痢之属。无邪者,即非风衰败之属。有邪者,必或为寒热走注,或为肿痛、偏枯,而神志依然无恙也。无邪者,本无痛苦寒热,而肢节忽废,精神言语,倏而变常也。有邪者,病由乎经,即风、寒、湿三气之外侵也。无邪者,病出乎脏,而精虚则气去,所以为眩晕卒倒,气去则神去,所以昏愦无知也。有邪者,邪必乘虚而入,故当先扶正气,但通经逐邪之品,不得不用以为佐,无邪者,救本不暇,尚可再为杂用,以伤及正气乎?(《景岳全书·杂证谟》)

按语 张氏在于说明"非风"的形成,是纯由于正虚,没有邪实。似乎言之成理,其实并不符合实际。除由于受历史条件的限制,对发生眩晕卒倒、昏愦无知等症状的真正原因无法认识不足为怪外,其可议之处甚多。第一,从文字逻辑上说,在讨论"非风"病的有邪无邪,不应扯到"伤寒疟痢"。第二,对邪的概念模糊不清。《素问·调经论》说:"夫邪之生,或生于阴,或生于阳。其生于阳者,得之风雨寒暑,其生于阴者,得之饮食居处,阴阳喜怒。"金元时代的张子和继承了《内经》,提出"夫病之一物,非人身素有之也。或自外而入,或自内而生,皆邪气也"(《儒门事亲》)的精确论点,《素问·评热病论》说"邪之所凑,其气必虚",这不仅指出了邪之所以生,在于正之虚,而且教导人们:一有正虚,就必然招致自外而入或产生由内而生的种种邪气。因此,正虚与邪实,是构成任何疾病的共同原因,也是任何疾病内部存在着的主要矛盾。《素问·玉机真脏论》说"邪气胜者,精气衰也",《素问·通评虚实论》说"邪气盛则实,精气夺则虚",又《素问·评热病论》有"邪却精胜"和"邪胜精无俾"之说,都明确指出邪之盛是由于精之衰,精之衰必然导致邪之胜的任何疾病发生发展的必然规律。张介宾不仅片面地强调正虚的一方,忽视邪实的一方,而且只知自外而入之邪不知自内而生之邪,如说:"有邪者,病由乎经,风寒湿三气之外侵,无邪者,病由于脏,而精虚则气去,所以为眩晕卒倒,气去则神去,所以昏愦无知也。"《素问·移精变气论》说:"得神者昌,失神者亡。"张介宾在《类经·摄生类》说"人之有生,全赖此气。气聚则生,气散则死。""气去",明明是气散,"神去",明明是失神,一病而至于"气去""神去",不死何待。遑云"救本",然而事实并非如此,张介宾自己也可能碰到过他所认为"非风"的患者,并未完全马上死去,于是大言不惭地说"第治得其法,犹可望其来复"。死则诿之于病,活则以为己功,是恶乎可?

原文 凡此非风等症,其病为强直掉眩之类,皆肝邪风木之化也……肝失所养,则肝从邪化,是曰肝邪……凡脉症见真脏者,俱为危败之兆。所谓真脏者,即肝邪也,即无胃气也。此即非风类风之大本也。(《景岳全书·杂证谟》)

按语 张氏既说"无邪者,病出乎脏",又何以有"肝邪"之说,肝非脏乎?何以有邪,又何以为"非风类风之大本"?既说"精虚则气去,所以为眩晕卒倒,气去则神去,所以为昏愦无知",肯定"非风"出现的症状,是由于"精虚",又何以以"肝邪"为"非风类风之大本"?《素问·玉机真脏论》说:"诸真脏脉见者,皆死,不治也。"张氏却说是"衰败之兆",从这里不难看出张氏欲盖弥彰、理屈辞穷之窘态矣。

原文 风中于表,痰郁于中,皆实邪也。而实邪为病,何以令人暴绝若此……观东垣云气衰者,多有此疾,诚知要之言也。(《景岳全书·杂证谟》)

按语 张子和说"夫邪之中人,轻则传久而自愈,颇甚则传久而难已,更甚则暴死"(《儒门事亲》),可见暴死正是由于受邪太甚。张介宾引李东垣的话,作为他所说"非风"病"气去""神去"的理论根据。殊不知任何疾病的形成,无不肇始于正气之虚衰。正虚招致邪实,是铁的事实。纯虚无邪的病实际上是不可能有的。

原文 正以脾气愈虚,则全不能化而水液尽为痰也。岂非痰必由于虚乎?可见天下之实痰无几,而痰之宜伐者亦无几……惟是元阳亏损,神机耗败,则水中无气而津凝血败,皆化为痰耳。此果痰也,果精血也,岂以精血之外而别有所谓痰者耶?若谓痰在经络,非攻不去,则必并精血而尽去之,庶乎可也,否则安有独攻其痰,而精血自可无动乎!津血复伤,元气愈竭,随去随化,痰必愈甚,此所以治痰者不能尽而所尽者,惟元气也。(《景岳全书·杂证谟》)

按语 张氏基于"非风"症"无邪"的偏见,否认痰是由内而生之邪。对于痰之为物,始而说是水液因脾虚转化而成,继而又顾虑到水液是宜于用攻法的,与他的纯虚无邪的主张格格不入。于是改弦易辙,说痰是精、津、血因阳亏转化而成,假使治痰,就要动精、津、血,重伤元气。这是完全脱离现实的。张氏在前说"痰郁于中"为实邪,这里又说"岂以精血之外，而别有所谓痰者耶"，真令人无所适从。按诸实际，他所认为只是由于气去、神去构成的"非风"症，完全是虚构的。

原文 凡非风症，未有不因表里俱虚而病者也。外病者，病在经，内病者，病在脏。治此之法，只当以培补元气为主。若无兼症，亦不宜攻补兼施，徒致无益。盖其形体之坏，神志之乱，皆根本伤败之病，何邪之有？能复其元，则庶乎可望其愈。（《景岳全书·杂证谟》）

按语 张氏所谓"形体之坏"，大概指偏枯舌强言謇甚至不语而言，所谓"神志之乱"，大概指昏愦无知或谵言妄语而言。这些都是中风病常见的症状，其正气衰败，固不待言，但不可否认的是挟有由内而生之邪。张氏说"何邪之有"，是直认为本病纯虚无邪，斯诚极端的主观主义。"若无兼症"一语，殊属含混。何者为有兼症，何者为无兼症，并未交代清楚，徒令人望书兴叹耳。

原文 近惟我明薛氏立斋，独得其妙。而常用仲景八味丸，即益火之剂也，钱氏六味丸，即壮水之剂也……二方俱用茯苓、泽泻，渗利太过。即仲景《金匮》，亦为利水而设……若精气大损，年力俱衰，真阴内乏，虚痰假火等症，即从纯补，犹嫌不足，若加渗利，如实漏卮矣。（《类经附翼》）

按语 张氏虽然对邪与正有所认识，但把正虚与邪实各自孤立起来，同时在他"今之人虚者多"的思想指导下，认为病之物，属于正虚者多，而且只看到正虚，无视于邪实。有时说痰为实邪，在这里又有虚痰之说，痰之生确是由于正之虚，但痰的本质是属于邪之实，何得谓之虚痰？由于他侧重于补虚，乃创立"虚痰假火"名目，所谓"假火"可能是指龙雷之火。若谓"虚痰"，则匪夷所思矣。

原文 以上劳倦二症，皆为内伤，而一以无邪，一以有邪，当辨而治也。（《景岳全书·杂证谟》）

按语 张氏所谓"无邪之饮食内伤症"，系指其所说："饮食内伤之症，凡饥饱失时者，太饥则仓廪空虚，必伤胃气，太饱则运化不及，必伤脾气。然时饥时饱而致病者，其伤在饥，故当以调补为主。"其所谓"无邪之劳倦内伤症"，系指其所说："观东垣云大梁受困之后死者多人，岂俱感风寒者，诚至言也。第为兵革所困者明，为名利所困者暗。故今人多以劳倦而患伤寒者，无非此类。昧者不知而妄自殃人，岂其天年之果尽耶，诚可悯也。"殊不知《内经》教导我们说："脾、胃、大肠、小肠、三焦、膀胱者，仓廪之本，营之居地，名曰器，能化糟粕，转味而入出者也。"（《素问·六节脏象论》）既指出了消化器官不仅仅限于脾胃，复说明了饮食经过消化，使机体既吸收了营养，又排出了糟粕，而所谓糟粕，当然包括应该排出于体外的所有废物。今脾胃既伤，代谢必然失常，致废物潴留形成由内而生危害健康的邪气，岂能谓之无邪。而东垣"死者多人，岂俱感风寒者"之说，本不确切。假使没有疫疠之邪的传染,绝不会"死者多人"。张氏据以证实无邪之劳倦内伤症,诚"讹以承讹、谬以袭谬"也。

原文 凡邪正相薄而为病,则邪实正虚,皆可言也……余清析此为四,曰孰缓孰急,其有其无也。所谓缓急者,察虚实之缓急也。无虚者急在邪气,去之不速,留则生变也。多虚者急在正气,培之不早,临期无济也……所谓有无者,察邪气之有无也。凡风、寒、暑、湿、火、燥皆能为邪,邪之在表、在里、在脏、在腑必有所居,求得其本则直取之,此所谓有,有则邪之实也;若无六气之邪而病出三阴,则惟情欲以伤内,劳倦以伤外,非邪似邪,非实似实,此所谓无,无则病在元气也。(《类经·疾病类》)

按语 张氏对任何疾病都存在着邪正交争的认识,是时明时昧的,既说"凡邪正相薄而为病",又说"此所谓无,无则元气为病也"。其实,他所谓无邪,实质上还是有邪。如"情欲伤内,劳倦伤外",俱是产生由内而生之邪的因素。张氏只知自外而入的六淫之邪,不知由内而生的痰、水、湿、食和瘀血诸邪,故有"察邪气之有无"的见解。他的"当知邪正,当权轻重"之说,是正确的。所谓"权轻重"是衡量正虚与邪实双方的孰轻孰重。"若无六气之邪而病出三阴"一语,尤为谬误。须知"病出三阴"也是由于正虚甚,致邪得以长驱直入耳。而且,不一定是自外而入的六淫之邪,还有自内而生的寒水、热毒、湿痰、瘀血诸邪,岂能以无六淫之邪就谓之无邪。

五、结语

以上所述,自以为本着实事求是的研究精神,写出了一些一孔之见。但不能据此即认为是全盘否定了张介宾学说。必须指出:除上述肯定他具有朴素辩证法思想萌芽的一些理论以外,最发人深省的是他把传统的八纲辨证说,改为以阴阳为总纲,其他六纲不曰纲而曰变。"科学史表明,辩证方法是真正的科学方法;从天文学直到社会学,到处都证实着这种思想:世界上没有什么永恒的东西,一切都在变化,一切都在发展。因而对于自然界的一切都应该从运动和发展的观点去观察,而这就是说,辩证法的精神贯穿着全部现代科学。"(斯大林《无政府主义还是社会主义》)张氏正是看到了"表里、寒热、虚实"六者在疾病过程中,不是凝固的而是可变动的,所以名之曰"六变"。不仅于此,他在《六变篇》里又阐述了六者之间的互相错杂,互相联系,充分体现了辩证法不把自然界看作彼此隔离、彼此孤立的思想。还有,有关论治的理论,辨析清楚,立论精确,来自于实践,又足以指导实践,有裨于后学,其功不可没也。我以学力不足,对哲学与医学的认识水平都很低,拙作一定存在着不少错误,希望同志们批评指正!

王清任学说简介

一、勇于实践　敢于批判

《内经》时代，人们曾企图从人体解剖以探求生理和病理。如《灵枢·经水》篇说："夫八尺之士，皮肉在此，外可度量切循而得之，其死可解剖而视之。"这当然是找到发展医学的道路，但由于当时解剖术的粗疏，未能尽如所期。嗣后虽有关于解剖脏腑诸说，亦佚而不传（见《聿修堂丛书·医賸》）。清代医家王清任怀疑于古书关于"内景"的记载，因致力于对尸体的观察，孜孜不倦地积40余年的实践所得，大胆地写下了《医林改错》一书。对脏腑形态和气血津液运行等方面，提出了自己许多的看法，其敢于破旧立新，推动医学前进的精神，是难能可贵的。

二、限于条件　仍多谬误

王氏仍然受着历史条件和个人水平的限制，对"内景"的认识，依旧是模糊不清，存在着很多的错误，如说"心乃是出入气之道路，其中无血""出气、入气、吐痰、吐饮、唾津、流涎，与肺毫无干涉""气管行气，气行则动，血管盛血，静而不动。头面四肢，按之跳动者，皆是气管，并非血管"等等，都属不经之谈。王氏既把气血截然划分，又说"元气既虚，必不能达于血管，血管无气，必停留而瘀"。这又是自相矛盾。其所以如此，是在于他对活体的物质运动既没有清楚的认识，看到的又只是死的尸体，而导致效果不符合于动机。有人给他"方效论非"的评议，洵属确论。

三、创制新方　力主逐瘀

王氏虽然把血之所以瘀，归咎于气之虚。但其立方遣药的重点，不在于补气，而在于活血逐瘀。他通过不断的临床实践和疗效总结，不仅加深了使用逐瘀法的学术见解，并从而扩大了逐瘀法的使用范围。他在"方叙"中说"立'通窍活血汤'，治头面周身血管血瘀之症（其所治症目有：头发脱落、眼疼、耳聋等等）；立'血府逐瘀汤'治胸中血府之症（其所治症目有：头痛、胸疼、呃逆、干呕等等）；立'膈下逐瘀汤'，治肚腹血瘀之症（其所治症目有：积块、痛不移处、肾泻、久泻等等）"。还有，治少腹结块疼痛或胀痛、痛经、月经不调、经色紫黑等症的"少腹逐瘀汤"；治痹症的"身痛逐瘀汤"诸方，皆具有最有力的活血逐瘀作用。就是兼有补气作用的"补阳还五汤""黄芪桃红汤"等方，也含有作用轻重不同的活血逐瘀药。王氏力主逐瘀，当然有其辨证根据，如在"通窍活血汤"主治"男子劳病"条下说"查外无表症,内无里症,所见之症,皆是瘀血之症"。就说明其采用活血逐瘀法,确是"有的放矢"。王氏在本条还说"本不弱而生病,因病而致弱,自当去病,病去而元气自复"。这和张子和"先论攻其邪,邪去而正气自复"的观点相一致的。不过,其所祛之邪,主要是自内而生之邪。目前,心血管、脑血管系统的疾患,愈来愈受到人们的重视。同时医家们也认识到,其他多种疾病形成的原因,都或多或少与血行不利有关。因此,王氏创制的几首活血逐瘀方剂,在目前临床上使用范围至为广泛。

《中医理论中的阴阳观点》一文读后感

　　《秦伯未医文集》载有题为"中医理论中的阴阳观点"一文,文共 8 节,对中医学阴阳学说的继承和发扬,具有一定的作用。尤其可贵的是作者虚怀若谷的精神,如在文章引言中说:"本文的提出,仅仅肤浅的作一介绍,希望通过批判,再作进一步的研讨。"充分体现了学者的风度。现不揣谫陋,略贡刍荛以就正明哲!

　　一、对《左传》"阴淫寒疾、阳淫热疾"的解释,应该注意一个"淫"字。所谓"阴淫""阳淫",是指自然界或机体内的阴或阳超越了常度,转化为阴邪或阳邪,引起了"寒疾"或"热疾"。正如《内经》所谓六淫之邪中的"寒淫""热淫"。而六淫之邪,又往往以风、暑、火为阳邪;湿、燥、寒为阴邪。六气不淫则不为邪,也就不成为致病因素。不仅于此,即《素问·调经论》所指出的由于饮食起居和喜怒失常而产生的内在之邪,也有阴邪、阳邪之分。假使仅仅语译为"阴的原因造成寒性病,阳的原因造成热性病",则是辞不达意。既忽视了"淫"字的含义,就不能理解到邪气。试问,没有邪气侵犯机体与正气交争,如何能造成疾病!秦文还提到"过去有人说'《内经》理论的根据,只有阴阳五行,倘把阴阳五行学说攻破,几乎没有尺寸完肤'这是片面的,完全武断的。"然而,如果把"阴的原因造成寒性病,阳的原因造成热性病"这类的语句,也看作是阴阳学说,则阴阳学说将不攻而自破矣。

　　二、《素问·生气通天论》"阳气者,若天与日,失其所,则折寿而不彰"之说,其重点在"失其所"三字。机体内的阴阳是互根的,即阴根于阳,阳根于阴。"所",居处也。如果机体内阳失其所,就说明了阴的亏损,恋阳无力,而阴阳将有离决之势矣。张景岳曾曲解这节经文的真旨,作为他贵阳贱阴的理论根据。秦文在赞同张说的基础上,复提出新的见解,说:"人体的健康,也需要一种热的活力——阳气。"根据现代生理学知识,其所谓"一种热的活力"就相当于能量。《正常生理学》说:"机体所消耗的能量,靠体内食物的氧化来供给,而氧化过程又必须有氧,所以为了保证氧化过程之进行即为了维持生命,则必须经常不断地吸入氧。"假使据以印证《内经》,则可体会到"一种热的活力"的本质及其来源,都是"所受于天与谷气并而充身"的"真气",而不是阳气。

　　三、秦文说:"阴阳是代表事物在运动中的两个现象。"须知现象与事物的本质是分不开的。阴阳既代表现象,也就说明了阴阳本身就是表现现象的事物。恩格斯说:"没有运动的物质和没有物质的运动是同样不可想象的",又说:"人们远在知道什么是辩证法以前,就已经辩证地思考了。正像人们远在散文这一名词出现以前,就已经在用散文讲话一样。"(《反杜林论》)《内经》作者正是掌握了朴素的唯物辩证法思想,运用矛盾的普遍原理作指导,揭发医学部门本身的特殊的矛盾运动规律的。因而吸取了具有对立统一观点的古代阴阳学说,作为理论的基础。如《素问·阴阳离合论》说:"阴阳者……万之大不可数,然其要一也。"王冰注:"一,谓离合也。"所谓"离合",即意味着对立统一的矛盾运动,而"万之大不可胜数",就指出了机体内的阴阳也是无所不在,也就是矛盾的斗争无所不在。虽然《内经》曾就阴阳不同的属性,分别作为代表名词,如朱丹溪所说:"阴阳二字,固以对待而言,或言表里,或言寒热,或言上下,或言邪正……"(《局方发挥》)。但无论在生理、病理、诊断、治疗和药物,以及人们周围环境等方面的阴阳学说,其中心思想,都离不开对立统一的矛盾法则。至于秦文"阴阳也仅仅是《内经》理论中一部分""阴阳是一个机动性的代名词,也是一个灵活性的代名词"的论调,是未识阴阳学说的庐山真面目也。

四、《素问·生气通天论》"阴者藏精而起亟也,阳者卫外而为固也"说中的阴阳,是和其他的阴阳理论同样地是"阴中有阳,阳中有阴"。由于阴阳是矛盾着的两方面,彼此都是以和自己作对的一方的存在为自己存在的条件的。如"气为阳,血为阴",只是它们的相对性,而"气中有阴,血中有阳"则是它们的绝对性。因此,我们绝不能把矛盾着的阴阳强行割裂开来,如所谓"阴精""阳气"。《张子正蒙注》在"一物两体,气也"句下注云"氤氲太和,合于一气,而阴阳之体具于中矣。"又在"阴阳之精互藏其宅,则各得其所安"句下作注说:"精者有兆而相合,始聚而为清微和粹,含神而为气母者也……互藏其宅者,即阳入阴中,阴丽阳中。坎、离其象也。"于此,可知精、气、神三者实为一体,其内部固莫不含有阴阳也。秦文认为,"保卫外层"的是"阳的功能";"保守精气"的是"阴的性质"。殊不知功能与性质,既同属于一个物体,而功能又决定于性质。不同的物体类型,具有不同的性质,产生不同的功能。任何物体,都是既有性质,又有功能。把性质与功能分开,固已不切实际,再以之分属于阴阳,更是匪夷所思。其实,经文"阳者""阴者"的"者"字,固明明指"物"而言也。秦文还说:"故一切功能衰弱,缺少活力,包括少气……都叫阳虚;一切物质的缺损,包括贫血……以及水分和内分泌,维生素缺乏等都叫阴虚。"从这里不难看出秦文是把运动与物质截然分开,认定了阳是没有物质的运动,阴是没有运动的物质。真可谓子虚乌有之谈。秦文复就《素问·调经论》"阳虚生外寒,阴虚生内热,阳盛生外热,阴盛生内寒"的原文,作了随文敷衍的语译,说这是"从整体观点,把一般证候分为四个类型"的。但观于《素问·通评虚实论》"精气夺则虚,邪气盛则实"和《景岳全书·传忠录》"虚言正气,实言邪气"之说,可见这里阴与阳之虚与盛,已揭示了邪实与正虚"邪正相搏"的矛盾斗争。而阴或阳之所以偏盛,实起因于阳或阴的偏虚,减弱了对对方应有的制约,致对方超越了限度而形成偏盛。其偏盛之阴或阳,即由生理性的正阴或正阳,转化为病理性不利于健康的邪阴或邪阳,从而加害于偏虚的正阳或正阴,构成邪正斗争的矛盾,发生内或外的寒或热的病理变化。正和《素问·阴阳应象大论》所说"阴胜则阳病,阳胜则阴病"。"阳胜则热,阴胜则寒"同样具有由于阴或阳的偏盛产生了寒或热的内在之邪,乃至出现寒或热的症状的内涵。不仅于此,由于阴或阳的偏虚,且易于招致自外而入的寒或热之邪。还必须指出,这所谓虚与盛的阴或阳,不是整体的而只是某一局部的阴阳。其生命赖以生存的不断进行矛盾斗争的生理性的阴阳,固依然无恙也。总之,离开了矛盾的普遍原理,而侈谈阴阳虚实,其对于阴阳理论的认识,直等于雾里看花,莫名真相。至其所谓"阴阳正似钻研中医学的一把钥匙",也不过是一句空话。

秦文在用语译《素问·阴阳应象大论》关于"阳胜则……"和"阴胜则……"时,不及于两者的均以"腹满死"。这可能是对经文的怀疑。但如果坚持矛盾的观点,再证诸《病机十九条》"诸胀腹大,皆属于热""诸湿肿满,皆属于脾"之说,即可知"阳胜""阴胜",已构成"阳邪""阴邪"。且不论邪之阴阳,均可导致"腹满"的病理变化。与此同时,也就不会对《素问·生气通天论》"阴不胜其阳"和"阳不胜其阴"一节经文作出"阴不足的会发生脉搏加快和发狂等类似的阳证;阳不足的也会有内脏胀满、头昏脑胀等类似的阴证"有悖于经旨的语译。须知"阴不胜其阳"和"阳不胜其阴",是指正阴、正阳未能战胜邪阳、邪阴,由此而出现的症状,前者为阳证,后者为阴证,自无疑义。乃秦文竟认为是"类似",是适得其反矣。斯盖由于只知有正阴、正阳不足的一面,不知还存在着邪阳、邪阴有余的一面,至有此片面的"一点论"形而上学的曲解。还有秦文篡改经文"五脏气争,九窍不通"为"内脏胀满,头昏脑胀",更是脱离实际,徒逞臆说。"五脏气争",是描写阴邪弥漫于五内,迫使正阳与之作激烈的斗争,且已露正不敌邪的征兆,否则何至于"九窍不通"!

五、秦文说:"概括地说,阳是亢进的,阴是衰退的。阳是兴奋的,阴是潜伏的。阳是有热性倾向的,阴是有寒性倾向的。"所有这些,只能是病体上的阴阳,而不能概括健体上的阴阳。临床家们就是根据这些现象,作出阴证或阳证的判断的。其为阴证或阳证的根本原因,自在于疾病内部邪正矛盾双方力量的孰优孰劣。但邪正斗争的趋势,往往不是固定的,所以阴证或阳证时有所变易。毫无疑问,正胜邪却者为阳,为顺;邪盛正衰者为阴,为逆。而秦文"举出汗为例",说:"白天出汗为阳虚,用黄芪、附子一类的补气补阳药;夜间出汗为阴虚,用地黄、山萸一类的补血补阴药。"接着说:"又如找不到原因的发热,在夜间都用补阴药,白天都用补阳药。"果如是说,则审症求因,只要认定一个"虚"字;识别阴阳,只要分辨其症状出现于白天或黑夜,辨证论治之能事毕矣。噫,岂其然哉!《素问·汤液醪醴论》有"病为本,工为标,标本不得,邪气不服"和"标本已得,邪气乃服"之说,不仅要求医者的主观意识必须符合于临床对象的客观存在,而且说明了任何疾病的内部都有邪正斗争的矛盾。"邪气不服",这一矛盾就不得解决而厥疾弗瘳。若秦文之只云阴虚阳虚,只给以补阴补阳,求其"标本已得",不亦难乎!列宁说:"使思维和客观存在分离,使我的感觉和外部世界分离,也就是转到唯心主义方面去。"(列宁《唯物主义和经验批判主义》)吾愿读秦氏之文者,三复斯言。

六、秦文中有一小标题为"从矛盾中寻求统一"。设想颇新奇。《矛盾论》说:"事物的矛盾法则,即对立统一的法则,是事物辩证法的最根本的法则。""有条件的相对的同一性和无条件的绝对的斗争性相结合,构成了一切事物的矛盾运动。""无论什么矛盾,矛盾的诸方面,其发展是不平衡的。有时候似乎势均力敌,然而这只是暂时的和相对的情形,基本的形态则是不平衡。"观于此,可知机体内阴阳两者对立统一的矛盾运动,也同样地是相对的统一和绝对的斗争相结合。古老的具有朴素辩证法思想的《内经》,早就提示了"阴阳离合"。所谓"离合",即意味着对立统一的矛盾运动。假使机体内的阴阳,只有统一,没有斗争,还有什么矛盾,没有矛盾,还有什么生命。也就如《内经》所说"阴阳离决,精气乃绝"(《素问·生气通天论》)。而秦文却说"倘使体内阴阳有对立而不平衡的现象,就是病变,甚至死亡"。这不仅是对经文的误解,而且有悖于"矛盾的基本形态则是不平衡"的辩证观点。至于"阴平阳秘,精神乃治"(同上)文中"阴平阳秘"的涵义,则是要求阴的宁静而不激动;阳的秘藏而不过亢。而"阳秘"也正是《易经》"亢龙有悔"的哲学思想。所以《内经》接着说"故阳强不能密,阴气乃绝"(同上)。秦文把"阴平阳秘"语译为"阴的方面没有或多或少,阳的方面没有消耗和散失",去经旨远矣。秦文既误认阴阳矛盾不平衡的常态为变态,又忽视了《内经》关于发病学中"邪正相搏"的观点,于是在"平"字上大做文章,说:"人体必须维持一种微妙的平衡局面。无病的关键就在'平',不平就是病。疾病的根源,就是平衡的破坏,治病的道路,就是平衡的恢复。中医坚守这种信念,经常把补偿不足,消除多余的方法,努力于平衡的再建设。"他这里所说的"平衡",究何所指,不甚明了。但就其"补偿不足,消除多余,恢复平衡的方法"而言,则不过是解决病体上邪正斗争的矛盾,使其恢复为健体耳。至于机体在维持生命生存过程中,诸种矛盾基本形态的不平衡,既不因疾病而改变,也无所谓因病愈而恢复。其"恢复平衡"之说,实不知所云。秦文把《素问·阴阳应象大论》"阳生阴长,阳杀阴藏"语译为"阳能生发,阴便滋长,阳若萧条,阴也枯槁"。这是否符合经义,固有待于研究。但明显地带有以阳为主,阴为从,"贵阳贱阴"的色彩。既有悖于"矛盾的主要方面和非主要方面往往互易其位置"的矛盾法则,也不符合《内经》阴阳理论中朴素的辩证法思想。

秦文曾就《伤寒论》六经病证,作概括性结论说:"三阳的症逃不了实,三阴的症逃不了虚,倘合并起来,还是'阴阳虚实'四字的范围。《伤寒论》是中医方书之祖,掌握这四字去研究,不会茫无头绪,由此推进到临床工作,也不会心中无数。"这未免浅视阴阳虚实在病程中的无穷变化了。须知《伤寒论》是完全继承了《内经》关于疾病内部存在着邪正斗争的观点,从诊察中测知邪正双方力量的孰优孰劣,从而区别其为阴证或阳证。更重要的,是依靠辩证的矛盾分析方法,不是把疾病内部邪正斗争的矛盾运动当作死的、凝固的东西去看,而是把对立的事物,当作生动的、有条件的、可变动的、互相转化的东西去看。所以太阳篇中有干姜附子汤、四逆汤等证,少阴篇中有大承气汤证。若谓"三阳证逃不了实、三阴证逃不了虚",就未免类似于僵死地机械地看问题了。而且对于构成阴证或阳证的基本原理,也未予论述。仅以此囫囵吞枣的"阴阳虚实四字",谓之为"用之于临床工作,就不会心中无数",诚不能令人无疑也。

七、作者在"凡从内脏引起的病,最不容易治疗,中医根据阴阳理论,分出阴盛而阳虚,阳盛而阴虚,阳虚而阴胜,阴虚而阳盛,当然也有阴阳俱虚的,这都是矛盾不统一的表现"一段议论之后,创造性地列有区分为五的图表,框中均划一水平线。其"指示阴盛而反映出阳虚"的,只见阴之太过,不见阳之不及。"指示阳虚而反映出阴盛"的,只见阳之不及,不见阴之太过。其"指示阳虚而造成阴盛"和"指示阳虚而造成阴盛"的,则均见虚的方面的不及,盛的方面的太过。考其所谓"反映出",一是指本身并未尝不及,只是对方的太过;一是指本身并未太过,只是对方的不及。须知,所谓"反映",是把客观事物的实质表现出来。因此,反映出阳虚和阴盛的"阴盛"和"阳虚",是为本质。而反映出的"阳虚"和"阴盛",则是现象。而所谓"造成",是经过制作而成。所以,造成"阴盛""阳盛"的结果,其原因则在于"阳虚""阴虚"。艾思奇《辩证唯物主义历史唯物主义》书中说:"现象和本质是构成客观对象的统一不可分的两个方面。任何事物的本质都要通过一定的现象表现出来;任何现象又都是从某一特定的方面表现出事物的本质""因果联系是客观世界普遍联系和互相制约的表现形式之一……其中,引起一定现象的现象是原因,由于原因的作用而产生的现象是结果。因果联系的特点之一,是前因后果,原因在先,结果在后。因果关系是包括时间先后秩序在内的一种本质的必然的联系。"据此,则所谓"反映出"的本质,如作为"反映出"根源的"阴盛"与"阳虚"和有"造成"作用的"阳虚"与"阴虚",都是"引起一定现象的现象是原因";其"反映出"的"阳虚"与"阴盛"和造成"的"阴盛"与"阳盛",则都是"由于原因的作用而产生的现象是结果"。准此以推,则所谓"反映出"和"造成",实二而一者,强作区分,诚徒劳耳。还有,阴与阳,虚与实,原是对立的,都是以对方的存在为自己存在的条件的。图表中只有"阴盛而反映出阳虚",没有"阳盛而反映出阴虚"。又第五图只有"阴阳俱虚"的一面,可见其对《内经》的阴阳理论,尚未知底里。殆亦"读书不求甚解"之流欤!观于《灵枢·经脉》篇"盛则泻之,虚则补之"和《灵枢·本神》历举的由于五脏之虚与实所引起的诸病变,以及《素问·评热病论》"邪之所凑,其气必虚"诸说,不仅说明了中医学上"虚言正气,实(盛)言邪气"的必然规律,而且了解到必先有正虚的原因,而后才有邪实的结果。秦文第一图,是正不虚而邪盛,第二图,是正已虚而邪不盛,都是毫无根据的。既有正虚,就必然招致邪实。机体内既存在着正虚的因与邪实的果,由于这因果关系的一种本质的必然联系,就很自然地为构成邪正斗争矛盾的原因,而产生疾病发生、发展的结果。然而病理变化中的因与果,又岂易言哉!有因固必然有果,但果又往往复为因。在这一阶段为果,在另一阶段又成为因。秦文也曾提说:"为了有因然后有果,中医认为求因是根本上的解决办法。"但是,《内经》教导我们:"治病必求于本。""本"字的内容,当然所包甚广,但最主要的,是探求疾病内部邪实与正虚的主要矛盾斗争双方力量的孰优孰劣。其次,是辨别正虚方面的为阴为阳,邪实方面的为寒为热,和邪正斗争焦点之所在。再次,则是掌握因人、因时、因地的原则,予以仔细分析;从而采用以扶正祛邪的孰先孰后、孰轻孰重为主的治疗方法。务期达到具体问题具体解决的目的。所以中医治病不是"求因"而是"求本"。至于《内经》"必伏其所主而先其所因"之说中的所谓"主",不妨理解为疾病内部的主要矛盾和矛盾的主要方面。《矛盾论》说:"事物的性质,主要地是由取得支配地位的矛盾的主要方面所规定的。"其"先其所因"的"因",则往往随时变易,但总越不出"本"字的范围。为了凑合自己的见解,不惜篡改"必伏其所主而先其所因"的经文为"先其所因而伏其所主"。假使有新的、高明的意见,自不应因陈袭旧,否则徒令人齿冷耳。或者说图表中的阴阳,系指"生之本,本于阴阳"的阴阳,无关于邪正。殊不知"阴阳"二字,固以对待而言,所指无定在。为了说明"阴阳虚实"四字在"辨证论治"中的运用,就必须贯彻邪正斗争矛盾的观念。观于秦文所举的"腹水症"用"温运逐水"法和"口渴症"用"清胃生津"法的两个例子,固明明是扶正祛邪并用也。也许有人说,正既虚,必致邪。正之虚,焉能与邪之实作斗争!然而《普济本事方》中不止一次地在"邪之所凑,其气必虚"的经文下面,接着说"留而不去,其病则实。"这固然说明了邪气不去,正气起而抵抗,与之作斗争的疾病本身的辩证法,也指示着人们治病当以祛邪为急务。

八、秦文第七节中有"主要观念是:阴阳代表了物质和功能,这两者常在矛盾中求得平衡,那么临床上应从不平衡中寻求病因,是治疗的先决问题"数语,颇多可商之处。

第一,秦文执着于"阳主动,阳是无形的;阴主静,阴是有形的"的观念,乃强行以物质属之阴,功能属之阳。但是,功能来自于物质的运动,不同的运动形式,决定于不同的物质,决定于不同的物质内部的矛盾性。就机体来说,物质内部自是阴阳两者的矛盾。没有物质,就没有功能。但秦文企图以"分泌物停留使功能衰弱"和"内热太重使水分消耗",关于邪正双方的阴阳概念,来说明"阴阳代表了物质和功能"的主要观念,是南辕北辙也。

第二,《矛盾论》说:"没有什么事物是不包含矛盾的""无论什么事物的运动都采取两种状态,相对地静止的状态和显著变动的状态。两种状态的运动都是由事物内部包含的两个矛盾着的因素互相斗争所引起的。"据此,则机体内物质和来自于物质运动的功能,其内部都包含着阴阳两者的矛盾。固不能单独的以阴代表物质,以阳代表功能也。

第三,"一切平衡都是相对的和暂时的"(恩格斯《自然辩证法》),"绝对的静止,无条件的平衡是不存在的。个别的运动趋向于平衡,总的运动又破坏平衡"(恩格斯《反杜林论》),"无论什么矛盾,矛盾的诸方面,其发展是不平衡的……基本的形态则是不平衡"(《矛盾论》),"人体系统只有处于远离平衡态才能生长发育,接近平衡就接近死亡"[《医学与哲学》(11):6.1983]。观于此,可知机体内无论是生理性的阴阳矛盾或病理性的邪正矛盾,都是不平衡的,已毫无疑义。

第四,秦文"这两者常在矛盾中求得平衡"之说,固然不切实际,而"临床上应从不平衡中寻求病因"一语,更是辞不达意。若谓生理性的不平衡的诸矛盾中,根本不存在什么病因,若谓于邪正斗争矛盾的不平衡中求之,也只能求得正胜邪却或正衰邪胜、邪正矛盾斗争双方的力量孰优孰劣而已。何况病程中又往往果复为因,因果每互相纠缠,"寻求病因",固不易言也。

第五,"寻求病因",除在坚持邪正斗争矛盾的观点,运用辩证的矛盾分析法的基础上,掌握辩证的完全材料,使临床思维符合于客观存在外,别无他途。所谓"从不平衡中寻求病因",直无稽之言耳。总之,悖离了《内经》"故邪气胜者,精气衰也"(《素问·玉机真脏论》)和"今邪气交争于骨肉而得汗者,是邪却而精胜也……今汗出而辄复热者,是邪胜也。不能食者,精无俾也"(《素问·评热病论》)。关于正衰者,必致邪胜。邪胜者,必是正衰,邪正交争的"两点论"辩证法思想,仅从字面上,侈谈有关病理方面的阴阳虚实,任凭千言万语,都是没有任何说服力的。自然科学家把自己研究的对象当作是没有矛盾的东西,固然使科学的进步受到了阻碍,但如果只知唱矛盾高调以自炫,而言论并不尽符合于矛盾法则的精神实质,则其阻碍科学进步的危害性,将尤其焉。

《李聪甫医论》读后感

最近,拜读了李聪甫先生的《医论》(系后于《脾胃论注释》的著作,涉及范围较广。以下简称《医论》),受到很大的教育。李先生既精于传统医药学,复接受了现代医学,尤其难能可贵的是在哲学思想的指导下论证传统医药学。"医史简介"一文,不仅执简驭繁,而且持论公允。更值得钦佩的是,李先生提倡学术争鸣,如说"个人认为争论是必要的,真理会愈争愈明",足见李先生思想开朗、治学严谨、实事求是的精神。爰不揣谫陋,略陈管见,敢云争鸣,只蛙鸣耳。倘亦为李先生所许乎,顾李先生有以教之。

关于病因学。《矛盾论》说:"事物的矛盾法则,即对立统一的法则,是唯物辩证法最根本的法则。"笔者通过自然辩证法的初步学习,进一步认识到《黄帝内经》之所以可贵,就在于它对医学部门有关的问题,都在辩证地思考的同时,以矛盾的普遍原理作为指导,揭露医学这一部门本身特殊的矛盾运动规律。例如它对疾病的发生和发展,树立了内外因矛盾斗争而以内因为矛盾的主要方面的观点。但它也观察到这不是一成不变的,在整个病程中,矛盾的主要方面和非主要方面常在一定的条件下,互易其位置。观于下述的《内经》文字,可知古人早在实践中辩证地思考及此。《素问》第一篇《上古天真论》就提出了"虚邪贼风,避之有时""真气从之,病安从来"等预防疾病的谆谆教导,其他如《素问·评热病论》"邪却精胜""邪胜精无俾也""邪之所凑,其气必虚",《素问·玉机真脏论》"邪气胜者,精气衰也",《素问·离合真邪论》"释邪攻正,绝人丧命"和同书《素问遗篇·刺法论》"正气内存,邪不可干",以及《灵枢·口问》篇"故邪之所在,皆为不足"诸说,都说明了《内经》作者,既强调疾病的发生,是内外因的统一,外因通过内因而起作用的观点,也肯定任何疾病内部都存在着邪正斗争的矛盾,还重视邪正双方斗争力量的孰优孰劣决定着疾病的转归。在那均显耀着它朴素的辩证法思想的光辉。从这里,使我们体会到,在认识疾病的要求下,首先要掌握疾病内部存在着的邪正双方的情况。反乎是,就是不承认事物内部的矛盾性,也就是把面临的对象看作是没有矛盾的东西,而违反了辩证法,违反了客观存在。

《素问·调经论》说:"夫邪之生也,或生于阴。或生于阳,生于阳者得之风雨寒暑,生于阴者,得之饮食居处,阴阳喜怒。"这概括地指出了自外而入和自内而生的致人于病的种种邪气。所有这些,都属于引起任何疾病的外因。实践证明,外因必须通过内因而起作用,所谓内因,即正气之虚。观于《金匮要略》"若五脏元真通畅,人即安和"的论点,可以体会到"经络受邪入脏腑,为内所因也"之说,是指明经络受邪之得以长驱直入于脏腑,是由于体内的原因所引起,而体内的原因就在于元真不通畅,元真之所以不通畅,就是由于正气之虚。《金匮要略》并概括致病因素说是"千般疢难,不越三条"。宋以后的医家们都认为陈无择的"三因"说,是张仲景"三条"说的发展,其说至今不衰。管见却不敢苟同。第一,《金匮要略》"三条"的概念,根本不同于"三因"。第二,如"三因"说中所说的"七情",绝不能认为是内因而恰恰是外因,因为七情的产生,是由于外界不同的环境,反映到人们的感官而促使体内情态有不同的反常活动。即如李先生文中引述《寓意草》的故事,何尝不是由于"新贵"的外因所引起,"其一笑而逝"是"暴喜"的结果,而"暴喜"的发生,绝不是内因而是来自于新贵的外因。第三,"三因"说完全离开了受邪致病的主体——人体,是道道地地的外因论者。第四,"不内外因",是虚幻不实的名词,实际上都是外因。《医论》虽然提到"三因"说,但在文章内只论证了内因和外因,这是值得钦佩的。目前还有人认为哲学上的内因外因,不能套用到医学上来。恩格斯《自然辩证法》说:"不管自然科学家采取什么样的态度,他们还得受哲学的支配。问题只在于:他们是愿意接受某种坏的时髦哲学的支配,还是愿意接受一种建立在通晓思维的历史和成就的基础上的理论思维的支配。"维护"三因"说者,对此可深长思也。且《医论》在"内因和外因的基本论点"和"相互关系"节目中对内因的阐述,似不甚明了,而且又有同情"三因"说中的所谓内因的暗示,这就不免使该篇末尾"就体现以内因为根据的病变"一语,引起人们对内因概念的模糊。

关于阴阳。《医论》结合辩证法,阐发了医学上的阴阳学说,发人深省,获益良多。没有阴就无所谓阳,没有阳就无所谓阴,是尽人皆知的。所以气属阳,血属阴,腑属阳,脏属阴,神属阳,形属阴,等等,皆是指物质的规定性,物质还有其相对性,那就是气中也有阴,血中也有阳,腑中也有阴,脏中也有阳……还有"气是无形的"这一错觉,占据在中医头脑中,已代远年湮,积习难返,气何尝无形,不过为目力所不及耳。《素问·气交变大论》说:"善言气者,必彰于物。"古人固凤知气为物质而有形。恩格斯《反杜林论》说:"没有运动的物质和没有物质的运动是同样不可想象的。"同书又说:"运动本身就是矛盾。"气既有运动,就必然是物质,既是物质,就岂得谓之无形?既有物质,就产生了运动的矛盾性。《素问·八正神明论》说："血气者，人之神，不可不谨养。"可见神是来源于血气，不能以"神"单纯地属之于阳。"阴静阳躁"的静，当然不是完全静止。恩格斯在《自然辩证法》中明确指出："物体相对静止的可能性，暂时平衡状态的可能性，是物质分化的主要条件，因而也是生命的主要条件。"《素问·生气通天论》所谓"阴平阳秘"是生命赖以生存的基本条件。即使由于阴阳相对平衡遭到破坏而出现疾病，也只不过是机体上局部的阴阳，维持生命生存"阴平阳秘"的生理矛盾，仍在不断地进行，否则一病即死，有是理乎！

笔者在学习自然辩证法的过程中，体会到物的量和质在超越一定的限度时不仅引起质和量的互变，而且促使物的质转化到对立的方面去。正的对立面是邪，是毋庸置疑的。正阴或正阳由于对方的制约不力而形成偏胜，就必然转化为阴邪和阳邪。否则何以"阴胜则寒，阳胜则热""阴胜则阳病，阳胜则阴病""阳胜则身热，腠理闭，喘粗，俛仰，汗不出而热，齿干，以烦冤腹满死……阴胜则身寒汗出，身常清，数栗而寒，寒则厥，厥则腹满死"。（《素问·阴阳应象大论》）

《矛盾论》引用列宁的话说："对立的统一是有条件的，一时的，暂存的，相对的。互相排斥的对立的斗争则是绝对的，正如发展、运动是绝对的一样。"据此，则《医论》中所谓"有时是统一的，因此'阳生阴长'，有时是对立的，因此'阳杀阴藏'"，就不免意味着体内的"阳杀阴藏"远远超过了"阳生阴长"。其实，"阳生阴长，阳杀阴藏"乃至"阴静阳躁"种种生理活动，都有赖于阴阳两者矛盾斗争的运动。历来注释《内经》的，对"阳杀阴藏"的注释，很难释疑解惑。假使用辩证法"否定之否定"的规律予以揭发，似乎差强人意。就是说"阳杀"的所谓"杀"是指在新事物形成之始即包含着"自我否定"的因素，"阴藏"的所谓"藏"是指保留旧事物在转化新事物的过程中对新事物有益的积极因素。"生命是蛋白体的存在方式，这个存在方式的基本因素在于和它周围的外部自然界的不断的新陈代谢，而且这种新陈代谢一停止，生命就随之停止。结果便是蛋白质的分解。"（恩格斯《自然辩证法》）从这里不能不惊叹古人早在辩证地思考问题，提出了"非出入则无以生长壮老已，非升降则无以生长化收藏""出入废则神机化灭，升降息则气立孤危""是以升降出入，无器不有"（《素问·六微旨大论》）的不可磨灭的精辟论点。与此同时，也体会到"出入"与"升降"是紧密联系而不可分割的，没有与外环境的"出入"固然谈不上内环境的"升降"，没有内环境的"升降"，也就没有与外界物质变换的"出入"。

《医论》在"阴胜阳病，阳胜阴病""阴虚内热，阳虚外寒"等一系列的举例中，其治疗经验是我们学习的榜样，但在理论中绝口不谈"邪"之一字，仅在"阴阳"二字上兜圈子。这可能是旧社会医界流传的"鸳鸯绣出凭君看，不把金针度与人"的遗风，其然乎，其不然乎？

关于学派。张景岳说"治病之则，当知邪正，当权轻重"，又说"虚言正气，虚则当补，实言邪气，实则当泻"。从这里可以看出张氏虽然有无邪之说，但不是他学术思想的主流。他仍然重视任何疾病内部存在着邪实与正虚的主要矛盾的。可是，有些有关传统医学讨论疾病的论著中，往往侧重于正虚，对邪之为物则很少涉及，这不仅或多或少地保留着喜补恶攻的传统习惯,而且也不符合客观现实。《医论》关于李东垣学说的介绍,重点是推崇《脾胃论》畅论虚之内伤。但李东垣在《脾胃虚实传变论》中也曾援引"邪之生于阴也,得之饮食居处,阴阳喜怒"的经文。他虽然改作"病生阴者"而不及于邪,但他未尝不承认病之所以生于阴,是由于饮食、起居和精神等方面的失常,而产生了内在之邪。目前人们已比较清楚地了解了机体的新陈代谢,上述的种种失常,就必然影响着新陈代谢以至阻碍各种废物的排出,酿成致人于病的形形色色的邪气。东垣或见不及此,但假使他心目中不存在疾病内部有邪正斗争的观念,他就不会有"火与元气不两立,一胜则一负"的观点。因此,个人认为"阴火"显然是"生于阴也"的邪气,苟非邪气,何以与元气不两立,既是邪气,就属于与正虚对立的邪实的一面。苟非邪气,何以用泻法。此其一。其二,是《内经》的"少火""壮火"的"火",是来自于散放热量的物质,既属于物质,就必然有新陈代谢的过程,即不断地少壮长老已的过程。张景岳《类经》"然造化之道,少则壮,壮则衰,自是如此,不特专言气味者"之说,询数确论。如果以"阴火"比之于"壮火",则"壮火之气衰"一语,将如何解释? 其三,东垣当时回顾过去的情景是:"都人之不受病者,万无一二""既病而死者,继踵而不绝"。这正如《素问遗篇·刺法论》所说"五疫之至,皆相染易"和《肘后备急方》所说的"天行"疫疠。在东垣所处的时代,人们既不知讲卫生,又兵连祸结,人民颠连困苦,自不待言。所以古人有"大兵之后,必有大疫"之说。假使没有"皆相染易"的疫疠之邪,即使有严重的内伤和由内伤带来的内在之邪,也绝不会造成大量的死亡。在东垣面临劫灰犹存之际,厉气已消,疫势已衰,只看到饥馑载途,所以他侧重于内伤脾胃的一面,是符合当时客观存在的。至于他创立治"始得之症"的"补中益气汤",可认为是为内伤偏重兼有外感者而设,其作用并非完全是补中益气,观于方中的柴胡,《神农本草经》谓其主"寒热邪气,推陈致新",张完素《珍珠囊》谓升麻"去皮肤风邪,解肌肉间风热"的记载,可知其皆有祛外邪的作用。而李东垣在《内外伤辨惑论·立方本指》中却说"胃中清气在下,必加升麻、柴胡以引之……"在《脾胃论·饮食劳倦所伤始为热中论》中则又说"惟当以辛甘温之剂,补其中而升其阳,甘寒以泻其火则愈矣""黄芪、人参、甘草,除湿热烦热之圣药也"。强调"内伤脾胃,乃伤其气;外感风寒,乃伤其形。伤其外为有余,有余者泻之;伤其内为不足,不足者补之。内伤不足之病,苟误认为外感有余之病而反泻之,则虚其虚耳"。这就不免意味着李东垣是截然划分内伤为虚、外感为实,各自孤立而不相联系的观点的始作俑者。"同形而上学相反,辩证法不是把自然界看作彼此隔离、彼此孤立、彼此不依赖的各个对象或现象的偶然堆积,而是把它看作有联系的统一的整体,其中各个对象或现象互相有机地联系着,互相依赖着,互相制约着。"(斯大林《列宁主义问题》)而《内经》对于发病学的理论,正是把内伤与外感看作是密切地联系着的。李氏既说"无阳以护其营卫,则不任风寒,乃生寒热"是承认有风寒之邪乘营卫之卫护不力,侵入机体内而出现恶寒发热的事实。不然何以用祛邪的升麻、柴胡? 若谓《神农本草经》和张完素之说不足信赖,但经历来的临床经验均证明其无误。东垣"引升胃中清气"之说是为他主观的"胃气下流"的论点作支柱耳。李氏既认为"伤其内为不足",何以又用"甘寒以泻其火"和"除湿热烦热之圣药"？这又说明了李东垣虽然笔下不见"邪"字，而内心并未尝认为内伤是纯虚无邪之症。今之尚论李氏者，多未见及耳。其四，李东垣《内伤外辨惑论》曾指出："元气……诸阳上升之气，此六者，皆饮食入胃，谷气上行，胃气之异名，其实一也。"他把包括元气在内六种名目的气，都归纳于胃气，不言而喻，就是谷气。《经》云"得谷者昌，失谷者亡"，自是毋庸置疑的至理名言。因此，离开了谷气而只读"胃中元气"，就未免是舍本逐末。当然，关于《内经》所说"所受于天与谷气并而充身"的"真气"，李东垣尚未给予足够的注意。现代生理学告诉我们谷气是来自于天气，没有天气，就没有谷气。李东垣只认识到元气就是胃气，而他所说的胃气，其实质并不同于"真气"。其五，李东垣"益元气，泻心火"的治疗规律，正是扶正与祛邪并进的治疗法则。张景岳说"凡诊病施治，必需先审阴阳，乃为医道之纲领。阴阳无谬，治焉有差"，又说"阴阳既明，则表与里对，虚与实对，寒与热对，明此六变，明此阴阳，则天下之病，固不能出此八者"。笔者认为其中的虚与实对，即正虚与邪实的对立。临床家在辨证论治时，假使离开正虚与邪实这一主要矛盾的观点，欲其辨证无误，论治不差，戛戛乎难矣！《内经》"标本已得，邪气乃服""标本不得，邪气不服"之说，固谆谆于邪之服不服，是病之愈不愈的关键。愿临床者于此三致意焉。其六，张子和在《内经》"邪之生也，或生于阴，或生于阳"的启示下，提出了"或自外而入，或由内而生，皆邪气也"的卓越见解。而张氏亦没有忽视邪之自外而入或由内而生的主要原因在于正气之虚。如他说："良工之治病者，先治其实，后治其虚，亦有不治气虚时。"足征其在强调邪实的外因时，并未否认正虚的内因。因此，认为张子和的学术思想，"基本上是'外因论'"的评议，是不够全面的。《医论》基于偏重正虚的一面，忽略邪实的一面，乃认为东垣之所以善治伤寒、痈疽、眼目病的原因，就在于"掌握了'脾胃为后天之本'的原则"，然而观于《医论》"东垣制方余议"节中所引述的东垣诸方，都含有大量的祛邪药物。可知"东垣历来重视治本"的主要手段，就是解决疾病内部主要的邪正的矛盾斗争，是毫无疑问的。东垣学说中"火与元气"的矛盾，又何尝不是邪正斗争的矛盾？当然机体中还有火与气的生理性的矛盾，自应予以严格的区别。其七，《灵枢·本神》篇"故智者之养生也，必顺四时而适寒暑，和喜怒而安居处，节阴阳而调刚柔。如是则僻邪不至，长生久视"之说，是当前得出传统医学是具有"形神自然社会统一模式"结论的原始论据。假使居今日只谈形神统一而不及其他，不仅为古人所不许，亦将为今人所不取也。

还有，我们祖先对机体内的血液，早就给予高度的重视。如《灵枢·九针》篇说"人之所以生成者，血脉也"。又《灵枢·营卫生会》篇说"血者神气也"。又《灵枢·经别》篇说"夫十二脉者，人之所以生，病之所以成，人之所以治，病之所以起……"《素问·调经论》说"血气不和，百病乃变化而生"。这与现代生理学"血液的特性反映着整个身体的健康情况，每当身体发生异常变化时，血液的特性就要起了一些改变，反过来说，当血液的特性由于某些原因而发生异常变化时，身体的健康也就要蒙受其害"的观点，若合符节。《素问·

气交变大论》说"善言古者,必有验于今",信不诬也。古人在治疗中,也一再强调"定其血气,各守其乡"(《素问·阴阳应象大论》),"疏其血气,令其条达,而致和平"(《素问·至真要大论》)。现代医学随着其他科学的发展,能从血液化验中得知若干疾病的发生、发展及其转归的种种真相。血液之与疾病,疾病之与血液的关系,顾不重且大哉?伟大的张仲景,于伤寒初期即顾及营卫,于太阳病有蓄血证,于杂病首先建立关于瘀血的辨证论治,还提出"血不利则为水"符合于现代病理学的卓越见解。谓其为伟大,不亦宜乎!张仲景对于瘀血的治疗,常用有"推陈致新"作用的大黄,盖瘀血为由内而生的邪气之一。后世"去瘀即所以生新""瘀血不去则新血不生"等理论,其渊源即在于此。清代革新家王清任创立5首方剂,其适应证都属于体内有瘀血。目前,对活血化瘀的研究热潮,正方兴未艾。揆厥原因,可能是受着现代医学重视高血压病、心血管疾病、脑血管疾病、脉管炎、肝硬化和各类血液病的病理,以及血液各种重要生理功能的研究的影响。"他山之石,可以攻玉",岂虚语哉!

学习《金匮要略·血痹虚劳病脉证并治》的心得

《金匮要略·血痹虚劳病脉证并治》篇,是论述"血痹"与"虚劳"两者,其论"虚劳"较详,本文亦只就"虚劳"简述自己肤浅之见,而不及于"血痹"(故以下简称《虚劳病》篇)。《金匮要略》详细论述虚劳之成因、症状、病机、治疗,为后代医家辟认识和治疗虚劳病之蹊径。后人只知"因虚成损,积损成劳",不知虚中有实,因虚可以致实,而且虚实并存原是任何疾病本身的辩证法。假使只知补阴、补阳、补气、补血,一味滥投补剂,不知补中应有通,则是大大地有悖于仲景原意。

在学习《虚劳病》篇过程中,结合多年临床的体会,有一些心得。

一、对虚劳病的认识

在《虚劳病》篇里,张仲景较多地阐述了虚劳病的证治,虽没有直接写明产生虚劳的原因,但从"证"可以看出,虚劳既有"脉极虚""面色薄""目眩""发落""盗汗""亡血""失精"等证,又有"脉大""卒喘悸""小便不利""马刀""侠瘿""腹满""里急""腹中痛""少腹拘急""肌肤甲错""两目黯黑"等证,可见"虚劳"一病,表现为有虚有实。何谓"虚""实"?《素问·通评虚实论》曰:"精气夺则虚,邪气盛则实";张景岳认为:"虚实者,有余不足也。虚言正气,实言邪气。"根据张仲景的原意,正虚和邪实是不能截然划分的,正虚容易招致邪实,邪实更易损伤正气,正虚为邪恋创造了条件,而邪恋后又进一步加剧了正虚。这种辩证的观点,不仅贯穿于《虚劳病》篇,而且是张仲景最根本的学术思想。以大黄䗪虫丸为例,虽冠以五劳虚极,但观其列举诸伤而殿以"经络营卫气伤",复从"肌肤甲错,两目黯黑"的见症,而指出之所以酿成"五劳虚极"的内在癥结是在于"内有干血"。日人汤本求真谓"干血为陈旧性瘀血",可见干血的形成,是由渐而来,非一朝一夕之故。所谓"经络营卫气伤",即是因"食伤"等诸伤的逐渐损害,致经络营卫的运行失常,产生了瘀血内停。复由于日积月累,乃至瘀血成为"干血"而成虚实夹杂证。薯蓣丸方证的意义,更说明了"虚劳诸不足",风气就乘虚而入,演变为"风气百疾"。管见认为这"风气",实包含自外而来与自内而生的种种邪气。《虚劳病》篇曰:"人年五六十……马刀侠瘿者……皆为劳得之。"马刀、侠瘿并见,则谓之瘰疬。《灵枢·寒热》篇说:"瘰疬生于颈腋者……此皆鼠瘘寒热之毒气也,留于脉而不去者也。"可知所谓马刀、侠瘿,也绝非形成于纯虚,而是寒热之毒气,属于邪实。临床所见也正是这样,许多慢性疾病包括结核、溃疡等等,都表现为虚实夹杂。如结核病是阴虚而有结核分枝杆菌散布的热毒,溃疡病是虚中夹有瘀血、寒、湿、热之邪等等,前人有谓"纯患者十不得一",确是真知灼见。"邪之所凑,其气必虚""留而不去,其病则实",许叔微的理解,是深得仲景之真诠。

历代医家对虚劳病的成因众说纷纭,《诸病源候论》认为"夫虚劳者,五劳、六极、七伤是也"。李东垣倡内伤学说,认为"内伤脾胃,百病由生"。朱丹溪从"阳常有余,阴常不足"立论,认为虚劳多为阴液亏损。葛可久认为是"肾虚精竭,火盛金衰"而成。赵献可认为"命门之火乃人身之至宝",故一俟形成虚劳,便多为命门火衰。汪绮石专著《理虚元鉴》,把虚劳分为肺、脾、肾三类,着眼于肺、脾、肾三脏之虚。综上所述,可见历代论虚劳,都比较强调正气不足的一面而忽略由正虚而致邪恋表现为实证的一面,这是远逊于仲景而不够全面的。历来《金匮要略》注释家,对虚劳病的看法,亦多认为有虚无实。当今之世,殆尤甚焉。如某些刊物在论虚劳时,满纸是虚,把《内经》具有辩证法思想,论邪实、正虚不可分割的两句名言,竟至强行割裂开来,只取"精气夺则虚"一语,作为自己只谈正虚一面的理论根据,或者把《金匮要略》虚劳病见证分为"阳(气)虚证""阴(血)虚证","阴阳(气血)两虚证"三大类,似乎标志着《金匮要略》虚劳病的成因,舍此三者,别无其他。这只是片面地看问题,就不免有形而上学的观点,贻误后人,实非浅显。

《虚劳病》篇关于"大脉"凡三见,其中一条为"浮大",注释者为了凑合着纯虚,多解释为"浮大无力"或"外实中空"。考诸《素问·脉要精微论》"大则病进"之说,王冰注释说"大为邪盛……大脉者,往来满大也"。在临床上见到大脉,确为邪盛病进。但在大脉出现时,邪虽盛正亦不甚弱。"脉大为劳"的"劳"字,似应算作其人体内"真邪相搏"的频繁和剧烈。经过一定时间折腾的劳累,平人不变为病人者几希。"脉虚极"亦为劳,则为正不胜邪,致正疲邪留,已有虚劳病证的表现。是否如斯,当有待于进一步验证。

张景岳说"内出之病多不足,外入之病多有余"(《景岳全书·虚实篇》)。这虽然是囿于内伤、外感的硬性划分,但它却认识到有余与不足,是任何疾病所具有的两个方面,关于它用了一个"多"字,实存有深意。有余与不足对,多与少对。所谓"多有余""多不足",可见有余对面的不足,不足对面的有余,不是完全不存在,不过较少耳。观于上面略举《金匮要略·血痹虚劳病脉证并治》中的一些症状,可以说虚劳病是既有内出之病,又有外入之病。也就是既有不足,也有有余。

二、虚劳病的治疗

古人有:"万病不离虚实,万方不越补泻,顾治实之法,犹易知易行,惟治虚之法,自古难之。""虚则补之"《内经》已屡言之,且为人们所共知,曷言虚之难治。其实,说者徒知治虚之难,还不知治虚之所以难。我认为难就难在虚的方面,固然有何脏何腑之虚,还有何脏何腑之阴虚抑阳虚或阴阳两虚,还有其虚的程度如何,更重要的是既有虚,必有实,所谓实,自然是邪实,而邪实又有种种的不同,必须予以区别。所谓治虚之不易,或即指此。然而《内经》"虚则补之"一语,每与"实则泻之"联结在一起。这就说明病之虚与实,治之补与泻,是互相渗透而不可截然划分的。至于《素问·阴阳应象大论》"血实宜决之,气虚宜导引之"之说,虽言虚实对举,但不言补泻,特别是"气虚宜导引之"一语,有深意存焉。这里虽然血气分列,其实"血之与气,异名同类"(《灵枢·营卫生会》)。何况古人惯用气概括诸般物质,可以说这里的气,所包含的物质至为广泛。而我着重申述的是"宜导引之"这一治虚大法。王冰注谓"导引则气行条畅",这就给人们很大的启发。金元时代张子和说"《内经》一书,唯以血气流通为贵"(《儒门事亲》)。观于《金匮要略·脏腑经络先后病脉证》"五脏元真通畅,人即安和"之说和《吕氏春秋·达览》篇所谓"精气欲其行也,血脉欲其通也",可见气血通畅,既是保证健康,也是恢复健康的必要条件。《金匮要略·虚劳病》篇所载"腹中痛""里急""少腹拘急"等等症状,何尝不是由于"不通"所引起。至于大黄䗪虫丸诸证,更明显是出于脉道不通,干血内结所致。所以,使用药物治疗虚劳病时,应以通补为主,补中寓通,以通的方法,产生泻的作用。

《素问·至真要大论》的"疏其血气,令其调达,而致和平"之说,更说明了通法在治疗学上具有普遍性而不应忽视。但也必须看到,以往考诸许多医家虽然在理论上强调虚证是气虚、血虚、阴虚、阳虚而忽视邪实,但在治疗中,还是有不少人遵循补泻兼施这个大法。如刘河间提倡发挥通畅玄府在治疗中的作用,朱丹溪治久病必参用解郁法;滑伯仁每用补剂,总参入活血通经之品。张石顽在《张氏医通》中解释《金匮》大黄䗪虫丸说:"举世皆以参、芪、归、地等为补虚,仲景独以大黄䗪虫丸补虚。人五劳七伤,多缘劳动不节,气血凝滞,郁结生热,致伤其阴,世俗所称'干血劳'是也。所以仲景乘其元气未离,先用大黄、䗪虫、水蛭、虻虫、蛴螬等蠕动破血之物,佐以干漆、生地、桃仁、杏仁,行去其血,略兼甘草、芍药以缓中补虚,黄芩以开通热瘀,酒服以行药势,待干血行尽,然后纯以缓中补虚收功。"

尤在泾说:"夫风气不去,则足以贼正气而生长不荣,干血未去,则足以留新血而渗灌不周,故去之不可不早也。"这些解释是比较客观全面的。清代叶天士对虚劳的治疗更臻完善,曾制订"通阳泄浊""通阳蠲饮""通补阳明"和"通补奇经"等等治则,他认为病变既久，气血运行不利，血络之中，必有瘀滞，故此时必疏其络，而病气可尽。

《临证指南医案》载："王，久客劳伤，气分痹阻，则上焦清空诸窍不利。初病在气，久则入血。身痛目黄，食减形瘦。由病患及乎元虚，攻补未能除病，思人身左升属肝，右降属肺，当两和气血，使升降得宜，若再延捱，必瘀滞日甚，结为腑聚矣。方用旋复花汤加桃仁归须蒌皮。"可知，即使久虚劳病，若不通其气血，不仅易成为腑聚实证，而且耽延为不易治之证。清代王清任在"通窍活血汤"所治症目中，专门提及治疗妇女干劳，男子劳病，也取"通补"之意。王清任并总结云："因病久致身弱，自当去病，病去而元气自复。"在这些理论指导下，余尝援用大黄䗪虫丸方意治疗久泻不止的患者，因患者虽久泻，但病机多属湿热瘀滞，留着肠间。特别是瘀血为害最大，血既瘀则脉络有所阻滞，不仅妨碍了肠黏膜表皮细胞的自我更新，而且更严重的是加剧了肠间的器质性病变，瘀血不去，则新血不生，致血愈瘀而愈虚，所以影响整个身体的健康而构成了所谓虚劳病，故常于大黄"推陈致新"（《神农本草经》）的作用中，加入清热理肠之品，再配合大量的蛴螬、地龙等入络以逐瘀，往往使多年痼疾霍然而愈。总结临床所见，凡是慢性疾病，都是虚中有实，如血瘀与血虚，阴虚与火旺，阳虚与水气等等，不仅是同时存在，而且是互为因果，致虚者益虚，实者益实。假使执其一端，而不通盘筹划，每至沉疴不起。

《虚劳病》篇中的"肾气丸"在《金匮要略》中凡五见：系用以治疗脚气、虚劳、痰饮、消渴及妇人转胞。分析五处证候，形成的原因都有肾气不足而不能化水的表现，如小便不利、不得溺、小便反多、短气有微饮等。肾气虚而有水气，当是肾脏阴阳两虚而阳虚偏重无疑，而肾气丸正是兼有补泻两者的作用，从这里又可体会到"异病同治"的依据所在。总之，《金匮要略》这部书，确是为识病治病树立了不可移易的规范。浅薄如予，纵皓首穷经，亦未窥堂奥。兴念及此，良深浩叹！

读《从巴甫洛夫学说来研究〈伤寒论〉的六经证治法则》一文后

毫无疑问，我们应以巴甫洛夫学说来整理与发扬中医学遗产。可是限于水平，对巴甫洛夫学说的学习，苦于无法深入。即使由于彼此的切磋，有了一些体会，也是不够成熟的，而且也不晓得对与不对。现在读到《上海中医药杂志》七月号王慎轩先生的大著，获得很大的启发，且引起了共鸣。同时，受到杂志编者的鼓舞，因而写出一些浅薄的体会。当然不免有些错误。请王先生和同道们给予批评和指正！

"大脑皮层是脑髓内发育最晚的构造和功能最复杂的部分。大脑皮层出现以后，就产生了功能的皮层化，这就是说机体的调节功能，由低级中枢移到高级中枢。大脑皮层便开始主宰机体所发生的一切过程，以及人的所有活动。""两个相互关联的过程——兴奋和抑制——不断地在大脑皮层内产生这两个过程并决定大脑皮层的活动。条件反射的形成也是和这两个过程的相互作用有关的。""在中枢神经系统内与兴奋现象的同时存在着相反的现象——抑制。""兴奋和抑制过程常处于复杂的相互作用之中，在皮层各个部位内经常产生兴奋灶和抑制灶。同时一些灶消失，另一些灶出现。兴奋和抑制过程的这些复杂的相互作用，巴甫洛夫称为功能性的镶嵌式。"从这些引文体会到整个机体的一切活动都受着大脑皮层活动的领导。大脑皮层的活动，决定于大脑皮层不断地产生的兴奋和抑制两个过程。都是微妙而复杂的生理功能。而"生命必需条件的物质代谢和能代谢过程"当然也是在兴奋和抑制过程的复杂的相互作用之中形成的。兴奋和抑制两个过程"是彼此相对的，是相轭的"，是相反的、相互关联的、相互作用的。这又是矛盾的对立统一，互相排斥、互相依赖。毛泽东《矛盾论》说："没有什么事物是不包含矛盾的，没有矛盾就没有世界。""矛盾一停止，生命亦即停止。"机能性的镶嵌式，也正同于《矛盾论》中说的"生命也存在于物体和过程本身中的不断地自行产生并自行解决的矛盾。"从这里体会到两个过程的矛盾，是由大脑皮层所不断地产生。大脑皮层的活动却决定于两个过程的矛盾。无疑地矛盾是生命生存的基本条件。然而大脑皮层的活动领导着整个机体的一切活动，没有大脑皮层的活动，就没有整个机体的一切活动。是大脑皮层的活动和生命生存基本条件——矛盾是相互关联的，分不开的。因此，可以说大脑皮层活动是生命生存基本条件之一。

巴甫洛夫认为，"有机体的内部环境与其四周的环境是统一的整体，生物对于外界环境保持平衡，必须归功于大脑皮层的作用。无论疾病的原因是来自外部环境或内部环境；无论病因的性质是生物的或非生物的；无论是局部的疾病或全身的疾病，都要破坏有机体的平衡，而有机体必须争取获得平衡以免死亡。其中大脑便起了主导的作用。"由此又可知大脑皮层活动对病体的重要性。

巴甫洛夫根据多年的研究和大量的实验材料，把神经系统分为四种基本的神经型。

（1）活泼型：这一类型的特点就是有强的神经系统和神经过程的均衡性，也就是兴奋和抑制的力量相等，并且有很好的活动性，即是兴奋能很快地被抑制代替，或抑制很快被兴奋代替。

（2）不可抑制型：是一种强神经型。但神经活动不平衡，兴奋占绝对优势。

（3）静止型：强的神经系统，是平衡的，神经过程变动性较小，兴奋或抑制过程变动较慢。

（4）弱型：这一类型的特点就是神经系统的活动较弱，皮层细胞的活动能力也低下，兴奋和抑制的发展很慢。巴甫洛夫并确认，这些神经型和人类可分为四种"气质"的说法相符合。活泼型相当于多血质，不可抑制型相当于胆汁质，静止型相当于黏液质，弱型相当于忧郁质……这四种神经型之间也有许多中间型。这是巴甫洛夫对人体强弱的类型作明确的分类,而且指出它的基本原理和实际形态。

　　阴阳和正气,在目前还不失为中医基础学术的观点。阴阳莫详于《内经》,如"人生有形,不离阴阳"。这阴阳可以说是大脑皮层所不断产生的两个过程,也就是生命生存基本条件——矛盾。"阴静阳躁,阳生阴长,阳杀阴藏""阴阳相贯如环无端"。这一系列的阴阳含意精深而所包甚广。它们里面有矛盾的对立、统一和两个过程的相对、代替、相互关联、相互作用以及物质代谢的种种意义。"阴阳离决,精气乃绝",这可以说是两个过程不复相互关联、相互作用,也就是矛盾的停止。还有其他许多的阴阳,不拟列举。总之,阴阳是可以代表着矛盾的,但这只限于生理方面的阴阳。其关于病理方面的阴阳,则是以阴代表内、寒、虚;以阳代表外、热、实。也略举一二,如《内经》:"外为阳,内为阴。""阳胜则热,阴胜则寒。"《伤寒论》:"发热恶寒者,发于阳也。无热恶寒者,发于阴也。"柯氏在《伤寒论注》中说:"比阴阳指寒热,勿凿营卫经络。"这些阴阳的含义,是有别于生理方面的阴阳的。但生理方面的阴阳贯通于病理方面,所以对病理方面说的阴阳是很多的指着生理方面的。如《内经》:"阳虚则外寒,虚则内热。"《伤寒论》:"此阴阳俱虚,不可发汗"等。至于正气,则《内经》和《伤寒论》都郑重地指出它对于人体的重要性,而且说明正气的强弱是决定着生理功能的盛衰和病理机转的否泰的重要因素。尤其在辨证施治方面,更深切地关心着患者的正气。它们认为正气的存亡就是生命的存亡。这些说法,虽然也可以说是客观现实的反映,可是和现代伟大的科学家从实验中获得的结论是不能比拟的。因此,综合了上面的引述来印证中医的学说,结果是中医所说的阴阳既作为代表着生命生存基本条件——矛盾,中医所说的正气就可以说是相当于生命生存基本条件之一——大脑皮层的活动。

　　在这里,姑且再根据上面的引述说明《伤寒论》的六经证治的大概。《伤寒论》的三阳证与三阴证,固然是由于病因的刺激构成阳性条件反射或阴性条件反射,使大脑皮层活动起兴奋性或抑制性的反应。因而形成三阳证或三阴证。但主要的关键是决定于"神经型"的。《矛盾论》说:"唯物辩证法认为外因是变化的条件,内因是变化的根据。外因通过内因而起作用。"由此可知体质的类型对病的变化,实具有决定性的作用。譬如"活泼型"(就是中医所谓正气强的),当然是不大有病。但如果碰到特殊的外部环境或内部环境,造成它的神经系统一时性的障碍而染上了伤寒病,它也只止于三阳证的阶段。即万一有初起是属于阴证的,也必定很快得出表从汗解或归腑从后泄,而且是迅速地恢复正常。假如是"不可抑制型"(就是中医所谓正气虽强却偏于热盛的),当然也是三阳证多而预后多良好。但是它的本质是兴奋占绝对优势的。轻则在病的过程中出现烦、渴、狂、谵等白虎、泻心和三承气辈的适应证。重则由于病因的刺激招致兴奋增强太过的反应,使理应代替的抑制过程更形弱化,甚至在抑制灶消失时,另一抑制灶不复出现。《矛盾论》说:"原来矛盾着的各方面,不能孤立地存在。假如没有和它作对的矛盾的一方,它自己这一方就失去存在的条件。"当另一抑制灶不复出现时,孤立的兴奋过程也就不能存在,矛盾也就停止。《素问·评热病论》曰:"有病温者,汗出辄复热,而脉躁疾不为汗衰,狂言不能食……病名阴阳交,交者死也。"正是为这兴奋独自增强,抑制渐趋消失的恶化阶段的写照。假如是"静止型"(就是中医所谓正气虽不弱却偏于湿盛的),则以少阳证或太阴证较多。由于它的兴奋和抑制过程变动得较慢,往往是病证没有显著的险恶而病程则相当的延长。其中可能有由于病因的长期稽留,致"中枢神经系统受到较长久的刺激,渐渐引起它的疲劳,最后,使其反射性反应完全终止"而不免死亡。至于"弱型"(就是中医所谓正气弱的),它的大脑皮层细胞活动能力是低下的,领导机体的正常活动已感贫乏,是在未病之先已存在着虚弱的不利条件。一旦进入病的非常时期,对于争取平衡的一切活动就更觉无力应付。因此,它一碰上了伤寒病,就无疑很快地入于三阴证而预后不良,且死亡甚速。反过来说,正因为它的弱点就暴露在它的平时,提高了它的警惕。它就能好好地安排它的内部环境与四周环境的平衡,不使神经系统发生障碍而免除传染伤寒病的因素。对于伤寒的六经证,陆渊雷曾说:"中间阶段甚多,非可截然划分也。"这是正确的,如碰到"四种神经型之中许多的中间型"就会出现不能而且不易划分阶段证象。

再就两个过程反射性反应来说六经证阶段的大概,则是太阳证与少阳证都同时出现两个反射性反应,其"功能性镶嵌式"的作用是照常。阳明证则完全是兴奋反射性反应。但并不是说没有抑制过程,不过抑制过程减弱而且没有它的反射性反应出现。相反的,太阴证完全是抑制反射性反应,也不是说没有兴奋过程,不过兴奋过程减弱而且没有它的反射性反应出现。根据巴甫洛夫学说,睡眠是抑制过程作用。少阴证的"但欲寐",自是抑制反射性反应之一,但只是"但欲寐",是要睡而不睡,不同于脑睡眠与体睡眠,是抑制反射性反应已受到别种障碍不能完全出现,大约是神经系统已受到严重的损害。厥阴证也并不完全是抑制反射性反应,同时也出现兴奋反射性反应。但就其心中疼热、饥不欲食、手足厥冷、下利不止、大汗出同时出现的诸种症状来看,是说明两个过程已不复互相关联而执行其"功能性镶嵌式"作用。几乎是各自孤立地兴奋于此而抑制于彼。正是《内经》说的"阴争于内,阳扰于外。"如果从现代生理学来研究这两句,就体会到"争"和"扰"字的微妙精深。《伤寒论》太阴证,主要的理中、四逆,是帮助兴奋的增强以降低抑制。少阴证,主要的附子、真武,是增强兴奋而具有强心作用。厥阴证,主要的乌梅丸,则似含有使兴奋和抑制相互关联的意义。

阴阳交,可以说是阳证中的死证。据此,则三阳证并不完全是不死证。相反的,也不能说三阴证多是死证。就是险恶的阴证,只要它的大脑皮层活动的主导作用和两个过程的相互作用没有消失,两个过程就各借本身的"诱导相"而各引起对方的增强以继续它们的矛盾。同时再获得进入体内的适当方剂的帮助,就能够逐步地走向恢复平衡的道路。

(刘树农 潘益吾)

命　门　别　议

　　自《难经》倡命门之说以来,经明清之际张介宾、赵献可、李时珍、徐大椿诸大医家的渲染附会,故神其说。命门之为物似已为人身之至宝,特别是认为不须经过与自然界进行物质交换,始终系于命门,元气的存亡关系到生命的存亡。脱离实际,莫此为甚。至于命门的本质如何。究居何所,现仍属于黑箱问题,暂不置论。

　　《灵枢·天年》篇对于"人之寿夭各不同,或夭寿,或卒死或久病"所以然的结论,是责之于人们的体质有所不同,即所谓禀赋有厚薄。而禀赋之厚薄,原来自于先天之遗传。这就可以体会到人们体内可能存在着由先天带来的不同质的一种特殊物质,它能产生如《内经》所说的少火、壮火,能够发生类似燃烧的作用,使摄入体内的营养物质转化为机体内不断自我更新的所有组织,和供给机体一切活动的消耗。当然,即使假定有这样特殊的物质,既不是元气所系之所,根本也不存在什么元气。它的内部既不能离开阴阳两者的矛盾运动,又一刻也不能停止与自然界进行物质代谢。否则这物质就不能存在,何况即如《内经》所比拟于少火、壮火一类的物质,也必须依靠吸入体内的天气,才能发生类似燃烧的作用。前人重视"命门火"的观点,未为无见。不过他们有时把火孤立起来看待而偏重于阳的一面,最著者如张介宾《命门余义》文中说:"命门有火候,即元阳之谓也,即生物之火也。"张氏虽曾言:"水火原不相离也。"在强调"三焦火候"之后,勉强作补充说命门之火为"水中之火,乃化天真一之气,藏于坎中。"这固然近于穿凿附会。但更有甚者,则谓元气为"一阳之元气""凡寿夭生育及勇怯精血病治之机,无不由此元阳之足与不足,以为消长盈缩之主……命门有生气,即乾元不息之机也,无生则息矣。盖阳主动,阴主静,阳主升,阴主降,惟动惟升,所以阳得生气,性静惟降,所以阴得死气"。充分暴露了张氏不仅是贵阳贱阴,乃竟图取阳舍阴。须知没有阴的唯静唯降,也就没有阳的唯动唯升。还有什么生机可言,所谓"阳得生气,阴得死气",直谰言耳。老子的《道德经》早就提出了"有无相生,难易相成,长短相形,高下相倾,音声相和,前后相随"和"反者道之动",具有辩证法思想的观点,《素问·阴阳离合论》则以具有对立统一思想萌芽的离而合、合而离的动态,为阴阳两者的唯一要领。否则"阴阳离决,精气乃绝"。而张氏所著《类经·阴阳类》独不涉及"阴阳离合"经文,无怪终其生对机体内阴阳两者认识不清,乃不惜违反现实,徒逞臆说而贻害无穷也。

《内经精华注释》序

中国医药学，是中国宝贵文化遗产的一个重要组成部分。几千年来，她为中华民族的健康和繁衍作出了重大贡献。中国固有的医学文献至为丰富，如张仲景的《伤寒论》和《金匮要略》以及其他一些医籍，受到日本、朝鲜等国医家所重视，并予以继承和发扬。特别是日人丹波元简对《黄帝内经·素问》尤有深刻的研究，著有《素问识》8卷，惜其对以前的诸家注释，只"举众说，不敢抉择是非"，无裨于后之学者。

此外，还有药物学巨著《本草纲目》，已译成多种外文，风靡于全世界。在当前实行对外开放进行学术交流的大好形势下，很有必要将中国医药学最宝贵的、到现在还有实用价值的、第一部经典著作——《黄帝内经》，向全世界作广泛的传播。但由于代远年湮，《内经》的文字，既多古奥且有错简讹舛。只有实事求是地取其易于理解，且切合实际的部分，予以注释和语译，务求阐明经旨，才能达到古为今用的目的。然后再进行忠实的翻译，期其能够为国内外医学家提供有益的资料，从而丰富现代世界医学的内容。

《周易》是中国古代最早含有极简单的哲学思想，即古朴的辩证法和唯物主义因素的一部经典著作。

《易·系辞》提出"一阴一阳之谓道"。认为阴性与阳性乃矛盾对立的两种事物，阴阳两性事物矛盾对立是事物的普遍规律。并指出阳刚阴柔，刚柔相推而变化生，事物的变化，是旧者退而去，新者进而来。这就体现了《周易》作者已认识到天地间万事万物的变动不居，皆生皆灭。到春秋战国时期，哲学和其他科学，都有较大的发展。

《内经》的作者，接受了当时朴素的辩证唯物主义哲学思想，并注重引用具有对立统一矛盾运动的阴阳两者，以阐发人体生理、病理和为防病、治病服务的诊断、治疗法则、方法使用等方面的所有问题。而阴阳两者的要领，就在于说明医学领域所有一切事物，也是和世界上其他所有事物同样地包含着矛盾，并不带有丝毫神秘色彩。

在医学领域，无论其为阴性或阳性的事物，它们绝不是各自孤立的，而都在进行互为消长、相互作用、相互渗透、相互制约和相互转化等等的运动。所谓阳性或阴性，是从其运动的性质、形态的刚柔来决定的。"运动是物质固有的属性""运动是物质存在的方式"（《马克思·恩格斯·列宁·斯大林论自然科学》）。所以，对中医学中的阴阳来说，无论说成阴阳或阴性阳性，都是代表着对立物和统一物中的两体。

也正是由于医学领域所有事物的内部俱含有阴阳，就产生了每个事物内部的矛盾性，引起每个事物的发展变化。就机体来说，主要的发展变化，就是机体每一物质的自我更新,也就是生命生存基本条件的新陈代谢。

正如上面所说"旧者退而去,新者进而来",《素问·天元纪大论》也曾指出:"阴阳相错,而变由生也。"但必须指出,《黄帝内经》和《周易》同样地误认为天下矛盾对立的两种事物,都是一为阴性,一为阳性。这当然是不科学的。古老的中医学,假使离开了阴阳,就无法认识人们生理和病理方面所存在的所有矛盾,更谈不上如何正确地处理好这些矛盾。此其一。

其二,《内经》中"阴阳"二字,往往代表着很多事物的对立双方。朱丹溪在《局方发挥》中说,"阴阳二字,固以对待而言,所指无定在……"指出了阴阳二字,在不同的地方,有不同的概念。但是不为历来注释《内经》者所注意,以致注释模糊,令人迷惑不解。由此,如果我们在明白了解上述两点的前提下,站到现代哲学的先进科学水平上,回过头来分析《内经》,就有可能对《内经》这一伟大的学术巨著,作出更为接近实际和更为深刻的说明。这并不是把古人本来没有的东西硬加到古人头上去,而是尽量运用先进的科学包括哲学来分析和发掘古代文化遗产的宝藏。

《内经》的权威性之所以历久不衰,而且越来越引起东西方医学家研究的兴趣,其主要原因就在于:

(1)它依靠朴素的辩证唯物主义哲学思想,认识到它的研究对象的有关各个事物的本质,其内部莫不包含着阴阳两者对立统一的矛盾运动。

(2)它对研究的对象——人体,不是孤立地对待,而是和自然界、社会环境联系起来进行研究,很自然地建立了生命—自然—社会统一的医学模式,从而论证了医学领域和有关的各个方面的相互联系和相互作用。

(3)在机体内外环境整体统一的观点指导下,提出了机体出、入、升、降的运动,形成不断的生、长、化、收、藏的变化,体现了生命生、长、壮、老、已的自然规律。

(4)在认识辩证法两点论的基础上,对发病学建立了内外因的统一,即正虚与邪实双方构成任何疾病内部邪正斗争主要矛盾的观点。

如上所述,现在看来,这些都是科学的,而且是具有切合实际不可磨灭的真理。为此,我们现在对《内经》进行整理、注释、语译和翻译,不仅在于它是中国最古老的一部医书,而且在于它有真实的科学价值。尽管它仍然停留在朴素直观的水平上,甚至还存在着一些荒唐可笑的内容,但小疵不足以掩大瑜。何况到目前为止,凡是正确运用《内经》的理论和方法指导的临床实践,其取得的疗效往往是为现代医学所无法做到的,也无法理解的,这是值得令人深思的。总之,对《内经》的索隐探幽,撷精摘粹,实为当务之急,而不容忽视。

叙例

(1)本书定名为《内经精华注释》。虽然作者水平有限,但尽可能地做到去粗取精,去伪存真。实事求是地取《内经》中切合实际能够解释清楚、易于为人们了解的部分,予以注释。

（2）本书对引用《内经》原文的语译，不仅力求文字浅显易懂，更重要的是要求人们从语译中清楚地了解到经文的真实意义。

（3）本书仿张介宾《类经》体例，融《素问》《灵枢》于一体。对《类经》"经络""针刺"等六类，或因另有专著，或其他原因，均未仿用。

（4）本书分上、下两册，上册为"摄生类""阴阳类""藏象类"；下册为"脉色类""论治类""疾病类"。

（5）本书英译本主要要求，是忠实地对语译部分的翻译。

（6）本书对所引用的《内经》原文，除予以注释和语译外，必要时复加按语，作说明问题的补充。

注：刘树农教授在生命的最后时刻写下了这篇序，可惜来不及撰写完正文就病逝了，留下无穷的遗憾！

对应用于临床的某些阴阳学说的体会

如所周知，中医临床学的特点，是在于辨证施治，施治的依据是辨证，辨证的首要要求是识别阴阳。所谓"善诊者，察色按脉，先别阴阳"（《素问·阴阳应象大论》），"凡诊病施治，必须先审阴阳，乃为医道之纲领，阴阳无谬，焉有差"（《景岳全书·传忠录》）。但有关辨证施治方面的阴阳学说，至繁且多，本人所知有限，姑就应用于辨证方面的某些阴阳学说，谈一些肤浅的体会。不对的地方，请批评指正！

一、六经辨证

《伤寒论》六经辨证的优越性，就在于综合临床上不同的对象和不同的阶段所得的不同症状，分别隶属于三阴或三阳，从而划分其为阴证或阳证。这就首先解决了辨证上至关紧要识别阴阳的问题。朱丹溪曾就"阴阳"二字，指出其在不同的场合有不同的含义。如或代表寒热，或代表虚实，或代表邪正等（《局方发挥》），因此，辨证上的识别阴阳，也就是据以了解病体上存在的邪与正，邪实与正虚和邪正双方斗争谁胜谁负的实际情况，认识到所谓阴证，即标志着邪胜正负，而阳证则表示正胜邪负或邪与正展开激烈的搏斗。然而，阴证与阳证，不是一成不变的，而是在一定的条件下，向着各自相反方向转化的。其转化的关键，无疑是决定于邪正双方斗争力的孰优孰劣。也正是由于邪正双方往往因一定的条件而互易其胜负，因而在阴证阶段会出现阳证，阳证阶段会出现阴证。阴证转化为阳证，为邪胜正复，为顺；阳证转化为阴证，则为正不敌邪或邪胜而正不能复，自为逆候。

二、邪正斗争

从《内经》《伤寒论》《金匮要略》以至于历代诸医学著作，在论述发生疾病方面，无不认为是由于正虚而招致自外而入或由内而生的邪气之为患。对于疾病发展变化的认识，则着眼于邪正双方斗争的动态。无论是伤寒、温病，还是其他各科的任何疾病，都毫无例外。即使以内伤学派著称的李东垣，也未尝不重视邪气。如说"火与元气不两立，一胜则一负"。与元气不两立的火，非邪而何！《张子正蒙·太和篇》说："两不立则一不可见，一不可见则两之用息。"中医学的阴阳学说固然提示了有阴必有阳，有阳必有阴，而对于病体上邪与正、虚与实和有正虚必有邪实，有邪实必有正虚的论证，都体现了两点论的辩证法思想。张景岳说："治病之则，当知邪正，当权轻重。"(《景岳全书》)由于正虚与邪实双方在斗争矛盾中，往往有畸轻畸重的差异。"当权轻重"者，即衡量患者体内当时邪实与正虚两者的孰轻孰重。

温病学说发展了《伤寒论》，自无疑问。但不能因此即执着于伤寒是伤于阴寒之邪，始终是损伤病体的正阳；温病是感受阳热之邪，始终是损伤病体的正阴。须知寒与热，也是在一定条件下向着相反方向转化的。如伤寒病程中，有白虎、承气、大黄黄连泻心证；温病类型中的湿温，有麻黄、桂枝、真武证。《伤寒质难》中记载着名医祝味菊用麻黄、附子等药治愈徐伯远先生所谓"湿温伤寒"的例子，已为海上医家所熟悉。本人在过去治疗"湿温伤寒"的病例中，也尝用日人汤本求真所推崇的桂枝汤加苓、术、附法，每取得满意的疗效。主要的关键，还是在于对任何疾病和疾病的某一个阶段，辨清其为阴证还是阳证。辨清了阴证或阳证，就掌握了邪正双方谁胜谁负。当然，也有一些阴阳错杂的病例，如《伤寒论》第 11 条、《温病条辨·中焦篇》第 6 条和 51 条中五苓散加减法诸条文，均有阴阳错杂的症状。但在辨证上仍应坚持"治病必求于本"的原则，寻求它们的本质，而不为现象所迷惑，从根本上辨清它们为阴证还是阳证；所谓根本，就是邪正斗争的形势。如上述诸条，都属于邪胜正负的阴证，而预后多不良。因此，辨别阴证或阳证的要点，不仅在于阴寒之邪或阳热之邪之为害，主要的是洞悉其邪正斗争双方力量的孰优孰劣。

三、阴阳消长

在生理方面，是正阴与正阳不断地此消彼长，此长彼消，保持着动态平衡的矛盾运动。若用之于病理，则"阴阳"二字代表着邪正。也就是邪阴与正阳或邪阳与正阴或正阳正阴与邪阴邪阳的互为消长。正长邪消为阳证，为顺，邪长正消为阴证，为逆，殆无疑义。但必须指出，病体上的阴阳，又代表寒热，因此，既有邪正双方的互为消长，又有邪阴与邪阳的互为消长。还同时存在着正阴正阳的互为消长，这一消长，是一如既往地在互为消长中进行正常的矛盾运动，以维持生命的生存，并致力于与邪气的搏斗。

四、阴阳胜复

对于阴阳胜复这一术语,有五点不成熟的体会。即:①阴阳复胜的含义,不同于阴阳消长。②正阴与正阳,是相互制约的,不存在谁胜谁复的问题,因而在非病体上无所谓阴阳胜复。③"阴胜则阳病,阳胜则阴病。阳胜则热,阴胜则寒"(《素问·阴阳应象大论》)的论点,是说明了阴胜或阳胜的本质,已转化为致人于病的邪阴或邪阳,与正阳或正阴形成了对立的双方。④胜与复,原是对立双方的相互作用,而在病体上的阴阳胜复,主要的是指邪正双方的胜复。胜者是邪胜,复者是正复。⑤由于邪胜正复,是病体转危为安的机转,所以病体上只能有邪胜正复,绝不能有正胜邪复,也就没有互相胜复的可能。因为正复邪必溃,复的本体已不存在。而且正之复,是自救图存的自动调节,绝不会复之太过而造成"正胜"的局面。至于阳证转化为阴证的由顺转逆,也只是邪胜正负的表现,不能看作是正胜邪复。至于病体上的阴阳互为胜复,则是寒邪与热邪的互为胜复,与正气无关。而所谓邪胜正复,即阴邪胜之极而正阳来复或阳邪胜之极而正阴来复。所谓剥极而复,剥极而复的权利只在于正的方面,邪的方面是没有的。正阴或正阳之所以能够致力于复,端赖于患者潜力的发挥,可能就是中医传统观点所重视的藏于命门的真阴真阳,在体工自然疗能的基础上,并获得有利的条件,作出自救的最后努力,克敌制胜,使病体得以转危为安。因此,邪胜正复,多出现于疾病的危笃阶段,但不一定是疾病的晚期。如暴发性的脑血管和心血管系统的危急病例,其免于猝然死亡的,又何尝不是得力于邪胜正复的自救功能。

现拟就《医宗金鉴》对《伤寒论》第341条和程郊倩对第339、342条注释中涉及阴阳胜复的问题试作出如下的分析。

《医宗金鉴》注释341条说:"伤寒邪在厥阴,阳邪则发热,阴邪则厥寒。"阴阳错杂(这里的阴阳,是指寒邪或热邪),互相胜复(是寒邪与热邪的互相胜复,厥与热的交替出现,正是寒邪与热邪互相胜复的表现,绝不同于邪正胜复。这就说明了用于《伤寒论·辨厥阴病脉证并治》阴阳胜复一语,就有两种截然不同的概念)阳胜阴退(这里的阴阳,应是指邪与正。应是正胜邪负,亦即正长邪消。由于正长邪消,其来也渐,所以病不即愈),故其病当愈也。当愈不愈,热仍不止,则热郁于阴,其后必便脓血(热仍不止,是邪仍未尽消,便脓血,是消而未尽之余邪自寻出路,从肠道外泄。"热郁于阴",令人费解)。

程郊倩《伤寒论后条辨》在《伤寒论》第339条下说"故阴阳胜复,难以揣摩(这倒是老实话)……微阴当不能自复(微阴不知何所指,又何以不能自复,均不可解)。必须下之,而以破阳行阴为事矣(所破者不知何阳,所行者亦不知何阴)",程氏在第342条下说"少阳在三阳为尽,阳尽则阴生,故有寒热之往来;厥阴在三阴为尽,阴尽则阳生,故有厥热之胜复"("阳尽则阴生,阴尽则阳生"二语,用之于自然界尚可,如冬夏的递嬗,昼夜的更迭。对人体来说,则无论对于病体或非病体,无论是指邪阴邪阳或正阴正阳,均无法理解。至于"寒热之往来",征诸《伤寒论》第91条"正邪分争,往来寒热"之文,则为寒邪与热邪互为胜复的表现。这与阳尽阴生、阴尽阳生没有任何关系),热多厥少,知为阳胜,阳胜病当愈;厥多热少,知为阴胜,阴胜病日进(阳胜应是正胜,阴胜应是邪胜)。热在后而不退,则为阳过胜,过胜而阴不能复,遂有便血诸热证;厥在后而不退,则为阴过胜,过胜而阳不能复,遂有亡阳诸死证(过胜之阴阳,自是邪阴邪阳,不能复之阴阳,应该是正阴正阳。但程氏认为阴不能复者,有便血诸热证。可见他所说不能复之阴,并非正阴,只是与过胜阳热之邪对待的阴寒之邪,而所谓胜复,也只能是寒邪与热邪的互为胜复。假使邪阴或邪阳过胜,而正阳或正阴不能复,一任邪阴或邪阳飞扬跋扈,不死何待! 所以程氏所认为阴过胜而阳不能复,遂有亡阳诸死证的阴阳胜复,则为邪阴胜而正阳不能复,又属于邪与正两方面的阴与阳)。所以调停二者,治法须合乎阴阳进退之机(这里的阴阳,应该有两个含义:一是指邪阴与正阳或邪阳与正阴的互为进退,也就是邪正双方的互为胜负。另一个则是邪阴与邪阳的互为胜复)。

还有,有关辨证方面的阴阳学说,如阴虚阳亢、阳虚阴盛、阴盛格阳、阳盛格阴等术语中的"阴阳"二字,均代表着邪正双方。而阴虚不能恋阳,阳虚不能摄阴,阴虚阳越,阳虚阴竭,阳损及阴,阴损及阳诸说的阴阳,均是指正阴正阳。

总之,对于运用于病理方面的"阴阳"二字,必须分清其概念为邪抑为正,否则将如上面引述《医宗金鉴》和《伤寒论后条辨》注释《伤寒论》有关阴阳的言论,充分暴露了他们思想上既没注意到"阴阳"二字,在不同的场合,有不同的概念,也没有树立疾病内部存在着邪正交争的观点,因而东扯西拉,莫知所云。贻误后学,实非浅鲜。

"五行学说"运用于临床的体会

宋代朱熹在《太极图说·注》中曾指出:"有阴阳,则一变一合而五行具……盖五行之变,至于不可穷,然无适而非阴阳之道。"这说明五行本身也包含着阴阳两者对立统一的矛盾运动。诚然,没有矛盾,五行也就不存在了。中医学上运用的五行学说,在生理方面,具体的表现是相互资生、相互制约。王安道《医经溯洄集》在解释"亢则害、承乃制"经文时说:"承,犹随也。不亢,则随之而已。既亢,则起而制之,承斯见矣。"这又明确描述了五行在体内自动调节的本能。所以近人对五行有"内稳定器"之称。假使由于某种原因,引起五行间某一自动调节环节的失常,则将使健体转变为病体,产生种种病理变化,出现种种相应的症状。毫无疑问,任何疾病内部都存在着邪正斗争的矛盾。根据中医传统观点,邪正双方,均可以五行属性分析、归纳之,从而为辨证论治提供有利的条件。特别是依据五行生与制的规律,建立了多种多样的治疗方法以治愈疾病。这可能是中医药学的特色之一。

一、亢害承制的失常

过去对"亢害承制"中的"制"字,往往看作与"克"字是同义词。其实,制,是生理性的自动调节;克,是病理性的邪气克贼。施制与被制者,皆属于正的方面。但如"崇土制水""壮水制火"等法,则其所制者为邪矣。至于克,则克贼者为邪,被克者为正。邪的来源,不外内外两途。其由内而生者,多由于亢之太过,过亢则转化而为邪。所谓"物忌过盈"。而亢之所以太过,则始于制之不及。例如房事过度、五志过极、饮食劳倦等等,存在都足以破坏内部亢与制关系的正常而产生克贼之邪。其缘于内在的克贼所引起的疾病,往往有病证相同而病机不同的情况。以肝木与脾土之间的关系为例:如怒甚者每令肝伤,肝伤则亢之不及因而制脾不力;由是则脾土失制,亢而为害成为湿邪偏胜,这是一个方面。但另一方面,怒甚者也能使肝木鸱张,成为过分之亢而贼害脾土,使脾土应有之亢受到阻碍,从而引起健运不良。前者是脾失制而亢甚;后者是脾受过分之制而无亢。但这两种不同的病机,在症状上同样可以出现泄泻、痞积、食不下、胀满等,此即同样的证候,而病机不同之理。假使再从五行相生相制的联系加以推演,则过亢之脾土,必然使肾水受到相应的追害而不利于木之生,致肝木又受着一重损害。而相反的,脾土受肝木过分之制,而资生不足,累及肺金之禀受有亏,甚至又遭受鸱张肝木之反侮。所以,亢与制的正常关系一旦遭到破坏,每循着"因果交替律"使病理变化错综复杂。

外因来源于六淫。如《素问·至真要大论》曰:"风气大来,木之胜也,土湿受邪,脾病生焉;热气大来,火之胜也,金燥受邪,肺病生焉;湿气大来,土之胜也,寒水受邪,肾病生焉;清气大来,燥之胜也,风木受邪,肝病生焉;寒气大来,水之胜也,火热受邪,心病生焉。"在中医学传统观点上,还有所谓内风、内热或内火、内湿、内燥和内寒,都是形成于内伤而有别于外感,但其为克贼之邪,凌于其所不胜,则与外来之邪并无二致。不过,在处理上,应有所区别。且所谓内燥,是属于温燥,与火相近,善于克金。不似外来的燥邪包括温燥与凉燥,而凉燥则属于燥金之邪,为肝木之克贼。

不论来自内部或外部的克贼之邪,其病机变化,总不外乎"以胜相加"(《素问·脏气法时论》)的道理。克贼之势既成,就很自然地构成了"正虚"与"邪实",正邪相搏的病理变化。在治疗上,也就离不开"盛者泻之,虚者补之"的原则。运用五行生制规律作为指导的治疗方法,虽然多种多样,但归结起来不外或补或泻,或补泻兼施而已。不过,补什么与如何补,泻什么与如何泻,补与泻分用抑并用,分用时,孰先孰后,并用时,孰多孰少……都必须通过仔细的辨证,才能作出正确的论治。

二、"五行生制"在治疗上运用的一般原则

《素问·至真要大论》说:"谨守病机,各司其属。有者求之,无者求之。盛者责之,虚者责之。必先五胜,疏其血气,令其调达,而致和平。"这是说必须掌握病机,审察阴阳偏

虚、偏胜之孰有孰无;"正虚""邪实"之孰多孰少,采用酸、苦、甘、辛、咸五味之所胜,从而恢复五行间亢与制关系的正常协调。过分之制,构成了克贼而"邪实",其被克者,乃属于"正虚"。而"正虚"方面,既有脏腑气血之阴分或阳分的偏虚;"邪实"方面,在本质上,又有虚与实之分。以风、火(热)、燥三者而论,则来自内部的属于虚,来自外部的属于实。至于湿邪,则不论是外感时令之湿,或内停水谷之湿,都偏于实。但在治疗上,也往往采用崇土胜湿法,并非专主攻泻。而寒邪则除外寒为实邪外,内寒又分虚与实。这就使临床上必须在补与泻的前提下,依靠五行生、制规律,建立起具有指导作用而丰富多彩的治疗方法。同时,在"必伏其所主而先其所因"的原则下,不但是运用五行生制的直接关系作为处理方针,也常常运用其间接关系,以达到治疗目的。前者如培土生金、补火生土等等;后者如崇土制水以免于正火之湮没,泻火清金而滋水之上源等等,亦即所谓隔二隔三之治。还必须指出,五行各自含有阴阳,在利用五行生制关系指导治疗的同时,又必须区分每一行的阴与阳,不容混淆。阴阳既分指脏腑,又说明虚实,都包含治脏或治腑和补虚或泻实以及处理虚邪与实邪几个方面。总之,病万变,用药亦应万变,不可胶柱鼓瑟。

(一)依据于相生关系的疗法

运用相生关系所建立的方法,是属于补法的范围。主要有①益木助火法:本法适用于心阳不足一类的病证,旨在有赖于肝木之向荣,以助心火之不足。如"养心汤"含有当归、川芎、酸枣仁等补肝之品,就说明了补肝即所以补心。②补火生土法:古人根据积累的实践经验,认为欲生中土,必须补命门之火;且作出"脾如釜,命如薪"的结论:指出釜中腐熟水谷之力是来源于命门之火。其适应方剂如二神、四神和桂附八味丸等。③培土生金法:本法适用于肺病患者。肺脏本身受损,依靠母气支援。长于补脾的四君子汤、参苓白术散等方,固在所必需,而善于养胃阴的如益胃汤,也有适用的机会。喻嘉言《医门法律》中所创制的清燥救肺汤,即含有养胃以补肺的作用。④实金滋水法:本法适用于肾水亏之由于上源不充者。可采用的方剂如:沙参麦冬、补肺阿胶汤等,俱有滋水之上源的作用。⑤滋水涵木法:肝木之过亢,有由于肾水之亏者,徒平木之亢,多无济于事。必须用六味丸,或加知母、黄柏,或用大补阴丸以滋养肾水,肾水足则风木自平。

(二)依据于相制关系的疗法

运用相制关系的治疗方法,固然是用以泻除克贼方面的"邪实"为主。但往往把重点放在增强其所不胜的一方面,借以达到祛邪的目的。如:①益木胜土法:本法中所胜之土,是指的湿土之邪。而益木胜土,是取风能胜湿之义,吴鞠通所谓"卑监之土,须暴风日之阳"。如羌活胜湿汤的作用,即其一例。②崇土制水法:所谓制水,自非制肾之真水,而是制寒水之邪。欲制水者必崇土,如实脾饮的功效,就是提高土的制水能力,使邪水无所容而排出体外。③壮水灭火法:邪火之盛,自原于正水之不足。特别是自内而生的虚火,尤必须"壮水之主以制阳光",如知柏八味、六味、大补阴丸等方皆可选用。程钟龄说:"夫实火者,六淫之邪,饮食之伤,自外而入,势犹贼也;虚火者,七情色欲,劳役耗神,自内而发,势犹子也。贼至则驱之,如消散清凉攻伐等药,可按法取用;子逆则安之,如补气滋水健脾等药,可按法施治。固不可认贼作子,更不可认子作贼。"于此可知治虚火固不仅壮水一法,倘虚之甚者,则又当按照"甚者从之"的道理,而采用甘温除大热法。④补火制金法:这里所制之金,是指外来的燥金之邪。燥金之邪中于人,就循着金克木的关系,犯于厥阴。《素问·至真要大论》说:"燥淫所胜,丈夫㿗疝,妇人少腹痛。"吴鞠通认为疝瘕多形成于燥邪中里,他说:"凡坚强牢固,皆属金象。"其治疗多用温热补火的药物,如吴茱萸、茴香、木香等。叶天士治疝每取辛通合温养之品,如肉苁蓉、肉桂、鹿茸等,无非取法于助正火以制金邪。⑤清金平木法:采用本法以平抑风木之邪,多属于自内而生的虚邪。倘是外来的实邪,则多用祛风或泻火的方法,也就是"贼至则驱之";而本法则旨在于"子逆则安之",且常与滋水涵木法相辅而行,以收相得益彰之效。清金的目的,是加强其清肃之令,借以平抑来自内部风木之邪。适用的方剂如:沙参麦冬、清燥救肺汤等。他如羚羊角、菊花、钩藤等,也常为必需之品。

(三) 祛除克贼以扶被克者的疗法

①抑木扶土法:即抑制过甚的风木之邪,以扶持中土。胆肝与脾胃,各分阴阳,在运用抑木扶土法则的同时,就必须辨别所抑之木为阳木或为阴木,所扶之土为阴土抑为阳土。痛泻要方的作用,是抑阴木而扶阴土;左金、戊己,则可认为是抑阳木而扶阳土。②攻土救水法:适应于土克水的病机,而土之所以克水,则多形成于阳明大实,阳热之邪蕴结不解,中土燥烈,煎熬肾水,其极必致土干水涸,倘不及时用三承气法,何以救垂绝之阴,此所以古人有"急下存阴"之训。③逐水益火法:当邪水泛滥无制,五阳宣布受挫之际,就必须运用逐水峻剂以驱逐邪水,使阴霾溃散,真阳回复。适用方剂之较缓者,如控涎丹、十枣汤;急者如疏凿饮子、舟车丸。④泻火保金法:无论是实火还是虚火,其善于克贼肺与大肠之金则一。既曰泻火,自当指火邪之属于实者。其适应方剂,轻者如泻白散,重者如三黄、白虎辈。⑤削金护木法:克贼肝胆的燥金之邪,多来自外感,也就是实邪。削金之法,就是在益火制金的同时,兼用苦温通下法。即于辛香剂中伍以巴豆攻削之品,有用天台乌药散稍加巴豆霜的成法。

(四) 依据生与制相联系的间接疗法

上述根据五行相生或相制关系的疗法,可视为是隔一之治,本法则为隔二、隔三之法。《难经》"东方实,西方虚,泻南方,补北方"之说,就含有隔二、隔三之治的意义。从木实则泻火,是为隔一;补水以泻火而使木平,是为隔二;从金则泻火,使不刑金,是为隔一,若同时兼与补水以泻火,则为隔二;再推论到补水以泻火,即所以平过亢之木,使金不受到木之反侮而转虚为实,以达到最终目的,则为隔三。隔二、隔三法的运用,是在辨证论治过程中,通过追本穷源的探索,获悉其主要症结所在,从而依据五行生制的互相联系,作出的根本疗法。例如:崇土制水以复正火之升明法,就是观察到正火之伏明,并非正火本身之有亏,实由于邪水之弥漫;而邪水之弥漫又原于中土之制水不力,这就要求以崇土为探本之图。又如:泻火清金以滋水之上源法,也是认识到正水不足之咎,不仅在于水之本身,而且是由于金之资生不力,而金之所以不善于生水,乃由于受到邪火之克贼,这自以泻火为首要任务。还有:壮水涵木以平火焰法,是针对生木之正水不足,致肝木过亢而邪火鸱张,金受克贼的病机。其他如:平木扶土即所以培金,益火生土亦所以养金等法,其措施虽殊,而疗效则一。盖鉴于病机的不同,就不得不各异其治。"同病异治,异病同治"的原理,即在于此。

(五)对"五郁"的疗法

"五郁"是指五行本身有所郁结。五郁的形成,无论其来源于体内或体外,均属于五行方面的"邪实"。《素问·六元正纪大论》的"五郁之治",是治疗"五郁"的基本方法。①木郁达之:木郁的形成,不论其原因为内部或外部的,俱属于风木之邪合于肝胆,其症结在于郁抑不伸,致肝失条达;胆失枢转,疏泄之职有亏,升降之机不利。其主要症状如"胃脘当心而痛,上支两胁,鬲咽不通,食饮不下,甚则耳鸣旋转,目不识人,善暴僵仆"等。达之之法,就是恢复木之条达本能,使经络通行无滞,并不限于涌吐。当以小柴胡汤为主方,随症加减。②火郁发之:"火郁"是火热之邪合于心与小肠,郁抑而为患。心为君主之官,一旦发生病理变化,势必危及神明。倘小肠有病变,则变化失职。由于火郁所引起的症状,主要有:"疮疡痈肿,注下温疟,腹中暴痛,血溢流注,目赤心热,甚则瞀闷懊憹,善暴死。"发之之法,在于开发,使气得升扬,并不限于发汗。主要方剂如:升阳散火汤。③土郁夺之:"土郁"不仅指湿土之邪合于脾胃而为郁抑,还包括其他的郁结,如阳明大实,瘀热在脾等。其出现的症状如"心腹胀,甚则心痛胁腹,呕吐霍乱,胕肿身重"。夺之之法,当然取法于攻下,使秽浊得净。适应方剂,如茵陈汤、三承气辈。④金郁泄之:"金郁"是燥金之邪合于肺与大肠之郁抑,导致清肃失职,传导不利,而出现"咳逆,心腹满引少腹,善暴痛"等症。泄之之法,包括宣开与泄降,使气液得行,并不限于解表与利小便。适用方剂如:三拗汤、麻杏石甘汤、天台乌药散等。⑤水郁折之:"水郁"是郁抑的寒水之邪合于肾与膀胱的病理变化,引起关门不利,水道阻滞,乃出现"心痛,腰椎痛,善厥逆,痞坚腹满"等症。折之之法,是折其冲逆之势而使之下行。水以下行为顺,但水邪郁极,往往上犯高原,迫肺为喘急,致病情恶化。折水郁的主要方剂,如十枣汤、舟车丸等。

朱丹溪有气、血、痰、火、湿、食六郁之论,为内伤疾病因素之一;其实这个理论,和《内经》五郁之说是分不开的。其根本原因,在于体内亢与制的关系失常,妨碍了血气的正常通行所致。戴元礼说:"郁者,积聚不得发越也。当升不升,当降不降,当变化不得变化,故传导失常而郁作矣……大凡诸病多有兼郁者,故凡病必参郁治。"是诚经验之谈。

第三部分

诊疗方法　独具特色

　　刘树农临证 70 余年，留下不少宝贵的临证经验，其治疗肝硬化、腹泻、心脏疾病、咳嗽、失眠、不孕不育症及各种疑难杂症的经验不胜枚举。其用活血消肿、渗湿清热、专理肠间的方法，治愈多例慢性腹泻。在治疗迁延性肝炎、慢性肝炎和早期肝硬化的过程中，尽先解决血气有亏与邪毒和瘀血留滞这一对虚与实的主要矛盾及其矛盾的主要方面，疾病多能完全治愈或获得缓解。刘树农认为，百病未必皆生于血，但百病都或多或少地与血有关，故临证时活血化瘀法用之广泛。本部分内容，尽显刘树农临证特色。

应用古方的点滴经验

一、天台乌药散(《医学发明》)加减

药物组成及制作:乌药 6 g,枳实 1.5 g,川楝子 3 g,槟榔片 3 g,木香 1.5 g,巴豆霜 0.06 g,厚朴 1.5 g。共研为粉,水泛丸如小豆大,约 30 粒。

1926 年,余在淮安行医时,曾有原淮阴县马头镇一 40 岁开外的男子,患右下腹痛,时发时止,发时痛不可忍,且有块状物凸起,在当地医治无效,来淮安就诊于某名医,诊治逾月,也不见效。经人介绍来余处,余视其面色黄,苔白厚腻,脉沉实,因仿吴鞠通治一车姓癥结的验案,按天台乌药散方加减,并易原方仅用以炒川楝子而不入散剂的巴豆为巴豆霜,制成如上述的丸剂,分 2 日吞服。服后下黑粪黏液二三次,其病若失,不再发作。

二、控涎丹(《三因方》)

药物组成:甘遂(去心)、大戟(去皮)、白芥子各等分,水泛丸。药店中有成药。

原书谓该方主治"痰涎伏在胸膈上下,忽然胸背、手足、头项、腰胯隐痛不可忍……咳唾稠黏,夜间喉间如拽锯声,多流涎唾等症"。盖甘遂能行经隧水湿,直达水气所结之处,以攻决为用;大戟能泄脏腑间之水湿;白芥子能散皮里膜外之痰气,三者皆祛痰水之要药。三者合用,则躯体各处蓄积之痰水将被驱逐于体外。余曾治验 2 例:①小儿胸膜炎。病者为十三四岁的小女孩,因寒战、发热、咳嗽、胸痛,经医院检查,确诊为胸膜炎,胸腔积液。其时因家庭经济困难,未能住院。延余用中药治疗,余结合西医的诊断,为之用小柴胡汤加石膏(日人汤本求真曾谓小柴胡汤治胸膈间一切疾患),另用生姜一小片泡沸水,待微温,送服控涎丹 1.5 g。连服 4 日,寒热、咳嗽、胸痛均除,再经 X 线检视,已无胸腔积液。迄今已 30 余年。②痰饮袭络。有一男性,约 50 岁,嗜杯中物。一夜突发右股外侧剧痛,彻夜不眠,日间痛稍可。就诊于余,见其面色鲜明,脉弦沉。断其为痰饮袭于经脉之间,嘱服控涎丹 1.5 g。旋得水泻 3 次,疼痛顿失。

三、神术丸

本方为许叔微自制自服,以治自己由于饮澼(停水)引起的胁痛证,原来的制法和服法是:用生茅术一斤,去皮研粉;另用生麻油半两,水二盏,研滤取汁;大枣十五枚,煮烂去皮核,与麻油汁研成清膏,和术粉入臼中,杵匀为圆如梧子大,晾干,每日清晨空服用淡盐汤吞五十圆。渐递增至二百圆。服药后不仅胁痛消失,视力亦转佳,能于灯下书细字。余在40年前,曾改变其制法,用生茅术480g,洗净晒干,切成小方块,分作4份,1份以黑芝麻120g拌炒,1份以补骨脂120g拌炒,1份以陈皮120g拌炒,1份以米泔水120g拌炒,4份俱炒毕,取净术研为细粉,水泛丸如小豆大,每服3g,用以治老年人发作于冬季的痰饮咳喘(即老年慢性支气管炎)多例,均于秋季制服,颇有效果。病程较长的,连服2年即有效。嗣以制作不易,未能推广使用。

四、十灰丸(《十药神书》)

药物组成:大蓟、小蓟、荷叶、侧柏叶、白茅根、茜草根、大黄、牡丹皮、栀子、棕榈皮各等分,共炒为炭,研细,水泛丸。

本方消瘀止血,临床应用甚广。30年前我曾因支气管扩张,大量咯血,住院治疗,用了各种止血药,均无效。后服十灰丸,1日2次,每次9g。次日,咯血即止。惟连服几日后,引起大便干结难下,灌肠始通。

五、苓桂术甘汤(《伤寒论》)

治"心包积液"。据患者家属转述,患者为胸闷气短、心悸颇苦。在医院经定期抽取积液后,稍好,但旋即复发。处方:苓桂术甘汤加泽泻15g,紫丹参15g,失笑散(包煎)9g。连服7剂,症状明显好转,已无需再抽积液。续服7剂,即痊愈而出院。考苓桂术甘汤原主治心下逆满,气上冲胸,心下有痰饮,胸胁苦满,起则头眩诸症,具有益心气、利水湿作用,再加利水之泽泻,活血及治心痛的丹参、失笑散,期其直达心包以行停水。

六、当归生姜羊肉汤(《金匮要略》)

浙江海盐有某妇人产后受寒腹痛,延绵半年,虽经多方治疗无效,来沪就诊。余用当归9g,生姜3g,羊肉120g。嘱其煎汤连服20剂。但时值初秋,无处买到羊肉。适有内蒙古来人送我罐头羊肉10听,当即转赠病妇,嘱其回去照方服药。嗣后患者爱人因公来沪,告羊肉吃完,腹痛随止,未曾复发。

七、紫金锭(《万密斋医书十种》)

药物组成:山慈菇60g,五倍子60g,千金子30g,朱砂15g,麝香6g,红芽大戟30g。

共研细粉,研数百转后,渐加糯米浓粥调和,杵千余下,至极光润为度,制为锭子(《中国医学大辞典·紫金锭第二方》)。现据上海市卫生局 1974 年版《上海市药物标准》原紫金锭已改制为紫金粉,玻璃管 3g 装。药物组成为:上方增加腰黄,千金子改用千金子霜,不用糯米浓粥。服法:每次 1.5～3g。

每遇频频发作的"流火"(蜂窝织炎)患者,辄嘱其在停止发作时,每日服玻璃管装的紫金粉 1/10,连服 3 管,即可不再发作。

(郭天玲)

当归芍药散应用的新发展

为了进一步观察和研究当归芍药散治疗"漏经"的疗效和作用机制,1981 年 10 月至 1983 年 7 月我指导研究生刘平开展了当归芍药散治疗功能性子宫出血(以下简称"功血")的临床观察和实验研究等一系列工作。通过对 99 例"功血"患者的门诊治疗,初步证明了当归芍药散对"功血"的疗效。其中恢复或基本恢复正常者达 38.5%,显效率为 70%,特别对月经经期延长(即漏经)者,疗效最好,恢复或基本恢复正常者达 72.2%,有效率达 90%。而单纯月经经量增多者则较差,恢复正常及基本恢复正常者约 21%,比漏经者明显偏低。从中医辨证角度看,本方对血气瘀滞为主者及对血气两虚为主者有相近的疗效(必须指出:所谓血气瘀滞为主或血气两虚为主,是说明血气瘀滞和血气两虚同时存在,不过有孰轻孰重之别)。而当归芍药散对有明显寒热兼证者疗效较差(基本治愈率 22%)。从有排卵的情况看,无排卵型的基本治愈率(51.1%)明显高于有排卵型组(22.2%)。以上诸方面经统计学处理均有显著性差异。这就初步规定了本方的适应范围,当以无器质性病变("功血"),无明显寒热偏胜的漏经,行经期延长(月经淋漓)者为主。

"功血"的病因病机,中医传统多责之气虚、血热、气滞血瘀等,就临床所见患者表现的虚象可能很多,如头晕气短、腰酸乏力、舌淡、面色不华等,但此类症状是因是果须加分析。以本人数十年临床经验及体会而言,血瘀当是漏经的重要病机,可以说是该病之共性。清代唐容川云"女子胞中血,每月一换,除旧生新,旧血即是瘀血,此血不去便阻化机"。月经淋漓不断,本身便是女子胞去旧生新失职的表现,近代不少学者将妇女"功血"归为活血化瘀法治疗的病证之一。从临床表现看,除了经水淋漓之外,大多数患者经水紫暗,或伴有血块,或有腹痛,舌下紫筋等,皆为血瘀之见症,故我认为血瘀乃是漏经病机中的癥结。又"血不利则为水"(《金匮要略·水气病脉证并治》篇),妇女"月经血中仍有气化之水液……是女子之血未尝不借气分之水以引动而运行之也"(《血证论》)。血分既病必导致水分亦病,不少患者兼有带多、面目或下肢浮肿便是佐证。漏经日久,血去过多,必致血气两虚,此为因瘀致虚,而且愈瘀则愈虚,愈虚则愈瘀,两者又互为因果,形成了"功血患者血瘀血虚并存,血分水分同病"的特殊病理现象。

研究生刘平等的实验室工作也初步证明了以上病机的存在。他们对近100例患者进行了治疗前的血液流变学及甲皱微循环的观测,结果发现各类型"功血"患者均有明显异常,如微血流处于黏聚状态,流态异常,血液流动性降低,这就表明了血瘀的存在,而红细胞压积降低,甲皱微循环中的管襻减少和模糊则又是"功血"患者的血虚表现。经当归芍药散治疗后,患者血液的黏聚性和微循环障碍明显改善,说明了本方对患者血瘀与血虚并存的病理状态有良好的改善作用。患者在治疗前血浆渗透压明显高于正常人,而临床伴有浮肿的患者又明显高于无浮肿表现者,则又是血病导致水病的实验室依据,经当归芍药散治疗后同样得到了改善。窃思仲景方中药仅六味,而配伍严谨,其中归、芍、芎三味养血活血,苓、术、泻三味益气健脾行水,但也关系到血分。因此,本方总的作用是:攻中有补,寓补于泻,虚实兼顾,血水并治。可用于"妇人怀娠,腹中痛"及"女人腹中诸疾痛",而借以治疗妇女"漏经"亦是机契默合,十分相宜的。

为了多方面探讨当归芍药散治疗"功血"的机制,刘平等与国际和平妇幼保健院对上述部分患者进行了治疗前后的激素测定,他们应用目前较为先进的放射免疫测定的方法,测定了患者的雌二醇、孕酮和促性腺激素水平,结果发现当归芍药散对患者体内雌二醇含量有明显的调节作用,使含量偏低的青春期患者升高,而含量偏高的更年期患者治疗后降低,从而又反馈地影响垂体的促性腺激素,使月经失调得以恢复正常。但由于所测定的病例数较少,故只是提示了本方对妇女内分泌可能有所影响。有人报道本方可用于治疗不孕症。国外学者的有关工作,也认为本方对体内激素有激活作用,能提高雌二醇及孕酮的含量,进一步的工作尚有待深入。此外当归芍药散还可能通过对自主神经系统的调节而影响机体,故本方对机体的作用是很复杂的。

最近我们又运用当归芍药散治疗"妊娠中毒症"。中医称它为"子肿""子满""子烦"及"子痫"等,它对胎儿及孕产妇有较大的影响,有关文献提示了当归芍药散对本病的可能效用。我们与上海卢湾区产院协作,首先应用于轻中型患者,另以服用西药的患者相对照,通过初步观察,发现本方对中、轻型的患者具有与复方降压片等药相近,甚至更好的效果,对胎盘及胎儿无不良作用。其机制除了活血养血、健脾行水外,还可能与大剂量的芍药平肝柔肝作用有关,因为大部分患者除了有浮肿、血黏度增高外,都有头昏肝旺、血压升高、脉弦滑等表现,目前工作尚在进行中。

以活血化瘀为主治疗一些慢性病的体会

目前，由于活血化瘀对多种疾病，特别是慢性病，有比较显著的疗效，因而它的应用范围日益广泛。就这一问题，提出我个人的三点体会。

一、中医学对血的生理、病理方面的认识

《灵枢·九针十二原》说："人之所以生成者，血脉也。"又《灵枢·营卫生会》说："泌糟粕，蒸津液，化其精微，上注于肺，乃化而为血，以奉生身，莫贵于此（这对于血的生成的说法，当然不切合实际，但它认识到血液对生命生存的重要性）……血者神气也。"又《灵枢·本脏》篇说："人之血气精神者，所以奉生而周于性命者也。"（"周"巩固）这都明确指出了血是生命赖以生存的重要物质基础。

《灵枢·营卫生会》篇说"营在脉中，卫在脉外……营卫之行，不失其常"。《灵枢·本脏》篇说"经脉者，所以行血气而营阴阳……是故血和则经脉流行……"又《灵枢·痈疽》篇说"夫血脉营卫，周流不休"。《素问·举痛论》也说"经脉流行不止，环周不休"。又《素问·灵兰秘典论》说"主不明则十二官危，使道闭塞而不通，形乃大伤"（"主"指心脏。"主不明"，指心脏有了病变。"使道"，指经脉）。又《素问·调经论》说"五脏之道，皆出于经隧，以行血气，血气不和，百病乃变化而生，是故守经隧焉"（经隧，即经脉，"守"是保持，"守经隧"是保持经脉的流行通畅）。这又说明血液的生理常态，不仅在于毫无休止的流行，更重要的是流行的通而且畅。张子和在《儒门事亲》里说"《内经》一书，惟以气血流通为贵"，是诚善读《内经》者，指出了《内经》的精髓。假使血液流行通而不畅或部分不通，使血液发生了病理变态，就产生了形形色色的瘀血。瘀血这一名词，不见于《内经》，《内经》里有"恶血""蓄血"之说。如《灵枢·邪气脏腑病形》说"有所堕坠，恶血留内"。又《灵枢·水胀》篇说"寒气客于子门，子门闭塞，气不得通，恶血当泻不泻，衃以留止"（从这里可以看出古人虽未能清楚地认识到"新陈代谢"，但确知血液之陈者当去）。《素问·五脏生成》有面部"赤如衃血者死"之说，王冰注："衃血谓败恶凝聚之血，色赤黑者也。""衃血"即"恶血"，"败恶"即腐败臭恶。"凝聚"，即不流不行，集结不散。这也就是瘀血。根据"血气不和，百病乃变化而生"的论点，可知瘀血，确实是引起多种疾病，特别是慢性病的主要根源。可以断言，中医学早就认识到血液流行通畅的生理常态，是机体健康的根本保证。反之，则不是健体而为病体。

明代李梴在所著《医学入门》中说"人知百病生于气也，而不知血为百病之始也……"他罗列了很多病证统属之于血瘀。其后王清任所著《医林改错》，也指出50多种血病，创

造了几首逐瘀的方剂，在临床上一直用之有效。

二、慢性病的形成

张子和说："夫邪之中人也，轻则传久而自愈，颇甚则传久而难已，更甚则暴死。"实践证明，暴死的病例，大多数是瘀血突然阻塞了经脉，致心脏停止了跳动。其"传久而难已"自是指的一些慢性病。在任何疾病过程中，都贯穿着邪正斗争的矛盾，标志着中医学基本观点——两点论的证法思想。瘀血，是自内而生的邪气之一。若由瘀血而引起的疾病，在治疗时，如不及时排除，坐令"邪气不出，与其真相搏，乱而不去，反还内著"（见《灵枢·邪气脏腑病形》篇，"内著"即内舍于脏腑），就势必会构成多种多样的慢性病，即前人所谓"久病"。《灵枢·九针十二原》说："今夫五脏之有疾也，譬犹刺也，犹污也，犹结也，犹闭也。刺虽久，犹可拔也；污虽久，犹可雪也；结虽久，犹可解也；闭虽久，犹可决也。或言久病之不可取者，非其说也。"这不仅是针刺治疗的理论指导，也适用于药物治疗。活血化瘀法之应用于一些慢性病，正是用一种疏通经脉、排除瘀血的手段，来达到拔刺、雪污、解结、决闭的目的。

三、活血化瘀法的推陈致新，就是以通为补

唐容川在《血证论》中说："瘀血在身，不能加于好血，而反阻新血之化机""瘀血不行，则新血断无生理。"都说明了必先去掉瘀血，才能化生新血。也就是说欲致新必先推陈。如所周知"治病必求于本"，形形色色的瘀血，即是多种疾病特别是慢性病的病本。在辨证论治法则指导下，选用适当方剂以疏通经脉，排除瘀血，拔其病本，则厥疾自瘳而健康自复。

病案1 陈某，男，新疆某农村干部，1971 年 6 月 7 日来诊。

患者在 1966 年时，曾受到严重迫害，遂致失音。1970 年，出外就医，经北京、南京等地中医宗"肺为金，实则不鸣"论治。迭进宣肺理气解郁药物，迄未见效。来沪后经五官科医院诊断为声带充血、水肿。来龙华医院诊治，其时适值我和学习中医的西医师们在该院门诊，通过四诊并结合西医的诊断，认识到失音的症结所在，在于声带有了病变，与肺无涉，但思想上仍认为"肺主一身之气"和"气为血帅""气行则血行，气滞则血瘀"，欲排除声带的充血与水肿，仍离不开宣肺理气，认为本病是由恼怒忧思所引起，由气分病及血分，不过重点放在血分。

【处方】郁金，通草，香豆豉，桃仁，红花，丹参，赤芍，天花粉。

上方稍事增损，服至 20 剂后，嗓音已渐开；坚持原法，续进 10 剂后，即能谈话；再经原五官科医院复检，声带已完全恢复正常（患者在服中药时，每日早晨到外滩作深呼吸）。

病案2 吴某，女，1978 年 4 月来诊。

左偏头痛达 7 年之久，持续发作，伴有呕吐，至多间歇一二日，值经期前尤甚。经某医

院检查为血管痉挛性头痛,在苏北曾经中药治疗多年,未获显效。4 月间来龙华医院诊治,复询知其月经中含瘀块甚多,因为其经期前头痛尤甚,推测其偏头痛与血液的病理变化有密切联系,再结合西医学血管痉挛的诊断,予下列方药。

【处方】丹参,失笑散,桃仁,红花,制乳香,制没药,白芷,当归,川芎,葛根,生石膏。

服至 4 剂后,疼痛即大大减轻,服至 8 剂有较长时间停止发作;续用上方,去石膏,加黄芩,经过 3 个星期后,轻微发作亦停止;再宗原方出入,连服 14 剂后,携方回原籍。

病案3　俞某,男,退休西医师。1978 年 4 月来诊。

患哮喘近 40 年,频繁发作,尤甚于严冬。发作时即出现剧烈的咳嗽气喘,很少休止,胸闷颇苦,喉有哮音,痰沫多而不能轻易略出,必使用肾上腺素喷雾器,或吸入含有曼陀罗花的纸卷烟几口,才略得缓解,但旋即复发,除服西药外,所服中药不外小青龙汤之类加减。今年 4 月间来诊,见其苔白腻,唇紫,舌下青紫,脉沉弦。拟活血化瘀,解痉温肺。

【处方】丹参,失笑散,当归,红花,葛根,桃仁,干姜,细辛,半夏。

服至 7 剂后,阵发性的发作现象减少,发作时的症状亦大大减轻;上方出入服至 50 余剂,多年痼疾,渐趋消失。

病案4　某某,女,25 岁。

病咳喘 10 余年,不时发作,发作时咳嗽气喘,胸闷口干,痰出稠黄,舌红苔腻,舌边有紫斑,脉滑兼数。

【处方】丹参,失笑散,桃仁,原红花,当归,前胡,桑白皮,大贝母,葛根。

病案5　陈某,男。

胃脘时有隐痛,食入有阻塞之感,逾时始舒。经某医院确诊为食管狭窄,贲门痉挛。患者不愿手术治疗,来龙华医院就诊。脉弦沉而涩,苔白薄而腻,询知口苦而干,大便间日一行,病已将近 2 年,病久入络。古有明训,因与通络活血化瘀,解痉和胃法。

【处方】左秦艽,丝瓜络,丹参,失笑散,制乳香,制没药,白芷,葛根,参三七粉,左金丸。

上方出入,继续服用近 1 年,自觉症状完全消失,复经某医院检查,胃部病变完全消失。

病案6　于某,男,退休工人。

下肢浮肿半年,入暮较甚,苔腻,舌边有紫斑,脉弦兼劲,有高血压史。证属血行不利,化为水,拟活血行水。

【处方】丹参,失笑散,桃仁,红花,泽兰,泽泻,白茯苓,冬瓜皮,生薏苡仁,连翘。

服 7 剂后,肿即渐消,高血压亦有改善。上方加减,服至 40 余剂,浮肿完全消尽。

下面就上述病例使用的药物略加分析：

第一个病例是用《温病条辨》上焦篇的宣痹汤，加入了活血化瘀的药物，这当然是在西医学诊断启示下而得出的治疗方案。

第二个病例是在用活血化瘀药物的同时，用了善解痉挛的葛根，至于石膏在这里的作用，并不是清阳明之热，而是用以稀释头部血管中浓厚之血液。在《中国药学大辞典》"石膏"条下，有黎伯概用石膏治愈由于头部血液浓厚引起头痛的记载。与此同时，黎氏提出血液稀薄者，不能用石膏。我想现代科学有血液黏稠度之说，黎氏所说"浓厚"与"稀薄"是否可测定血液黏稠度给以印证，血液的"稀薄"与"浓厚"，是否可作血虚与血实的指标。我的不成熟看法，是认为血虚与血瘀是同时存在的。血虚是属于"正虚"，血瘀是属于"邪实"。而所谓血虚与血瘀同时存在，是否可认为就是稀薄的血液中含有瘀血？如果是这样，就可能从科学实验中获得客观指标。关于这一点，似乎值得进一步研究。

第三个病例属老年慢性支气管炎范围。历来对哮喘的认识，是肺、脾、肾三脏的病变，所谓"脾为生痰之源，肺为贮痰之器""肺为气之主，肾为气之根"。在治疗上不外宣肺、肃肺、健脾、燥脾、温饮、化痰诸法。但王冰在对《素问·痹论》"心痹者，脉不通……暴上气而喘"的注释时说"手少阴心脉起心中……其直者复从心系上肺"。这是从经脉心与肺的联系说明"暴上气而喘"的原因。再证诸《神农本草经》以血分药之当归，主治咳逆上气，可知咳逆上气的病机，不仅在于肺失肃降，而且与心脏有密切的关系。"心主一身之血"，与血液关系密切。本例患者舌与唇的色现青紫，可知其血液流行不利。根据西医学对气管炎的诊断，更说明气管有红、肿、热、痛等病理变化。《素问·生气通天论》说"营气不从，逆于肉里，乃生痈肿"。王冰注释说"营逆则血郁"。所谓"血郁"就是血液有所阻滞。这又说明气管炎症的形成，与瘀血是分不开的。因此，治疗以活血化瘀为主。以其有阵发性的连声咳嗽，认为是气管痉挛，所以重用善于解痉的葛根达 30 g 之多。其痰多泡沫，自属于寒饮，所以用干姜、细辛、半夏。

第四个病例由于有口干、痰黄症状，脉又滑数，所以于活血化瘀解痉之外，参以清肺的桑白皮，化燥痰的大贝母。

第五个病例，是根据西医学的诊断，采用了活血化瘀解痉和苦降辛通法。

第六个病例，患者下肢浮肿，前医用健脾利水药近百剂不效。因遵《金匮要略》"血不利则为水，名曰血分"之旨，与活血利水而获显效。尽管张仲景当日所指的血分，系指妇女经期前后而言，但他已认识到浮肿有水分与血分之别，真了不起。

用"通"的观点探讨活血化瘀法的原理

一、血行是否通畅是健康与否的关键

张子和"《内经》一书,惟以血气流通为贵"之说,揭出了《内经》的精髓,使我们体会到《内经》对健体与病体的认识:前者是通而畅,后者是通而不畅或部分不通。通而畅与通而不畅或部分不通的关键,首先在于血液流行的通畅与否。如《灵枢·本脏》指出:"经脉者,所以行血气而营阴阳,濡筋骨,利关节"的同时,又指出"血和则经脉流行,营复阴阳,筋骨劲强,关节清利矣"。这固然是说明血与气在经脉中的同时流行,但更重要的是提示了经脉之所以能够正常供血气之流行,还在于血液之和。血和则血液本身流行通畅,从而使经脉亦通畅流行。《矛盾论》教导我们:"事物发展的根本原因,不是在事物的外部而是在事物的内部,在于事物内部的矛盾性。任何事物内部都有这种矛盾性,因此引起了事物的运动和发展。事物内部的这种矛盾性是事物发展的根本原因,一事物和他事物的互相联系和互相影响则是事物发展的第二位的原因。"毫无疑问,血液本身的流通运动,是血液内部含有的阴阳两者的矛盾性所引起。假使这阴阳一旦失调,导致血行通而不畅或部分不通,影响着经脉的通畅流行,使整体的阴阳失其营复,其病理变化就不只是筋骨失濡、关节失利了。

现代生理学认为血液的主要作用有五:一为血液运输营养物质到机体各部;二为血液排出机体内的分解产物;三为血液将氧送到细胞,并带出二氧化碳(血液运输气体);四为血液完成器官间液体的联系;五为血液保护机体,防止有害物质及异物的侵入。但必须指出,血液之所以能正常地完成这种种作用,还在于它本身通畅的流行。于此,就不难体会到《内经》的强调血气流通和《灵枢·营卫生会》篇关于"乃化而为血,以奉生身莫贵于此"及《灵枢·九针十二原》篇关于"人之所以成生者,血脉也"诸说,借以阐述把维持生命存在的物质基础之一的血放到首要地位的观点,是有一定的科学根据的。现代生理学认为"新陈代谢"是生命存在的基本条件。尽管一切物质的"新陈代谢",是依靠于它们自身内部的矛盾运动,不断地进行"自我更新",这正像恩格斯所说:"生命首先就在于:生物在每一个瞬间是它自身,但却又是别的什么。所以,生命也是存在于物体和过程本身中的不断地自行产生并自行解决的矛盾;这一矛盾一停止生命亦即停止,于是死就来到。"如果看到上述血液在机体内的主要作用,就不得不承认血液是完成整个机体新陈代谢的主要工具。《素问·灵兰秘典论》说:"主不明则十二官危,使道闭塞而不通,形乃大伤。""主"是指心脏,"主不明"是心脏有了病理变化。"使道"是指周身的经脉,"使道不通"是说经脉流行的通

而不畅或部分的不通。联系到"心主一身之血"和"血和则经脉流行"的论点,可知"使道"(经脉)之所以通而不畅或部分的不通,实由于血之不和。又《灵枢·五味》说"谷气津液已行,营卫大通,乃化糟粕,以次传下"。对此,虽然不能说古人已清楚地认识到机体内不断的新陈代谢,但它充分体现了《内经》对生理的正常活动,是着眼于一个"通"字。根据"营行脉中,卫行脉外"的观点,其所谓"营卫大通",则又着眼于"使道"(经脉)的畅通无阻。而"谷气津液已行""乃化糟粕,以次传下"。不仅强调了一个"传"字,还意味着陈者自去,新者自生——"新陈代谢"过程的完成。因此说,血液生理常态的通与病理变态的通而不畅或部分的不通,是决定健康与否的关键,殆毫无疑义。

二、血病是引起多种疾病特别是慢性病的主要根源

《素问·调经论》中曾高度概括地指出:"五脏之道,皆出于经隧,以行血气。血气不和,百病乃变化而生,是故守经隧焉。""守"是保持,"守经隧"就是保持经脉的正常流通。在同书《脏气法时》《三部九候》《异法方宜》《离合真邪》《刺腰痛》和《灵枢》的《经脉》《癫狂》《热病》等篇,均记载着用砭石、针刺出血疗法治疗很多疾病。这就说明当时已认识到很多的疾病是由于血液有了病理变化所引起。血液之所以产生病理变化,是在一定的条件下导致血行通而不畅或部分不通,以致生命赖以存在的生理性血液,部分地不同程度地转变为有害于健康的病理性瘀血。

中医学认为,为身体所不需要而不利于健康的一切东西,皆属于邪气范畴。张子和说:"夫病之一物,非人身素有之也。或自外而来,或自内而生,皆邪气也。"属于病理性的瘀血,就是自内而生的邪气之一。从而构成机体内部邪正斗争的病理变化而发生疾病。与此同时,血液本身形成了陈者当去而不去,新者当生而不生,乃至血愈瘀而愈虚,愈虚而愈瘀,互为因果,愈演愈烈,致患者体内同时存在着血瘀与血虚两个方面。也正由于此,驯至机体整个"新陈代谢"功能减弱,形成了正虚,复招致种种邪气,引起了多种疾病,特别是一些顽固性的慢性病,经年累月,缠绵不已。

《内经》以下的历代医家,对瘀血为病的严重性和危害性的认识,不断地发展和深化。如明代李梴在其所著《医学入门》中,曾大胆地创造性地提出:"人知百病生于气,而不知血为百病之胎也。凡寒热、蜷挛、痹痛、瘾疹、瘙痒、好忘、好狂、惊惕、迷闷、痞块、疼痛、癃闭、遗溺等症,以及妇人经闭、崩中、带下,皆血病也。"所谓血病,就是由于血瘀所引起的疾病。清代王清任以革新的精神,既从事于解剖学的研究,复致力于临床实践。在吸取前人和积累自己经验的过程中,例举血病50多种,创造了多首活血化瘀方剂。其后唐容川,吸收当时传入我国的西方医学,对瘀血为病又有了新的认识并给予重视。著有《血证论》,作出了精辟的阐述。在目前中西医结合的大好形势下,不仅证实了上述诸家见解的正确,而且更大地发展了对有失血病的认识。除妇产专科的疾病和形形色色的血液病,确知其为血病外,对于内、外、儿、伤、骨和五官科的种种疾患,特别是多数的慢性病乃至恶性肿瘤等等,

也认识到它们的病因、病理和发生、发展各个方面，都与血病有着密切的联系。

三、活血化瘀法的原理是以通为补

中医扶正与祛邪的治疗方法，是具有对立统一辩证法思想的治疗总则。扶正与祛邪是相反相成的。所谓扶正即所以祛邪，祛邪即所以安正。在使用时，侧重于扶正抑侧重于祛邪，当然根据临床上不同的对象而有所不同。许叔微《普济本事方》说："邪之所凑，其气必虚。留而不去，其病则实。"这不仅类似西医学所谓在致病因子因机体抵抗力不足为害于机体的同时，刺激了机体的防御装置，起而与致病因子作斗争的论点，而且在治疗上，为我们指出，祛邪是主要的。张子和说："夫邪之中人，轻则传久而自尽，颇甚则传久而难已，更甚则暴死。"临床上确有很多病例，平时并不出现任何症状，而卒然致死。其暴死的原因就在于：随着生理的血液，循环于周身的一种瘀血，突然阻塞于经隧，致心脏停止跳动。其"传久而难已"，自是表现为种种慢性疾病。当然，慢性病的病邪，不仅仅是瘀血，还夹杂着其他的致病因子，但主要的根源则是瘀血。《灵枢·九针十二原》说："今夫五脏之有疾也，譬犹刺也，犹污也，犹结也，犹闭也。刺虽久，犹可拔也，污虽久，犹可雪也，结虽久，犹可解也，闭虽久，犹可决也。"这不仅为针刺治疗久病提供了理论依据，也适用于对药物治疗的指导。而活血化瘀法应用于慢性病，正是以通其经隧、畅其血行的手段，达到拔刺、雪污、解结、决闭的目的，从而恢复机体的健康。

《素问·腹中论》记载着以"血枯"为名的疾病，虽所述症状，目前尚难全部作出切合实际的解释，但既名之曰"血枯"又有"月事衰少不来"的症状，自属于虚证范畴。而王冰在注释中却说："乌贼鱼骨、蘆茹等，并不治血枯。然经法用之，是攻其所生所起耳……月事衰少不至，则中有恶血淹留……恶血淹留，则血痹着中而不散……乌贼鱼骨……治女子血闭，蘆茹……主散恶血""鲍鱼……主治瘀血，血痹在四肢不散者。"据此，则"血枯"的形成，实缘于血瘀。王注所说"攻其所生所起"，即除去导致"血枯"的瘀血，也就是"治病必求于本"。其方中虽然配伍着"能益精血"的雀卵，以养血濡枯。但只作为辅佐，它的主要作用则在于化瘀血。

《伤寒论·辨太阳病脉证并治》有治其人如狂，小腹急结，小便自利的桃仁承气汤，抵当汤、丸。《金匮要略·血痹虚劳病脉证并治》有治"内有干血"的大黄䗪虫丸。《金匮要略·疮痈肠痈浸淫病脉证并治》有治"肠痈"的大黄牡丹汤。《金匮要略·妇人产后病脉证治》和《金匮要略·妇人杂病脉证并治》有治"产妇腹痛""为腹中有瘀血着脐下"的下瘀血汤和"妇人经水不利"的抵当汤，治疗"腹中血气刺痛"的红兰花酒，以及治疗"水与血俱结在血室"的大黄甘遂汤，等等。都是以具有"推陈致新"作用的大黄为主药而攻逐瘀血的治疗方法。

《普济本事方》"治月经壅滞，每发心腹脐间痛不可忍，及产后恶露不快，血上抢心，迷闷不省"的琥珀散，系以三棱、莪术、赤芍、刘寄奴、牡丹皮、官桂、熟干地黄、菊花、蒲黄、当归组成。清代叶天士在本方作《释义》说："虽方中养血药少,行血疏滞药多。要不过欲其去故生新,遂大有功于妇人矣。"实则具有"去故生新",即活血化瘀作用的方剂,其适用对象,不仅限于妇人。

张子和在"以祛邪为急"的思想指导下,认为"陈莝去而肠胃洁,癥瘕去而营卫昌"。这也就是"先论攻其邪,邪去而正气自复"的观点。

王肯堂在《证治准绳》中的一段记述,更充分地阐明了活血化瘀法以通为补的原理。他说:"血溢、血泄、诸蓄妄症,其始也,予率以桃仁、大黄行血破瘀之剂,以折其锐气,而后区别治之。虽往往获中,然犹不得其所以然也。后来在四明,遇故人苏伊举,问论诸家之术,伊举曰:'吾乡有善医者,每治失血蓄妄,必先以快药下之。或问失血复下,虚何以当?则曰,血既妄行,迷失故道,不去蓄利瘀,则以妄为常,易以御之?且去者自去,生者自生,何虚之有?'予闻之愕然曰:'名言也,昔者之疑,今释然矣。'"这是张子和"下中有补"的理论与实践的密切结合。至于由于气不摄血或脾不统血而导致的失血,自当别论。

唐容川对瘀血既有比较新的认识,对活血化瘀法的机制也有所发挥。他在《血证论》中说:瘀血"在身,不能加于好血,而反阻新血之化机。故见血证,总以去瘀为要""瘀血,既与好血不相合,反与好血不相能""经隧之中,既有恶血踞住则新血不能安行无恙""瘀血不行,则新血断无生理"。这都强调了瘀血的危害性,和活血化瘀法"推陈致新"的作用。更重要的是他重申了欲"致新"必先"推陈"的原则。这和"瘀血不去则新血不生,去瘀即所以生新"的理论,同样地发挥了活血化瘀法的原理是"以通为补"。

还有,日本汤本求真在其所著《皇汉医学》里曾强调"瘀血之为害"。他说:"所谓瘀血者,既变化而为非生理的血液,则不惟已失血液之用,反为有害人体之毒物。既为毒物,即须排除于体外,虽片刻亦不能容留之。"他还认为,体内一旦有了瘀血,不仅瘀血本身能变生种种疾病,而且为侵入体内的外邪提供了培养基的作用。所以,他直截了当地称瘀血为血毒。

综观上述,似可体会到目前对活血化瘀法的重视和被广泛的运用,其原因不外以下几点:①中医在临床上碰到的病例,大多数是一些慢性病,而大多数慢性病的形成,多肇始于血液流行通而不畅或部分不通的病理变化。②"治病必求于本"。在辨证论治法则指导下,选用适当的方剂以疏通经隧,排除瘀血。病本既拔,厥疾自瘳。这就大大地提高了多种病特别是慢性病的治愈率。③活血化瘀法的疗效,不仅是对血液本身的推陈致新,而且恢复了整个机体"新陈代谢"功能的正常,从而发挥了抗拒致病因素的机体本能的作用,为预防疾病,增强健康提供了保证,因而逐步地扩大了活血化瘀法的应用范围。

对叶天士用通法疗久病的体会

《临证指南医案·凡例》中,曾说明:"所辑之案,大凡治中治末者,十居七八,初治者不过十之一二。盖先生当年名重一时,延请匪易,病家初起,必先请他医诊视,迨至罔效,始请先生,故初治之病甚少。"由于此,就使叶氏在治疗久病方面,积累了丰富的经验。从他遗留下来的医案中,就不难看出他治疗久病的特长,是运用不同的通法,处理不同的病例。而不同通法的共同点,则着重于疏通经络。叶氏《外感温热篇》也有"救阴犹易,通阳最难。救阴不在血而在津与汗;通阳不在温而在利小便"之说,这又说明叶氏在治疗中注重于运用通法的观点,并不仅限于久病。

一、对久病本质的肤浅认识

人体之所以成为病体,是由于体内存在着邪正交争的矛盾。邪正双方各自不同的情况,决定着病程的长短和预后的良否。毫无疑问,邪正交争矛盾的终止,不是病的痊愈,就是生命的停止。在急性病病例中,无论痊愈或死亡,其过程都比较短暂,而慢性病即久病则反乎是。其所以不同的主要关键,就在于:

第一,邪正交争的矛盾中有着两种形态:一种是邪正交争的或作或止;另一种是邪正相持不下。前者在邪正交争暂时处于相对静止的阶段,就不出现或很少出现症状,从而形成了一些发作性的慢性病;后者是相持不下的邪正双方,虽然不是势均力敌,却也难分胜负,遂成为一种顽固性的慢性病。

第二,邪正交争的趋势,短时期内尚不至造成主要脏器的损伤。邪气固不肯速解,正气亦尚能支撑。乃使患者不即愈也不即死,而成为久病者。

基于上述,可知久病者的病程虽久,其体内仍然存在着邪正交争的矛盾,倘不予适当解决,而执着于"病久延虚"之说,只顾其虚,不及其实,则刺与污,结与闭,终将留而不去,是恶乎可! 不宁唯是,《素问·四时刺逆从论》曾告诫我们:"必从其经气,辟除其邪,除其邪则乱气不生。"所谓"乱气",可能包括病理产物。于此,又可体会到:在解决久病的邪正交争矛盾中,扶正固然重要,祛邪亦在所必需。但其间孰缓孰急、孰先孰后,究应如何适当运用,端在临床者审时度势,善于掌握耳。

二、叶氏善于运用通法的理论根据

《灵枢·经脉》篇说:"脉道以通,血气乃行……经脉者,所以能决死生,处百病,调虚实,不可不通。"又《灵枢·经别》篇说:"夫十二经脉者,人之所以生,病之所以成;人之所以治,病之所以起。"《素问·上古天真论》既以"气脉常道"作为"天寿过度"的基本条件,复在《素问·灵兰秘典论》里指出:"使道闭塞而不通,形乃大伤。"又《素问·调经论》说:"五脏之道,皆出于经隧,以行血气,血气不和,百病乃变化而生,是故守经隧焉。"这俱说明了人体之为健体抑为病体,其关键就在于经脉之是否通畅!叶氏着重于疏通经络,盖深得《内经》之旨者。《内经》对于久病,也坚持"真邪相攻"的观点;如《灵枢·九针十二原》篇说:"今夫五脏之有疾也,譬犹刺也,犹污也,犹结也,犹闭也。刺虽久,犹可拔也,污虽久,犹可雪也,结虽久,犹可解也,闭虽久,犹可决也。或言久病之不可取者,非其说也。"这里虽指针刺治法,但也适用于药疗。所谓刺、污、结、闭,均是指久留不去之邪。在治疗中,欲达到拔刺、雪污、解结、决闭的目的,自有赖于疏通经络的手段。《素问·至真要大论》所谓"疏其血气,令其调达,而致和平"。正是治病的基本方针。叶氏运用的通法,约有"通络祛邪""通阳泄浊""宣通气血""通补阳明""疏通奇经""通补兼施"诸法。实际上,通的作用,就在于疏通经络,经络通,则脏腑气血、四肢百骸,无所不通矣。至于"通补阳明"的所谓"通补",是说腑以通为补。其概念有别于"通补兼施"中的通与补的并用。

略述冠心病范围内的几个病例

冠心病,是"冠状动脉性心脏病"的简称,可出现心绞痛、心肌梗死、心律失常和心力衰竭等临床表现。冠心病的病名不见于中医典籍,但早在古典医籍《黄帝内经》里有关于心脏疾患的记载,如《素问·痹论》篇指出:"心者,脉不通,烦则心下鼓,暴上气而喘,嗌干善噫,厥气上则恐。"《灵枢·五邪》曰:"邪在心则病心痛喜悲,时眩仆。"《素问·脏气法时论》曰:"心病者,胸中痛,胁支满,胁下痛,膺背肩甲间痛,两臂内痛。"《内经》以下的《金匮要略·胸痹心痛短气病脉证治》篇有"胸痹不得卧,心痛彻背,背痛彻心"和"九种心痛"之说,由于古人限于历史条件,只能用"以外揣内"的方法,作为诊断的依据,所谓"视其外应,以知其内脏,则知所病矣"(《灵枢·本脏》)。其实,仅依靠直观以诊察疾病,在现在看来殊有不足之嫌。例如《金匮要略》的注释家,多把"胸痹""心痛"混而为一,还有《灵枢·邪客》篇说:"心者五脏六腑之大主也,精神之所以舍也。其脏坚固,邪弗能客也,客之则心伤,心伤则神去,神去则死矣。故诸邪之在于心者,皆在于心之包络。"《灵枢·厥病》篇又有"真心痛""厥心痛"之分,说"真心痛,手足青至节,心痛甚,旦发夕死,夕发旦死";"厥心痛"又从其不同症状的表现而分别联系到肾、胃、脾、肝、肺等脏器,这是从整体观点立论的有其一定的现实意义。《诸病源候论》说:"心痛者,风冷邪气乘于心也。其痛发有死者,有不死者,有久成疹者。心为诸脏主而藏神,其正经不可伤,伤之而痛,为真心痛,朝发夕死,夕发朝死。心有支别之络脉,其为风冷邪热所乘,不伤于正经者,亦令心痛,则乍间乍甚,故成疹不死。"这也是"心不受邪,由心包络受之"的论点。证诸西医学,则知其不然。西医学认为心绞痛的原因是冠状动脉病变引起管腔狭窄、闭塞,造成循环障碍,使心肌缺血缺氧而发病。其基本原因主要为冠状动脉粥样硬化的论点,却和中医的理论颇相类似。如《内经》载"心主一身之血脉""邪在心,脉不通"等等,其最显著的如《素问·举痛论》在论"人之五脏卒痛"节中有"心与背相行而痛"一语,可能是指的心痛。该论在论述促使"五脏卒痛"(包括心痛)的主要原因时说:"经脉流行不止,环周不休,寒气入经而稽迟,泣而不行,客于脉外,则血少,客于脉中,则气不通,故卒然而痛。"古人往往用"风气"或"寒气"概括诸种邪气。在面临心痛患者时,切不可局限于字面而一概用"寒者温之"之法。

《灵枢·口问》篇说:"故邪之所在,皆为不足。"即以心脏疾患而论,也是由于心脏本虚致邪气容易入侵,邪气客于心脉之后,就可造成心脉"血少""不通"的病理变化。"血少"则不能濡养"主一身之血脉"的心脏,引起有关心脏的种种疾患,从而构成冠心病的"本"。心有邪,则是冠心病的"标"。

综合以上理论,我认为冠心病虽病情变化多端,但始终存在着"正虚"与"邪实"这一对基本矛盾。正虚,主要是指心血虚、心阴虚、心阳虚,邪实,有寒热之邪,痰浊、瘀血等。因心脏内虚,邪气容易侵犯,造成"主不明""使道闭塞而不通,形乃大伤"(《素问·灵兰秘典论》);而使道不通,又进一步使心失所养,加重了心脏虚的情况。

治疗冠心病,要从正虚与邪实两方面分清标本缓急,方能如桴应鼓,得心应手。

兹举几个病例以说明之。

一、邪实为主类

病案1 王某,女,54 岁。1975 年 5 月 15 日初诊。

几年来常感心前区闷痛不适,时轻时重,在某医院心电图检查诊断为冠心病,血液检查胆固醇偏高。近来心绞痛发作剧烈,胸痛彻背并放射至肩部,指甲发青,口唇发紫,夜寐不安,舌质暗,舌下青紫,脉弦细。

【辨证】心痹者,脉不通。

【治法】活血化瘀,宁心安神。

【处方】紫丹参 9 g,当归 6 g,川芎 6 g,桃仁 6 g,红花 6 g,失笑散 9 g(包煎),参三七 1.5 g(和服),琥珀粉 1.2 g(和服),制乳香、没药各 3 g,生山楂 9 g,生麦芽 9 g,石菖蒲 3 g,炙远志肉 6 g。

按 本例患者瘀血内阻的证象比较明显,血瘀既是心脏病变的病理产物,又可成为心痹、脉不通的病因。故重用活血化瘀法为当务之急。血气以流通为贵,瘀血去则新血生,方中丹参、当归、川芎、桃仁、红花、三七、失笑散均为活血化瘀之品,可疏导血液中陈腐淤积,使血流畅快。其中丹参一味早在公元 6 世纪南北朝医生陶弘景就认识其有治疗"心痛"的作用。据近代报道,失笑散有降低心脏耗氧量作用,琥珀、石菖蒲、乳香、没药均有利窍定痛的作用。在唐朝李珣《海药本草》和宋朝的本草学著作中,也已认识到乳香、没药有治疗"心腹血瘀作痛"的功效。据近人报道,山楂、麦芽有降低胆固醇的作用。合远志又可宁神安眠。

上方间断服至 40 余剂,心绞痛未再发。随访至 1976 年 5 月,患者终因暴怒致心肌梗死而死亡。若拟之于中医观点,则可能是"厥心痛"因诱因急性发作,恶化为"真心痛"而至于暴死。

病案2 黄某,男,60 岁。1979 年 2 月 25 日初诊。

患者有冠心病史,近来心绞痛频作,痛时冷汗淋漓,面色苍白,含硝酸甘油 3 片始可缓解。心电图 S-T 段缺血型压低。舌淡白苔滑,脉弦缓而劲。曾辨为气滞血阻"心痹"之证。用疏利气机、活血化瘀之法,症状未得减轻,虽静坐,心绞痛也发,服硝酸甘油不能缓解,而须注射罂粟碱。西医建议作"搭桥"手术,患者不愿,乃邀中医会诊。主诉口苦溲黄,头眩耳鸣,指尖麻木。苔薄腻,脉滑有力,痰热挟湿之象显见,仿温胆汤加减。

【处方】制半夏6g,陈皮6g,茯苓9g,陈胆星6g,瓜蒌皮9g,金银花12g,丹参15g,淮小麦30g,郁金6g,竹茹6g。

二诊(1979年2月28日):药后心绞痛未发。活动时尚觉胸闷隐痛,但未用西药。近来大便秘结,腰酸,溲频而数。湿热有下趋之势,拟予因势利导,上方佐以淡湿之品。

【处方】制半夏6g,陈皮6g,茯苓9g,陈胆星6g,天竺黄6g,丹参15g,粉萆薢15g,金银花9g,柏子仁9g,瓜蒌皮、瓜蒌仁各9g。

三诊(1979年3月6日):昨日体检,活动量骤增,心绞痛又发作,痛于胸骨后,经休息及含药片后缓解。苔腻如前,再以温胆汤加味。

【处方】茯苓15g,陈皮6g,枳实3g,竹茹6g,丹参15g,陈胆星3g,全瓜蒌9g,薤白6g,失笑散2g(包煎),清气化痰丸9g(包煎)。

嗣后上方连续服用半月,心绞痛症状大减,仅于活动后稍有发作。仍守原方治疗,除感冒时暂予疏解外邪之剂,治疗2个多月后作心电图复查,S-T 段已恢复到基线,证情稳定。

按《金匮要略·胸痹心痛短气病脉证治》曰:"胸痹之病,喘息咳唾,胸背痛,短气。"尤在泾注云:"阳痹之处,必有痰浊阻其间。"明代王肯堂《证治准绳》曰:"郁积于心包胃口,而致惊悸、怔忡者有之。"可知痰阻心阳,可造成惊悸、怔忡、胸背痛。明代郑效倩《医述》云:"胸所蕴者,氤氲之气,此处宜空不宜实,空者,阳气宣也,实者,阴气著也。氤氲之气,一经拂郁,而营弗能从,则若痰若瘀若气若饮,皆刺而痛之之具也,治法有升有降有导有泄之不同,总不若此之开郁顺气,能宣发诸阳而使之开也。"故治疗痰浊痹阻心阳之患者,用温胆汤加减,既可化痰浊,又可通阳痹;导痰泄浊于外,使清阳上升而头晕除,待胸阳宣发而痹痛减。

二、正虚为主类

病案1 葛某,男,61岁。1981年3月3日初诊。

1973年发现高血压,1980年9月发现冠心病,当时曾昏晕1次,面白冷汗,脚软,心电图示左心室肥大伴劳损,血脂偏高(胆固醇380g/L)。

目前时有头晕,下肢无力,有欲仆之象,两手发麻,胸痛偶作,睡眠欠佳,脉沉弦,苔薄腻。头晕发作时有复视现象,伴有耳鸣。

【辨证】心阴不足,血行不利,下虚上盛。

【处方】地黄饮子加减。

生地黄 5 g,石斛(先煎)20 g,麦冬 9 g,石菖蒲 3 g,五味子 3 g,炙远志 3 g,白茯苓 20 g,薄荷 1.5 g(后下),制首乌 15 g,泽泻 15 g,丹参 30 g,生蒲黄 6 g(包煎),磁朱丸 3 g(包煎)。

二诊(1981 年 3 月 10 日):服药后昨起精神明显转佳,下肢行动较着实,手麻次数减少,胸痛未作,偶有头晕,无复视,舌苔薄,舌边有齿痕,脉细弦,微微有咳嗽。

【处方】上方加半贝丸 3 g(吞),枸杞子 9 g。

三诊(1981 年 3 月 24 日):头晕显著减少,行走有力,但欠稳,咳嗽亦明显好转,舌微胖,脉弦滑。

仍拟清上实下法。

【处方】大生地 15 g,石斛 15 g(先煎),大麦冬 9 g,石菖蒲 3 g,炙远志 4.5 g,菊花 15 g,冬青子 12 g,墨旱莲 9 g,金樱子 9 g,炙龟甲 9 g(先煎),生牡蛎 30 g(先煎),钩藤 15 g(后下)。

病案 2 朱某,女,66 岁。1982 年 2 月 23 日初诊。

今年初始觉心悸、胸闷,在地段医院查心电图,为完全性右束支传导阻滞,疑为冠心病,有高血压史。血压 170/100 mmHg。

【刻下】心悸气急,面浮,胸闷隐痛,手足麻木,怕冷,腰酸,动辄出汗,口干喜饮,便干,二日一行,寐差,舌边齿印,苔薄白,脉右弦稍劲,左沉细弦,拟温阳化瘀法。

【处方】紫丹参 30 g,失笑散 9 g(包煎),瓜蒌皮 12 g,红花 6 g,赤芍 12 g,川芎 6 g,水蛭 9 g,大麦冬 9 g,熟附子 9 g(先煎),生龙骨、牡蛎各 30 g(先煎),桂枝 6 g,陈佛手 9 g,焦谷芽、麦芽各 15 g,代赭石 30 g(先煎),旋覆花 9 g(包煎)。

二诊(1982 年 3 月 30 日):怕冷,脚麻,证情尚稳定,据述化验甘油三酯不高,汗出减。

【处方】丹参 15 g,失笑散 6 g(包煎),瓜蒌 12 g,红花 3 g,麦冬 9 g,五味子 3 g,熟附片 9 g(先煎),桂枝 6 g,陈佛手 6 g,煅龙骨、牡蛎各 15 g,生黄芪 12 g,党参 9 g。

三诊(1982 年 4 月 20 日):上方又服 7 剂,精神较佳,胃纳已香,已操一般家务。

按 以上两例患者,一为阴虚,一为阳虚,均是以正气不足为主要表现的冠心病。用滋阴清火、温阳化瘀,都是治本之法。病案 2 用桂枝、附子,在现代药学报道中谓其有扩张血管,增加血流量与心肌收缩力,降低心肌耗氧量的作用。

但是,以正不足为主的病例,无疑也有邪气侵犯,如《类证治裁·胸痹》所言:"胸痹胸中阳微不用,久则阴乘阳位而为痹结也。"邪留之所,即为正虚之地,两者不可截然分割。故病案 1 方中除滋阴药外,还加用钩藤、菊花、生蒲黄等清肝、泻火药,谓"清上实下",病案 2 中除温阳药外,加入大量活血化瘀药,即使被历来认为"补气"主药的黄芪,又未尝没有祛邪作用。《别录》载黄芪有"逐五脏间恶血"之功,可见也是一味祛邪的药。

心血管系统疾病验案四则

一、心痹

病案 1 吴某,女,成年。

1971 年 9 月,我和第四届西学中班的西医师们在奉贤县塘外公社卫生院开门办学时,吴某因患心绞痛病来诊治 3 次,症状消失(方药未曾记录)。嗣后于 1975 年 4 月,心绞痛复发,来复诊,当时伴有心动过缓(脉率 45 次/分)及早搏、胸闷、太息、憋气等症状。诊脉沉涩,有歇止,左手较细,唇色及舌下青紫,舌边有青斑。

【处方】丹参 15 g,失笑散 15 g(包),桃仁 6 g,红花 6 g,赤芍 9 g,瓜蒌 9 g,薤白 9 g,参三七粉 3 g(和服),琥珀粉 1.2 g(蜜和服),石菖蒲 1.5 g,制乳香、没药各 3 g。

1975 年 10 月,上方连服 70 剂,诸恙均见减轻。但有时月经量多,有瘀块,经前腹痛,经期中不能起床活动(血检:白细胞不足 2.0×10^9/L,血小板 50.0×10^9/L)。于上方中加鱼鳔胶珠 9 g。连服 30 余剂,月经正常,眠食均佳,照常工作。

1976 年 3 月(已停药半年),因劳累过度,曾一度出现心悸怔忡,胸闷憋气,唇及爪甲青紫,历半小时好转。在停药期间眠食较差,不耐烦劳(白细胞 2.5×10^9/L,血小板 70.0×10^9/L)。诊脉缓而弱,苔白滑微腻。与宁神养心活血法。

【处方】炙龟甲 9 g,煅牡蛎 30 g,石菖蒲 1.5 g,炙远志 6 g,桂枝 6 g,当归 6 g,川芎 3 g,失笑散 15 g(包),火麻仁 9 g,酸枣仁 9 g,鱼鳔胶珠 9 g。

同年 4 月曾来信说,服药 20 剂后,一切正常,照常上班,嘱拟方续予调理。

【处方】炙甘草 6 g,淮小麦 30 g,大红枣 5 枚,大麦冬 9 g,党参 9 g,大麻仁 9 g,酸枣仁 9 g,柏子仁 9 g,炙远志 6 g,当归 6 g,紫丹参 9 g,川芎 12 g。

嘱其隔 1 日服 1 剂。身体一直很好。

二、血厥

病案 2 翟某,男,56 岁。1976 年 8 月初诊。

患右束支传导阻滞和室性早搏达 5 年之久,于今年 6 月间偶因情怀不适,顿时昏不知人,小便失禁,手足抽搐,送医院急诊,历 1 h 苏醒,醒后感觉头昏胸闷。饮食、二便均如常。

但经常发作。于 8 月上旬来就诊,脉息弦劲带数,舌红苔少,舌下有青紫色。拟方宁心安神,活血化瘀。

【处方】丹参 9 g,降香 3 g,紫石英 9 g,参三七粉 3 g(和服),琥珀粉 1.2 g(蜜和服),生龙骨、牡蛎各 15 g,大麦冬 9 g,石菖蒲 1.5 g,炙远志 6 g,淮小麦 30 g。另冠心苏合丸 1 瓶,每晚服 1 粒。

连续服 14 剂后,停止发作。在服药期间,虽仍间有发作,但无抽搐和小便失禁症状。

二诊(9 月 4 日):昏厥已停止发作,胸闷亦松,惟语音怯弱,脉缓小。拟宗原法稍佐益气之品。

【处方】丹参 9 g,党参 9 g,炙黄芪 9 g,白茯苓 9 g,煅龙骨、牡蛎各 15 g,炙远志 6 g,琥珀粉 1.2 g(蜜和服),石菖蒲 15 g,当归 6 g,红花 6 g,失笑散 15 g。7 剂。

上方服后颇觉安适,眠食如常,续进 7 剂,隔 1 日服 1 剂,恢复工作。

三、心悸

病案 3 潘某,男,40 岁,工人。1975 年 12 月 13 日初诊。

患者病早搏 1 分钟六七次,心律不齐,胸闷憋气,呼吸有时困难,动则气急,胸膺间作疼痛,纳少形瘦,病假已近 5 个月。诊脉缓涩,有歇止,苔白滑而腻,舌下青紫,于活血化瘀之中稍佐通阳。

【处方】丹参 9 g,当归 6 g,薤白 9 g,瓜蒌皮 9 g,旋覆花 9 g(布包),桂枝 6 g,参三七粉 1.5 g(和服),失笑散 3 包,炙甘草 3 g,降香 3 g。7 剂。

每服 7 剂后,复诊 1 次,均以上方稍事增减,服至 1976 年 4 月底,体重逐渐增加,诸症状消失,恢复工作。

再诊(1976 年 9 月 12 日):因工作劳累,复感胸闷,动则气急,余无所苦,舌薄滑,脉细涩。

【处方】丹参 9 g,党参 9 g,白茯苓 9 g,焦白术 9 g,炙甘草 3 g,淮小麦 30 g,桃仁 6 g,红花 6 g,降香 3 g,石菖蒲 1.5 g,失笑散 15 g(包)。

上方服 14 剂后,一切正常,坚持工作。

四、怔忡

病案 4 杨某,女,27 岁,未婚。

素有阵发性心动过速,下肢常见紫斑。经量较多,经期前有腹痛,经期中有眩晕和眠食不佳。苔薄、舌尖红,脉弦兼数。心脾两虚,不能摄血。仿归脾法。

【处方】太子参 9 g,炙黄芪 9 g,当归 6 g,炙甘草 3 g,炙远志 6 g,炒酸枣仁 6 g,煅龙骨、牡蛎各 15 g,生蒲黄 9 g(包),鱼鳔胶珠 9 g,淮小麦 30 g,大红枣 5 只,牡丹皮炭 9 g。

上方服 21 剂后,经期正,腹不痛,紫斑消失,眠食均佳。

按 根据《内经》和《金匮要略》关于心脏病证的论述,可体会到心脏病证的病因病理,主要的是"邪在心"和"脉不通"。而在心之邪多系自内而生的水湿与瘀血,其自外而来之邪日久又多从热化。邪留之地正是正虚之所,从而引起心脏病证内部"邪实"与"正虚"的邪正斗争矛盾。而"邪实"方面,既有水湿与瘀血以及热邪的孰多孰少,"正虚"方面,又有偏于心阴虚或心阳虚的不同。所谓"脉不通",是脉中血液流行的不通畅。由于血行不畅滋生了瘀血,瘀血不去则新血不生,血愈瘀而愈虚。单从血液方面来说,既有血瘀的"邪实",又有血虚的"正虚"。因此,血瘀与血虚往往同时存在。

上面病案 1 是属于瘀血之"邪实"偏多。病案 2 是瘀血的"邪实"和心阴虚的"正虚"均较显著。而症状则有类于"血厥"。病案 3"邪实"方面是瘀血兼水湿,"正虚"方面是偏于心阳虚。病案 4 则属于"正虚"多而"邪实"少。寥寥几则,聊资验证!

治疗失眠的点滴经验

中医传统观点认为,人之所以能寤能寐,就在于生理上阴阳正常的交通。而阴阳交通的道路,则在于阳明胃府,假使胃府发生病理变化,使阳明相交的道路有所阻滞,就可产生"不寐""目不瞑""不得卧"。如《素问·逆调论》说:"阳明者,胃脉也。胃者,五脏六腑之海,其气亦下行。阳明逆,不得从其道,故不得卧也。《下经》曰:'胃不和则卧不安。此之谓也。'"所谓"不得从其道"即是指胃气逆,妨碍了阴阳相交的道路。《灵枢·邪客》篇说:"令厥气客于五脏六腑,则卫气独行其外,行于阳,不得入于阴,行于阳,则阳气盛,阳气盛则阳跷陷,不得入于阴,阴虚,故目不瞑。"这里仅仅提到阴阳不相交,却未涉及胃府是阴阳相交的道路。《温病条辨》说:"治失眠条例甚多,总不出于安胃和中,俾阳明之气顺,则阳明之通路可通而已矣。"

西医学认为,失眠是由于大脑皮层的兴奋、抑制作用失调而致,许多治失眠的药物都具有抑制与兴奋的调节作用。其实,兴奋、抑制即是对立统一的一对矛盾,亦可用阴阳来概括,如果它们互相对立和互相统一的生理状态一有失常,就会出现阳亢则阴虚,阳虚则阴盛的变态。而有悖于阳必须下交于阴,阴必须上会于阳的正常兴奋、抑制作用的发挥,从而使寤、寐失常。

至于阴阳如何保持对立统一的动态平衡,中医学虽多所论述,但关于阐明失眠的理论具有较多的臆测和不科学的成分。如《温病条辨·下焦篇》在黄连阿胶汤条下,解释为"其交关变化,神明不测之妙,全在一鸡子黄……有地球之象,为血肉有情,生生不已,乃奠安中焦之圣品,有甘草之功能而灵于甘草;其正中有孔,故能上通心气,下达肾气,居中以达两头。"病证条文下画有阴阳相交图,怪诞离奇,不免令人发生种种疑问,作者于九泉之下即起,恐亦难得圆满地答复。当然,这是受历史条件的局限,只能从表象臆测。然而黄连阿胶鸡子黄汤在临床应用中,确实很有疗效,故沿用至今。这就是长期积累的宝贵经验,不容忽视也。

因此在临床实践中,在当前有利的条件下,自应吸取其合理部分,摒弃其糟粕,努力创造出新的具有科学性的为现实服务。不过,现在使用古老的理论指导着临床实践,还有其实用价值。据我的点滴经验,首先体会到失眠疾病的原因,即使如前人所列举的林林总总,但总离不开邪正斗争这一根本原因。其次是从《灵枢·邪客》篇"调其虚实,以通其道,而去其邪,饮以半夏汤以剂,阴阳已通,其卧立至,此所谓决渎壅塞,经络大通,阴阳得和者也"的经文中,得到启发。因而在治疗中,对于任何原因引起失眠的病例,都不忽视患者体内存在着不同程度的痰、食、瘀、水诸邪,因而在使用任何治疗方法中,都注意一个"通"字,盖借通以祛邪。如果联系到现代生理学所谓大脑兴奋灶和抑制灶必须如常的交替出现,才能保持寤、寐状态正常的话,我们也不妨认为,一旦体内代谢失常,邪气留着,也一定影响着兴奋与抑制的交替。伴用通法以驱邪,邪去则正安,盖有至理存焉。

所以"交替阴阳"为治疗失眠之大法,而其"通"的具体内容,可分为活血、化瘀、和胃、消食、潜阳等各个方面。

兹举几则病例说明。

病案 1 任某,男,成人。1975 年 11 月 7 日初诊。

不寐证迁延日久,寤后不复入寐,脉浮滑,苔薄滑。

【辨证】心肾不交,神不守舍。

【治法】滋肾宁心,佐以沉潜。

【处方】知母 6 g,黄柏 3 g,生地 15 g,麦冬 9 g,玄参 9 g,百合 12 g,淮小麦 30 g,生玳瑁(先)9 g,紫苏 1.2 g。

【方解】知母、黄柏滋肾,玄参、麦冬、生地既能滋肾,又能清心,玳瑁潜阳最力,小麦养心除热,而百合与紫苏配伍,是援用《济阳纲目》所载之方,取百合养阴而收敛涣散之心神,紫苏辛通心胃之阳,使阴阳交通而目暝。

二诊(1975 年 11 月 × 日):服上方后尚属合机,舌薄边有紫色,脉浮较平,拟原方合血府逐瘀汤法。

【处方】原方加桃仁 3 g,红花 6 g,赤芍 6 g,紫苏 1.6 g。7 剂。

【方解】王清任认为血液瘀滞,令人不寐,宗其意于原方加桃仁、赤芍活血化瘀。

三诊(1975 年 11 月 × 日):日来寤后已有入寐之势,自属阴阳渐通之象,心肾共济功能稍见恢复,惟行走时,自觉不甚稳定,头昏不爽,舌红无苔,边红紫,脉弦细兼浮。

【处方】知母6g,黄柏3g,大生地9g,玄参9g,麦冬9g,生牡蛎30g(先煎),生玳瑁9g,干百合12g,紫苏1.6g,淮小麦30g。7剂。

【方解】于上方去活血化瘀之品,加入牡蛎佐玳瑁以潜阳宁神。

病案2 沈某,女,成人。1975年11月7日初诊。

素患"红斑狼疮",近来心中烦,不得卧,腰膝酸,大便干,面色少华,脉细涩而迟,尺弱,舌淡红。

【辨证】心肾阴亏,邪毒内蕴。

【治法】清心养阴,交通心肾。

【处方】生蒲黄9g,阿胶6g(烊冲),当归6g,川芎3g,紫丹参9g,炙远志9g,炒砂仁9g,鸡血藤30g,制黄精30g,黄连1.2g,熟附块6g,柏子仁9g,羚羊角粉0.6g(分吞)。

服药2剂,即得安寐。

【方解】本例原系"红斑狼疮"患者的失眠症,它的本质是心肾之阴不足,又有邪毒蕴于血分,病延日久,阴损及阳,心火既无力挈肾水上溉于离,肾水亦无能引心火下煦于坎。构成水火不济、心肾不交之象。在治疗上,既须标本兼顾,自应清补兼施。方中黄连泻心火而坚真阴,阿胶滋阴液以制亢阳,柏子仁养心阴,羚羊角解热毒,当归、川芎、蒲黄、丹参合鸡血藤、制黄精活血养血,通阴阳交会之道。又宗张景岳"善补阴者,必于阳中求阴,则阴得阳升而泉源不竭"之旨,结合到患者心阳已感不足的情况下,加入擅长补益心肾之阳的附块,加强阴阳相交之功能。

病案3 肖某,男,成人。1977年1月7日初诊。

头晕心悸,胸闷乏力,夜寐欠安,常有梦魇,胃纳欠佳,曾做心电图示完全性右束支传导阻滞,舌质暗红,脉滑。

【辨证】痰湿瘀血互结,心气痹阻。

【治法】活血化瘀,养心安神。

【处方】炙龟甲9g,石菖蒲1.5g,炙远志肉6g,红花6g,桃仁6g,生牡蛎30g(先煎),丹参9g,失笑散15g(包),紫降香3g,紫苏1.2g,百合12g。

【方解】方中用枕中丹方义加减补益心肾,健脑安神,但着重于桃仁、红花、丹参、失笑散之活血化瘀通络。

二诊(1977年1月18日):服药后夜寐较安,心悸胸闷减而未除,胃纳渐运。上方已属合机。

【处方】上方加大麦冬9g。

【方解】麦冬以除心腹结气,助血气流行之畅通。

按 王清任曰:"夜睡梦多,是瘀,此方(通窍活血汤)一两副痊愈,外无良方。"又曰:"夜不能睡,用安神养血药治之不效者,此方若神。"《金匮要略》治虚劳失眠较为有效的"酸枣仁汤"中,也含有川芎,就是取其辛通活血之用,借以恢复正常的阴阳相交。本例患者因心气痹阻,血行不利,神无所摄,故见失眠,参考前贤论述,结合临床所见,当用活血化瘀法,方使心神得安。

> **病案4** 宋某,男,成人。1976年10月30日初诊。

夜寐欠佳,转侧不宁,脘次膜胀,大便秘结,腰酸遗精,舌苔薄,脉沉弦。

【辨证】胃失和降,肠失传导。

【治法】通腑安神,佐苦以坚肾。

【处方】桃仁9g,红花9g,生地、熟地各9g,当归6g,生甘草6g,夏枯草12g,蒲公英12g,制半夏9g,北秫米30g(包煎),黄柏3g。

【方解】方宗"通幽汤"意并合半夏秫米汤,旨在通肠和胃,佐以黄柏、蒲公英、夏枯草,苦以坚肾并除肠胃之热,俾"阴阳已通,其卧立至"。这种通法,是"祛其邪,通其道",所谓"邪",就是指内在的痰与热。

> **病案5** 浦某,女,成人。1977年4月19日初诊。

失眠六七年,常需服安眠酮方可入睡,苔白而滑腻,脉沉弦而缓。

【辨证】湿痰阻遏,心阳不振,胃失通降。

【治法】益心气,除痰湿。

【处方】紫丹参9g,当归6g,失笑散12g(包煎),川芎3g,北秫米30g(包煎),制半夏9g,合欢皮12g,白金丸(吞)3g,九节菖蒲3g,炙远志6g,黑附片1.5g,决明子15g,泽泻12g,茯苓3g。

【方解】全方益心气,除痰湿,当归、川芎、丹参、失笑散、合欢皮,合少量附片、九节菖蒲、远志,既长于活血,又益心气而通心阳。半夏秫米汤为治"胃不和则卧不安"的特效方,茯苓、泽泻、白金丸渗湿化痰。

二诊(1977年4月25日):连服前药,睡眠较安,头胀较减,苔白腻稍化,稍稍欲饮,脉如前。

【处方】上方去黑附片,加夜交藤30g,泽兰9g。

【方解】以其苔白腻稍化,且稍稍欲饮,去大辛大温之附片,加泽兰以加重活血化瘀,夜交藤以安眠。

三诊(1977年6月4日):上药曾加减服用,日来睡眠又艰,苔白腻而滑,脉沉弦,最近有低热,拟方仍宗上法。

【处方】黑附片3g,党参9g,炙黄芪9g,炙甘草3g,白茯苓9g,桂枝6g,制半夏9g,北秫米30g(包煎),大麦冬9g,紫丹参9g,九节菖蒲1.5g。

【方解】苔白腻复布,且有低热,而脉象沉弦,是由于心阳不振且有水邪溢于肌表。故仍用附片,且佐党参、黄芪,益气行水,其失眠主要原因,仍在于胃不和,仍用秫米、半夏、茯苓、橘皮,仅具理气利水之用,丹参、麦冬、九节菖蒲仍借以活血脉,通心气。

四诊(1977年6月8日):服上药尚属合机,阴阳渐通。

【处方】上方去茯苓,橘皮,加黄连0.4g,枣仁丸3g。

【方解】于上方中加少量黄连,佐少量附片,降心火下交于肾,启肾水上承于心,于和胃以交通阴阳之外,益以使水火既济,共奏神安寐熟之功。枣仁丸亦不过益心血、助心神,以助他药以安眠。

五诊(1977年6月16日):日来睡眠较实,已停用安眠药,自述此是六七年来从未有过的佳象,仍宗原法继续调治。

按 失眠一症,原因甚多,然究其根本,还在于"不通"。阅《灵枢·大惑论》说:"卫气不得入于阴,常留于阳。留于阳则阳气满,阳气满则阳跷盛,不得入于阴则阴气虚,故目不瞑矣。"此为"水火不济",固众可周知。而《素问·逆调论》则有:"阳明者胃脉也,胃者六腑之海,其气亦下行,阳明逆,不得从其道,故不得卧也。"可见,不得卧的原因,并非单纯地水火不济。须知水火之不济,正因有阻遏水火相交之道者,此道即为胃。胃府之所以不通,或缘于痰湿中阻,或缘于瘀血内遏。根据上述观点,刘树农对失眠的治疗原则,是以"通"为大法。《济阳纲目》载有用少量紫苏合百合治不寐者,就是取紫苏辛通心胃之阳,百合收敛涣散之心神,在临床上用于心阴不足的失眠患者屡获效验。百合治失眠,尚不难理解,而紫苏一味,则是关键,以其能疏通阳入于阴的通路。因此,刘树农治疗失眠以"通"为目的。如第四例用半夏、秫米治疗痰湿偏重的失眠,也即是通过"祛其邪,通其道"之法,使阴阳得通。第三例用石菖蒲,也是着眼于通,另外,用一些活血化瘀药,也是"通法"的一部分。无论"半夏秫米汤""枕中丹",也无论"紫苏百合汤"或"血府逐瘀汤",其作用皆在于"通"。正如《温病条辨》所说治失眠"条例甚多,总不出乎安胃和中,俾阳明之气顺,则阴阳之道路可通而已矣"。

古人多以肉桂配黄连(交泰丸)交通心肾,以肉桂擅长于降龙雷之火也,而附子能收失散之元阳,似乎作用的范围更为广泛,且附子入少阴心肾两经,其强心作用亦优于肉桂,故吾每习惯以附子伍黄连交通心肾,用于临床,亦颇能得心应手。

综上所述,可知"通"为治失眠之大法,不论用紫苏、百合交通阴阳,或黄连、阿胶、鸡子黄交通心肾,或桃红、红花等交通血府等,或通幽汤、半夏秫米汤交通阴阳……均可使邪得去而正安,神得宁而寐熟,掌握了这个治疗大法,就可以举一反三,变通使用,而屡试屡效。

早期肝硬化证治探讨

肝硬化病名,不见于中医典籍,更无所谓"早期"或"晚期"之分。在本病病程中呈现的一些症状,虽然可以从中医内科学"胁痛""癥瘕""黄疸""肿胀"等范畴找到辨证论治的论据,但并不完全吻合。我在专科门诊治疗由慢性迁延性肝炎演变而来的早期肝硬化过程中,有如下的几点体会。

一、辨病求本

《素问·阴阳应象大论》所谓"治病必求于本",是要求医者必须知病之本,才可以言治。所谓病之本,包括病因、病机和病所。最重要的是正确了解疾病内部邪正矛盾双方的实际情况。如肝硬化的本质,在于肝脏本身有了器质性的改变,有别于中医"肝气""肝火"中"肝"的概念。但中医发病学认为,引起本病的原因也和其他疾病的发生发展一样,是内外因统一作用的结果,即由正虚与邪实双方共同构成邪正斗争的矛盾。就肝硬化来说,都是先由肝脏正气亏虚(主要是肝阴不足),肝炎病毒(湿热之邪)乘虚入侵,留而不去,引起肝脏血液及循环的改变,造成了血行不利、脉络瘀阻,导致肝脏实质逐渐损坏。因此,肝阴虚、湿热之邪留恋及血脉瘀阻,实为肝硬化所共有的三个基本因素,而此三者,又相互影响,互为因果。如肝阴虚易于招致湿热之邪内侵,湿热留滞又进一步妨碍了肝脏血液的正常流行;而肝血瘀阻不去,又使新血不生,肝组织固不易康复,湿热之邪亦难以祛除。这样血越瘀则越虚,越虚则越瘀,构成了一个正越虚邪越盛的局面。即使是早期肝硬化,其潜伏着的病变已非一朝一夕,其来有渐,在渐变过程中,不仅加深了正虚的程度,还可产生其他的有害物质。如由于正阴的偏虚,遂致邪热偏盛,甚至酿成热毒。当然,阴虚、湿热、瘀血三者也不是平均起作用或一成不变的。

例如开始正虚方面都属于阴虚(就我所见),偶或兼及气虚。至后期,往往阴损及阳,为阴阳两虚。邪实方面,则由久踞的湿热兼瘀血的病理损害而使证情加剧,构成络脉阻塞而致大出血和水液停留而成臌。《灵枢·五邪》篇"邪在肝,则两胁中痛,寒中,恶血在内,行善掣节,时脚肿"之说,不仅指出了邪气入侵肝脏而为病,而且描写了早期肝硬化的症状,特别是"恶血在内"一语,说明了本病的主要癥结。另外,本病重者往往多烦善怒,虽然是一种精神症状,但实际上是损害了肝脏有益的物质,增生了不利于肝脏的有害物质,因此它也影响着肝脏内部邪正斗争的趋势。再者,本病之所以为全身性疾病,是因为人体是一个统一的整体,而肝脏又是一个重要器官,一旦有了病变,势所必然地伤害到他脏,由于各病变脏腑之间的交互作用,又使肝脏病变日益加剧,肝脏虽然富有再生能力,但因其代偿功能屡踬屡起,乃致病情屡进屡退,除在早期可能获得好转者外,其结局多不良。

以上是我通过临床实践对肝硬化本质的一些粗浅认识。

二、辨证分型

根据慢性迁延性肝炎引起的早期肝硬化的临床表现,以邪正斗争为纲,可以分成两大类。一类以正虚为主,一类以邪实为主。其中正虚为主型,主要是阴虚或气阴两虚兼有湿热血瘀者,其临床表现为舌红少苔,脉弦细或弦紧,夜寐不佳,性情急躁,头晕,腰酸,时有衄血、口干等。兼气虚者,舌胖有齿痕,乏力,便溏,腹胀有下坠感,下肢浮肿。主方为沙参、麦冬、生地黄、鳖甲、丹参、平地木、生牡蛎、碧玉散。兼气虚者加党参、黄芪。邪实为主者,最多见湿热偏盛或血瘀偏重,前者症见口干、口苦、口臭,大便溏而不爽,小便短赤频数,黄疸,谷丙转氨酶升高,苔黄腻,舌边尖红,脉弦数。方用茵陈、碧玉散、金银花、菊花、红花、制大黄、贯众、羚羊角粉;后者症见唇黯,舌边紫斑,舌下青筋增粗,胁痛,肝脾肿大,紫癜、衄血,甚者水臌腹胀。方用丹参、生蒲黄、参三七、制没药、赤芍、泽兰、泽泻、制大黄、水牛角片,有腹水者酌加腹水草、陈葫芦等利水药。

三、论治要点

扶正与祛邪是治病的总则。但扶正祛邪的先后缓急,每因病、因人而异。在早期肝硬化的治疗中,则以祛邪为急,而所祛之邪主要是瘀血、湿热和热毒。而治则重在活血化瘀,瘀化则血活而气通,气通血活则代谢正常而邪气自除,正虚自复。但要注意祛邪的同时,必须兼予扶正。至于其所扶之正,则不仅在于养阴,更重要的是修复肝脏本体的损坏。常用的黄芪,《神农本草经》谓其"主治痈疽久败疮,排脓止痛",《名医别录》谓其"逐五脏间恶血,补丈夫虚损",《日华子诸家本草》谓其"长肉生肌"。本病肝脏损坏,在病理形态上,实类似久败之疮。而肝脏留有恶血,已如上述。所谓"长肉生肌",正显示了修复肝脏的作用。还有,羚羊角粉,《神农本草经》谓其"去恶血注下,解蛊毒",《本草纲目》谓其"平肝舒筋,散血下气,解蛊解毒",据此,可知羚羊角粉既清解热毒,又能去恶血,惟货源较紧,每代以水牛角片。《日华子诸家本草》谓水牛角片"治热毒风",《本草纲目》谓其"破血",未尝不适用于本病,但其功用远逊于羚羊角,不过它也是血肉之品,很可能和羚羊角粉、龟甲、鳖甲、炮穿山甲片、生玳瑁等同样地具有养阴、解毒和有利于修复肝脏的作用,这当然是我从近期疗效中获得的体会,是否如此,尚有待于深入的研究。至于所用其他药物,都在活血化瘀、养阴解毒这一前提下,予以抉择。另外,要求患者心情愉快,注意适当的休养和锻炼,以提高疗效,俾得早日康复。

邵某,男,48 岁。1982 年 6 月 15 日初诊。

患者 1962 年曾患病毒性肝炎,谷丙转氨酶达 400 U/L 以上。以后肝病迁延不愈,转氨酶时有波动。1982 年 2 月复查肝功能正常。HBsAg 阳性,食管钡剂造影:符合临床早期肝硬化诊断,食管静脉轻度曲张。就诊时口干咽燥,目糊,腹胀便溏,胁痛隐隐,肝掌,胸部可见蜘蛛痣,按脉弦细沉,口唇紫黯,舌红,舌下筋紫。辨证属早期肝硬化,阴虚湿热,兼有瘀血,拟养阴活血,佐以清解。

【处方】北沙参 9 g,大麦冬 9 g,炙鳖甲 9 g,川石斛 9 g(先煎),碧玉散 9 g(包),鸡内金 6 g,海金沙 15 g,丹参 15 g,制乳香、没药各 3 g,赤芍 12 g,生地黄 12 g,蒲公英 15 g。7 剂。

药后自觉甚舒,复诊去鸡内金、海金沙,加生蒲黄 6 g(包),枳壳 6 g,生黄芪 15 g。连续数诊,大便渐成形,口中干腻减轻,唯腹胀仍有。同年 12 月食管 X 线复查,食管静脉曲张消失,肝功能正常。

吴某,男,56 岁。1982 年 6 月 10 日初诊。

患者 1960 年曾患无黄疸型肝炎。1970 年至 1976 年间又有多次反复,今年 4 月在某医院检查肝脾肿大,白细胞及血小板减少,拟诊为早期肝硬化、脾亢。就诊时患者面色晦滞,消瘦乏力,自觉耳鸣,口苦口干,晨起汗出,时有衄血及紫癜,两胁刺痛颇剧,大便溏薄,日行 4～5 次,寐少梦多,脉弦滑,舌红苔薄,口唇黯,平素血压偏低(80～90/50～60 mmHg),查白细胞 3.2×10^9/L,血小板 76.0×10^9/L,肝功能正常。辨证属气阴两虚,湿热挟瘀,治拟益气养阴、活血清解。

【处方】北沙参 15 g,麦冬 9 g,生黄芪 9 g,丹参 15 g,制没药 3 g,炮穿山甲片 6 g,菊花 15 g,蒲公英 15 g,煅龙骨、牡蛎各 15 g,失笑散 9 g(包),炙龟甲 9 g,炙鳖甲 9 g,九节菖蒲 3 g,炙远志 4.5 g,香连丸 0.9 g。7 剂。

二诊(1982 年 6 月 17 日):药后大便日行 1 次,胁痛明显减轻,原方再进。以后此方略有加减,连服 42 剂。8 月 19 日复查血常规,白细胞升至 4.5×10^9/L,血小板 100×10^9/L。

闻某,男,57 岁。1982 年 5 月 20 日初诊。

患者 1965 年患传染性肝炎。1975 年某医院拟诊为肝硬化,1981 年 2 月曾出现腹水,经治 4 个月余,腹水消退。目前头晕目糊,口苦,胁痛,神疲乏力。经常齿衄及皮下紫癜,下肢浮肿,大便稀薄,每日 4 次,肝肋下 1.0 cm,脾大 8 cm。肝功能检查:白蛋白 30 g/L,球蛋白 34 g/L,谷丙转氨酶<40 U/L,麝香草酚浊度 7,锌浊度 13,HBsAg 阳性。脉弦,舌红,苔白腻,舌下静脉青紫明显,诊断为肝硬化失代偿期,中医辨证为血行不利,水瘀留着。

【处方】失笑散 9 g(包煎),泽兰、泽泻各 9 g,陈葫芦 30 g,生牡蛎 15 g(先煎),香附 9 g,

旋覆花 9 g(包煎),丹参 15 g,煨木香 4.5 g,蒲公英 15 g,夏枯草 15 g,红花 6 g。7 剂。

二诊(1982 年 5 月 27 日):药后无进退,原方去香附,加水牛角片 30 g(先煎),炮穿山甲片 6 g,香连丸 1 g(吞),制没药 3 g,腹水草 20 g。7 剂。

三诊(1982 年 6 月 3 日):药后衄血减少,紫癜渐消,下肢浮肿减轻,大便渐成形。仍予原方出入。上方去旋覆花,加茯苓皮 30 g,生黄芪 9 g,冬瓜皮 30 g。21 剂。

6 月 24 日复查肝功能,白蛋白 33.1 g/L,球蛋白 26 g/L。原方继续加减服用。

病案 4 石某,男,31 岁。1983 年 6 月 1 日初诊。

患者有大量饮酒史。1981 年 12 月,因高热 3 日,全身浮肿,口吐鲜血,住某院抢救,经诊断为肝硬化、脾功能亢进、食管静脉曲张、上消化道出血。曾有几次肝昏迷及腹水,因白蛋白偏低,不宜手术治疗,要求中医治疗。就诊时患者面色晦滞,乏力浮肿,口干喜饮,小便色赤,脉沉弦,舌红,苔黄腻。此为热毒重甚,伏于血分,虑其反复,拟养血解毒。

【处方】羚羊角粉 0.9 g(和服),大生地 12 g,牡丹皮 9 g,赤芍 15 g,茵陈 15 g,栀子 6 g,虎杖 12 g,碧玉散 9 g(包煎),紫丹参 15 g,制没药 3 g,白茅根 20 g。7 剂。

慢性肝炎验案四则

病案 1 叶某,男,50 岁。1974 年 4 月来就诊。

患慢性肝炎 5 年多,慢性指标及 γ 球蛋白一直偏高。现症为肝区疼痛,胸闷太息,眠食均差,神疲乏力,形瘦色悴。视舌薄,诊脉弦兼劲。认为肝病久,复累及心脏。心肝之阴两亏,血液流行不利,湿热之邪羁留不去。

【处方】紫丹参 9 g,左秦艽 9 g,当归 6 g,炙鳖甲 9 g,桃仁、红花各 6 g,参三七粉 1.5 g(和服),石菖蒲 1.5 g,炙远志肉 6 g,失笑散 9 g(包),虎杖 30 g,制乳香、没药各 3 g,炮姜片 6 g。14 剂。

上方经过几次增减,一直服至 1975 年 10 月,自觉症状逐渐消失。体稍丰,面色转佳,能胜任工作,慢性指标均正常,惟 γ 球蛋白仍未下降。因思瘀血不去,固然使新血不生,但活血化瘀药已进多剂,而 γ 球蛋白迄未正常,显示肝脏阴血亏虚,居于邪正斗争矛盾的主要方面,治疗的重点,自应着眼于补益。乃于原方加重养阴益血,复观进退何如。

【处方】紫丹参 9 g,北沙参 9 g,大麦冬 9 g,炙鳖甲 9 g,虎杖 30 g,失笑散 9 g(包),大生地 9 g,鸡血藤 30 g,制黄精 9 g,赤白芍各 9 g,参三七粉 1.5 g(和服)。

上方一直服至 1976 年 3 月,γ 球蛋白恢复正常,无任何自觉症状,且胜任较繁剧的工作。

> **病案 2** 丁某,男,48 岁。1976 年 2 月 16 日初诊。

患慢性肝炎 14 年之久,慢性指标及 γ 球蛋白一直不正常,长期病假。现症为肝区痛胀,头晕目眩,体倦乏力,眠食均差,口苦而干。诊脉弦劲带涩,视舌边及舌下青紫,唇色亦紫暗。认为湿热瘀血搏结不解,脉络阻滞,肝肾之阴两亏。病魔日久,难期速效。姑予养阴活血通络祛邪法。

【处方】紫丹参 9 g,左秦艽 9 g,炙鳖甲 9 g,桃仁、红花各 6 g,虎杖 30 g,参三七粉 3 g(2 次和服),琥珀粉 1.2 g(蜜和服),炙龟甲 9 g,碧玉散 9 g(包),鳖甲煎丸 6 g(分 2 次吞服)。14 剂。

上方加减,服至 6 月份,症状逐渐递减,慢性指标亦趋正常,惟 γ 球蛋白不肯下降。

【处方】紫丹参 9 g,北沙参 9 g,大麦冬 9 g,炙龟甲 9 g,当归 6 g,桃仁、红花各 6 g,鸡血藤 30 g,制黄精 30 g,参三七粉(2 次和服)1.2 g。

服 30 余剂后,γ 球蛋白正常。但体力不够,仍继续休息。

> **病案 3** 徐某,男,48 岁。1978 年 2 月初诊。

患慢性肝炎 7 年多,全休 3 年多。一直在外院肝炎专科门诊治疗,叠进清泄湿热诸药,慢性指标及球蛋白迄未正常。现症为肝区时痛,头昏失眠,心悸胸闷,口苦而干,溺黄便不爽,苔根腻厚浮黄,舌尖边红,脉沉弦带数。症属湿热之邪久羁,血行不利,肝阴久损,累及心阴亦亏,脉络有所阻滞,拟养阴通络兼祛湿热,俾正阴得复,脉道通畅,血气流行顺利而邪气可解。

【处方】炙龟甲 9 g(先),炙鳖甲 9 g(先),当归 6 g,紫丹参 9 g,北沙参 9 g,大麦冬 9 g,石菖蒲 1.5 g,炮穿山甲片 6 g,参三七粉 1.5 g(和服),桃仁、红花各 6 g,秦艽 9 g。

二诊(1975 年 4 月):前药连服 30 剂,症状递有好转,肝功能检验亦渐趋正常。原方加减。

【处方】炙龟甲 9 g(先),炙鳖甲 9 g(先),北沙参 9 g,大麦冬 9 g,桃仁、红花各 6 g,参三七粉 1.5 g(和服),当归 6 g,紫丹参 9 g,鳖甲煎丸 6 g(吞服)。

三诊(1975 年 6 月):上方服 21 剂后,已上半天班,但因工作劳累,肝区又时有微痛,余无所苦,于上方加制乳香、没药各 3 g,又连服 30 多剂,一切正常,恢复全天工作。

> **病案 4** 徐某,男,40 多岁。1972 年 9 月 7 日初诊。

患慢性肝炎多年,肝区时有疼痛,胸脘胀闷,食纳不香,神倦体困,下肢微浮,入夜较甚。苔白腻而滑,脉沉弦。症属肝病日久,累及心气痹阻,而邪气又久羁不解。拟通心阳,理肝气,佐祛浊湿之邪。

【处方】薤白9g,瓜蒌皮9g,制香附9g,枳壳9g,青皮、陈皮各9g,生山楂9g,泽兰9g,冬瓜皮9g,佛手片1.5g,紫金粉(和服)0.6g。

上方服4剂后,证情大有好转,纳加,体渐健。续服10余剂,恢复工作,至今没有复发。

按 根据目前我个人对大多数慢性肝炎病因病理的认识和临床实践,主要的是湿热之邪羁留不去,肝脏脉络有瘀血阻滞,通而不畅。同时,不仅是肝脏本身自病,复因肝脏久病而随着患者体质上的差异,引起心脏或肾脏或胃肠的病理变化。因此,对慢性肝炎的治疗,不能单纯地局限于肝脏,必须依据诊察所得,既区别对待,又全面照顾。

病案1、病案2均是以长期服用养阴祛邪、活血补血药物而取效的。但前者是肝病及心,后者是肝病及肾。病案3、病案4同样是肝病及心,但前者是心阴有亏,后者是心阳偏虚而浊湿之邪较盛。于辛润通阳之中少佐解利诸毒的紫金粉,疗效尚属满意。

治疗胃脘痛的体会

　　胃为人体的重要脏器,中医学列为六腑之一,主摄纳、腐熟水谷,化糟粕而排泄于体外。在消化系统和机体活动中,具有重大作用。早在《内经》里,对胃的生理就有明确的认识。如《灵枢·营卫生会》篇说:"故水谷者,常并居于胃中,成糟粕而俱下于大肠,而成下焦,渗而俱出,济泌别汁,循下焦而渗入膀胱焉。"其他如《灵枢·五味》篇说:"胃者,五脏六腑之海也。水谷皆入于胃,五脏六腑皆禀气于胃。"《素问·五脏别论》说:"胃者,水谷之海,五脏六腑之大源也。五味入口,藏于胃以养五脏气。"《素问·平人气象论》则从"平人之常气禀于胃,胃者平人之常气也"推论到人们的脉象,认为无论平人或病人,脉有胃气则生,反之则死。在《素问·玉机真脏论》中指出"脉若以滑,是有胃气,命曰易治"。观于此,更可知胃和机体的关系至为密切。对于它的生理、病理,俱不可等闲视之。

　　正常情况下,人以胃气为本,五脏六腑皆禀气于胃。若胃腑一旦有病,就不仅是胃腑局部的事,还影响着整个身体正常的生理活动。

　　胃脘痛的成因,各代医书论述颇多,如因寒积,因热扰,因阴虚或阳虚,因瘀血,因肝火犯胃,因食滞,因湿蕴等等。然而诸般原因,引起痛的机制都是"不通则痛"。正如尤在泾所说:"忧思忿怒之气,素蓄于中,发则上冲旁击,时复下注。若三焦无所阻滞,任其游行,则不能作痛,虽痛亦微。若有湿痰死血,阻滞其气,而不得调达,两相搏击,则痛甚。"此段文字,既阐述了"邪正相争则痛"的原理,又指出了"痛则不通"的意义,更重要的是说明即使是情怀不适,也必须先有湿痰死血阻滞着三焦气化,才能出现胃脘痛。

　　我对胃脘痛的病机及诊治,有以下两方面体会。

　　1. 血瘀是胃脘痛最常见的原因　据大量临床实践,我体会到血瘀是构成胃脘痛外因中最常见的原因。《灵枢·痈疽》篇指出:"血泣则不通。"唐容川在《血证论》中说:"瘀血在经络脏腑之间,则周身作痛,以其堵塞气之往来,故滞碍而痛。"可见"痛则不通"的根本原因是"血泣"。由于"血泣",影响了气的流行。其实,这里气的概念,是指生理的活动,即血行正常,正常的气机活动才能进行。张子和说"血和则气行"(《儒门事亲》)。王清任在"黄芪赤风汤"条下曾指出"气通血活,何病之有"(《医林改错》)。基于此,我对胃脘痛和其他胃病的治疗,都重在活血化瘀。

2. 辨证与辨病结合,审因论治　在西医学启示下,我认识到胃脘痛仅仅是多种胃病中出现的一个症状,单凭中医以往的辨证论治,未免有不足之嫌。如贲门痉挛、贲门癌、食管狭窄、食管癌、胃黏膜脱垂、胃下垂、胃溃疡、胃窦炎等等,莫不出现胃脘痛症状,而胃窦炎之中,又有浅表性、肥厚性、萎缩性等区别。这就要求在西医学诊断下,求诸中医学的理论,审证求因,审因论治。这里除癌肿姑置勿论外,而其他诸胃病莫不和血瘀有所联系。如所周知,胃体也是血肉,主要的是依靠它本身血行的周流不休,才不致引起任何胃病。如《素问·生气通天论》说:"营气不从,逆于肉里,乃生痈肿。"王冰复加注释说:"营逆则血郁,血郁则热聚为脓,故为痈肿也。"又《灵枢·玉版》篇说:"营气不行,乃发为痈疽。"这两者不仅可借以阐明胃窦炎和胃溃疡的病机。即胃腑其他器质性病变,同样也有血行不利的原因存在。《吕氏春秋·达览篇》说:"病留恶生者,精气之郁也。"这所谓"精气之郁"当然包括血郁。但必须指出,血瘀不是形成胃脘痛的唯一原因。所有引起血瘀的种种邪气或精神因素的种种原因,每与血瘀同时存在。还有由于血瘀产生的种种病理产物,均不能一一顾及。例如从《素问·生气通天论》"湿热不攘,大筋弛长,小筋缩短,缩短为拘,弛长为痿"的论断来推测,则所谓"贲门痉挛、食管痉挛、萎缩性胃窦炎和胃下垂"等胃病,无论其为伸为缩,莫不兼有湿热为患。不过,萎缩性胃窦炎,往往有寒热并存,寒多热少之象。寒者多虚,热者多实。其病机和治疗,就不妨依据《灵枢·官能》篇"寒与热争,能合而调之,虚与实邻,知决而通之"之训,予以理解和遵循。

略举数例,以见一斑。

病案 1　仇某,男,38 岁。于 1972 年 4 月来院就诊。

自诉胃痛 4～5 年之久,经 X 线摄片检查诊断为胃溃疡。自觉脘腹疼痛,吞酸,嘈杂,大便隐血(＋＋＋),舌边及舌尖夹有紫色,舌质暗,苔薄腻,脉沉弦而涩。

【辨证】血液瘀滞,湿热蕴结。

【治法】活血化瘀,清解湿热。

【处方】紫丹参 9 g,当归 6 g,川芎 3 g,桃仁 6 g,红花 6 g,参三七粉 1.5 g(和服),马勃 3 g(包煎),白芷 3 g,柿霜饼 3 g,煅瓦楞子 12 g,左金丸 2.5 g(包煎)。

上方服 4 剂后,吞酸消失,脘腹胀痛已止,再拟上方去马勃、白芷,加干枇杷叶 9 g 以和胃降气,连服 7 剂,症状完全消失,至今未复发。

病案 2　刘某,女,成年。1976 年 8 月 30 日初诊。

脘腹胀痛,恶心嗳气,食纳欠佳,大便不畅,口苦而干,睡眠不宁,经摄片检查为胃窦炎。舌边尖红,苔根腻,脉弦细。

【处方】丹参9g,当归6g,连翘6g,吴茱萸1.5g,黄连0.9g,蒲公英12g,夏枯草15g,玫瑰花9g,沙参9g,麦冬9g。

上方服7剂后,诸恙均减,眠食转佳,舌色转淡,沉弦。再拟上方去吴茱萸、黄连,加白芷1.5g,红花9g,着重于活血化瘀以生新。

病案3 阮某,女,成年。于1977年1月来院就诊。

经外院确诊为萎缩性胃窦炎,现症为脘痛时胀,胸闷不舒,眠、食均差,大便自解,多溏薄。苔白滑厚腻,脉沉弦而细。

【处方】桂枝9g,白芍12g,炙甘草3g,薤白9g,瓜蒌皮9g,煨木香6g,制香附9g,高良姜3g,蒲公英9g,丹参9g,生姜3g,大枣4枚。

据上方加减,连续服至100余剂,完全痊可。

病案4 吴某,男,47岁。于1976年4月14日来院就诊。

自诉胃脘痛已延至数年之久,食入即胀痛,痛时连及腰部,并上延心胸,时泛酸水,经X线检查为胃下垂。苔白滑,脉弦。

【处方】炙黄芪12g,桂枝6g,大白芍15g,炙甘草3g,枳壳6g,升麻9g,白芷3g,吴茱萸3g,左金丸3g(包煎),生姜9g,大枣3枚。

患者服10余剂后,自觉症状大减,续服数剂,诸症消失。

病案5 李某,男,30岁。1972年5月某日初诊。

脘次经常隐痛,食入较甚,食减,神疲,乏力。经某医院确诊为胃炎。诊脉沉弦,口苦而干,苔腻浮黄。宗"胃为阳腑,宜柔宜润"及"肝气犯胃"论治。

【处方】蒲公英9g,夏枯草9g,川楝子9g,延胡索9g,佛手3g,制香附9g,焦楂曲各9g,栀子6g。

二诊:上方服7剂后,症状减去十之七八。原方加橘皮6g,连服7剂后,痊愈。

病案6 韩某,男,41岁。1976年5月2日初诊。

1974年冬,即病胃痛,脘次作胀,纳少,大便溏薄,日二三行。经某医院X线诊断为慢性胃窦炎。曾服过香砂平胃、香砂六君等加减方,近200剂,不效。于1976年5月2日来就诊,询知其除胃肠症状外,还有胸闷不舒,善太息,劳动甚则心慌、气急等症状。诊脉弦兼数,舌质微红、苔薄滑。认为胃阴久亏,累及心气痹阻,血液流行不畅。

【处方】紫丹参9g,当归9g,桃仁、红花各6g,北沙参9g,大麦冬9g,蒲公英9g,夏枯草9g,左金丸3g(包煎),煅瓦楞子12g。7剂。

二诊(1976年5月10日):服上药,胃脘胀痛、泛酸、便溏均瘥,而舌红较甚。

【处方】上方去煅瓦楞子,加石斛12g。7剂。

三诊(1976年5月17日):症状消失,纳食、二便均正常。但睡眠略差,微感头昏,舌脉同前。

【处方】原方去当归、左金丸,加夜交藤30g,石决明30g,玫瑰花6g。

患者携方回淮安,连服20余剂,痊愈,恢复工作。

病案7 吴某,男,47岁。1976年4月14日初诊。

胃痛已延数年之久,虽屡经检查,尚未获确诊。自诉食后胀痛,痛时连及腰部,并上延至心胸。苔白滑,脉弦细,暂从中虚气滞论治,用建中汤加减。

【处方】炙黄芪9g,桂枝9g,大白芍12g,炙甘草3g,枳壳3g,升麻6g,白芷3g,吴茱萸3g,左金丸3g(吞),生姜1.5g,大枣3枚。7剂。

二诊(1976年4月21日):证情稍有轻减,仿原方出入。

【处方】炙黄芪9g,升麻6g,枳壳6g,白芷3g,左金丸1.5g(吞),煅瓦楞子12g(打),白螺蛳壳12g(打),紫丹参9g,制乳香、没药各3g。

三诊(1976年4月28日):胃脘痛势减而未除,仍间有泛酸,舌腻舌边尖红,脉弦滑,从上方加减。

【处方】上方去降香,加吴茱萸3g。

四诊(1976年5月28日):胃痛已止,食纳如常,惟感头昏乏力,苔腻化,脉弦细。拟益气佐以养阴。

【处方】党参9g,炙黄芪9g,当归6g,大白芍9g,石决明15g,生牡蛎30g,橘皮叶各6g,煅瓦楞子12g(打),白螺蛳壳15g,丹参9g,玫瑰9g。

按 病案1据舌边尖夹有紫色,脉沉弦而涩,知其血瘀颇甚;吞酸嘈杂,则为湿热蕴结,故除用多味活血化瘀药外,兼用柿霜饼、左金丸清解湿热;以其为溃疡,乃用散痈疽之白芷,止血散热解毒、疗恶疮之马勃。再诊去马勃、白芷,加干枇杷叶以恢复胃腑和降本能。病案2的种种症状和西医学的诊断,为胃阴不足湿热偏重可知。处方具有养阴、消炎、活血作用,特别是连翘,能散诸经客热,除脾胃湿热。《皇汉医学》谓其善治"呕吐不止"。病案3据自觉和他觉诸迹象,确属中阳不足,阳虚则多寒。但不能忽视"胃为阳腑,宜柔宜润"的基本规律,既不能过用香燥,还必须稍稍兼顾其挟有湿热的一面,因而在加减小建中汤的基础上,稍佐以清利湿热的蒲公英。病案4为胃下垂。胃下垂自是胃体肌肉松弛,但有别于"弛长为痿"。然而不能排斥其蕴有湿热,故方中有白芷破宿血,补新血,入血止痛,长肌肤,散湿热;升麻能解百毒,所谓"百毒"自包括湿热之毒和瘀血之毒。目前,在现代科学的帮助下,大大地丰富了中医对胃病的辨证论治。病案5"饥则痛作,得食则痛止",是黄芪建中汤的适应证。而现在则知其为胃溃疡,仿外症的治疗方法,佐以"治反胃咯血"的柿霜饼,"活血止血"的参三七和具有制酸作用的药物,取效甚捷,且无反复。病案5是消炎佐舒肝。病案6已累及心气痹阻,血更行不畅,于养胃阴之中,佐以活血脉,利心气。病案7未经现代科学确诊,仅据其脉象弦细,认为中虚气滞,用黄芪建中汤加减,使绵延几年的胃病得以痊可。胃病是常见病,多发病,而且多种多样。以上所述,仅沧海一粟,聊供参考。

胁痛、腹痛

病案1 黄某,女,51岁。1975年6月14日初诊。

由1962年起发现胆囊炎、胆石症,在疼痛发作时,转氨酶高达400 U/L以上,剧痛发作频繁,每周至少发作2次,胆管造影为胆总管结石。另有药物过敏史,常觉心慌、胸闷、太息、口干苦,月经先期,大约20日1次,并夹有瘀块。胆固醇偏高。诊脉数,苔薄腻,舌质红。

【辨证】肝胆郁结,湿热蕴阻,复累及心脏。

【治法】活血养心,疏肝利胆。

【处方】紫丹参9g,当归6g,桃仁6g,原红花6g,青蒿9g,黄芩6g,参三七粉1.5g(和服),左秦艽9g,虎杖30g,龙胆草9g,失笑散12g(包)。

【方解】三七、当归、桃仁、红花活血化瘀,丹参、失笑散养心活血,且能镇痛,秦艽、黄芩疏肝利胆,合龙胆草又擅于祛湿热,虎杖活血祛邪去痛。

二诊(1975年9月3日):上方服几十剂后,肝功能正常,已上班2个月,胃纳甚佳,睡眠较差。

【处方】紫丹参9g,当归6g,桃仁6g,原红花6g,左金丸9g,大叶金钱草30g,虎杖根30g,参三七粉15g(和服),生麦芽30g,白金丸3g(吞),黄芩6g,夜交藤30g。

【方解】以其有胆结石,加用化结石之金钱草,消化积滞力强之生麦芽。白金丸则见其泄浊定痛、调气行血之用。

三诊(1976年10月3日):由去年服药以来,肝区疼痛迄未发作,经胆管摄片检查,胆管下端有阻塞之象。自觉症状似有口苦。苔薄腻,脉弦缓。拟清湿热兼以利胆。

【处方】茵陈12g,金钱草30g,左秦艽9g,广郁金9g,原红花6g,虎杖根30g,黄芩6g,细木通3g。

【方解】以其口苦,取茵陈除久羁之湿热,木通利诸经脉寒热不通之气。

病案 2 史某，女，成人。

胆结石经手术切除月余，术前曾有黄疸，最近上腹部又发生阵发性剧痛，经注射止痛针后，痛已止，但不知饥，不欲食，头晕，体困。诊脉息沉小兼弦，苔薄黄。

【辨证】湿热阻滞于胆道。

【治法】利胆除湿热。

【处方】左秦皮 9 g，广郁金 6 g（研粉，分 2 次和服），延胡索 9 g，青皮、橘皮各 4.5 g，金钱草 1.5 g。另用玉蜀黍柱头日 30 g 煎汤服。

【方解】秦艽疏肝胆之气，郁金散肝气，破血下气，研粉吞较煎服有力。青皮、橘皮、延胡索疏肝散滞，利气止痛，金钱草除湿热。玉蜀黍柱头即玉蜀黍杆头上的花穗，利胆之力最强，由于胆管阻塞引起的黄疸和其他疾患，经常煎汤服有效。

病案 3 马某，女，成人。1976 年 2 月 20 日初诊。

脘腹痛胀时轻时重，曾在某医院同位素扫描及其他检查，为肝囊肿。近来纳食较差，口干口苦。诊脉息沉细，舌薄苔少。

【辨证】血气不和，痰瘀互结。

【治法】软坚消积。

【处方】当归 9 g，川芎 6 g，桃仁 9 g，红花 6 g，生牡蛎 30 g，炮穿山甲片 6 g，莪术 9 g，左秦艽 9 g，茯苓 9 g，炙鳖甲 9 g。

【方解】当归、川芎、桃仁、红花活血化瘀，牡蛎、莪术软坚消积，病所在肝，故用秦艽、鳖甲，茯苓则取其利湿化痰。

二诊（1976 年 2 月 25 日）：肝右叶囊肿，服前药，脘腹胀痛略减，睡眠不适，食纳稍加，大便时秘。苔薄腻，脉弦涩。

【处方】当归 9 g，炙黄芪 9 g，川芎 6 g，生山楂 9 g，生麦芽 9 g，红花 6 g，炮穿山甲片 6 g，制大黄 6 g，左秦艽 9 g，青皮、陈皮各 9 g，白芷 1.5 g。

【方解】病属正虚与邪实交织之证，因于活血化瘀之中，稍佐扶正之黄芪，复加具有推陈致新作用的制大黄，不令其峻下。

三诊（1976 年 3 月 3 日）：服药以来，诸恙续有好转，但病延日久，虚中有实，再仿上法续进。

【处方】当归 9 g，炙黄芪 9 g，川芎 6 g，生山楂 9 g，生麦芽 9 g，红花 6 g，炮穿山甲片 6 g，制大黄 6 g，青皮、陈皮各 9 g，白芷 1.5 g，炙鳖甲 9 g。

【方解】同上。

四诊（1976 年 3 月 17 日）：日来蒸热，口仍干苦，苔腻，脉弦沉。

【处方】青蒿 9 g，左秦艽 9 g，当归 6 g，川芎 6 g，炮穿山甲片 6 g，红花 6 g，地骨皮 9 g，白芷 24 g,防风 9 g,生麦芽 15 g,生茜草 9 g。

【方解】 以其蒸热,口干而苦,因去上方之黄芪、大黄,用青蒿、地骨皮重清湿热之邪,防风搜肝邪,且能于土中泻木。

经治月余,病情逐渐稳定。

病案 4 刘某,女,36 岁。1976 年 11 月 9 日初诊。

今年 6 月曾因低热、左上腹痛而住某医院治疗,诊断为慢性胰腺炎急性发作。曾在某医院作乙状结肠镜检查,为充血水肿。夜寐不宁,梦多,食纳不香,脘腹胀闷,询知经事先期,夹有瘀块。诊脉沉细弦,舌花剥。

【辨证】 血行不畅,湿热挟瘀血内存。

【治法】 养阴、活血、祛邪。

【处方】 炙龟甲 9 g,沙参 9 g,大麦冬 9 g,紫丹参 9 g,失笑散 15 g(包煎),桃仁 6 g,蒲公英 9 g,夏枯草 15 g,香连丸 1.8 g(分吞),黄芩 9 g,杭白芍 9 g。

【方解】 龟甲、沙参、麦冬养阴益心气,丹参、桃仁、失笑散活血化瘀,黄芩、白芍、香连丸着重于改善肠间之病变,蒲公英、夏枯草则最清湿热。

二诊(1976 年 11 月 12 日):服前药痛势稍减,大便好转,低热亦见减退,舌脉如前,正虚邪留,难求速效。

【处方】 沙参 9 g,大麦冬 9 g,紫丹参 9 g,桃仁 6 g,原红花 6 g,失笑散 9 g(包煎),白芷 3 g,当归 6 g,蒲公英 15 g,夏枯草 15 g,玫瑰花 9 g,炮穿山甲片 9 g。

【方解】 去龟甲加当归、白芷行血、除湿、止痛,久病必入络,用炮穿山甲片走窜之品,入络搜邪,玫瑰花和血行血,兼理气解郁。

三诊(1976 年 11 月 19 日):诸症皆减,惟舌红中剥,显系病久伤阴,仍仿前方出入。

【处方】 炙龟甲 9 g(先煎),生牡蛎 30 g(先煎),沙参 9 g,大麦冬 9 g,失笑散 9 g(包煎),炮穿山甲片 9 g,虎杖根 30 g,白芷 3 g,蒲公英 9 g,夏枯草 12 g,制乳香、没药各 3 g,紫丹参 9 g。

【方解】 以病久伤阴,于活血祛邪方中,重用龟甲、牡蛎,巩固疗效。

按 病案 1、病案 3 都为胆囊炎、胆石症。考查古书,对本病有详细的记载,如《灵枢·胀论》曰:"胆胀者,胁下痛胀,口中苦,善太息。"《诸病源候论》曰:"气水饮停滞结聚成癖,因热气相搏,则郁蒸不散,故胁下满痛,而身发黄名为癖黄。"《全生集》云:"结胸发黄,病人心胸满硬,按之痛或手不可近,大陷胸汤加茵陈,盖结去则黄自退也。"关于胆囊炎、胆石症的发生,我认为主要是肝胆气滞,湿热壅阻,久则血瘀,甚至累及到心脏。所以我治疗本病,往往疏肝利胆,兼用活血诸法,以通为用。部分患者,疗效非常明显。

病案 3 确诊为肝囊肿,经多方治疗,效果不著,我考虑到,治疗肝囊肿,应以通为原则,所谓"通",就是指活血软坚散结,同时兼以清湿热。我根据病情发展各个阶段的主要矛盾,采取各种方法,如刚开始,病者主要脘腹痛胀,多采取活血化瘀、软坚散结法,使脘腹痛胀得到减轻,以后不断随证施治,使病情逐渐好转。

泄　泻

病案1 陆某,男,30 岁。1976 年 5 月初诊。

8 年前病菌痢后,大便经常溏薄,带有黏液及血液,日四五行,腹痛作止无定。叠经镜检,确诊为慢性结肠炎。中西医治疗多年,未见显效。偶或停止,至多不过一星期,即复发。进油腻食物则加剧。脉沉弦而缓,苔薄白而滑。

【辨证】清气下陷,湿热之邪蕴于肠间。

【治法】升清厚肠,燥湿清热。

【处方】制苍术 9 g,煨木香 6 g,槟榔炭 9 g,防风 9 g,陈皮 6 g,炒白芍 9 g,香连丸 3 g (吞),炒金银花 12 g,蒲公英 9 g,夏枯草 9 g。

【方解】苍术、防风升清燥湿,香连丸取木香之理气,"气化则湿邪自化"。黄连厚肠胃,止泻痢。合苦味之蒲公英、夏枯草,能燥能坚,且善除湿热。复用木香合槟榔以缓通,所谓"腑以通为补"。陈皮取其化气,白芍能缓肠间急迫,除腹痛,减少大便次数。病由菌痢而起,故重用炒金银花以消灭痢疾杆菌。

二诊(1976 年 6 月):上方服 14 剂后,大便已成形,不见黏液及血液,次数亦减。粪检红细胞显著减少。

【处方】上方加炒谷麦芽各 9 g。

【方解】炒谷芽升脾气,麦芽升胃气,借以调整脾胃升降功能,促病情缓解。

三诊(1976 年 6 月):上方服 14 剂后,大便正常,试油腻亦无妨。病情稳定,拟减苦味,加消补兼施之品。

【处方】制苍白术各 6 g,煨木香 6 g,槟榔炭 9 g,炙鸡内金 9 g,炒金银花 9 g,蒲公英 9 g,炒扁豆 9 g,炒怀山药 9 g。

【方解】顽疾既蠲,宿邪都解。因取具有调理脾胃和辅助消化作用之扁豆、白术、山药、鸡内金等以巩固疗效。

上方连服 30 余剂,疾病痊愈,至今未曾复发。

病案 2 孙某,男,50 岁。1975 年 10 月初诊。

患慢性结肠炎五六年,大便溏薄,夹有黏液,日三四行,病情时轻时重。最近 4 日来,大便洞泄,无腹痛,小便清长,口不渴。苔满布黑腻而滑,脉沉细。

【辨证】脾肾阳虚,寒湿之邪偏盛。

【治法】温阳祛邪。

【处方】制附片 6 g,上肉桂 1.5 g,党参 9 g,焦白术 9 g,炙甘草 3 g,炮黑干姜 3 g,补骨脂 9 g,炒菟丝子 12 g。

【方解】附、桂温运脾肾之阳,补骨脂、菟丝子补肾阳。参、术、草、姜甘辛健脾,脾肾之阳得健,寒湿之邪自解。

二诊(1975 年 10 月):连服温补脾肾之剂,泄泻已止,但大便仍不成形,间或带有黏液,日二三行。脉象沉缓,黑腻之苔已褪,转为白滑。拟从事于肠炎本病的治疗。慎起居、节饮食,尤当加忌于药饵之先。

【处方】煨木香 6 g,川黄连 1.2 g,制苍术、白术各 9 g,北秦皮 9 g,白芷 3 g,茵陈 9 g,炮姜 3 g,蒲公英 9 g,夏枯草 9 g。

【方解】临时之寒泄虽止,本病之肠炎未已。患者久病而如故。正如吴鞠通所说"病不在脾胃而在肠间"。苍术、白术、木香、白芷芳香燥湿,黄连、秦皮苦味入肠,合蒲公英、夏枯草清肠间之湿热。茵陈生发最速,最善发泄蕴蓄之湿热。以其寒邪未净,故仍用炮姜。

病案 3 张某,男,成人。1977 年 5 月 23 日初诊。

本患脑血管痉挛偏头痛。经中药治疗,已渐就痊。最近,因饮食不慎,先感腹痛,继既泛恶欲呕,头痛复剧,时时汗出。今晨起大便泄泻,已三四次。粪检:白细胞(＋＋＋),红细胞 2～3 个,面色不华,精神不振。苔薄腻,脉沉滑。

【辨证】暴注下迫,皆属于热。

【治法】清解肠间湿热。

【处方】葛根 12 g,炒金银花 9 g,白芍 9 g,黄连 1.5 g,黄芩 9 g,煨木香 6 g,槟榔片 9 g,蒲公英 9 g,夏枯草 9 g。

【方解】确诊其为湿热致邪,故取《伤寒论》治热邪陷里下利之葛根芩连汤升清除热,合黄芩、白芍、蒲公英、夏枯草共奏清解肠间湿热之功。木香、槟榔稍事缓通,所谓"通因通用"。金银花则取其解食物之毒。

二诊(1977 年 5 月 27 日):服药后,腹泻即愈,纳食尚可,口干不欲饮,苔薄,脉沉。仍拟清理肠间余邪。

【处方】上方加焦谷麦芽各 12 g,减金银花、白芍,黄芩改用 6 g。

【方解】焦谷麦芽调理脾胃,宣化湿滞。

上方服 4 剂后,完全痊可。续予治疗头痛夙疾。

病案 4　朱某,男,成人。1977 年 1 月 25 日初诊。

5 年前曾患痢疾,迄今未愈。外院诊断为"阿米巴痢疾"。便带脓血,解时里急后重,右下腹痛。胃纳欠佳,每至下午腹胀甚。舌苔白腻,脉息沉弦。

【辨证】湿热久羁,肠间传导失职。又"久病必有瘀血"。

【治法】清湿热,除宿垢,化瘀血。

【处方】炒黄芩 9 g,大白芍 9 g,煨木香 3 g,香连丸 3 g(吞),丹参 9 g,当归 6 g,炒秦皮 9 g,桃仁 6 g,参三七粉 1.5 g(和服),煨葛根 9 g,炙甘草 6 g,槟榔炭 9 g。

【方解】芩芍汤为治痢疾之主方,木香、槟榔除久留宿滞。当归、桃仁、丹参、三七化瘀血,葛根升清气,秦皮治热痢下重。

二诊(1977 年 2 月 4 日):服药 2 剂后,腹痛有时转甚,且作腹泻,怕冷,停药则泻止。但大便解之不畅及里急后重如前。思药后腹痛甚而作泻,是邪正交争,驱邪外出之象。然而苔腻未化,病仍未解。证诸脉象沉小,知正气已弱。拟暂停消伐,用痛泻要方加味。

【处方】陈皮 6 g,炒白芍 12 g,防风 9 g,焦白术 9 g,炒怀山药 9 g,炒扁豆 9 g,炒谷芽、麦芽各 9 g,煨葛根 9 g。

【方解】因服前方腹痛甚而作泻。故改用痛泻要方以抑肝健脾。复加山药等药,一面运脾胃,一面助消化。乃权宜之计,非探本之图。

三诊(1977 年 2 月 11 日):证情如前,苔白滑而腻厚,口干不欲饮。前人每谓本病是"冷积积于肠间曲折之处"。《金匮要略》早有"病至其年月日时发者,当下之"之文。先遵其旨用温通法。

【处方】煨木香 6 g,槟榔片 9 g,黑附片 9 g(先煎),制大黄 6 g,炮姜 3 g,炙甘草 3 g,焦白术 9 g,党参 9 g,焦谷芽、麦芽各 12 g。

【方解】苔白滑而腻厚,口干不欲饮,其为冷积内停无疑,即所谓"寒实"证。因用理中合温脾汤,佐以理气消积之木香、槟榔,借以发挥温里通下的作用。

四诊(1977 年 2 月 15 日):服温通剂,大便畅解,夹脓血 2 次后,即不复再见。但感腹满膜胀,大便仍不爽利。苔腻微黄。拟仿黄土汤意,兼用鸦胆子法。

【处方】黄芩 9 g,黑附片 6 g,炮姜 3 g,煨木香 6 g,砂仁 1.5 g(后入),槟榔 9 g,焦白术 9 g,焦山楂、神曲各 9 g,陈皮 6 g,香连丸 1.5 g(吞),生甘草 3 g。

【另】鸦胆子 9 g,捡完好的,每日服 7 粒,分包在桂圆肉内吞下,连服 7 日。

【方解】因宿垢已下,去大黄,用黄芩之苦寒;去肉桂,用砂仁之辛香,是减前方之制,仍守前方之法。鸦胆子治多年积冷致痢,有一定的疗效。

五诊(1977 年 3 月 8 日):日来大便时,仍感里急后重,下腹时痛,苔白腻,脉沉弦。肠间积滞未尽,再进温通兼苦泄法。

【处方】炮姜 3g，党参 9g，白扁豆 9g，煨木香 6g，槟榔片 9g，青皮、陈皮各 6g，枳壳 6g，制香附 6g，制大黄 3g，秦皮 9g，当归 6g，白头翁 9g。

【方解】炮姜温脏阴之寒，秦皮、白头翁清腑阳之热。古人有"调气则后重自除，和血则便脓自愈"之说，故仍用木香、枳壳、香附、青皮陈皮等以理气，党参、扁豆以益气，当归以行血和血，少量制大黄和槟榔，则取其缓通余滞。

按 泄泻一证，临床上经常见到。可见于慢性肠炎、慢性痢疾、过敏性结肠炎、非特异性结肠炎等。《内经》里有"濡泄""洞泄""飧泄""注泄"等名称。前人认为形成泄泻的原因，多由于脾虚湿盛。所谓"泄泻之本，本不由于脾胃""湿多成五泄"。而刘树农通过长期的临床实践，并吸取了现代科学知识，体会到《叶天士医案·便血门》中"脏阴有寒，腑阳有热"二语，亦足以为泄泻病理的说明和治疗的指导。同时他在临床上碰到的泄泻特别是慢性泄泻，大多数病例的主要症结，不在于脾而在于肠。肠胃为腑属阳，"腑以通为补"。因此，他遵循《内经》治疗久病的"雪污""拔刺""决闭""解洁"方法和《金匮要略》"病至其年月日时复发者当下之"的观点，对慢性泄泻的治疗，不主张用温燥和补涩，而多采用宣通。他在分析病例时，首先辨别其是偏于"脏阴有寒"还是偏于"腑阳有热"而分别施治。如，病案 1 是两者兼顾，病案 2 是开始重在温脏，继则侧重于清腑。病案 3 偏于清腑，病案 4 则从事温通。

对泄泻一证的又一认识

泄泻一证，古人论之甚详。首见于《内经》，其论原因，则有风、湿、寒、热，其述类别，则有飧泄、濡泄、洞泄、注泄等。历代诸医籍，对形成的原因莫不有所阐述，至于明代张景岳说："泄泻之本，无不由于脾胃。"（《景岳全书》）李士材说："统而论之，脾土强者，自能胜湿，无湿则不泄，故曰湿多成五泄，若土虚不能制湿，则风寒与热，皆得干之而为病。"（《医宗必读》）这两者都总结了泄泻的根本原因在于脾胃虚而湿甚。这也就很自然地以培土制湿为治疗泄泻的主要方法而莫或敢违。

证诸西医学，则慢性泄泻一证，可见于过敏性结肠炎、非特异性结肠炎、溃疡性结肠炎和慢性肠炎等。据此则泄泻一证的主要症结并不在于脾胃而在于大肠。西医学对泄泻患者的粪检中，往往见红、白细胞或黏液，结肠镜检又往往见有溃疡和充血、水肿的肠道炎症。无怪乎我在长期临床实践中，碰到很多慢性泄泻患者，曾叠进健脾燥湿益气补中诸法之所以事倍功半。纵观李士材的"治泻九法"，无一语涉及于肠而却大言不惭地说"夫此九者，治泻之大法亦无遗蕴"（《医宗必读》）。不过古人对泄泻一证，也有意识到是肠间的疾患的。如《难经·五十七难》以食后即泄,肠鸣切痛为大肠泄;泄而便脓血,小腹痛,为小肠泄。《济生方》论久泻有"邪气久客肠胃,则为不禁之患矣"和《医镜》论暴泄有"其泻出者皆是水,乃阴阳不分,偏渗大肠"诸说。但古人限于历史条件,无法确知肠间病变的实质。然而如果执着于现代学说,仅仅注意于肠间病变的如何如何,而不掌握中医学的整体观和系统论,则不免失之片面,不符合中医学辩证法思想。

根据我点滴的临床经验,认为大多数慢性泄泻的邪正斗争焦点,确是在于肠间,因而引起肠道的种种病理变化。肠为腑属阳,"腑以通为补",古有明训。即久泻亦必遵循《内经》治疗久病的"雪污""拔刺""决闭""解结"的方法(《灵枢·本神》),着重于祛邪,着重于通利。正如张子和所说"陈莝去而肠胃洁"(《儒门事亲》)。徐灵胎在评《临证指南医案·泄泻门》时,也曾指出"若滥加人参、五味,对正虽虚而尚有留邪者,则此证永无愈期"。因此,在任何治疗方法中,总不能离开一个"通"字。略举几则验案于下。

一、清利肠间湿热佐以活血化瘀法

在用通法的基础上清利肠间湿热以祛肠间之邪,自无疑义,兼用活血化瘀,则借鉴于西医学不同于王清任用膈下逐瘀汤治疗久泻的论点,因王清任所谓的病机,近于臆测。而西医学检验所得的肠间局部红、肿、热、痛和由于血液循环障碍而导致的结肠黏膜坏死脱落后形成的缺损,等等,其机制都可以用中医理论来说明它们和血瘀有直接联系,可参考胃脘痛的治疗。

目前认为清利湿热药具有消炎作用的如蒲公英、夏枯草;具有凉血、清热、解毒的炒金银花,破瘀消肿的败酱草,消炎止痛散疮疡的白芷,和《金匮要略》用以治"腹痛有脓"的薏苡仁等药,皆在所必用。

病案 1 郑某,男,成年。

30 余年长期腹泻,每日数次,进食油腻则加剧,1976 年 11 月间出差外地,突发寒热,腹痛腹泻,大便呈水样状。粪检:有红白黏冻,红细胞(+++),白细胞(+++),经补液及对症治疗后回沪。在某医院作乙状结肠镜检,距肛缘 19 cm 3 点处见溃疡,黏膜充血,18 cm 处见乳头样物,状粗糙。继又作纤维结肠镜检,结果基本如上。但在距肛缘 30 cm 处又发现一溃疡,取活检送病理检查,结果为肠黏膜慢性炎,腺体增生。在某医院内科叠进中西药未见显效,经介绍前来就诊。

初诊(1977 年 2 月 22 日):病历已见上述,目前见证为每日大便溏薄数次,食油腻则腹泻,伴有腹痛,食纳不香,大便常规检查:烂,黄,不消化食物(+),白细胞、红细胞均少量。苔薄黄而腻,舌偏红,脉弦细带数。

【辨证】湿热久羁,伤及肠体。

【治法】除湿热,活血脉,清大肠。

【处方】煨木香 12 g,槟榔炭 9 g,煨防风 12 g,丹参 12 g,红花 6 g,生薏苡仁 12 g,蒲公英 12 g,夏枯草 12 g,羌活、独活各 6 g,炒黄芩 6 g,香连丸 3 g,败酱草 6 g。

患者病久,厌服煎剂。因研药为粉,分作 30 份,每日早晚各用开水和服 1 份。

二诊(1977 年 3 月 9 日):大便稍成形,次数亦渐减,纳食较加,腹痛偶作,大便常规(一)。但仍不能进油腻食物,舌脉如前,仍守上法。

【处方】煨木香 9 g,槟榔炭 12 g,煨防风 12 g,炒金银花 15 g,丹参 9 g,原红花 6 g,白芷 3 g,当归 6 g,槐米炭 9 g,侧柏炭 9 g,香连丸 3 g,败酱草 9 g,生薏苡仁 12 g,蒲公英 12 g,夏枯草 12 g。上药研为极细粉,分作 40 份,每日早晚各用开水和服 1 份。

三诊(1977 年 4 月 6 日):肠间疾患稍见减轻,但仍不能食油腻。日来体重有下降趋势,仍宗上方兼养脾胃之阴,扶正以祛邪。

【处方】丹参 9 g,红花 6 g,炒金银花 12 g,侧柏炭 12 g,蒲公英 12 g,夏枯草 12 g,香连丸 3 g,地榆 6 g,败酱草 9 g,生薏苡仁 12 g,防风 12 g,大白芍 12 g,怀山药 15 g,白扁豆 9 g,制黄精 9 g。药仍研为细粉,分作 40 份,服法如前。

四诊:证情及舌脉均如前,仍守上方。

【处方】上方去黄精、扁豆,加陈皮 9 g,炒谷芽、麦芽各 15 g,炙鸡内金 9 g,煨木香 3 g。

五诊(1977 年 5 月 25 日):证情稳定,进油腻食物已无影响,体重亦稍有增加,显示肠间消化吸收功能有渐复之机。惟血压略有偏高,拟兼顾之。

【处方】丹参 9 g,炒金银花 15 g,生牡蛎 30 g,菊花 18 g,黄芩 18 g,煨木香 3 g,黄连 3 g,潼蒺藜 18 g,生薏苡仁 18 g,怀山药 30 g,败酱草 18 g,炙鸡内金 18 g,生谷芽、麦芽各 30 g,夏枯草 60 g。

上药研粉,分作 90 份,服法如前。

自服药粉以来,症状逐渐减轻,体重日有增加,精神面貌均大有改善。一直到目前,患者仍间断地服用原方,几年来未见复发。

本病例系完全依据现代科学的检查结果,参用外科消肿排脓方法,着眼于大肠本身的病变而守方不移。使长达 30 年之久的肠间痼疾,得以完全解除。这又说明了中西医结合的必要性,展现了中西医结合前途的美景。

二、取"风能胜湿"和"陷者举之"之法

局部不能离开整体而独立存在。中医学固然有局部的分析,但更重要的是整体的综合。正如《景岳全书·逆数论》所说:"变易之所以无穷者,降以升为主,是即所谓逆数也。"例如在分析时,大肠是"传导之官,化物出焉",小肠是"受盛之官,变化出焉"(《素问·灵兰秘典论》)。在综合时则大小肠和脾胃、三焦、膀胱,同为仓廪之本。"化糟粕,转味而入出"(《素问·六节脏象论》)。这说明它们之间的相互依存,相互滋生,相互影响的整体系统性,如果把它们各自孤立起来,就不能产生它们综合时的生理活动。同时,它们之间有一

器官发生病变,也就必然影响系统中的其他器官。如肠间有病,影响了水液代谢而湿邪生焉。湿蕴复生热。还有其妨碍了营养的摄取和化物的排泄,减弱了"转味而入出"的正常运动,带给了这一整体系统的病理变化。最显著的是清气不升,浊气不降。而主要的关键是清升而后浊降,盖欲降必先升。以往治湿多用温燥法,亦间有用祛风作用的所谓风药,如防风、羌活、独活等,这类所谓风药的性味,都是辛香通达,既能胜湿,又无刚温燥烈,加剧肠间病变的不良作用,而且能升举在下之清气。我对有些久泻患者,具有腹胀痛、里急后重较甚者,辄用此法。

病案 2　张某,男。1977 年 8 月初诊。

患慢性肠炎多年,腹泻日 4～5 次,有时夹有脓血,解时后重不爽,时感腹部痛胀。连用中西药治疗,未见显效。诊脉浮滑,舌红、苔根腻。

【辨证】湿邪偏重,肠间病变,清气在下。

【治法】用"风能胜湿"和"陷者举之"之法。

【处方】羌活、独活各 9 g,前胡、柴胡各 9 g,炙甘草 6 g,川芎 9 g,炒枳壳 6 g,桔梗 6 g,秦皮 9 g,蒲公英 9 g,黄芩 6 g,大白芍 9 g,香连丸 3 g(分吞)。

二诊(1977 年 9 月):上方服 7 剂后,大便次数大减,便中不复带有脓血,便后亦不感后重。脉不浮而沉,苔根腻渐化。

【处方】上方去羌活、独活、前胡、柴胡,加煨木香 9 g,槟榔炭 9 g,焦楂曲各 9 g。

本病例迁延数年之久,初诊时尚具浮滑之脉,可以测知其原始原因是在于感受风邪,即所谓风木之邪,也就是《内经》所说"风气大来,木之胜也,土湿受邪,脾病生焉"(《素问·至真要大论》)。脾既病则湿邪滋生累及清气不升,复从此推测到风湿之邪久羁,产生了肠间病变,肠既病复加深了脾病,如此相互影响而致久泻不愈。从二诊不浮而沉的脉象来看,可知所谓风药的本能是在于祛风,谓其能胜湿,则含有五行相胜之义,而且是行之有效的方法。

三、温脏寒、清腑热,温清并用法

清代陈修园在其所著《时方妙用》中说:"久泻诸药不效,有脏热肠寒、脏寒肠热之辨,微乎,微乎,余详于《从众录》等书。"这固然涉及肠间,而且似乎是仔细辨证,其实,是徒唱高调不切实际。且看他接着说:"兹用仲景乌梅丸,每服 6 g,日三服,半月合。"这是说以一种方药治疗两个相反原因而致的久泻,同样产生了疗效。再看他的《医学从众录》说:"肺中之热,无处可宜,急奔大肠……是以泻利无休也。"这只道出了脏热之为病,在治疗方面则说:"宜以黄芩、地骨皮、甘草、杏仁、阿胶润肺之药,兼润其肠。"据此,则只有脏热,而没有肠寒。可见"脏热肠寒"之说,只是为了配合"脏寒肠热"而随意编造,是毫无根据的。而且他自己就否定了自己。果如其说,这岂不是以辨证论治为徒劳。倒是叶天士在《临证指南医案·便血门》领会了《金匮要略》黄土汤的方义,倡"脏阴有寒,腑阳有热"之说,较有现实的意义。而且这样的病理机制,不仅见之于便血,也为部分久泻患者所具有。治之之法,就不妨仿黄土汤意而予以化裁。不过,脏之寒与腑之热,既有孰轻孰重之殊,而前者是在脾抑在肾,还是脾肾同病,后者是湿热、血瘀、食积等何者偏重,亦须审慎辨别,举例如下。

病案3 束某,男,38 岁。1982 年 11 月 16 日初诊。

便下黏液稀水 4 年,每日 3～4 次,便时腹胀痛,细菌培养结果阴性,仅见透明黏液,气候变化时泻下较甚,便后痛减,纳谷一般,腰酸,怕冷。苔薄,脉沉弦。1981 年 2 月 26 日钡剂灌肠检查,结论为慢性结肠炎。

【辨证】腑阳有热,脏阴有寒,拟兼顾之。

【处方】灶心黄土 60 g(煎水澄清药),炙甘草 6 g,焦白术 6 g,熟附片 6 g(先煎),煨木香 9 g,川黄连 0.9 g,炒黄芩 6 g,蒲公英 15 g,夏枯草 15 g,陈皮 6 g,白芍 15 g,防风 9 g,炮姜炭 3 g,红藤 15 g。

二诊(1982 年 11 月 23 日):上方初服,排出黏冻及黏膜样物甚多。伴腹痛,次日大便黏冻减少,稍成形,每日仍有 2 次,第二次为糊状。

【处方】原方加炒金银花 15 g。

三诊(1982 年 11 月 30 日):服药以后,大便次数继续减少,每日 1 次,成形,有时肠鸣,形体消瘦,面色少华。脉细弦。仍拟原方追踪。

【处方】原方加白芷 3 g,去灶心黄土。

本病例依据现代科学诊断,只是肠间病变,根据中医的传统观点,就必须考虑到其他脏器,需予统盘筹划。否则只见树木,不见森林,在施治时就不能必其有成。

久泻案三则

病案1 邹某,女,40 岁。1972 年 3 月初诊。

七八年前患菌痢,嗣后大便溏薄,间有黏液,肠鸣时作,便时常有腹痛后重,经查为慢性结肠炎,久服温补脾肾及涩肠之剂,无效。询知眠食尚可,诊脉缓沉,舌苔白滑微腻。因从"清气在下,则生飧泄"论治,用"陷者举之"之法。

【处方】党参 9 g,羌活、独活各 9 g,前胡、柴胡各 9 g,枳壳 6 g,桔梗 6 g,水炙甘草 3 g,川芎 3 g,赤茯苓 9 g,生姜 3 g,陈米 9(包)。

服上方 5 剂后,大有好转,改用清湿热法。

【处方】炒金银花 12 g,北秦皮 9 g,煨木香 6 g,香连丸 1.5 g(吞),茵陈 9 g,白芷 1.5 g,蒲公英 9 g,夏枯草 9 g,炒黄芩 6 g,炒白芍 9 g。

上方稍事加减,连续服至 20 余剂,完全痊可,迄未复发。

病案 2 陆某,男,30 岁。1967 年 5 月初诊。

患者 12 年前病菌痢,嗣即大便溏薄,经常带有黏液及血液,日行四五次,腹痛休止无定。经镜检,确诊为慢性结肠炎。中西医药治疗多年,未见显效。偶或停止,至多不过一星期,即复发。进油腻食物,便泄加剧。诊脉沉弦而缓,舌苔薄白而滑,询知食纳尚可。拟宗叶天士"腑阳有热,脏阴有寒"论治,苦寒与辛温齐头并进。

【处方】制苍术 9 g,煨木香 6 g,槟榔炭 9 g,防风 9 g,陈皮 6 g,炒白芍 9 g,香连丸 3 g(吞),炒金银花 15 g,蒲公英 9 g,夏枯草 9 g。

二诊(1976 年 6 月):上方连服 14 剂,大便成形,黏液及血液已少见,次数亦减。粪检,红、白细胞均减少。

【处方】上方加焦谷芽、麦芽各 9 g。

三诊:上方连服 14 剂后,大便正常,试食油腻,亦无反复。与调理之剂,巩固疗效。

【处方】制苍术、白术各 9 g,煨木香 6 g,槟榔炭 9 g,炙鸡内金 9 g,炒金银花 15 g,炒扁豆 9 g,炒怀山药 9 g,蒲公英 9 g。

服 20 余剂后,痊愈,至今未复发。

病案 3 孙某,男,50 多岁。1975 年 10 月初诊。

患慢性肠炎五六年,大便溏薄,间或夹有黏液,次数或多或少。最近 4 日,大便泄泻,无腹痛,小便清长。诊脉沉细,苔满布黑腻而滑,口不渴。显系脾肾两阳偏虚,寒湿之邪偏重。暂拟侧重于叶天士所谓"脏阴有寒"方面论治,用桂附理中汤加味。其属于"腑阳有热"之肠炎,本病姑从缓议。

【处方】制附片 9 g,肉桂 1.5 g,党参 9 g,焦白术 9 g,炙甘草 3 g,炮干姜 3 g,补骨脂 9 g,炒菟丝子 12 g。4 剂。

二诊:服温补脾肾之剂,泄泻已止,黑腻之苔亦化。脉象沉缓。大便仍不甚正常,不成形,间或有黏液,日行二三次。脏阴之寒已得解,腑阳之热仍痼结,拟兼顾图之。慎起居,节饮食,尤当加意于药饵之先。

【处方】煨木香 6 g,川黄连 1.2 g,制苍术、白术各 9 g,北秦皮 9 g,白芷 3 g,茵陈 9 g,炮干姜 3 g,蒲公英 9 g,夏枯草 9 g。

上方连服 30 余剂,大便正常。

按 历来对久泻的治疗,多从事于温脾肾,除寒湿,久治不应,则用固涩。而西医学认为本病多属于慢性肠炎。目前,临床上在本病的脏腑辨证中,确实是腑病居多,脏病较少。同时也体现了腑病多热、脏病多寒的一般规律性。于此,体会到叶天士对古人所谓"肠风便血"症,提出的"腑阳有热,脏阴有寒"的见解,对久泻的治疗,也具有指导意义。有关本病偏于腑或偏于脏或脏腑并病的辨证论治,于上述的几则医案中,似可略见端倪。

急性肠胃炎案四则

1924年8～9月间,家乡曾流行一种中医传统所认为的霍乱病。从张仲景起,即分霍乱病为寒证与热证。而当时流行的是既有寒证又有热证,或先为寒证,转化为热证。在初起时,一般的是吐泻交作,肢凉转筋。大多数病例并不出现音哑、螺瘪而迅速死亡。下面是记忆中印象较深的治疗成功与失败的病案各2例。

病案 1 胡某,女,50岁。

上吐下泻历1周时,连服理中、真武之剂,致烦躁无宁时,扬手掷足,口渴引饮,呓语呃逆,时时转筋,四末冷如冰,苔薄腻,脉细数。拟从霍乱热证论治。

【处方】 吴茱萸0.9 g,川黄连3 g,栀子6 g,豆豉9 g,橘皮6 g,竹茹6 g,蚕沙12 g(包),木瓜9 g,麦冬9 g,黄沙土30 g(热水澄清煎药)。另紫雪丹0.9 g,冷开水和服。

上方连服2剂,诸恙悉平。拟养胃阴,清余邪以善其后。

【处方】 北沙参9 g,麦冬9 g,玉竹9 g,石斛12 g(先),香连丸3 g(吞),白扁豆9 g,怀山药15 g,碧玉散9 g(包)。4剂。

服后痊愈。

病案 2 刘某,男,13岁。

病上吐下泻2日,叠进理中、真武等汤,渴欲饮水,家人不与。患儿趁人不在,爬至天井,就淘米缸大喝米泔水。肢凉烦躁,脉细数而疾,苔腻舌边红。与连萸解毒汤合驾轻汤加减。

【处方】 川黄连2.4 g,吴茱萸0.6 g,枳壳6 g,栀子6 g,豆豉6 g,黄芩6 g,橘皮3 g,竹茹6 g,白芍9 g,黄沙土30 g(熬水澄清煎药)。

上方服1剂,吐泻止,再服1剂,烦渴亦除。续与调理之剂而愈。

按 以上两案,均系依据王孟英《霍乱论》和姚训恭《霍乱新论》中所谓霍乱热证治愈的。驾轻汤出自《霍乱论》,连荥解毒汤和用紫雪丹法出自《霍乱新论》。前人所谓"霍乱热证",可能相当于现代的急性肠胃炎。

下面是两个失败的例子:

病案3 徐某,男,32岁。

患上吐下泻,肢冷转筋,无烦渴。在患者得病之始,即和其他两位医生会诊,见患者苔白滑而脉沉细,便认为是中、下之阳不足,寒湿内干,属于霍乱寒证。叠进理中、真武等方,肢冷转,吐泻止。续与前方减其制,复佐以芳香化浊,迄未出现化热伤阴现象。不料病至第十一日,患者开始小便短少,继则迷睡,鼾声大起,不喊不醒,醒后意识清楚,但见其目赤如鸠眼,且旋即鼾呼入睡,卒致不救。

病案4 王某,男,50多岁。

现症、治疗经过和恶化结果,一如上病案3。参加治疗的医生,也就是治徐姓的几个人,嗣后,曾共同讨论多次,但终不明其致死的原因。姑志于此,借资研究。

急性菌痢案一例

朱某,女,5岁。

1960年9月。因患菌痢住外院治疗,病至第五日,不见轻减。家属约我去医院会诊。见患儿身热颇重,精神委顿,下痢次数频频,粪很少,黏液夹血丝,便时里急后重,苔白滑根腻,脉弦细而数。正如叶天士所指出的"腑阳有热,脏阴有寒"的病理机制。

【处方】熟附块3g,柴胡6g,炙甘草3g,炒金银花9g,煨木香6g,香连丸3g(包煎),炒黄芩3g,枳壳6g,桔梗3g。

上方服1剂后,身热退而不净,下痢次数大减,里急后重渐除,稍思饮食,苔腻未化,脉数较平。

【处方】葛根9g,黄芩6g,香连丸3g(包煎),煨木香6g,炒金银花9g,槟榔炭9g,焦山楂、神曲各9g,炒白芍9g,白扁豆花9g。

上方连服3剂,身热退净,大便通畅,食纳如常。

按 根据临床经验,炒金银花可认为治菌痢的特效药。减味小柴胡汤有退热作用。木香、枳壳、桔梗理气和开提。所谓"调气则后重自除"和"陷者举之"。

活血化瘀法在咳嗽、哮喘中的运用

考历代医书,论治咳嗽、哮喘,有专著,有案例,理论可谓完善,治法可谓丰富,但很少见到用活血化瘀法。

活血化瘀法治咳嗽、哮喘,主要是受到西医学研究的启发。咳嗽是机体排除呼吸道异物的保护性反应,由于异物(如黏液栓、稠痰等)存在于支气管中,即能招致肺循环阻力、流量的改变。而且,"从慢性支气管炎的病理研究发现,由于支气管的炎症扩散,并发支气管周围炎、小叶性肺炎,进而累及肺动脉分支后,很易引起这些血管的炎症,包括内膜炎及外膜炎等,前者可进一步形成血栓及机化,从而造成血管壁的增厚和管腔的狭窄"[慢性支气管炎防治研究资料选编(第二辑),上海人民出版社,1973]。

又据病理学认为:"凡是能够引起吸气分布严重不均的原因,如慢性支气管炎、细支气管炎、黏液栓阻塞等,都能招致呼吸功能代偿不全和肺循环阻力、流量的改变,而影响到心脏功能。"(武汉医学院,病理学,147)有研究报道:慢性支气管炎、肺气肿、肺心病可有血液黏度改变,患者血液的流变性可有不同程度的变浓、黏、聚,而活血化瘀可改善血液黏度[104例慢性支气管炎患者的血液流变学观察及其活血化瘀治疗后的变化,新医学,1978(9):571]。

另外,咳嗽、哮喘都可使支气管处于痉挛状态。支气管痉挛,则分布于支气管壁的小动脉也必然随之出现痉挛状态,而使血行不利。综上所述,由于各种原因引起的咳嗽、哮喘,都不同程度地影响着血管壁,并因血液流变学的变化而致"血行不利"。由此想到:血液本是维持机体健康进行新陈代谢的重要物质基础,一旦"血行不利",则机体失其濡养,更易遭受外邪,形成俗谚所谓"重复伤风",从而诱发咳嗽或哮喘,以至于难以治愈,故有"医家治咳嗽,就把眉头皱"之说。若不解决血行不利这个根本矛盾,其他矛盾也不能完全解决。所谓"见咳休止咳",其真谛恐怕也在于此。

咳嗽、哮喘与肺有密切关系,已为众所周知,但古人又论述:"心脉上贯于肺""心主一身之血""肺朝百脉""宗气贯心脉而司呼吸",说明宗气集贯心脉的心气和司呼吸的肺气于一身,心肺同居上焦,同为宗气所推动。可见血液循环的正常与否直接受心肺影响,又影响于心肺。其他论咳喘,涉及于血的,如《素问·咳论》有"肺咳之状,咳而喘息有音,甚则唾血"。《金匮要略》谓"肺痈,咳唾脓血",又说"风伤皮毛,热伤血脉……热之所过,血为之凝滞,蓄结痈脓"。《外台秘要》第九卷谓"咳嗽脓血者,损肺伤心故也,咳嗽极甚,伤血动气,俱乘于肺,故咳嗽而有脓血也"。但在治疗中并没有用血分药。至于《备急千金要方》苇茎汤中有桃仁,是取其清血分之热以治肺痈。

金元时代的朱丹溪在《丹溪心法》中提出"肺胀而嗽,或左或右不得眠,此痰挟瘀血碍气而病,宜养以流动乎气,降火疏肝以清痰,四物汤加桃仁、诃子……"明代李梴的《医学入门》和张璐的《张氏医通》俱提到"瘀血咳"。前者用四物汤去川芎,加大黄、苏木;后者则谓宜用"犀角地黄汤"加童便、桃仁、大黄攻散之。所有这些,当然是从"辨证"中获得的认识,但其所谓"瘀血咳"仅仅是指引起咳嗽的多种原因中的一种,绝不等同于西医学所指咳、哮喘与血液病理变化的密切关系。

至于《神农本草经》"当归"条下的"主咳逆上气"的机制终未见有阐述。由于当归活血,其补血的作用为精研本草者所周知,但对于其"主咳逆上气"的机制,则知之甚少。如唐代《甄权药性本草》、宋代《大明诸家本草》、明代《汤液本草》和明代《本草纲目》等,在论当归时都避而不谈"主咳逆上气"的药理作用。《本草经疏》虽然说当归为"活血补血之要药,故主咳逆上气也",这仅仅是知其然,而不知其所以然。《本草图经》论当归有"气逆而见咳逆上气者,则当用此以和血,血和而气则降矣"之说,较之《本草经疏》似胜一筹,然而,仍然囿于"咳逆上气"属于肺气不降的观点,对于当归"主咳逆上气"作用于血分的药理,只好用"血和则气降"一语为之解释。至于《神农本草经百种录》对之解释为"润肺气",则离题更远。《太平惠民和剂局方》治下虚上盛挟痰的咳嗽喘促之苏子降气汤中也用了当归,该方并非用以治"瘀血咳",却用了具有活血补血作用的药物,这就说明中医学早就揣测到肺部疾患与血行通畅与否的关系。《素问·痹论》说:"心痹者,脉不通,烦则心下鼓,暴上气而喘。"则更直接道出了"脉不通"是导致"上气而喘"的原因。不过,所谓"脉不通"只是部分的不通或通而不畅,与《灵枢·经脉》篇"手少阴气绝,则脉不通"的概念有本质上的不同。

临床所见这些患者往往有瘀血见证,如舌下青紫,面色紫暗,尤其是咳嗽、哮喘已久的痼疾之人,还可见到脉来艰涩、胸闷胀痛等。即使未出现明显血瘀征象的患者,处方中加入活血药,也往往收到很好的疗效。所以,对咳嗽、哮喘患者,用活血化瘀法治疗,既可缓解支气管的痉挛,改变血液黏度,改善血流量,保证血行通畅,又可促使炎症的吸收和消散。因此不妨大胆地说,活血化瘀法是治疗咳嗽、哮喘的根本方法。在这基础上,随其所兼有的其他各种因素,予以分别兼顾之可也。

病案 1 赵某,女,39 岁。

咳嗽近 1 个月,咳声重浊,咯腥臭且多,神疲乏力,咳甚时更觉气短,尿不自禁,痛苦不堪,无以坚持工作。前医用化痰宣肺之法,未效;转而用支持疗法,也未见效。就诊时见其虽咳嗽不止,气短尿遗,但痰黄稠,断定正气虽虚,却有邪恋于肺,单用宣肺止嗽诸药固不济事,滥用扶正之法也非所宜。予以活血解痉为主,宣肺化痰治之。

【处方】前胡9g,当归9g,葛根15g,干枇杷叶15g(包煎),旋覆花9g(包煎),细辛3g,丹参15g。

服药4剂后,咳嗽即止。

病案2 沈某,男,12岁。

哮喘10余年,至今反复发作,以春秋发作为重。平素经常鼻塞,食欲不佳,易患感冒,刻下需经常服用或喷雾激素,哮喘方可缓解。苔薄,脉细数。

【处方】紫丹参15g,失笑散9g(包煎),葛根9g,左秦艽9g,干地龙3g,原红花6g,蒲公英15g,干枇杷叶15g(包煎),乌梅炭9g。

服上方后,哮喘缓解。

以上2例患者,均用了活血化瘀药物,如丹参、当归、红花、失笑散、地龙等;用葛根者,取其在《金匮要略》中用来治"刚痉"之意,可知其有解痉之效,借以解除支气管的痉挛;用左秦艽,是据《本草从新》治"通身挛急"之说,自然也可用于支气管的挛急;枇杷叶可降肺胃之气;乌梅炭据近代研究,有抗过敏作用。

肺炎案一例

某老大娘,60多岁。1971年9月在市郊某卫生院就诊。

病经2日,壮热,咳嗽,痰不易出,气急。西医确诊为大叶性肺炎。诊脉浮数而疾,苔白滑而腻,根浮黄。从温邪犯肺引起伏饮论治。

【处方】生麻黄6g,苦杏仁9g,生石膏30g(包),生甘草6g,前胡9g,蒲公英30g(药宜重泡轻煎,只吃头煎,1周时服2剂)。

服完2剂后,热退喘平,咳痰较爽。续进宣肺化痰以清解内外余邪。

【处方】金沸草9g(包),前胡9g,荆芥9g,制半夏9g,生甘草6g,苏梗6g,苦杏仁6g,蒲公英9g,干枇杷叶9g(包)。

按 张山雷说:"麻黄轻清上浮,专疏肺郁,宣泄气机,是为治感第一要药。虽曰解表,实为开肺;虽曰散寒,实为泄邪。风寒固得之而外散,即温热亦无不赖之以宣通。观于《本草经》主中风伤寒,去邪热气,除寒热之说……其旨可见。"本案病机,即在于温燥之邪犯肺,致肺气壅塞。得开肺泄邪之麻黄,利肺气之杏仁,达邪出表之石膏和清肺化痰之蒲公英等药,因而疗效较快。当患者来复诊时,西医乔医师复进行诊察,肺部体征完全消失。乔医师说:"不料这几味中草药,竟有这样速效。值得深入研究!"

治疗慢性肾炎的体会

慢性肾炎,中医无此病名,但其临床表现,则散见于"水肿""尿血""虚劳"等各证中。我在临床上所遇慢性肾炎患者甚多,通过长期摸索,边干边学,结合现代医学和重温中医经典著作,有以下两点体会。

一、扶助肾气,留精去粗

肾者,五脏之一,内含真阴真阳。肾主藏精,主骨生髓,主生长、发育、生殖,主纳气,主水,司二便等多种功用,故曰"肾为先天之本。"西医学认为,肾属泌尿系器官,主要起排除体内新陈代谢的废物,维持血液内容恒定之功用。另外,肾上腺皮质激素还参与内分泌代谢,与生长、发育、生殖有关。有许多方面与中医理论大致相符。

我从《神农本草经疏证》在"肾气丸"组成药物——山药条下提出的"肾气者,固当留其精而泻其粗也"文字中得到启发,对肾的生理功能有进一步的认识。我认为这是作者邹澍天才地对肾脏功能作出精辟的见解,大大地补充和纠正了过去对肾脏功能只藏精不去粗和肾脏无实证,任补不任泻的不全面和错误的观点。当然,作者在当时历史条件下,对精与粗的认识,大约也只能局限于"肾者主水,受五脏六腑之精而藏之"(《素问·上古天真论》)和"肾者,胃之关也,关门不利,故聚水而从其类也,上下溢于皮肤,故为胕肿。胕肿者,聚水而生病也"(《素问·水热穴论》)的范围以内,从笔者所知有限的现代生理学看来,则其所谓精,当包括机体内所需要而有益于健康,维持生命生存必需留存而不使走泄的一切物质;所谓粗,即体内不需要的,乃至有害于健康而应该从小便排泄于体外的一切物质。《素问·金匮真言论》说:"肾开窍于二阴"并"司二便",似乎已估计到肾脏担负着"去粗"的功能。若夫"食入于胃,游溢精气,上输于脾,脾气散精,上归于肺,通调水道,下输膀胱,水精四布,五经并行"(《素问·经脉别论》)之说,则只是注重"脾气散精""水精四布"。关于水液对机体的营养作用却没有注意到,还有一些在物质代谢过程中形成的"废水",需要通过皮毛、大小肠、膀胱等排出体外这一环节,即所谓"去菀陈莝"。指出若由种种故障以致体内所有污浊腐秽的残渣余孽,留而不去,即应设法清除之。可见"推陈致新"的必然规律,古人早有一定的认识。《内经》以下,有些人认为肾脏只司固藏。尽管已经认识到肾脏疾患，但在处理上则是补肾阳或滋肾阴或利小便，至于如何阻止应该由肾脏截留不使从小便中走失的有利于健康的物质，和如何促进应该由肾脏排出、从小便带走的有害于健康的物质，则不复论及，这自是受着历史条件的限制。目前，临床上如从慢性肾炎患者尿检中见到的红细胞、白细胞以及蛋白质，都是应该由肾脏本能地予以截留而不让排出属于"精"范围以内的物质；这正是由于肾脏功能有亏，使这些属于"精"的物质长期流失，乃至出现精神委顿，耳鸣目糊，生殖功能减退，面色萎黄或㿠白，体力、智力衰减等症状，显示其由局部病变逐渐影响到整体，如果久久不能改善，则又可从血检中见到非蛋白氮和肌酐升高，这又说明了应该从小便排出，属于"粗"范围以内的一些有害物质留而不去。在临床实践中，还初步认识到肾炎患者在早期是肾脏"留精"功能有亏，在晚期则"去粗"功能也感匮乏。还有晚期患者，往往不复出现尿蛋白，这并非"留精"功能有所恢复，而是患者体质过虚，蛋白生成的根本衰少。

当年邹氏对肾脏功能的臆测，这是初步运用了辩证法思想进行观察的结果，也是在肾气丸药物组成中得到的启示。在当前有利的条件下，我们借助于科学仪器的检验，不仅使"留精去粗"的理论得到了证实，而且对"精"与"粗"实质上的认识，扩大了视野，从而摸索到比较切合客观存在的治疗方法。而这些治疗，又能从科学检验中获得正反两方面的经验和教训。

在我一孔之见中，体会到功能来自于实体。体之与用，犹刃之与利。刃已钝，求其利，不可得矣。在现在看来，古人所谓"肾气"，当是肾脏的实体；在肾炎病例中的"留精去粗"功能有亏，就表示肾本体有所损伤。因此，我对肾炎患者的治疗，在抓住"扶助肾气"这一关键性的问题上，总是寄希望于如何修复肾脏本体的损伤，借以发挥或恢复其解精去粗功能。尽管中医药不善于对器质的修补，早有定评。但在薄涉浅尝的西医学的帮助下，不妨作初步的企求。阴阳气血，原为构造和充实形体的物质基础。因此我常用一些血肉有情之品，如鱼鳔胶珠、鹿角霜、炙龟甲、牡蛎等药，既可以补充所消耗的蛋白质，并能促进肾脏自身留精作用的发挥。至于去粗，则包括利水、攻下、解毒等，我常用茯苓、泽泻、大黄、紫丹参、失笑散、黄柏等，有名的金匮肾气丸原是典型的扶助肾气，促使其发挥留精去粗作用之良方。方中除桂枝、附子和血助阳外，地、萸、山药与苓、泻、丹皮，则共奏补中兼泄之功，使精气得留而浊气外泄。为治疗肾炎提供了典范。

二、活血化瘀，改善血流量

历史在不断地前进，科技在不断地发展，我们现在正处在中西医结合的大好形势下，在病理解剖和药理实验上，融会彼之新知；在审因论治，方药运用上，发挥我之特长。如目前运用活血化瘀法治疗肾炎，正是新时代医学领域内产物。我们用活血化瘀药物治疗其他疾病的实践中，其自觉或他觉症状缓解或消失，固无论矣。通过实验室提示治疗前后的血液变化，则毫无遁形地说明了疗效是信得过的。《灵枢·天年》篇认为"五脏坚固、血脉和调,营卫之行,不失其常"者长寿而不病。所以用活血化瘀法治疗肾炎,是企图肾脏之"血脉和调"流行如常,俾易于修复其本体而恢复其功能。其主要机制,即西医学听谓"改善肾脏血流量",然而丰富多彩的传统的治疗法则,又乌可置而不用,特在运用中,切勿忽视肾脏本体血液流行的状态,是为至要耳。

西医学认为,肾炎的病变,首先在肾小球基底膜发生变态反应,而致毛细血管痉挛,肾血流量减少,由于毛细血管痉挛,还可致血压升高。而无论是肾小球的滤过作用或肾小管的吸收和排泄作用,莫不直接受血流情形的影响,如血流减少,虽然全身血压有所提高,但肾血流仍不通畅,因此小便量少而水肿。又据现代研究,活血化瘀有增加肾血流量和抗变态反应性炎症的作用,对因免疫反应所造成的毛细血管基底膜损害的修复有一定帮助。因此,我在治疗中,常用活血化瘀法以改善肾血流量,如用丹参、泽兰、桃仁、参三七粉、失笑散等。

病案1 李某,男,成人。1975年6月6月初诊。

慢肾有年,尿蛋白(+++),面色黑,眠、食均差,胸闷气短,行动乏力,脉细数,苔白滑而腻。

【处方】鹿角霜9g,山茱萸9g,炙远志6g,鱼鳔胶珠6g,补骨脂9g,五味子3g,煅牡蛎30g(先煎),炙龟甲9g,党参9g,巴戟天9g,失笑散9g(包煎),淮小麦30g。

二诊:上方加减服用至7月13日,尿蛋白下降至(±),眠、食较佳,胸闷头晕亦减,面色稍华,行走已较有力。上方加减,继服。

【处方】炙龟甲9g,生牡蛎30g(先煎),石菖蒲1.5g,远志6g,山茱萸9g,巴戟天9g,蒲公英15g,白茯苓9g,鱼鳔胶珠9g,淮小麦30g,牡丹皮9g,紫丹参9g。

三诊:上方服至9月14日,尿检正常,给予散剂,于益肾之中,稍佐活血之药,缓缓调治。

【处方】砂仁6g,拌炒大熟地15g,山茱萸60g,巴戟天60g,淫羊藿30g,川楝子15g,芡实30g,黑大豆90g,炙龟甲30g,煅龙骨、牡蛎各30g,紫丹参60g,当归30g,泽泻30g,怀山药90g,炒白扁豆30g,炒谷芽、麦芽各30g,参三七粉30g。

上药共研为细粉,分作120份,用开水和服,每日服1～2次,每次1份。药粉曾继续配服2料。

此例患者慢肾多年,经调治迅速好转,至今未见复发。

病案2 王某,女,成人。1976年12月10日初诊。

"慢肾"一年多,尿检蛋白常在(+++)～(++++)之间,周身浮肿,下肢较甚,头昏腰酸,胸闷心悸,喜太息,口干欲饮,舌薄苔少,脉细数。

【处方】紫丹参9g,当归6g,淮小麦30g,细木通6g,炙龟甲9g,生牡蛎30g(先煎),

泽兰、泽泻各9g,怀山药9g,白茯苓9g,桃仁6g,红花6g,失笑散9g(包煎),麦冬9g。

二诊(1976年12月17日):日前检尿,蛋白(＋＋＋),白细胞2~4个,红细胞1~2个,肌酐0.7mg,尿素氮10mg,血清白蛋白1.6g/L,球蛋白3.05g/L。

自述服药后证情减而未除,夜寐梦多,尿频,头晕腰酸,舌薄苔少,口干不欲饮,脉沉细,留精功能欠佳,去粗功能尚可。拟方益肾为主,佐以活血。

【处方】党参9g,熟附片3g,煅龙骨、牡蛎各15g,熟地9g,泽兰、泽泻各9g,淫羊藿9g,炒菟丝子9g,紫丹参9g,怀山药9g,仙鹤草30g,白茯苓9g。

三诊(1976年12月24日):服药后诸症得减,面浮肢肿已退,食欲渐增,尿蛋白(＋＋＋),红细胞1~3个,白细胞6~8个。

【处方】上方去附片,加补骨脂9g,五味子3g。

四诊(1976年12月31日):今晨化验小便,尿蛋白(－),红细胞0~1个,白细胞0个,前药已奏效,上方继续加减服用。

【处方】上方加入龟甲9g。

病案3 陶某,男,成人。1975年12月29日初诊。

慢性肾炎多年,尿蛋白常在(＋＋)左右,常有红细胞,口干,腰酸,舌红,脉弦滑。

【处方】炙龟甲9g,生牡蛎30g(先煎),大麦冬9g,五味子3g,生地9g,川石斛12g(先煎),远志6g,玉竹9g,冬青子9g。

二诊(1976年2月28日):上方曾加减服用40多剂,今验尿蛋白(痕迹),口微干,别无所苦,再进坚肾养阴法。

【处方】知母3g,黄柏3g,生地9g,炙龟甲9g,生牡蛎30g,大麦冬9g,川石斛12g(先煎),牡丹皮6g,泽泻9g,怀山药12g,蒲公英9g。

此例患者治疗至今,均用养阴坚肾之法,病情稳定。

再论慢性肾炎

往昔曾依据检验肾炎患者血液和尿液中所得到的材料,联想到邹澍"肾气者,固当留其精而泻其粗也"之说,颇具有科学性,且足为指导治疗肾炎的理论根据。可是,最近碰到一个慢性肾炎患者,男性,28岁,十几年前即罹本病。1年前因尿毒症严重,摘除了2只损坏不堪的肾脏,移植了一只健康的右肾,尽管是以一当二,但它在体内正常工作半年多,移植是成功的,理应从此长治久安。讵知近半年来又出现慢性尿毒症。说明这只新的右肾留精去粗功能已不复正常。于此,不免感到对待任何疾病,倘仅局限于定位或病灶之说,并不是探本之图。非就整体通盘筹划，不足以尽辨证论治之能事。现代生理学认为，肾脏虽然是排泄器官，负有排出物质代谢的最终产物——水、二氧化碳、盐类、氨和某些未完全分解的氧化产物（尿素）以及有害的和有毒物质的任务，但这些应该由肾脏排泄的物质，还须依靠血液运输以到达肾脏（均见《正常生理学》）。假使血液运输功能发生障碍，以致应由肾脏排出体外的物质不能完全送到肾脏时，其剩余部分，就势所必然地滞留在血液中而危害机体的健康，这是一方面。另一方面，血液还有运输营养物质到机体各部的作用，其运输功能既发生障碍，则机体各个部分得不到足够的营养而降低其生理活动，导致包括肾脏在内的整个机体日益亏损，又减弱了肾脏留精的功能，加剧了全身的匮乏。因积为果，果复为因，因果循环，整个新陈代谢功能日益低下而生命日蹙。综观上述，可知慢性肾炎患者的原始病因，不一定都是由于肾脏本身的病变，多数在于整体，求之中医学"诸脉皆属于心""心生血，肝藏血，脾统血""肺朝百脉"和"血行脉中，环周不休"诸说，可见古人已粗略地认识到血液与整体关系的密切。不言而喻，如果某些脏器发生病变，就必然妨碍着血液正常的生理活动，而它又转过来加害于某些脏器。因此，即使临床上仅出现肾脏病变，实际上病变的所在，并不限于肾脏。古人说"心为君主之官。主不明则十二官危，使道闭塞而不通，形乃大伤，以此养生则殃"。这就说明了某些慢性肾炎患者，仅仅依靠肾脏的移植，并不能扭转病情的恶化，图治之方，仍应坚持整体观点，着重加强心脏和血液运输功能，以及排除血液中的毒质。但最紧要的是加强预防。这种慢性病病程较长，在发展中，往往潜移默化，而劣迹不彰。每使患者坐失防治时机。迨尿毒症出现，始呼吁于医者之门，则譬犹渴而穿井，斗而铸锥，不亦晚乎！

淋病治疗中的点滴体会

《金匮要略》指出："淋之为病，小便如粟状，小腹弦急，痛引脐中。"具体形象地描述了淋证的主要临床表现。关于淋证的病因则认为"热在下焦"。结合西医学，本证多出现于泌尿系感染、结石、乳糜尿和前列腺炎等疾病过程中。我除遵循古训，确认本证病因为"湿热下注"外，对其病机还体会到中医学上所谓"膀胱气化"，实质上是指有关排尿方面的各项功能。但功能来源于物质，排尿功能的失常，是由于有关排尿方面的器官，受各种致病因子的影响，产生了病理性的变化，如前面所说的感染、结石、肿物等都可引起，因而在治疗上一面祛除病因，一面着意于消除病理性的改变，常用清热利湿、凉血活血、散结消肿等方法，取得了较为满意的疗效。此外，这些致病因子去除以后，膀胱等的病理性改变有的不能随之完全恢复，仍可有小便淋涩等症状存在，这在中医看来，还是属于膀胱气化不利，故需要继续清利和疏导，以恢复其功能，此适应于慢性病及体质较差的患者。我们的着眼点是治病,使患者及早康复,恢复正常的生活和功能。这也是中医辨证论治的整体观念。下面略举数例,以资临床上的参考。

病案 1 焦某,女,成年。

尿路感染反复发作,小便淋沥不爽,少腹胀痛,以左侧为甚,夜尿5～6次。尿常规检查:白细胞少,蛋白少量。苔薄,脉弦。

【辨证】湿热下注,膀胱气化不利。

【治法】清解湿热,调理膀胱气化。

【处方】萆薢12g,乌药9g,石菖蒲9g,知母9g,黄柏9g,木通3g,萹蓄9g,灯心草12g,车前草12g,滑石12g(包煎),牡丹皮9g。

【方解】方中萆薢、乌药、石菖蒲为萆薢分清饮五味中之三味,既祛湿热,又调整膀胱气化功能,知母、黄柏泄湿清热,牡丹皮泻血中伏火,木通、萹蓄、滑石、车前、灯心草等,均善除下焦膀胱之湿热。

二诊:尿常规检查,白细胞2～5个,蛋白少量。服前药已获效,但噫嗳时作,拟予前方中佐以和胃之品。

【处方】前方加左金丸1.8g(分吞),炒黄芩9g,旋覆花9g(包煎)。

【方解】噫嗳时作,自是痰气交阻,胃失和降。故加入苦辛通降之左金丸,下气、消痰、除噫嗳之旋覆花,黄芩取其苦能健胃。

三诊:尿路感染每易发作,湿疹瘙痒流水,少腹胀痛,头晕(有高血压病史),夜寐尚安,舌苔腻质红,脉细弦。证属湿热蕴结,治拟清利湿热为主。

【处方】粉萆薢9g,台乌药6g,知母9g,黄柏9g,飞滑石12g(包煎),地肤子12g,当归6g,紫丹参9g,石菖蒲3g。

【方解】湿疹流水,自是湿热浸淫于血分,外发于肌肤,故于原方加入除膀胱热、利小便、去皮肤中热之地肤子,活血行血之丹参、当归。

四诊:药后症减,头晕目花,左下腹胀痛仍有,舌红苔中裂,膀胱湿热仍重,再宗前法。

【处方】前方加连翘9g,晚蚕沙9g(包煎)。

【方解】《经》谓"诸痛痒疮,皆属于心"。连翘专清心家之热,而清心之品,皆通于小肠,又能导下焦之湿热。吴鞠通谓晚蚕沙下走少腹之浊部而化湿浊,故用于因湿热蓄积之少腹胀痛。

服药后证情明显好转。

病案 2 朱某,男,75岁。1976年6月8日就诊。

患前列腺炎半年多,尿频尿急而涩,少腹胀痛,别无所苦。前医选用参、芪、菟丝、枸杞、将军干、石韦等药,或攻或补,数十剂无效。刻诊脉平、舌正、精神健旺,既无明显虚象,亦非膀胱癃闭,因知蛮补与峻通均不对证,宜其罔效。

【辨证】湿热蕴蓄于膀胱,气化不利。

【治法】祛湿热,理气化。

【处方】萆薢9g,石菖蒲1.5g,乌药9g,蒲公英9g,夏枯草9g,金银花9g,白芷1.5g,细木通3g,黄柏3g,滋肾通关丸3g(分吞)。

【方解】萆薢泻血分之湿热,石菖蒲利窍,乌药化气。根据西医学诊断,推知其前列腺必有红肿,因运用凉血清热之蒲公英合金银花、白芷、夏枯草使之内消。木通通利九窍、血脉、关节,亦能散痈肿。通关丸以黄柏之苦寒,清肾中之伏热,以知母之苦寒,滋肺经之化源,而以两者1/10的肉桂,辛温作引经之用,以利膀胱之气化。

上方连服20余剂,诸恙大减,改用通关丸3g,萆薢分清丸6g分早晚2次服,证情完全缓解,迄未复发。

病案3 胡某,女,成年。1977年3月11日就诊。

初诊:于1977年2月28日起患尿路感染,经治疗后尿常规检查正常,但自觉腰酸,小腹有下坠感,形寒怕冷,神疲乏力。苔薄黄腻,脉弦数。

【辨证】膀胱湿热未清,气化不利。

【治法】清热利湿,佐以化气。

【处方】粉萆薢12g,乌药9g,石菖蒲3g,细木通3g,黄柏3g,知母6g,蒲公英15g,夏枯草15g,淡竹叶3g,生地3g。4剂。

【方解】本方重点在清利湿热,稍佐乌药、石菖蒲以化气。

二诊(1977年3月15日):服前药后,自觉好转,但久立即见头晕乏力腰酸,苔薄黄,脉左弦右细,拟潜育合渗利之剂。

【处方】龟甲9g,黄柏4.5g,石决明9g,沙参9g,麦冬9g,冬青子9g,泽泻12g,墨旱莲12g,蒲公英9g。7剂。

【方解】脉证合参,阴虚偏多,故用龟甲、石决明合二至丸育阴潜阳。

三诊(1977年3月22日):诸恙见减,原方出入。

【处方】上方加嫩钩藤12克,去石决明。7剂。

【方解】当时由于石决明缺货,故易轻清而凉、平肝风、除心热之钩藤。

服上药后,诸恙消失。

产后脑栓塞案一例

丁某,女,35岁。

患者在西安工作,于1975年10月分娩,产后未满月,病脑栓塞,神昏窍闭。经治疗好转,但不能言语,半明半昧,左半身运动不甚灵活。1976年10月由其母陪同来沪就诊。

【辨证】内虚邪中,血气痹阻。

【治法】活血化瘀,祛风利窍。

【处方】紫丹参9g,当归6g,川芎6g,桃仁6g,原红花6g,失笑散15g(包煎),片姜黄6g,干地龙3g,白天虫9g,参三七粉1.5g(和服),九节菖蒲3g,琥珀粉1.2g(蜜和服),全蝎粉3g(和服)。

上方稍事增损共服200剂,计治疗8个月,逐渐神志清醒,言语如常,由写字不多而书写流利。左臂、足完全复原,仅左手握力稍差。于1977年6月中旬返回西安。

按 丹参、桃仁、红花、当归、三七、失笑散均为活血化瘀之品,川芎不仅化瘀滞,而且主治中风入脑,尤为对症要药,诸虫类既能入络搜邪,又能利窍,且有弛缓神经作用。九节菖蒲亦利窍,且益智,琥珀通血脉宁心神,姜黄破血之力较峻,以其邪实偏多,故宗张景岳"产后既有表邪不得不解。既有火邪,不得不清。既有内伤停滞,不得不开通消导,不可偏执"之说而采用以上诸药。

脊髓损伤症

病案1 郭某,男,成年。1975年1月29日初诊。

因工伤,下肢近于瘫痪17年之久,1973年1月下旬曾来上海某医院做脊髓检查,诊断为腰椎脊髓阻塞,刻下患者下肢瘫痪更甚,坐不能起,虽倚两根拐柱,也只能勉强行走几步。同时伴有小便失禁。舌苔薄黄腻,脉细滑数。《内经》论痿证,皆言内热,并强调病机在肺与胃。患者先由工伤宿瘀达 17 年之久,酿成湿热,热伤阴血,筋急而挛,发为筋痿,湿热不去,致血液流行不利。始拟活血脉清湿热为治。

【处方】干地龙 9 g,全蝎粉 1.5 g(和服),僵蚕粉 3 g(和服),川芎 6 g,制乳香、没药各 3 g,炮穿山甲片 6 g,原红花 6 g,当归 6 g,麦冬 9 g,失笑散 9 g(包煎),桃仁 6 g,炙龟甲 9 g(先煎),黄柏 3 g,秦艽 9 g,赤小豆 30 g。另:每隔 1 日吃麝香 0.06 g。

二诊(1975 年 2 月 6 日):服上药后,坐时能自己站立起来,小便已复正常,可自行挂双杖行走,不须他人携扶。舌苔腻有化之势,病势有减退之象,仍守上方出入。

【处方】僵蚕粉 3 g(和服),当归 6 g,大麦冬 9 g,黄柏 3 g,原红花 6 g,炮穿山甲片 6 g,炙龟甲 9 g(先煎),干地龙 6 g,川芎 6 g,淮小麦 15 g,桃仁 6 g,失笑散 9 g(包煎),三七粉 1.2 g(和服),宣木瓜 9 g,赤小豆 30 g。

三诊(1975 年 2 月 23 日):服药后,行走较前进步,左肩背有酸痛麻木之感,再仿前法。

【处方】秦艽 9 g,虎杖 30 g,黄柏 3 g,当归 6 g,炮穿山甲片 6 g,失笑散 9 g(包煎),萆薢 9 g,牛膝 9 g,红花 6 g,鸡血藤 30 g,炙龟甲 9 g(先煎)。

四诊(1975 年 3 月 5 日):病势继退,以单拐支撑能独立行走,舌红少苔,口干脉数,左半身汗多,左肩臂酸痛麻感未除。此乃湿热之邪久羁,血行通畅难复。

【处方】当归 6 g,川芎 6 g,原红花 6 g,炮穿山甲片 6 g,天花粉 9 g,秦艽 9 g,制乳香、没药各 3 g,黄芪 15 g,桃仁 6 g,干地龙 6 g,制大黄 6 g,防风、防己各 9 g,木瓜 9 g。

五诊(1975 年 3 月 13 日):患者已能独立挂杖散步攀楼,然左肩臂仍如前状。

【处方】当归 6 g,川芎 6 g,原红花 6 g,牛膝 9 g,干地龙 6 g,姜黄 6 g,龟甲 9 g,黄芪 9 g,桃仁 6 g,黄柏 3 g,防己 9 g,天仙藤 12 g。

六诊(1975 年 3 月 23 日):行走更趋进步,脉数口干,左肩臂如前,腿微有浮肿。

【处方】生地 15 g,知母 6 g,失笑散 9 g(包煎),僵蚕粉 3 g(和服),络石藤 12 g,赤小豆 30 g,麦冬 9 g,干地龙 6 g,红藤 12 g,海风藤 12 g,天花粉 9 g,泽兰 9 g,泽泻 9 g。

后带回几十剂药,用药后,基本能自立行走,以资巩固。

病案 2　范某,男,43 岁。

下肢瘫痪七八年,视其二足痿软无力,肌肤冰冷,腿足肌肉已见萎缩,腰部酸痛,小溲频数,脉细,苔薄舌质胖淡。

【辨证】脾肾两衰,血脉不和。

【治法】温养脾肾,活血化瘀。

【处方】炙龟甲 9 g,鹿角胶 9 g(烊冲),大熟地 12 g,补骨脂 12 g,炒菟丝子 15 g,锁阳 15 g,川芎 9 g,参三七粉 3 g(分 2 次和服),炙黄芪 15 g,当归 9 g,血竭 6 g,原红花 9 g,炮穿山甲片 9 g,黄柏 3 g,全蝎粉 3 g(和服),琥珀粉 3 g(和服)。

【方解】龟甲通补任脉,鹿角通补督脉,任主一身之阴,督主一身之阳,任督二脉通而健,则全身血气得以正常流通,痿废得以兴起;补骨脂、菟丝子、锁阳、熟地重在温补肾阳,肾阳充则脾自健;黄芪专于补中益气以实坤土;黄柏、锁阳、龟甲,取其健步丸之意;血竭、三七、红花、川芎均有活血行血作用,炮穿山甲、全蝎、琥珀进而能疏通经脉而消瘀血。

二诊:上方连服 30 余剂,已能撑双拐行走,诊其脉结代,苔薄舌胖。

【处方】紫丹参 30g,当归 15g,川芎 9g,原红花 15g,生蒲黄 30g(包煎),锁阳 15g,大熟地 30g,炙龟甲 15g,炙黄芪 30g,参三七粉 3g(和服),炮穿山甲片 9g,全蝎粉 3g(和服),干地龙 6g,鱼鳔胶珠 15g,鹿角胶 15g(烊冲),枸杞子 15g。

【方解】于上方复加枸杞子、鱼鳔胶珠以补肾,蒲黄、红花以活血。

病案3 徐某,男,成年。1977 年 1 月 7 日初诊。

去年 11 月 1 日,突然左半身麻木,发作几次后,渐渐左侧肢体不能活动,而神志始终清楚。经外院急诊,诊断为"中风",经治疗后症状有所减轻。现左侧肢体不能负重,行走困难,左侧鼻唇沟歪斜,舌苔黄腻,脉弦滑。

【辨证】瘀血挟湿痰,阻于筋隧。

【治法】活血化瘀,涤痰通络。

【处方】当归 6g,桃仁、红花各 6g,川芎 3g,失笑散 9g(包煎),参三七粉 1.5g(和服),干地龙 6g,赤芍 9g,陈胆星 6g,干竹茹 9g,左秦艽 9g。

【方解】当归、川芎、桃仁、红花、三七、赤芍、失笑散均为活血化瘀之品,地龙、秦艽松肌通络,兼弛缓神经,陈胆星、竹茹则为涤痰之用。

二诊(1977 年 1 月 14 日):服药后麻木之肢体已有疼痛感觉。夜寐欠安,食纳不香,神疲无力。舌尖红,苔薄腻,脉弦滑。

【处方】当归 6g,桃仁、红花各 6g,川芎 3g,失笑散 9g(包煎),参三七粉 1.5g(和服),干地龙 6g,赤芍 9g,陈胆星 6g,干竹茹 9g,左秦艽 9g,延胡索 9g,橘皮 6g,桑枝 30g。

【方解】肢体疼痛,故用治上下内外诸痛之延胡索,祛风湿利关节之桑枝,橘皮则取其利气化痰。

三诊(1977 年 1 月 21 日):肢体痛楚尤以夜间为甚。汗出较多,脾气急躁,大便尚可,舌红脉弦。

【处方】当归 6g,桃仁 6g,红花 6g,黄芪 9g,赤芍 9g,干地龙 6g,川芎 3g,知母 9g,生地 9g,干竹茹 9g,桑枝 30g。

【方解】夜间汗多,汗为心液,证诸性情急躁,舌红苔少,其为心虚有热,逼液外泄可知。除仿补阳还五汤以外,又用生地、知母以清心凉血。

服药几十剂后,逐渐好转,左侧肢体功能逐渐恢复。

按　瘫痪,古书上没有直接的记载,一般归到"痿证"范畴。《内经》论痿证都责之为热,如《素问·痿论》篇云:"五脏使人痿……肺热叶焦……则生痿躄也……肝气热……则筋急而挛发为筋痿。脾气热……则肌肉不仁,发为肉痿。"又《素问·生气通天论》云:"秋伤于湿……发为痿厥。""湿热不攘,大筋软短,小筋弛长,软短为拘,弛长为痿。"后来历代医家在《内经》的基础上又有了发展,如张景岳云:"观所列五脏之证,皆言为热,而五脏之证又总于肺热叶焦,以致金燥水亏,仍成痿证。又曰,悲哀太甚,思想无穷,有渐于湿,则又非尽为火证……因此而生火者有之,因此而败伤元气者亦有之。元气败伤则精虚不能灌溉,血虚不能营养者,亦不少矣。"

余在前人理论的指导下,根据自己的临床经验,认为痿证亦离不开邪正斗争。初期湿热侵袭肌肉较多,后期血虚,肝肾阴虚较多,但仅是孰多孰少的问题,而无纯虚或纯实之症。从根本来说,形成痿证的原因在于肝肾阴虚,湿热之邪乘虚逗留。且无论是自外而来还是自内而生的邪气,不论其所侵犯或逗留的部位如何,总是阻碍了血行的通畅。因而在治疗上,无论是侧重于清阳明之湿热或侧重于补养肝肾之阴,均离不开活血化瘀这一基本方法。如病案1就是既清湿热,又活血脉,使17年的痼疾获得良效。病案2就是通过补肝肾、活血脉的治疗,也获得一定的疗效。当然,在痿证"正虚"的一面,也有偏于阳虚或始为阴虚继为阳虚的病例,自应仔细分别,不可偏执。

眩　晕

病案 1　杨某,男,54 岁。1976 年 5 月 12 日初诊。

头晕头痛数年,有高血压史,血压经常波动于 180/120 mmHg 左右,外院化验血脂偏高。进来时有头昏,甚则有欲仆之状,胸闷,动辄气急,形体肥胖,舌下青紫,苔薄腻,脉弦劲。

【辨证】痰湿瘀血互结,心气痹阻。

【治法】理心气,活血脉,化痰湿。

【处方】紫丹参 9 g,当归 6 g,川芎 3 g,桃仁 6 g,原红花 6 g,失笑散 9 g(包煎),生茜草 12 g,生麦芽 15 g,生山楂 12 g,干竹茹 6 g,石菖蒲 2.4 g。

【方解】当归、川芎、桃仁、红花、丹参、茜草、失笑散皆为活血化瘀之品,石菖蒲为治心气不足之要药,干竹茹化痰,麦芽消上焦滞血,有助于理心气,山楂化瘀消痰。

二诊(1976 年 5 月 19 日):服上方后头胀胸闷较松,脉劲之象渐平,唇舌青紫。仍从"心痹者,脉不通",以活血化瘀论治。

【处方】紫丹参 9 g,当归 6 g,川芎 3 g,桃仁 6 g,原红花 6 g,失笑散 9 g(包煎),生茜草 12 g,生麦芽 15 g,生山楂 12 g,干竹茹 6 g,石菖蒲 2.4 g,瓜蒌皮 9 g。

【方解】于上方加入瓜蒌皮利胸膈之痰。

三诊(1976 年 5 月 25 日):服药以来尚属合机,血压降至 118/82 mmHg。舌下青紫较淡,脉象如前。仿上方出入。

【处方】紫丹参 9 g,当归 6 g,川芎 3 g,桃仁 6 g,原红花 6 g,失笑散 9 g(包煎),生茜草 12 g,生山楂 12 g,生麦芽 15 g,桑寄生 9 g,茶树根 30 g。

【方解】原方加入具有降血压作用之桑寄生、茶树根。

四诊(1976 年 6 月 9 日):上方服药至今,血压稳定,诸恙递减。再拟活血化瘀以资巩固。

【处方】紫丹参 9 g,当归 6 g,桃仁 6 g,红花 6 g,参三七粉 1.5 g(和服),生茜草 12 g,生山楂 12 g,生麦芽 12 g,钩藤 15 g(后入),泽泻 9 g。

【方解】原方加入三七以加重活血化瘀,泽泻降脂利湿,钩藤清上。

病案 2 阮某,女,65 岁。

有高血压史,经常头晕腰酸,胸闷太息,动辄气急。近几年来头部多汗出,劳动及食后更多,腿部时有转筋。苔腻浮黄舌边红,脉弦滑。

【辨证】阴不潜阳,风动津泄。

【治法】养心清营,救阴息阳。

【处方】玄参 9 g,天冬 9 g,麦冬 9 g,大生地 9 g,淮小麦 30 g,干百合 12 g,牡丹皮 9 g,细木通 3 g,竹叶 9 g,灯心草 2.4 g,生牡蛎 15 g(先煎)。

【方解】取一甲复脉汤意合牡丹皮、木通、竹叶、灯心草泄心营之热下达于小肠。

二诊:服前药后,头晕头汗稍减,余恙虽减未除。高年阴液已亏,内热又重,拟育阴潜阳清热,以求进步。

【处方】炙龟甲 9 g,生玳瑁 9 g(先煎 2 h),石决明 30 g(先煎),生牡蛎 30 g(先煎),玄参 9 g,天冬 9 g,麦冬 9 g,大生地 12 g,宣木瓜 9 g,晚蚕沙 9 g(包煎),当归 6 g。

【方解】龟甲滋阴潜阳,玳瑁潜阳之功最著,石决明、牡蛎都有平肝息风作用,木瓜、蚕沙渗湿舒筋,取古方蚕矢汤以治疗腿部转筋。

续进原方,证情稳定。

病案 3 魏某,男,54 岁。1976 年 3 月 17 日初诊。

类中风 3 个月余,头晕眼花耳鸣,肢体痛楚,胸闷气急,苔白滑,脉沉弦。

【辨证】瘀血内阻,肝风内动。

【治法】活血为主,佐以沉潜。

【处方】当归 6 g,川芎 3 g,桃仁 6 g,红花 6 g,秦艽 9 g,炙远志肉 6 g,珍珠母 30 g(先煎),菊花 9 g,灵磁石 30 g(先煎),牛膝 9 g。

【方解】当归、川芎、桃仁、红花皆为活血化瘀之品,珍珠母潜肝阴,清肝火。《医学辞典》说:"珍珠母入心、肝二经,与石决明仅入肝经者不同。故涉神志病者,非此不可。"本例有胸闷气急症状,故取兼入心经之珍珠母。菊花养血息风,清利头目,磁石重以镇怯,秦艽、牛膝则为解除肢体痛楚之用。

二诊(1976 年 4 月 9 日):服药以来,诸恙递减,脉弦滑,可见内里之痰热尚重,血行不利,仿上方进步。

【处方】紫丹参 9 g,当归 6 g,石决明 30 g(先煎),珍珠母 30 g(先煎),牡丹皮 9 g,栀子 9 g,橘皮 6 g,干竹茹 9 g,陈胆星 6 g,干地龙 9 g。

【方解】去桃仁、红花、川芎,加丹参,入心包络而破瘀活血,石决明潜阳息风,牡丹皮泻血中之伏火,山栀泻三焦之热,使其屈曲下行,从小便而出。橘皮、竹茹、陈胆星涤痰清热,地龙则取其解湿热、通经络。

三诊(1976 年 4 月 16 日):日来头晕渐有好转,苔白滑腻尚未化,前进活血化瘀之法以获初效,再进原方。

病案 4　王某,女,成人。

经常头晕,间作耳鸣。最近脘次感痛,能食而不知饥,口淡无味。诊脉沉细左甚,舌质微胖,苔薄白。

【辨证】湿痰上扰清空,阴邪乘于阳位。

【治法】温运中阳,燥湿除痰。

【处方】制半夏 6 g,制南星 6 g,焦白术 9 g,制苍术 9 g,炒麦芽 12 g,炒神曲 9 g,白茯苓 9 g。

【方解】制南星、半夏除湿痰最力,苍术升阳除湿,白术、茯苓健脾化湿,麦芽、神曲健运脾胃,消化水谷而行湿滞。

上方共服 10 剂,眩晕诸症均除。

按　眩晕是临床上常见的一种症状,可见于高血压病、梅尼埃病、贫血、神经衰弱等疾病。中医文献对本症的记载和论述比较详尽。从《内经》开始历代医家都有不少新的见解。如《内经》指出:"诸风掉眩,皆属于肝"和"上气不足,脑为之不满,目为之眩""髓海不足则脑转耳鸣"。嗣后如刘河间认为由于风火,当从风治,朱丹溪则认为"无痰不作眩",而张景岳又指出"无虚不作眩,当从虚治"。

在接受前人经验的基础上,我总结了自己几十年的临床经验,治疗中有以下几点体会。

本虚而标实。用邪正斗争的观点,分析了本症的病因病机,认识到本症多属本虚标实,虚实夹杂,虚者指血虚阴虚,中虚下虚,实者指肝阳、肝火、风、痰、瘀等。在一个患者身上,虚实兼而有之,绝无纯虚或纯实的眩晕。因此,在治疗上须兼顾标与本,方可使邪去而正安。

心主一身之血,治眩晕要注重于心。历来治疗眩晕,一般都从肝论治,但《经》云:"心者生之本,神之变也""心者,五脏六腑之大主,精神之所舍也"。基于此,刘树农认为心主一身之血,无论血虚、血瘀、阴虚、阳虚引起的眩晕,都与心脏密切相关,这同西医学对高血压同时可以并发冠心病,日久可以有高血压、心脏病的看法有一致之处。所以刘树农在治疗眩晕中重视从心论治。病案1即根据患者有胸闷、唇色紫、动则气急、舌下青紫等症状,认为既有浊痰停留,又有血行不利,用活血化瘀辅佐涤痰法。病案2虽有肝肾阴亏、阳升风动,但根据其胸闷太息,动辄气急,特别是头部多汗出的现象,认为是心营不足,心虚有热,逼液外泄,用养心清营法。病案3则认为先有肝风内动,继为血行不利,瘀血内阻,于活血化瘀之中,佐沉潜之品,均获得较好的疗效。病案4则偏重于湿痰内蕴,上干清阳之所,故仿半夏天麻白术汤法。

再生障碍性贫血合并间日疟（虚劳挟久疟）

病案 陈某,男,20岁。1965年6月18日初诊。

患者1961年因头昏、齿衄、面色苍白,就医诊治发现贫血和胃酸缺乏。1962年以来病情加重,经常晕厥,血红蛋白仅50 g/L,网织红细胞0～0.2％,肝脾肿大,骨髓穿刺发现为再生障碍性贫血。前医多方治疗,证情均未消减。目前头晕颇甚,伴有耳鸣纳差,腰膝酸软,两胁刺痛,形寒汗出,神倦思卧,舌淡红,脉细略弦。

【辨证】气血两虚,肝肾不足为主。

【治法】气血双补,兼和肝肾。

【处方】炙黄芪12 g,白术9 g,党参6 g,当归身6 g,丹参6 g,熟地6 g(砂红1.5 g同炒),肉桂片4 g(吞服),枸杞子6 g,菊花6 g。3剂。

【方解】方取十全大补汤意加减。黄芪、白术、党参益气健脾胃;当归身、熟地、枸杞子、丹参养血补肝肾;菊花平肝治眩,肉桂色红入血补血、通血脉,性热,入肾温振阳气。同奏益气养血调补肝肾之功。

二诊(1965年6月22日):服前药颇和机宜,仍宗原方进步。

【处方】上方去菊花,加紫石英6 g(先煎),川芎3 g。3剂。

【方解】菊花之性略嫌寒凉,故去之,加紫石英镇心养血补虚。川芎活血祛风,上行头面。

三诊(1965年6月25日):日来眩晕较平,精神较振,汗出形寒,两胁窜痛如前,舌白滑,脉弦细。再宗原方出入。

【处方】炙黄芪9 g,炒白术9 g,防风6 g,党参6 g,大生地6 g,当归6 g,肉桂片4片(吞服),炮穿山甲片2.4 g,荆三棱6 g。4剂。

【方解】汗出形寒为表虚正弱,故以玉屏风散益气固表。两胁窜痛似为肝气,而肝脾肿大则为血瘀之症,故加穿山甲片、三棱破血行瘀以通血络。

四诊(1965年6月28日):服药以来,诸恙均见好转,食纳亦加。但因时常发作疟疾,致两胁疼痛,苔脉如前,拟予原方之中加重通络之品。

【处方】当归6g,炙黄芪9g,党参9g,丹参9g,大熟地6g,炮穿山甲片2.4g,肉桂片4片(吞服),失笑散9g(包煎),制没药3g,大白芍9g,青葱管5寸。3剂。

【方解】原方上复加失笑散、没药,活血止痛,青葱管辛通阳气,白芍养血柔肝。

五诊(1965年7月23日):药后诸恙均减,两胁痛楚亦轻,原方略事加减,又进11剂。眩晕虽减,尚觉足部萎软无力,上盛下虚显然。仍宗原意治损。

【处方】熟地9g,山茱萸4.5g,炙远志6g,左牡蛎12g(先煎),肉桂片4片(吞服),巴戟天6g,金石斛6g,炙黄芪9g。4剂。

六诊(1965年8月10日):发疟后致虚象复现,两胁痛楚,脉弦细,苔薄滑,拟导原意,佐以消除疟原。

【处方】党参9g,炙黄芪9g,当归9g,大白芍9g,左牡蛎12g(先煎),枸杞子9g,菊花9g,鳖甲煎丸12g(包煎)。7剂。

七诊(1965年8月17日):眩晕较平,胁痛亦减,自汗恶风,神疲乏力,苔脉如前,再宗原方出入。

【处方】炙黄芪9g,焦白术9g,炒防风6g,当归9g,大白芍9g,左牡蛎12g(先煎),枸杞子9g,菊花9g,鳖甲煎丸12g(包煎)。7剂。

药后诸恙续有减轻,予原方加减,补益气血,调和营卫,如十全大补浸膏丸、河车片等,形寒怯冷渐渐消除,胃纳亦治。

八诊(1966年2月15日):间日疟时发时止,日来疟疾又发,右胁下痛楚,脉弦舌白,正虽虚,邪犹存,拟截疟饮加减。

【处方】酒炒常山1.5g,煨草果3g,槟榔炭6g,川厚朴3g,青皮、陈皮各4.5g,柴胡3g,制半夏4.5g,炒黄芩1.5g,生姜2片,大红枣4个,党参9g。2剂。

九诊(1966年2月22日):中西药物同治,疟疾虽住而体力未复,头昏耳鸣,苔白脉弦,姑予调理之剂。

【处方】党参9g,炙黄芪9g,当归身9g,焦白术6g,炙甘草3g,陈广皮9g,枸杞子9g,制苍术6g,炒神曲9g。7剂。

【另】鸦胆子,自用槌去壳取仁,每日服完整的3粒,用桂圆肉包紧吞下。

【方解】常山、草果截疟之品,前亦曾多次服用,虽也有效,但竟不能断其病源。故还当寻找根治预防之法。鸦胆子原治热痢、休息痢,据说对阿米巴原虫有杀灭作用。因思疟疾亦系原虫作祟,故使用以治久病,以观其效。鸦胆子"性善凉血、止血,兼能化瘀生新"(张锡纯),其性味苦寒,汁仁有腐蚀作用,故嘱其取完整的子仁以桂圆肉或米饭包紧吞下。

十诊(1966年3月1日):日来体力较佳,但夜分仍有怯冷之状,苔薄脉沉细,兼伤风痰多,药宜兼顾。

【处方】党参9g,炙黄芪9g,川芎3g,当归身9g,北细辛0.9g,防风4.5g,焦白术6g,

制苍术 4.5g,焦白芷 1.2g。7 剂。

十一诊(1966 年 3 月 8 日):伤风渐愈,本质气血两虚,头昏神困,苔薄仍拟培养之剂。

【处方】党参 9g,炙黄芪 9g,焦白术 6g,砂仁炒熟地 9g,当归身 9g,枸杞子 9g,巴戟天 6g,水炙甘草 3g,大麦冬 9g,北沙参 9g。7 剂。

另包鸦胆子 15g,用法同前。

十二诊(1966 年 3 月 15 日):前方去沙参、麦冬,加肉桂 3g(研末分 2 次吞),橘红 4.5g。5 剂。

【随访】服药以来病情渐渐好转,疟疾未发。自述服鸦胆子每日增至 10～15 粒,用饭团包服。持续服药 2 年余,疟疾始得除根,肝脾肿大亦见缩小。1984 年初随访,患者血红蛋白接近正常,已结婚,生有一子,并一直坚持上班。

再生障碍性贫血验案一则

病案 丁某,男,35 岁。1975 年 12 月 28 日初诊。

有肝炎、肺结核和血吸虫病史。自 1972 年起,工作中接触含苯化合物,以后经常感头昏乏力气急,失眠多梦等。1974 年在某医院检查发现全血降低,血红蛋白 5.4g/L,红细胞 $240 \times 10^{12}/L$,白细胞 $3.4 \times 10^9/L$,血小板 $17 \times 10^9/L$,经骨髓穿刺明确诊断为"再生障碍性贫血",长期服中西药物,病情未见明显缓解,而来沪就诊。刻下:头晕乏力,心悸,气急,口干舌燥,足肿,舌中腻浮黄,脉弦劲燥急,面浮肿,色萎黄。

【辨证】邪盛正虚。

【治法】滋阴潜阳,佐以清热解毒。

【处方】炙龟甲 12g(先煎),龙齿 12g(先煎),煅牡蛎 30g(先煎),生玳瑁 15g(先煎),水牛角 30g(先煎),紫丹参 12g,大熟地 15g,炙甘草 9g,淮小麦 60g,炒五味子 6g,牡丹皮 9g,赤芍 15g。另:乌犀角粉 9g,日服 0.6g。

【方解】龟甲、龙齿、牡蛎、玳瑁均为育阴潜阳之品,而以玳瑁潜阳最力。熟地补精髓,小麦养心气,五味子补元气不足,收耗散之气。炙甘草补三焦元气而益血。牡丹皮、赤芍除血分之热。犀角益心神,解热毒。

上方服至 13 剂,头昏头痛消失,心悸气急,足肿诸象均改善。

二诊(1976 年 2 月 21 日):前方加减连续服用,证情稳定,因患者血虚现象较为明显,故以活血补血为治。

【处方】当归 6g,炙黄芪 15g,大熟地 9g,炙龟甲 9g(先煎),阿胶 6g(烊冲),煅牡蛎

30 g(先煎)、白茯苓 9 g,炙甘草 3 g,制黄精 30 g,泽兰、泽泻各 9 g,鱼鳔胶珠 9 g,淮小麦 30 g,炒麦芽 9 g。

【方解】当归、黄芪、熟地、黄精、阿胶等,皆为补益之品而长于补血,龟甲、牡蛎取其潜育,茯苓、甘草、小麦补益心气。以其下肢仍有微肿,故参用解血解水之泽兰、泽泻。炒麦芽则取其健运脾胃,纠正药性之重滞。自此诊起,加用鱼鳔胶珠,至 8 月 1 日暂停。阅《本草述钩玄》说:"鱼鳔胶能使精血黏聚,不致疏泄""调阴中之气化有殊功"。这说明鱼鳔胶既能提高血液凝固力,止属于虚性的出血,而且含有"于阴中求阳"的作用。最近有杂志登载鱼鳔胶珠有加强肾上腺皮质激素的功能。根据"肾生骨髓"的观点,鱼鳔胶对骨髓可能有扶正的作用。

三诊(1976 年 3 月 23 日):近来患者常觉胸闷气急。根据"心生血""心主一身之血"的观点,加用具有强心作用的野山人参粉,服观其效何如?

附野山人参服法:第一个 10 日每日清晨服 1 g,第二个 10 日每日服 2 g,第三个 10 日每日 3 g,第四个 10 日每日 2 g,第五个 10 日每日 1 g,如是为 1 个疗程,休息 10 日,再进第 2 个疗程。

四诊(1976 年 5 月 30 日):近来证情稳定,但面色白,血虚之象仍存。

【处方】嘱每日清晨空腹服海参粉 1.5 g。

【方解】《本草纲目拾遗》说:"海参能生百脉之血,若失血过多,必须以此补之。其生血之功,捷于归芍也。"患者失血的现象,虽不能说过多,但根本上是全血降低,用补血最强的海参,可收到一定的效果。

五诊(1976 年 7 月 18 日):暑天炎热,气阴易伤,拟方气阴兼补。

【处方】炙龟甲 9 g(先煎)、生牡蛎 30 g(先煎)、炒菟丝子 12 g,覆盆子 12 g,枸杞子 12 g,大生地、熟地各 9 g,冬青子 9 g,墨旱莲 9 g,鸡血藤 30 g,北沙参 15 g,大麦冬 9 g,五味子 3 g,鱼鳔胶珠 9 g。

【方解】方中含有五子、二至和二地、二甲以及沙参、麦冬、鸡血藤、鱼鳔胶等,为气血阴阳平补而侧重于补益肾脏。

六诊(1976 年 10 月 15 日):今日客感未愈,拟方急则治其标。

【处方】薄荷 1.5 g(后下)、连翘 9 g,生甘草 6 g,蒲公英 9 g,牛蒡子 9 g,干枇杷叶 9 g(包煎)。

待上药服完 2 剂,再服固本之方。

【处方】太子参 9 g,当归 6 g,炙黄芪 15 g,大生地 15 g,北沙参 15 g,大麦冬 12 g,炙龟甲 12 g,生龙骨、牡蛎各 15 g(先煎)、石菖蒲 1.5 g,玉竹 15 g,炙远志肉 6 g,鸡血藤 30 g,山茱萸 9 g,冬青子 9 g。

【方解】本方固然汇集补血益气诸品,但仍着重与滋补肾阴。

七诊(1977 年 4 月 20 日):气血双补之剂加减服用,治疗至此,患者头昏、心悸、足肿等均未再发作,证情没有发展,呈小康状态,拟方再进扶正之品,以资巩固。

【处方一】太子参 15 g,炙黄芪 15 g,白茯苓 12 g,制苍术、白术各 6 g,怀山药 30 g,炒扁豆 12 g,山茱萸 9 g,生蒲黄 6 g(包煎),阿胶 6 g(烊冲),鸡血藤 15 g,制黄精 15 g,虎杖 15 g,鱼鳔胶珠 6 g。

【方解】本方用茯苓、白术、山药、扁豆健运脾胃,太子参、黄芪、黄精、鸡血藤益气补血,鱼鳔胶、山茱萸强肾补髓,阿胶合蒲黄,对血液有推陈致新作用,虎杖亦取其破留血以生新。

【处方二】太子参 15 g,炙黄芪 15 g,白茯苓 12 g,制苍术、白术各 9 g,怀山药 30 g,制黄精 15 g,鱼鳔胶珠 6 g,炒扁豆 12 g,生蒲黄 6 g(包煎),阿胶珠 6 g,鸡血藤 15 g,虎杖 15 g。

上药共研为细粉,分作 40 份,每日早晨用开水和服 1 份,于 1997 年 4 月 26 日携药方返回昆明。

【方解】久病胃弱,不宜多服汤剂,故作散剂。

按 再生障碍性贫血的病因,西医学认为是由于体外或体内的毒物侵害骨髓的缘故。如本例患者是明显地受到体外性毒物的侵害。根据"外因通过内因而起作用"的辩证法思想,可以认为,无论其为体外性或体内性,毒物之所以能够侵害到骨髓,是和本身防御力不足分不开的。如本例患者的病因,明知为骨髓受到体外性毒物的侵害,而患者在过去曾有过肝炎、肺结核和血吸虫病诸疾患。这证实了"邪之所凑,其气必虚"的中医传统观点,是符合唯物主义关于"内因是变化的根据,外因是变化的条件"的科学论断的。

在初诊时,即根据上述观点,于补益之中佐用解毒药,以后复诊,多以攻补兼施,在有外感时,"急则治其标",并有针对性地用了鱼鳔胶珠、海参、野山人参等,患者经治疗一年半,自觉症状明显改善,病情始终稳定而未见发展。为中医治疗再生障碍性贫血摸索了一点路子。

发热治验六则

很多疾病，都可引起发热，发热是临床常见症状，我在多年临床实践中，所遇发热患者不胜枚举，现仅总结以下的 6 则发热，可以窥见在临床上遵循中医经典旨意，注意审证求因，辨证施治，是非常重要的。

一、甘温除大热法

病案 1 赵某，男，22 岁。入院日期：1980 年 9 月 19 日。

患者于 8 月 19 日突发高热，伴咽痛、畏寒、无寒战，8 月 26 日来院急诊，体温 39.6℃，经肌内注射柴胡注射液及口服吲哚美辛后，体温退而复升，时高时低。入院前半月回农场途中，吹风淋雨受凉并赤脚走湿地共 1h 余，嗣后又感畏寒，体温高达 39.9℃，再来院急诊，留院观察 5 日，曾用青霉素、链霉素、卡那霉素、庆大霉素和四环素等治疗均无效，体温波动在 38～40.5℃，晨低暮高，因持续高热，原因不明，故收入院。

【检查】面色灰黄，消瘦，咽稍充血，心肺（一），肝、脾肋下触及，质软，无叩痛，全身浅表淋巴结未及，皮肤无瘀斑及出血点。

【实验时检查】血红细胞 $3.8 \times 10^{12}/L$，血红蛋白 11.5 g/L，白细胞 $3.4 \times 10^9/L$，中性粒细胞 70%，疟原虫未找到，肥达试验阴性，谷丙转氨酶 46 U/L，抗"O"1 250 U/mL，红细胞沉降率 26 mm/h，胸片（一）。骨髓穿刺：粒细胞、红细胞系增生均可，未找到异常网状细胞。血浓缩涂片找到少量疑似网状细胞。

【治疗经过】入院后用桂枝汤加味及祛风清暑化湿之剂治疗，体温略有下降，最高在 38.7～38.9℃，但始终起伏不退，自汗不止，肝脾较入院时略增大，故于 9 月 25 日请刘树农会诊。

刘树农辨证认为，患者恶寒发热，脉浮数，病尚在表。二便自调，脘腹无拒按，无里证可据。上身出汗是阳分有汗，阴分无汗。还有心慌，口干喜热饮，面色灰黄，舌质淡，舌体稍胖，舌苔白腻等。四诊合参，断定为阳虚、气虚之体，风寒湿邪留而未去。尽管有表证存在，汗出辄复热为邪胜，但病延月余，屡屡汗出，已属虚多实少，证属湿温伤寒类型中的阴证。用桂枝汤加参、苓、术、附。

【处方】川桂枝 9 g，杭白芍 9 g，生甘草 6 g，熟附块 4.5 g（先煎），焦白术 9 g，茯苓 15 g，生薏苡仁 15 g，杏仁 3 g，生姜 1.5 g，大枣 4 枚，白人参 6 g（另煎代茶）。

连服 3 剂。服药后体温逐日降退，至第 3 日体温已正常，脉亦渐平。出院后续服此方 5 剂，随访多次，体温正常，汗出大减，肝脾均未触及，一般情况良好，实验室复查均恢复至正常。

按 中医的病因学历来十分重视人与自然界的关系，自然界的一切变化都会影响到人体，这种自然界的致病因素统称为不正之气，如风、寒、暑、湿、燥、火，但它们是否能侵入人体而致病，则取决于人体正气的强弱，正气虚弱是引起疾病的内因，所谓"邪之所凑，其气必虚"。

对本例的辨证施治，刘树农既十分注意到病前吹风、淋雨、赤脚走湿地等外界致病因素的一面，又更重视体质素来阳虚气虚的另一面，由于正不胜邪，故汗出辄复热。

刘树农紧紧抓住风寒湿邪的外因和阳虚、气虚素质的内因，在"必伏其所主，而先其所因"的思想指导下，用桂枝汤调和营卫、解肌发表；人参、茯苓、白术、附子壮阳、益气、燥湿，并以杏仁、薏苡仁化气达邪。由于用药主次分明、配药得当，故疗效比较显著。从本例的治验，我们体会到"甘温除大热"方法的临床对象，不仅限于由内伤引起自内而生的大热现象的患者，也适用于内伤虽较重而外感犹存的病例，但必须注意两点：

其一，如本例患者的内伤是阳虚与气虚，而外感则是风寒湿之邪；

其二，所谓大热只是现象，如高热、咽喉痛或口干，而其致病本质则是阳虚、气虚的病体和留恋不去的风寒湿邪之间的邪正斗争。《内经》说："治病必求于本"，洵非虚语。

二、引火归原法

病案 2 夏某，男，19 岁。1976 年 2 月 12 日初诊。

高热半个多月，全身散在性出血 7 日余，以"急性粒细胞性白血病"收入病房。刻下：高热头晕，下肢疼痛，耳鸣，大便裹血，面色萎黄，脉弦细数，重按无力，舌质薄白胖，苔黄浮灰而滑，前医曾投白虎汤无效，热势鸱张，而邀会诊。

患者高热而神萎，观其舌，诊其脉，均为虚象，苔浮白滑，自属肾阴不足，寒湿内伤，龙雷之火不安于窟宅，浮越而出，发为高热，此为真虚而假实，元气欲脱之象。

【辨证】真阳外越，元气欲脱。

【治法】扶正固脱，引火归原。

【处方】熟附块 6 g，肉桂 3 g，熟地 6 g，炙甘草 6 g，龙骨 15 g，牡蛎 15 g，别直参 6 g。冷服 2 剂。

按 以肉桂、附子引火归原,回阳救逆,合甘草、熟地为甘温除大热,龙骨、牡蛎救阴敛液,别直参强心气,共奏扶正固脱之功。

二诊(1976年2月14日):热势已平,精神萎靡,静卧不语,舌苔浮灰渐化,脉数稍平,脉弦之势亦减,虚浮之火已归于原,虚象毕露,仍宗原方加减,以固其本。

【处方】别直参6g,熟附块6g,炙甘草6g,龙骨15g,牡蛎15g,熟地9g,鹿角霜9g。2剂。

按 以温养补阳之鹿角粉易偏于刚燥之肉桂,虑助阳过剂,反灼阴液。

以后又复诊2次,均以上方为基础酌情加减,患者热退,神凉脉静之外,其他证情亦明显改善。

《素问·至真要大论》曰:"必伏其所主而先其所因。"发热患者,当以热退为疗效之标志,但退热,并不一定用大寒大凉之药,《素问·至真要大论》说:"论言治寒以热,治热以寒,而方士不能废绳墨而更其道也。有病热者,寒之而热,有病寒者,热之而寒,二者皆在,新病复起,奈何治? 曰:诸寒之而热者取之阴,热之而寒者取之阳,所谓求其属也。"本例患者能够对症治疗。患者虽然高热,但神情萎靡,脉虽弦,但重按无力,舌苔虽黄灰,但质胖,苔浮滑,且面色萎黄,耳鸣,其根本原因自在于肾阳不足,寒湿内存,至于高热,只是因阳虚已极,虚阳外越,所以用大热之药反能清其热,就是求其属所取得的结果。

三、扶正祛邪,攻补兼施法

<u>病案3</u> 顾某,女,23岁。1975年10月6日初诊。

患者因高热持续不退,全血偏低,尤以白细胞为甚,诊断为"急性粒细胞缺乏症"而入院。入院后曾用多种抗生素,高热仍未退,会诊时寒战高热,热退有汗,身有皮疹,咳嗽,肌肤不泽,脉象三五不调而数疾,舌苔黄中夹白较干,舌中剥。

【辨证】表邪未解,心阴虚而有内热。

【处方】北沙参30g,生地30g,柴胡15g,当归15g,羚羊角粉0.6g(吞),酸枣仁9g,炙鳖甲15g,生甘草6g,虎杖30g,荆芥、防风各15g。2剂。

上方2剂后,热势骤退。

按 此方系仿人参荆芥散意,用沙参养肺阴,荆防解肌表之风邪,以苔黄白相兼,知外邪不全在表,故用柴胡领邪外出,热邪侵及血分,故用鳖甲、羚羊角入血分搜邪凉血解毒,以生地易原方之熟地,取其凉血清热而免滋腻。当归、虎杖亦为和血驱邪之品,酸枣仁、甘草取其酸甘化阴且有宁心之用。

发热本有内伤、外感之辨，内伤、外感之中又有伤于邪气盛抑或正气虚，应结合考虑，该患者是表邪未解，又致内伤，故需解表与扶正同用，以解表为主，此其一；其二是皮疹，舌中剥两点症状，知其邪已侵入血分。"诸血者皆属于心""邪之所在皆为不足"。这又说明患者由于心脏素虚，致邪易侵血分，而心脏之虚系偏于阴虚。"阴虚生内热"，所以侵入之邪，易于趋向热化。

四、活血化瘀

> **病案 4** 孙某，女，14 岁。1977 年 2 月 25 日初诊。

1 个月前曾跌跤，右臀部着地，当时局部红肿，后即发热，体温波动于 36.5～40 ℃，发热无一定规律，热度高时则神疲喜卧，热退汗出，复如常人，白细胞 $16 \times 10^9/L$，中性偏高，舌边红苔黄腻，脉数。

【辨证】跌仆瘀血，兼有湿热。

【治法】活血化瘀，佐清湿热。

【处方】银柴胡 9 g，天花粉 12 g，炮穿山甲片 9 g，当归 6 g，桃仁 6 g，红花 6 g，制大黄 6 g，生薏苡仁 12 g，淡竹叶 9 g，金银花 9 g。3 剂。

【方解】方系复元活血汤，用以化瘀血，以银柴胡易柴胡加强退热之用，加薏苡仁、淡竹叶、金银花清解湿热，凉血解毒。

二诊（1977 年 3 月 1 日）：上方投剂合度，再续 3 剂，以观其效。

【处方】初诊方 3 剂。

三诊（1977 年 3 月 5 日）：上方共服 6 剂，热退症平，现右臀部结一硬块，按之觉痛，苔腻化而未净，脉细小数。再进活血，佐以清解余邪，冀其内消而免外溃。

【处方】金银花 9 g，当归 6 g，天花粉 12 g，炮穿山甲片 6 g，桃仁 6 g，红花 6 g，赤芍 12 g，蒲公英 15 g，生薏苡仁 12 g，制乳香、没药各 3 g。

按 《灵枢·痈疽》篇："营卫稽留于经脉之中，则血泣而不行，不行则卫气从之而不通，壅遏而不得行，故热。"

此例患者有跌仆外伤史，局部曾有红肿，又有固定痛处，为瘀血内阻无疑，其发热既无六淫外感，又无七情内伤，仅起于跌仆，由血瘀引起发热益可征信。复元活血汤由李东垣创制，治跌仆损伤、瘀血留结有良效。

五、调和营卫法

> **病案 5** 王某，女，20 岁。

湿温伤寒 18 日，高热不退，大便不畅，口干不欲饮，汗出齐颈而还。苔白腻而滑，脉沉细而数。

【辨证】寒湿不解,心阳不振,足太阴与手少阴合病。

【治法】调和营卫,扶阳祛邪。

【处方】桂枝 9g,白芍药 9g,炙甘草 6g,白茯苓 9g,制苍术 9g,熟附片 6g,生姜 3g,大枣 5 枚。

上方连服 6 剂,汗出渐渐遍及周身,高热递减,大便通调而病愈。

按 桂枝汤本为调和营卫、解肌退热之剂。苔白腻而滑,不欲饮,是寒湿内踞,脉沉细而数是真阳已惫。故用茯苓行水,苍术燥湿,附子温阳强心。

六、清宣淡渗法

病案6 王某,男,16 岁。1975 年 11 月 14 日初诊。

寒战头痛,伴咽痛及中上腹不适,体温高达 40.5℃,恶心,呕吐数次,晨热稍退,至午后升高,病已 3 周,用多种抗生素无效,以"发热待查""败血症待排除",于 1975 年 11 月 14 日邀会诊。

似疟非疟,脉浮,苔白腻,根略黄,虽在冬月,犹为手太阴伏暑也。

【辨证】新病引动伏邪,发为寒热。

【治法】透达伏邪,淡渗泄热。

【处方】软柴胡 9g,葛根 9g,淡豆豉 9g,光杏仁 6g,薏苡仁 9g,蔻仁 0.9g,通草 6g,藿香 12g,薄荷 2.4g(后下),六一散 9g(包)。

【方解】以其寒战头痛,身热午后较甚,时有呕吐,认为伏邪虽在手太阴,但同时伴有足太阳和足少阳证,故取柴胡、葛根,它的病因是湿热伏邪因新感而引发,故取三仁汤去竹叶加宣肺化气之豆豉,芳香化浊之藿香,因伴有咽痛,故用少量辛能散、凉能清之薄荷。

二诊(1975 年 11 月 15 日):昨日得大便 1 次,纳有好转,喜饮,尿频而短。

【处方】上方加青皮 4.5g,制大黄 4.5g。

药后体温降至正常,以后未见复升。继续调理而愈。

【方解】苦寒泄热佐以理气,气化则湿亦化,对于湿热则应分清走泄。青皮消在里之积滞,大黄邪湿热之留邪。

按 本例患者之高热,缠绵不愈已 3 周,并伴有寒战,因其有呕吐、恶心,苔白腻,辨为新病引动伏邪,此伏邪,即为湿热,现已形成湿遏热伏之象,若仅与苦辛温燥之剂化湿,则热益炽,若单投苦寒直折其热,则湿仍留,惟有用芳香辛苦、清宣淡渗、流畅气机之品,才能使湿热分消。患者高热用多种抗生素无效,服 3 剂清淡之剂,即告痊愈。实践证明,中医病因学中如所谓湿热之邪,到目前为止,既未能取证于西医学的检验,又未能获得针对性的抗生素类药物,这确是当前中西医所应当努力研究的课题。

综上所述,治疗发热患者,既要注意外邪的性质、程度,又要重视正气的强弱,既要认真寻求得病之本,又要仔细辨别舌、脉、体征,辨证既确,则在论治中或以轻清之剂使温热分消,或以活血化瘀使宿瘀消除,或以大辛大热使虚阳收敛,或以扶正祛邪同用,使邪气退,正气复,均能达到病本拔,大热症状自解而疾病告愈。

湿温证治一得

"湿温"原属温病范畴。一提温病,便谓忌汗,忌用辛温。其实既谓"湿温",其致病之邪必有两端:一为湿邪,一为温邪。湿之与温,二者又有孰轻孰重或并重之别。要知湿为阴邪,伤人之阳,再碰上阳气素虚的体质,遂趋于寒化,故湿邪偏重的湿温可为寒湿之属,确有需于辛温之剂。至于沪上流传的所谓"湿温伤寒",其中并不乏寒湿类型的湿温。咸谓"湿温"忌汗,麻、桂自不能用,而一涉及"伤寒",则又执着于传久化热之说,畏温药如虎,于是始而辛凉,继而甘寒、苦寒,甚至于咸寒。这类药当然不利于病。可是病势朝着不利方面的转化,是隐蔽的,缓慢的,且往往出现某些假象,如神昏躁烦,使人们恣用寒凉而不知返。迫至正衰邪盛局面形成以后,乃坏象毕露,一蹶不振。

祝味菊在其所著《伤寒质难》中曾叙述治疗学生徐某湿温伤寒病。"高热两旬不退,神昏谵妄,连进姜、附、麻、桂六剂而热退神清"一例,可资参证。余昔日亦曾经治数例,列举于后,以示一斑。

病案 1　玉某,女,20 岁。

湿温伤寒 18 日,高热不退,大便不畅,口干不欲饮,汗出齐颈而还。苔白腻而滑,脉息沉细而数。

【辨证】寒湿不解,心阳不振,足太阴与手少阴合病。

【治法】调和营卫,扶阳祛邪。

【处方】桂枝 9 g,大白芍 9 g,炙甘草 6 g,白茯苓 9 g,制苍术 9 g,熟附片 6 g,生姜 3 g,大红枣 5 枚。

上方连服 6 剂,汗出渐渐遍及周身,高热递减,大便通调而病自愈。

【方解】桂枝汤本为调和营卫、解肌退热之剂。苔白腻而滑,不欲饮,是寒湿内踞,脉沉细而弱是真阳已惫。故用茯苓行水,苍术燥湿,附子温阳强心。

病案 2 秦某,男,40 岁。

湿温伤寒两旬,身热不退而不欲饮,大便连解稀溏,腹部有胀痛感,肢末不温,苔白滑浮灰而腻,脉濡细。

【辨证】 脾肾阳虚,寒湿偏盛,足太阳与足太阴、足少阴合病。

【治法】 温脾肾之阳,祛寒湿之邪。

【处方】 桂枝 9 g,白芍 6 g,炙甘草 6 g,生姜 6 g,白茯苓 9 g,制苍术 9 g,白术 9 g,熟附片 9 g,大枣 5 枚。

上方服 5 剂后,即得热退泻止,浮灰滑腻之苔渐化,知饥思食,改用胃苓汤加减以善其后。

【方解】 桂枝汤解太阳之邪以退肌表之热,茯苓合二术行水燥湿健脾,附片温阳行水。

病案 3 张某,男,32 岁。

湿温伤寒 18 日,身热不退,大便溏薄,日一二行,今午后陡发寒战,战止热高,脘腹胀闷,不能纳,不欲饮,舌白滑厚腻,脉沉细。

【辨证】 正阳衰,邪阴盛。

【治法】 扶正阳,祛邪阴。

【处方】 桂枝 12 g,白芍 9 g,炙甘草 9 g,生姜 6 g,白茯苓 15 g,制苍术、白术各 12 g,黑附块 9 g,大枣 5 枚。

上方连进 10 剂,知饥欲食,胀闷均减,热势渐衰,神志安详,继服胃苓汤加减而收全功。

【方解】 舌白滑厚腻,知寒湿之重甚,脉沉细,知正阳之式微。于病程中忽然寒战,正衰邪盛无疑。战后高热,邪气尚未完全内陷。故取桂枝汤解肌退热,苓术附行水燥湿温阳。以其正虚甚而邪阴亦盛,故药量稍重。

病案 4 贾某,女,62 岁。

湿温伤寒 1 个月余,身热不退,大便稀溏,日二三行,肢末不温,自汗漐漐,神迷嗜睡,偶作呓语。舌绛无苔而润滑,舌上有糜疮,散布如腐皮,有时自行剥落。脉沉微欲绝。

【辨证】 真阳式微,湿邪深锢不解,正衰邪盛。

【治法】 扶正阳,达阴邪,稍佐固脱之品。

【处方】 桂枝 9 g,白芍 9 g,炙甘草 6 g,生姜 3 g,白茯苓 9 g,焦白术 9 g,蜜炙黑附片 9 g,生龙骨 15 g,生牡蛎 15 g,大枣 5 枚。

【方解】 桂枝汤加苓、术、附,方义见前。本例以其自汗,故以白术易苍术,复加龙骨敛心神、潜浮阳,牡蛎止汗潜阳以杜其虚脱。

二诊：上方服 6 剂后，手足温，自汗止，大便未行，热亦渐退，用六君合神曲鸡金散。

【处方】党参 9g，白茯苓 9g，焦白术 9g，炙甘草 3g，陈皮 6g，炒神曲 9g，制半夏 6g，炙鸡内金 9g。

【方解】六君子调理脾胃佐化湿痰，神曲、鸡内金辅助消化，冀其能纳能运。为病后调理之大法。

病案 5 徐某，男，53 岁。

湿温两旬有奇，寒热进退不一，汗出齐颈，胸脘窒闷，懊恼不安，大便稀溏，日一二行。口干不欲饮，不思纳，不能平卧，不能入寐，但俯身得假寐片刻。苔厚腻浮灰滑润，脉息沉细兼数。阅前所服药，不外黄芩滑石汤加减。

【辨证】中阳不运，寒湿蕴阻，足太阳与手少阴、足太阴合病。

【治法】温运正阳，解除表里之寒湿。

【处方】桂枝 9g，白芍 9g，炙甘草 1.5g，生姜 3g，白茯苓 9g，制苍术 9g，黑附片 9g，淡干姜 3g，北细辛 3g，大枣 3 枚。

【方解】桂枝汤解肌，茯苓行水，苍术升脾阳祛寒湿，附子温心肾之阳。以其中阳痞塞较甚，故用干姜、细辛着重于通心阳、祛阴霾，开中焦之痞结。

二诊：上方服 3 剂后，胸闷舒，懊恼除，稍得安卧，恶寒罢，身热减而未退，灰腻之苔稍化，中阳有复解之机，予芳香化秽浊之剂。

【处方】藿香 9g，佩兰 9g，白豆蔻 6g（后下），制苍术 9g，厚朴 6g，制半夏 9g，白通草 3g。

【方解】藿香辟秽化浊，佩兰除胸中陈气，白豆蔻暖胃行气，苍术燥湿，茯苓行水，半夏蠲饮和中，厚朴散湿除满，通草淡渗利小便。

三诊：病今将近四旬，药后诸恙悉减，惟大便未行，厚腻之苔渐宣，浮灰转为浮黄，当脐拒按，拟温通法。

【处方】黑白丑各 3g、蜣螂 9g 共研细粉拌匀，另用熟附片 3g、制大黄 6g 煎汤送服上药粉 6g，每日 1 饮。服至第 3 日，得下黑粪很多，粪并不硬燥。

【方解】黑白丑通大肠，泻湿热，疏三焦壅结。邹澍《本经疏证》说："蜣螂证是邪伤阳明之阳。"本病例原为寒湿偏盛，其为邪阴伤阳无疑，大便不行纯属阳明之阳受伤。蜣螂善破癥结。李东垣说："细末者，不循络，止去胃中及脏腑之积。"故以二味为粉。又取温脾汤意用附子、大黄煎汤送服药粉。本病则属于湿盛偏寒，尽管叠进辛温，正阳复，邪阴解，但大便秘结，非承气证。故所下黑粪并不硬燥。

脉管炎案一例

病案 董某,男,45岁。1972年9月初诊。

病者患血栓闭塞性脉管炎,足背动脉搏动消失,左大腿和踝部、脚底疼痛,行走不甚便利,眠食、二便如常。

【辨证】寒邪入血,血行不利。

【治法】温通经脉,活血化瘀。

【处方】桂枝6g,鹿角片9g,当归6g,川芎3g,桃仁6g,藏红花3g,紫丹参9g,牛膝9g,血竭3g,制乳香、没药各3g,参三七粉1.5g(和服)。

按 桂枝散肌表风寒,通血脉。鹿角片生用,祛邪散瘀活血。归、芎、桃、红、乳、没、丹参、血竭、参三七等,均有活血行血、化瘀、定痛的作用。牛膝固然通气滞、散血瘀,特别是借其下行之性,为引诸药走腿足之使。

上方出入共服100多剂后,足背动脉已有搏动。患者在1974年初因事返辽宁老家,旅途劳顿,行走又不便,以左腿为甚,伴有疼痛。住某区中心医院,服中药效果不显,左足大趾尖已发绀,医院主张截去左脚上至膝部,患者坚决不肯。出院后复来就诊,即于上次所用药中加入琥珀粉、虎杖,以加重通经脉、破留血之力。又服至200余剂,到某医院做超声波检查,股动脉、腘动脉、踝动脉、足背动脉都有所改善,左腿脚稍弱于右。最近随访,除自觉左腿在行走时稍有不便外,别无所苦。

中毒验案二则

病案1 刘某,男,40岁。1976年2月11日初诊。

病起于严重汞中毒,延今将近10年,仍见舌本不和,语言謇涩,周身抖颤,运动不如意,行动需人挽扶,知觉亦不十分明晰,有时烦躁,呻吟,口干喜饮,诊脉弦滑带数,苔厚腻,舌边及唇色均紫。

【辨证】邪毒久羁,清窍为蒙。

【治法】清心解毒,活血化瘀。

【处方】玄参9g,生地9g,麦冬9g,石菖蒲3g,金银花9g,连翘9g,桃仁9g,原红花9g,虎杖30g,防风9g,黑大豆30g。

【方解】玄参、麦冬、生地、金银花、连翘清心凉血,桃仁、红花、虎杖活血化瘀,石菖蒲利窍,防风、黑大豆为解毒之用。

二诊(1976年2月18日):证情如前,苔脉唇色未有改变,病延日久,血气不和,再进活血化瘀佐以凝神之剂。

【处方】生牡蛎30g(先煎),生玳瑁9g(先煎),石决明30g(先煎),橘皮6g,干竹茹6g,制半夏9g,原红花6g,制乳香、没药各3g,炒麦芽30g,川芎6g。

【方解】上方未曾获效,现改用沉潜之品,如石决明、牡蛎、生玳瑁等,其中以玳瑁潜阳息风最力。橘皮、竹茹、半夏、麦芽化痰消积。川芎、红花活血化瘀。

三诊(1976年12月31日):几个月来,服上方加减,证情渐有好转。近因忧郁悲恐,彻夜不眠,头痛更甚,似爆炸样,全身皮肤麻木酸胀,震颤,胃纳欠佳,每日进食150g,舌苔厚腻中老黄,脉数。病因化学物质中毒,身中阳气变动,化为内风挟肝火上升内扰,拟潜阳清降治之。

【处方】羚羊角粉1.2g(和服),龙胆草3g,大白芍9g,生玳瑁9g(先煎2h),夏枯草9g,蒲公英9g,大地黄9g,知母9g,黄芩9g,生蒲黄9g(包煎),生茜草12g,牡丹皮9g,陈胆星9g,当归龙荟丸9g(包煎)。

【方解】羚羊角平肝息风清热而解诸毒,蒲黄、茜草凉血解血,龙胆草、生地、牡丹皮、夏枯草、蒲公英、知母、黄芩等,则均入心、肝二经而清热散结。陈胆星取其化痰之长,去其峻裂伤阴之弊。复用当归龙荟丸导痰热下解,以减其上亢之势。

四诊(1977年1月14日):服药后证情稍有好转,夜寐稍可小酣片刻,畏寒,似冷水浇骨之感,唇色紫,舌苔厚腻中老黄,脉息左弦滑右沉细。此证畏寒好像冷水浇骨,并非阳气不足,古人有“膈上停痰令人形寒”之说,不啻为之写照。瘀血与湿痰邪毒纠缠已久,难求速效。

【处方】羚羊角粉1.2g(和服),防风9g,橘皮6g,竹茹9g,陈胆星6g,白金丸3g(吞服),失笑散15g(包煎),桃仁6g,百合12g,紫苏1.2g,礞石滚痰丸6g(包煎)。

【方解】古人有“病久不见皮枯毛悴者,皆痰之为患”之说,因于用凉肝息风之羚羊角、活血化瘀之桃仁、失笑散,收敛心神之百合,微通阳脉之紫苏外,重用竹茹、胆南星、白金丸、礞石滚痰丸驱逐顽痰。

五诊(1977年1月21日):服药后夜寐稍宁,但易醒,头痛亦较减,舌红苔腻稍薄,中老黄,显示在里之瘀热痰浊浑蕴不化。

【处方】生茜草12g,虎杖30g,羚羊角粉1.2g(和服),防风9g,橘皮6g,竹茹9g,陈胆星6g,白金丸3g(吞服),失笑散15g(包煎),桃仁6g,百合12g,紫苏1.2g,礞石滚痰丸

6 g(包煎)。

【方解】上方加茜草、虎杖破血、凉血,除血分之症结。

六诊(1977 年 2 月 25 日):两天前头痛较剧,呕吐频繁,胸闷,全夜不寐,口唇溃疡,苔黄腻,外院诊断汞侵及脊神经,复加情绪不适,乃至心火内燔,证情又有反复,拟犀角地黄汤加味。

【处方】乌犀角粉 0.6 g(和服),生地 9 g,牡丹皮 9 g,赤芍 6 g,生玳瑁 9 g(先煎 2 h),玄参 9 g,竹茹 9 g,麦冬 9 g,牛黄粉 0.9 g(和服),栀子 9 g,雅连 1.5 g,紫金粉 0.6 g(和服),竹叶 9 g。

【方解】以其毒邪深蕴于血分,因用犀角地黄汤合牛黄粉、紫金粉重于解毒。复用玄参、黄连、栀子、麦冬清心经之热,玳瑁则取其潜阳息风。

七诊(1977 年 3 月 5 日):今日夜寐获小酣,头痛亦减,口唇溃疡未溃,苔腻渐化,痰火虽降未除,仍宗上方出入。

【处方】乌犀角粉 0.6 g(和服),生地 9 g,牡丹皮 9 g,赤芍 9 g,生玳瑁 9 g(先煎 2 h),玄参 9 g,竹茹 9 g,麦冬 9 g,牛黄粉 0.9 g(和服),栀子 9 g,雅连 1.5 g,紫金粉 0.6 g(和服),竹叶 9 g,羚羊角粉 1.2 g(和服),野蔷薇 12 g。

【方解】上方加竹叶、野蔷薇兼治口腔溃疡。

八诊(1977 年 3 月 11 日):证情继续好转,头痛减而未除,苔白腻,略带黄,显见热邪渐退,但中毒较深,急切难解,仍当清热解毒。

【处方】生石膏 30 g(包,先煎),羚羊角粉 1.2 g(和服),玄参 9 g,生地 9 g,牡丹皮 9 g,赤芍 9 g,牛黄粉 0.9 g(和服),野蔷薇 6 g,黑大豆 30 g,广犀角粉 1.2 g(和服),生玳瑁 6 g(先煎 2 h),土茯苓 30 g。

【方解】上方加黑大豆、土茯苓加强解毒作用。

《本草纲目》载土茯苓能解水银、轻粉毒。但据患者家属说在原籍已吃过土茯苓有几百斤,而且鲜的较多,丝毫无效。可见其伏毒之深重。患者至今仍在门诊继续治疗中。除用活血平肝,涤痰清热外,复重用玄精石、贯众解金石之毒。服药以来,症状不断减轻。

病案 2 孟某,女,34 岁。1975 年 4 月 11 日初诊。

1970 年因吸入氰化物"砷"而中毒,当时昏厥,不省人事。经过积极抢救和治疗,虽然脱离危险,但留下一系列后遗症。腹胀不舒,且有胁痛,记忆力明显减退,常伴失眠。肌肉发硬,有牵拘之象。胸闷太息,动甚则气急,纳食较差,大便干燥,口苦。诊其脉弦滑,苔薄白。

【辨证】毒邪久留,心脉痹阻。

【治法】活血解毒。

【处方】薤白头 9 g,瓜蒌皮 9 g,当归 9 g,川芎 6 g,桃仁 9 g,原红花 9 g,泽兰 9 g,泽泻

9g,失笑散9g(包煎),左秦艽9g,石菖蒲1.5g,茯苓9g,黑大豆30g。

【方解】 当归、川芎、桃仁、红花、泽兰、泽泻、失笑散活血化瘀,瓜蒌、薤白辛润通阳、开胸痹,石菖蒲、茯苓利窍宁心,秦艽治通身挛急,黑大豆则为解毒之用。

二诊(1975年5月16日):在上方基础上加减共服30余剂,证情明显减轻,苔白滑,脉弦细。

【处方】 紫丹参9g,当归6g,川芎6g,桃仁6g,原红花6g,防风9g,防己9g,左秦艽9g,淮小麦30g,泽兰9g,泽泻9g,虎杖30g,黑大豆30g,赤小豆30g。

【方解】 加丹参活血养血,防风、赤小豆均为解毒之品,虎杖入血分而祛血中之邪,防己除经络间之湿邪。

三诊(1975年7月5日):上方加减续进30余剂,证情续有好转。惟口苦口腻,此时令之湿邪内蕴,拟方清解。

【处方】 鲜藿香、佩兰各9g,陈皮9g,茯苓皮12g,大腹皮9g,瓜蒌皮12g,薤白头9g,泽兰、泽泻各9g,虎杖30g,黑大豆15g。

【方解】 因感受时令之湿,用芳香理气之藿香、佩兰、陈皮。暂停活血药。

四诊(1975年11月25日):服药以后证情逐渐减轻,但最近证情又有反复,自觉又有胸闷,心烦太息,睡眠不宁,肢体浮肿。诊脉沉细,左寸尤甚。

【处方】 干薤白头9g,干瓜蒌皮9g,当归6g,桃仁9g,原红花9g,制半夏6g,北秫米30g(包煎),橘皮、橘叶各9g,虎杖根30g,泽兰、泽泻各9g,紫降香3g。

【方解】 除辛润开通胸痹及活血化瘀外,用秫米、半夏蠲饮和胃,通阴阳相交之道路以安眠。

五诊(1976年1月15日):又服药几十剂后,胸闷、浮肿较前好转,苔白腻。

【处方】 瓜蒌9g,薤白头9g,旋覆花9g(包煎),北秫米30g(包煎),制半夏9g,茯苓皮15g,冬瓜皮30g,泽兰、泽泻各9g,制川朴1.5g,大腹皮9g,虎杖30g。

【方解】 旋覆花涤湿痰而旋转胸中之清阳,川朴散湿满,大腹皮消肌肤间水气浮肿。

六诊(1976年4月2日):服药以来,诸恙减而未除,眠食不佳。苔白滑而腻,脉沉细稍转。病延已久,血气不和。

【处方】 制香附9g,橘皮、橘叶各9g,旋覆花9g(包煎),苏子、苏梗各9g,当归6g,原红花6g,参三七粉1.5g(和服),琥珀粉1.2g(用白蜜少许和服),制半夏9g,北秫米30g(包煎),泽兰、泽泻各9g。

【方解】 以湿痰瘀血并重,脉络不和,故用香附、橘皮、橘叶、旋覆花、苏子、苏梗理气通络涤痰,当归、红花、三七活血化瘀,琥珀既能散瘀,又能利水。仍用秫米、半夏和胃安眠。

七诊(1976年4月30日):连服前药,诸恙略减,苔腻渐化,但病延日久,湿痰气滞,血瘀互结,仍拟宗上方加减。

【处方】 制香附9g,苏梗9g,旋覆花9g(包煎),橘皮、橘叶各9g,制半夏9g,杏仁9g,

砂仁1.5g(后下),煨木香9g,延胡索9g,干薤白9g,瓜蒌皮9g,参三七粉1.5g(和服),青葱管5颗。

【方解】香砂和胃理气化痰,杏仁利肺气,肺主一身之气,气化则湿自化,葱管理肝脏郁滞而通络。

八诊(1976年6月18日):工伤数年之久,诸恙虽减,但病痰阻遏不化,胸膺之左是有痛楚,浮肿消而未净,苔仍白滑,脉息弦沉。

【处方】代赭石15g(先煎),旋覆花9g(包煎),制半夏9g,薤白9g,瓜蒌皮9g,茯苓皮12g,泽兰、泽泻各9g,紫丹参9g,原红花6g,玫瑰花6g,冬瓜皮30g。

【方解】茯苓皮、冬瓜皮行水消肿,玫瑰花行水解郁。

【效果】自述服药以来,诸恙皆减,但未完全恢复健康,1977年仍继续门诊。复采用玄精石、贯众解毒药物治疗。

红斑狼疮证治探讨

红斑狼疮,西医学属于胶原系统疾病,除有皮肤损害外,尚可引起肾、心、肝、肺等内脏的病变,因而出现发热、乏力、关节酸痛等全身症状。近代中医辨证一般认为本病病机为肾虚及血瘀,治则以补肾泻火、活血化瘀为主,我在点滴的经验中,对本病的认识,特别着眼于"心"与"血"。如《素问·至真要大论》病机十九条所说"诸痛痒疮,皆属于心"。红斑狼疮的皮肤损害即为疮痒的一种,而痒、肿的形成,又由于"营气不从,逆于肉里"(《素问·生气通天论》)所致,营行脉中,脉乃心之合,加之病者表现的发热、心悸、口干、咽燥、衄血、面部红斑、舌红等则又为心气不足,热毒蕴于血分的表现。心主血,故本病当从"心"论治。而本病患者血中查到狼疮细胞、抗核抗体阳性,免疫球蛋白异常等,这便使血毒有了具体的内容,故血毒不仅是血液本身的瘀滞之毒,还包括以上留着血分的湿热之毒,这当然是刍荛之见,尚有待进一步验证。姑举病例数则如下。

病案1 沈某,女,37岁。1974年1月13日初诊。

先病肝肿大,继患风湿性关节痛。西医怀疑红斑狼疮,但血检四五次,没有找到狼疮细胞。书云:"脉痹不已,内舍于心,发为心痹。心者,脉不通,暴上气而喘,烦则心下鼓。"自觉症状为:胸闷,太息,动甚则气急。病延已久,前曾有长期低热,近已渐退,惟经期前仍出现。腰酸带下,脉左关独弦,寸脉沉小,舌苔正常。显系心气不足,血行不利,复兼风湿热内着为患,现拟从心痹论治,通络化瘀佐清风湿热。自述记忆力较差,睡眠不甚安宁,再参安神益智之品。

【辨证】心气不足,血行不利,风湿热留着。

【治法】通络化瘀,宁神益智,佐清风湿热。

【处方】紫丹参9g,当归6g,失笑散9g(包煎),桃仁6g,原红花6g,生牡蛎30g(先煎),石菖蒲1.5g,炙远志肉6g,粉草薢9g,龙骨9g(先煎)。7剂。

【方解】方中重用活血化瘀之品。古人有"治风先治血,血行风自灭"之语,其实,血行通畅,其留着诸邪,均可从代谢中被排出,不仅风气一项。以其健忘,故兼与枕中丹,草薢则可祛湿热,使从小便中排出。

二诊(1974年5月23日):几个月来,症状时轻时重。经血检找到狼疮细胞。

【辨证】湿热之毒,留于血分。

【治法】活血化瘀,清热解毒。

【处方】乌犀角粉0.6g(和服),赤芍6g,大生地30g,牡丹皮6g,天冬、麦冬各9g,桃红6g,炙鳖甲9g(先煎),原红花6g,玄参9g,生蒲黄9g(包煎)。7剂。隔日服一。

【方解】犀角地黄汤原为活血解毒要方。为了加强活血化瘀,故加入桃红、蒲黄;病久须照顾阴液,又加入玄参、麦冬。肝脾肿大已多日,故用鳖甲入肝搜邪。

三诊(1974年5月31日):上方服7剂后,自觉症状逐渐减退,乌犀角粉货源奇缺,因代之以广犀角粉,余药如前。连服2个月后,病家自购得乌犀角粉3g,分20次和服,另煎药方如前。病情逐渐稳定,血检渐趋正常,至9月换方如下。

四诊(1974年9月4日):辨证为热毒已解,血行较利,肝肾之阴渐伤。

【治法】养肝肾之阴,稍佐祛邪。

【处方】大生地、熟地各9g,大麦冬9g,芡实9g,冬青子9g,怀山药24g,桑寄生9g,牡丹皮6g,泽泻6g,山茱萸9g,粉草薢9g。

【方解】取六味地黄汤去茯苓,加入麦冬、芡实、冬青子以增强养阴的作用,再稍佐清利湿热之品。

上方服数十剂后,诸恙悉除,精力康复,血检正常,恢复了工作,至今未曾复发。

病案2 忻某,女,30岁。1975年4月4日初诊。

红斑狼疮,发热不解,热度时高时低。睡眠不宁,头昏心悸,齿龈、鼻孔时时溅血。诊脉弦数,舌红苔少。

【辨证】热毒羁留血分。

【治法】凉血解毒。

【处方】广犀角粉1.2g(和服),大生地30g,牡丹皮15g,赤芍9g,板蓝根9g,玄参15g,大麦冬15g,金银花12g,连翘9g,紫草3g。

【方解】用犀角地黄汤加辛凉之板蓝根、金银花、连翘、玄参、紫草等药,借其直入血分以解热毒,麦冬则取其养胃生津以维持食欲。

二诊(1975年4月18日):服药尚觉合机,心悸,头昏发热,眠差诸症均减。

【处方】上方加原红花6g。

【方解】红花为行血之要药,血行通畅则热毒易解。

三诊(1975年5月2日):证情续有好转,仍仿原意出入。

【处方】广犀角粉0.5g(和服),大生地30g,牡丹皮9g,赤芍9g,金银花15g,连翘9g,板蓝根9g,龙胆草9g,紫草3g,黄连1.2g,黛蛤散9g(包煎),玄参12g,神犀丹1粒(化服)。

【方解】于原方加入神犀丹、黄连加强清热解毒之用,且神犀丹含有真乌犀角,其效用远胜于广犀角。黛蛤散中含有青黛,合龙胆草泻肝火。

3年后随访,患者坚持服中药,证情稳定,已恢复上班工作。

病案3 沈某,女,36岁。1972年8月8日初诊。

低热起伏,两腿酸楚,大腿较甚,右胁时有隐痛,口苦而干,舌薄苔少,脉弦兼数,某医院血检,找到狼疮细胞。

【辨证】血液瘀滞,热毒内蕴,累及肝脏及下肢脉络痹阻。

【治法】凉血清热,活血化瘀,佐以解毒。

【处方】紫丹参15g,牡丹皮9g,参三七粉15g(和服),西琥珀粉1.2g(白蜜少许和服),桃仁6g,原红花6g,制乳香、没药各3g,紫花地丁15g,黄柏3g,知母3g,川牛膝9g。

【方解】牡丹皮泻血中伏火,紫花地丁凉血清热解毒,桃仁、红花、乳香、没药、三七、琥珀活血化瘀,通络定痛,知、柏苦寒坚阴清热,泻肝家之热毒,紫丹参活血行血,以牛膝驱下肢筋脉中之热邪。

上方服30剂后,经某医院再次血检,狼疮细胞呈现萎缩状态。但自觉诸症状未完全消失,嗣后时轻时重,因用犀角地黄汤加味,每剂用真乌犀角粉0.4g和服,计服真乌犀角粉12g,其时市上真乌犀角粉非常紧张,患者服用之乌犀角粉,除某医院供应不足6g外,其余均由另一家医院协助供给。乌犀角粉服完12g后,血检已找不到狼疮细胞,低热亦退净,但仍时感烦热,右胁痛,舌红口干,乃改用广犀角粉。仍仿犀角地黄汤加味。连服300余剂,完全痊愈,现任上海某厂厂医,健康状况良好。

按 以上3例均以犀角地黄汤加减,凉血祛瘀,清热解毒,取得了较好的效果。考犀角地黄汤方出唐代《备急千金要方》,原主治"伤寒及温病之发汗而不汗之内蓄血者,及鼻衄、吐血不止,内余瘀血",临床上多用于急性热病,高热神昏,热入营血之证,可治吐衄、发斑、黄疸而舌绛者。近代更多用于血热妄行之各种血证。如过敏性或血小板减少性紫癜、鼻衄、齿衄、咯血、吐血、血崩等,我用此方治疗红斑狼疮,取其入心凉血清热解毒,《医宗金鉴》谓"犀角清心,去火之本,生地凉血以生新血,白芍敛血,止血妄行,牡丹皮破血以逐其瘀,虽曰清火而实滋阴,虽曰止血,而实祛瘀,瘀去新生,阴滋火熄,乃探本穷源之法",此说颇有见地。然而红斑狼疮病因未明,证情复杂,目前尚非一方一药所能包治,特别是当病变严重影响肾脏时,则往往难以挽回。

从血热肺热论治脱发

张景岳有"治病之则,当知邪正"之说,吾甚赞赏。脱发一证,也离不开邪正两个方面。所谓"发为血之余""脱发是血亏",似乎说到了引起脱发的正虚不足的一面,而邪实的一面亦不可忽视。《素问·五脏生成篇》"多食甘则骨痛而发落",提示了多食甘味可以滋生脾胃湿热,引起头发脱落。西医学诊断的"脂溢性脱发",乃营养毛发之膏脂,因受肺热及血热之蒸熬,外溢于肌腠,堵塞毛窍,以致生发之源闭绝所致。就临床所见,引起脱发的正虚一面,主要是心血不足,或肾阴亏损;邪实则主要是血分郁热及脾胃湿热。青壮年脱发每每实多虚少。我曾遇到的数例,多为血热偏重或肺与大肠有热。经用凉血活血、清肺胃湿热等法获效。故体会到肺主皮毛,在脱发证的辨证与治疗上亦有其实际意义;而"发为血之余"则不仅说明脱发属血亏,还应理解为头发与血液的关系至为重要、密切,实际上,血热、血瘀也可引起毛发脱落。这在王清任的《医林改错》及本人临证中都可得到印证。

下面仅举 3 例,聊供参考。

病案 1 王某,女,14 岁。1976 年 11 月 17 日初诊。

近日来头发渐枯,兼有大把脱发,尤以 1 周来为甚,且伴有胸闷太息,舌苔薄,脉细。

【辨证】心血有亏,血热偏重。

【治法】养心血,清血热。

【处方】紫丹参 9 g,大生地、熟地各 9 g,淮小麦 30 g,桑椹 9 g,三角胡麻 9 g,炙远志肉 6 g,牡丹皮 9 g,炙甘草 4.5 g,柏子仁 9 g,怀山药 9 g,制首乌 9 g。7 剂。

【方解】丹参、生地、熟地、远志、柏子仁、炙甘草俱能养心血;桑椹、胡麻养血凉血;牡丹皮泻血中伏火;山药、首乌养肝肾之阴以有助于血之生长。

二诊(1976 年 12 月 24 日):胸闷太息虽瘥,但脱发仍多,尤以额际上为甚,常易伤风感冒,大便稍干,余无不适。额际上为手阳明大肠经循行之路,肺主皮毛,与大肠相为表里。试从清肺热、活血络论治。

【处方】桑白皮 9 g,地骨皮 9 g,黄芩 9 g,三角胡麻 9 g,苍耳子 9 g,大麻仁 9 g,柏子仁 9 g,制首乌 9 g,白茅根 30 g,知母 9 g,牡丹皮 9 g,生甘草 4.5 g。7 剂。

【方解】本方侧重于养心血诸药,胸闷太息得解,而脱发如前,以其前额脱发尤甚,因从经脉循行路线,认为与阳明有关,复联系到大肠与肺为表里及肺主皮毛的理论,用泻白散之桑白皮、地骨皮,加黄芩、知母等以清肺中之火邪;柏子仁、麻仁、牡丹皮、白茅根润燥凉血清热;以其前额脱发较甚,故用上行头部之苍耳子为诸药之使。

三诊(1976年12月31日):脱发已有好转,舌脉如前。仍宗上方。

【处方】上方加生地9g。7剂。

【方解】上方有效,再加凉血清热之生地。

四诊(1977年1月7日):服药后脱发已减,舌边红,脉平。

【处方】上方去苍耳子加生石膏30g(布包,先煎)。7剂。

【方解】以其舌边红,知其内热偏重,故去苍耳子,加入除阳明经邪热之生石膏。

五诊(1977年1月14日):脱发已减,前药尚属合机,仍宗前治。

【处方】桑白皮9g,地骨皮9g,肥知母9g,生石膏30g(布包,先煎),生甘草4.5g,牡丹皮9g,三角胡麻30g,制首乌9g,黄芩6g,生地9g。7剂。

5个月后随访,已不再有大量脱发现象,且见新发渐生。

病案2 刚某,男,40岁。1975年就诊。

病已3年有余。头发、眉毛等由黑而白,由白而脱,左腿左臂活动不便,即持杖行走也不能持久,苔白腻,脉滑数。患者迭经各地多方治疗,多用温补之剂而未奏效。因思《濒湖脉学》云:"短而滑数酒伤神。"故追询病史,有无嗜酒习惯,果答曰:岂但喜嗜白干,而且酒量颇大,饮之多年。思酒性悍烈,多饮则毒积,助湿生热,熏蒸肺胃,致肺脏爆热而皮枯毛落;阳明爆热而脉络纵缓,左肢行走举动不便,正合"湿热成痿"之说。前医滥投温补,有似"火上浇油",无怪其越治而病越进。

【辨证】肺胃湿热偏重。

【治法】清肺胃之湿热。

【处方】生石膏30g(包,先煎),知母9g,桑白皮9g,地骨皮9g,黄芩9g,防己9g,左秦艽9g,怀牛膝9g,生甘草6g。

【方解】除用白虎汤合泻白散大清肺胃之湿热外,并用除肠胃之热的秦艽,通行十二经泄湿清热的防己,和既能清肺又善治痿痹的牛膝。

上方服至30余剂,眉发渐渐生长而色黑,左腿左臂举动亦较便利,能弃杖而行三站多路。

病案3 陈某,女,25岁。1978年1月27日初诊。

患脂溢性脱发已3年,头皮特痒,发已稀疏,仍脱落不已,舌红苔少,脉数而浮。

【辨证】肺热偏重,血燥有热。

【治法】泻肺热,润血燥。

【处方】桑白皮 12g,地骨皮 12g,生甘草 6g,丹参 12g,失笑散 9g(包煎),桃仁 6g,红花 6g,当归 6g,桑椹 9g,胡麻 9g。

【方解】方用泻白散去粳米,去肺中火热之邪,桑白皮、胡麻养阴润燥,丹参、当归、桃仁、红花、失笑散活血行血。

二诊(1978 年 2 月 4 日):服前药头痒发落均见轻减,但大便秘结,脉仍浮数,应加重凉血清热之品。

【处方】上方去丹参、当归、失笑散、桑椹、胡麻,加知母 6g,黄芩 9g,夏枯草 12g,大麻仁 9g,大生地 9g,赤芍 9g,牡丹皮 9g。

【方解】加知母、黄芩以增强清肺热的药力,生地、赤芍、牡丹皮以泻血中伏火,夏枯草散结解热,大麻仁润肠通便,且益毛发。

三诊(1978 年 3 月 10 日):服药以来,症状续有减轻,仍宗原法。

【处方】桑白皮 12g,地骨皮 12g,生甘草 6g,生茜草 12g,夏枯草 15g,制首乌 15g,泽泻 9g,生山楂 12g,牡丹皮 9g,生麦芽 15g。

【方解】茜草凉血行血,何首乌、泽泻、山楂、麦芽均有消结除垢的作用。与清肺热之剂并进,可收相得益彰之效。

上方服至 30 余剂,症状完全消失,至今未曾复发。

按 张景岳有"治病之则,当知邪正"之说,洵属确论。脱发一证,虽不能执着于"发者血之余""脱发是血亏"的旧说,但脱发与血液确有密切关系,而且脱发的病因也离不开邪正两个方面。例如这里的病案 1,虽然表现为心血不足,有正虚的一面,但又有自内而生的肺与大肠之热邪,存在着邪实的一面。因而始用养心血,继进清肺与大肠之热。病案 2 则是以本虚之质,酷嗜烈酒,致湿热之毒滋盛于内,既伤于肺而致毛发变白脱落。复出现"肺叶热焦,发为痿躄"的征兆。在治疗上,不仅遵循"肺主皮毛"之训,而且宗"治痿独取阳明"之旨,予两清肺胃法,守方数十剂,多年痼疾,得以获痊。病案 3 经西医学诊断为脂溢性脱发。脂之为物,原为营养毛发之用,其所以溢出肌肤,是受到肺热与血热的煎迫。清肺热,除血热,实为正本清源之图。

精神分裂症

病案 程某,男,24 岁。

因精神受刺激,性格抑郁,导致精神分裂,饮食二便如常,但不言语,不喜动。手不能上举,足不能开步行走,走时需人扶持,自己单走有倾倒之势,眼神呆钝,表情淡漠,诊脉沉弦,苔白腻而滑,唇色嫩紫。

【辨证】肝气郁滞,气结生痰,气滞血瘀,痰瘀互结。

【治法】化痰开窍,佐以活血化瘀之品。

【处方】干竹茹6g,陈胆星3g,石菖蒲3g,天虫9g,白金丸3g(先煎),橘叶、橘皮各6g,干地龙6g,当归6g,丹参9g,桃仁6g,红花6g。

【方解】竹茹、陈胆星、橘皮、天虫、石菖蒲、白金丸涤痰开窍为导痰汤加减;当归、丹参、桃仁、红花、地龙活血化瘀;橘叶疏肝开结;地龙、天虫兼能弛缓神经。

二诊:服上方6剂后,即主动讲话,上下肢运动自如,能独自到公园散步。自己感觉与过去完全是两个人了。并能安心看书。但假使看书时间过长,兴奋太过,辄复出现彻夜不眠、脑后痛等症,仍拟原方加减。

【处方】丹参9g,当归6g,川芎3g,白金丸3g(先煎),石菖蒲3g,炙远志肉6g,陈胆星3g,夜交藤30g,生玳瑁9g(先煎2h),生牡蛎30g(先煎),原红花6g,桃仁6g。

【方解】于前方加生玳瑁、夜交藤平肝敛阳安神。

以后在上方基础上加减,共诊5次,症状完全消失。复予白金丸3g,礞石滚痰丸3g,续服1个月。随访至今,迄未复发。

按 精神分裂症相当于中医学的"癫证",主要由情志所伤而致。如《证治要诀》中说"癫狂由七情所郁"。肝气郁结,气结痰生,蒙迷心窍,所以近代中医治疗此类疾病往往采用解郁散结,涤痰开窍,镇心安神法。我对本病的病机,认为除了痰蒙心窍外,尚有瘀血停留。如《医林改错》说:"癫狂一证,哭笑不休,詈骂歌唱,不避亲疏,许多恶态,乃气血凝滞脑气,与脏腑气不接,如同作梦一样。"尽管其说理不够明确,但却有现实意义。何况《伤寒论》中早有因"内有瘀血令人如狂喜忘"的记载。故在治疗精神分裂症时,不应忽略瘀血这一层。本例除有癫证表现外,还见唇色嫩紫,运用活血化瘀与涤痰开窍并用之法取得满意的疗效。

无论从中医学的"心藏神"和"心主一方之血"的观点或西医学"大脑皮层"和"神经系统"之说推论本病,都是和血行是否通畅分不开的。

杂 病 论 治

宋晁公武谓《金匮玉函经》为"汉张仲景撰,晋王叔和集。设答问、杂病形证脉理,参以疗治之方。仁宗朝,王珠得于馆中,用之甚效。合二百六十二方"。这就说明了《金匮玉函经》是论治杂病最早的经典著作。杂病与外感急性热病的区别论治,是张仲景肇其端,而后世得以继承和发展。

毫无疑问,辨证论治是中医学特色之一。对任何疾病的治疗,都离不开辨证论治的法则。为何又提出杂病论治?盖由于杂病内部,虽然和任何疾病内部同样地存在着邪正斗争的矛盾,但有许多方面,不同于外感急性热病,试略述如下。

一、病因方面

外感急性热病的内因不外乎正虚,外因不外乎邪实,而邪实又多自外而入的新邪。当然也有个别是外感引动伏邪,即所谓伏邪温病。而杂病患者的体内往往早有种种邪气留存,致发病的内因,包含着正虚与邪实两个方面,而所加之邪,在本质上固不同于引起外感急性热病的致病因子,而多由内而生的邪气。必须指出,所谓杂病内因的邪实,也是由正虚引起。在内外因的统一,以内因为主的思想指导下,正虚还是主要的。

二、病机方面

《内经》病机十九条所列的症状,固然有出现于外感急性热病病程中,但更多的是出现在杂病过程中。其主要的病机则在于外感急性热病邪正斗争形势激烈,呈速战速决状态,而杂病则邪正双方往往相持不下,此其一。其二是外感急性热病多出现全身症状而征象显著,易于透过现象认识到本质,而杂病则往往限于局部,且隐晦不明,迨全身症状出现,已多危及生命。

三、辨证必须结合辨病

辨证必须与辨病相结合,已成无可争辩的事实。对于杂病尤应重视辨病。例如,非活动性慢性肝炎或有胆管其他疾患的患者,往往出现轻度的乏力、食少、胸阻、恶心等症状,仅从辨证上看,很可能误诊为湿邪困于脾胃;又如小便方面出现种种不正常的自觉症状,苟不予以仔细辨病,就很难获得针对性的治疗。

四、治疗方面

对任何病体来说,总是"得谷者昌,失谷者亡"。但外感急性热病则不然,有些病例,还禁食固体食物。所以治疗外感急性热病"保胃气,存津液"的目的,是经过彻热、急下的手段取得的。对杂病的治疗,则有异于是。一般的杂病患者,在未经过他觉揭露其癥结所在时,其自觉症状往往是隐匿的、暧昧的,多数患者尚能勉强工作,且保持一定的食量。说明胃气犹存,能不断接纳谷气以资助正气与邪气相周旋。因此,对杂病的治疗,无论采用任何方药,都应该把保持或促进患者的食欲放第一位。

总之,外感急性热病是迅疾的,显著的,而杂病则多是缓慢的、隐晦的。更有甚者,则

"莫见乎隐,莫显于微"。是以"明者慎微,智者识几",为治疗杂病者所时刻不能忘怀者也。历史在前进,学术在发展。现在我们对杂病的认识,无论在病种、病因、病理、病所和论治等方面,都大大地超过了前人的认识,特别是借助于现代科学的诊察方法,能够做到探幽索隐,防微杜渐。前人所谓"犀烛",殆言过其实也。

当归芍药散对妇女漏经病治验的简述

妇女在经过正常行经期后和在产后1个月或2个月后,经血还淋沥不止或时断时续的一种病,称作"漏经"或"漏下"。古医籍对这种病的病因和治疗的方剂,记载很多。按其实际,验方很少。笔者在二十几年前于《皇汉医学》一书中,得到很大的启发。对这种病的治疗,采用当归芍药散,照方制成药粉,每次用开水和服3g或6g,每日服1次或2次。连续用2~3日或5~7日,即完全治愈。嗣经多次应用,确有显著疗效。如作汤剂服则不效。在笔者几十年来的治疗经验中,认为只要不是属于"缺乏自然治愈倾向的器质性疾病"范围以内的,其疗效达90%以上。其中有特别虚弱,或兼有其他病证的,则附以其他的对证方药。

当归芍药散系张仲景方,含当归、白芍、川芎、白术、白茯苓、泽泻六味。其中白芍分量较重。

据笔者不成熟的意见,认为妇女的漏经病,如果不是属于"缺乏自然治愈倾向的器质性疾病"范围以内的,都属于子宫不正常的出血,当归芍药散之所以有效,可能是因为它具有直接收缩子宫血管的作用,也就是对"自主神经系统功能"有一定的作用。不过这样的说法对不对呢? 如果是对的,它起的是什么作用? 为什么只宜于散服不宜于煎服? 散服和煎服产生的药效有什么不同? 都是值得研究的问题。

章次公先生说:《伤寒论》《金匮要略》里面的方药……不一定限于原有条文的病证……移治别的疾患,有时却非常有效。朱颜先生对中药的镇咳祛痰曾指出:在通治一般咳嗽及祛痰的原则下面,加以归纳简化,使能在各种疾病出现同样适应证的情况下,普遍使用。笔者认为,如能就当归芍药散治妇女漏经病的一点小经验获得更多的实践经验和明确的理论来证实其经验疗效,就能够符合于章先生"扩大仲景药治范围"的要求,达到朱先生对方剂"普遍使用"的目的。妇女的漏经病,是一种调理病,往往需要相当的治疗时间,但施用当归芍药散法,见效就很快。"简、便、廉"的方法能减轻患者的痛苦和负担。

《金匮要略》以当归芍药散主治妇人怀孕腹中痛、妇女腹中诸疾痛。日人汤本求真说:"本方用途不如是其狭少也……能奏效于脑、神经、筋肉、心、肾、子宫等疾患也……"他转载《三因极一病证方论》关于本方主治的条文,还记录了很多本方治验实例。据此可知当归芍药散确实具有广泛的用途,还须积累实践经验,扩大它的应用范围。

从中医学术基础上研究治疗血吸虫病的管见

众所周知,血吸虫病是由钉螺中排出的尾蚴穿进人的皮肤而感染发病。兹将尾蚴进入人体后的生活史及其在每一阶段中所引起的病理变化和在临床上所出现的症状之关系,列表以供参考(表3-1)。

表3-1 尾蚴生活史、病变、临床症状关系表

生活史	病理变化	临床症状
尾蚴穿进皮肤	可能发生皮肤炎	局部有蚤咬之红点,并奇痒
尾蚴侵入血液经过肺脏而向门静脉系统游移	肺组织可能有点形出血及白细胞浸润	(1)咳嗽。 (2)X线检查可见有类似支气管性肺炎,或类似粟形结核之阴影出现。 (3)异性蛋白反应,全身不舒服,四肢乏力、酸痛,胃口不佳,荨麻疹,发热,嗜酸性粒细胞增加等
尾蚴到达门静脉系统,发育而成熟,排卵	早期: (1)直肠:有溃疡形成,虫卵由此进入肠腔。 (2)肝:粟形颗粒、门脉区有多量炎症细胞的浸润及各型假结核的形成。 (3)肺:间质中有虫卵,四周浸润着许多淋巴球,大单核细胞及嗜酸性白细胞。 尾蚴到达门静脉系统,发育而成熟,排卵 晚期: (1)肠壁变厚,有新旧各种不同的病灶、黏膜萎缩,或有息肉形成,虫卵多钙化,并且埋藏在纤维组织中。 (2)肝:门脉区结缔组织增生,引起肝硬化。 (3)脾肿大:主要由于门静脉阻塞引起郁血所致。 脑部病灶:虫卵的侵入引起脑组织的破坏及细胞浸润	(1)腹泻似痢疾症状,粪中可找到虫卵。 (2)肝肿大,并有压痛。 (3)咳嗽,肺炎症状 (1)肥厚的肠,在腹壁外可摸到,大便中不易找到虫卵。 (2)腹水及其他肝硬化症状,消瘦,腹部膨胀,皮色灰黄。 (3)白细胞增加,早期多癫痫,晚期多麻痹

一、中医文献对蛊病的探讨

中医文献中的蛊病,固然可能包括血吸虫病,但也可能包括黑热病。血吸虫病与黑热病,同为"我国最严重的地方病"(《实用病理学》)。其流行的地区虽不同,在临床上除有一两个症状可资鉴别外,其他症状几乎完全相同。其次,症状尽管相同,其出现的早晚与症状的轻重又有所差异。姑就《备急千金要方·蛊毒门》中所有的症状,结合所接触的少数文献试作比较:如身体浮肿、四肢浮肿、亦有得之三年乃死,是与黑热病的水肿、手足浮肿、平均病程约二三年,死亡率颇大相吻合的。血吸虫病后有水肿症状而有不同于黑热病的"吐血"症状。"患者颇多吐血,乃门脉郁血之故""肌肤消瘦、咳逆、腹大如水状、寒热、血痢、鼻中及口中出血"诸症状,则为血吸虫病与黑热病所同有。但咳逆:在前者是咳嗽甚属常见,偶有血痰;在后者则只有轻咳。腹大如水状:在前者是"遍腹肿满,四肢如故"(《备急千金要方》"遍身肿满"句中的"身"乃错字,当从《外台秘要》的"遍腹肿满");"身体消瘦,仅见膨大之腹部"在后者是"手足浮肿,或更起腹水"。血痢:在前者是在"急性期下痢不常见,即有亦非显著症状",惟感染极重者由多数的成虫产生大量的虫卵而发现"类似赤痢,粪便为黏液血性,臭似腐烂之鱼肠,一日数行或十余行",在"慢性期大便带血,但每日次数不多";在后者则是进入"第三期……直肠溃疡(赤痢状之现象)……最后遂大多数以肺炎或赤痢而死"。鼻中及口中出血:在前者是在晚期"黏膜出血亦颇多见,有时更见齿龈出血、衄血等症";在后者则"往往早期即有衄血或齿龈出血"。古人认识这类病是由于虫毒所引起,故治法大多在于杀虫解毒。

目前,西医治疗血吸虫与黑热病虽同为锑剂,但前者是"酒石酸锑钾",后者是"葡萄糖酸锐锑钠"。在制剂和配伍方面显有区别。而且关于血吸虫病与黑热病的病理变化中,主要病变似乎是前者在肝而后者在脾,这或者可作为研究古方治蛊的他山之助。

《验方新编》的编者根据前人治蛊的经验和自己的试验,对蛊病的记载颇详。他对蛊病的病因,从患者的脉象断定为阳毒。不同于《千金方衍义》从药效推测的为阴毒。因而他所用的药物也就不同于古方。但他们也有相同的地方:如《千金方衍义》说:"襄荷治蛊之专药,但入气分,故兼茜根并散血中之毒。"《验方新编》说:"恶血泻尽,新血充满自愈。"认为蛊病必有血毒,而且认为必须予以排除。

二、提供研究的治疗药物

到目前为止,仍以锑剂为治疗本病的药物,但在不能使用或必须停止使用锑剂的情况下,未尝不可使用中药。对于急性症状的寒热、腹泻、类似痢疾的发作,是可以考虑应用攻法的。对病浅体实者且不妨峻攻。对于慢性过程的晚期症状,虽然是或者已经锑剂治疗而杀死成虫,或者是虫卵已钙化和成虫已不复排卵,只是体内还存在着某种病变,此时倘患者体质已虚,则宜用缓攻,可采用入血分而具有杀虫破瘀和排除毒素作用的药物,反复地连续地使用,积累药物的力量以达到缓攻的目的。同时也应增强体力,攻中兼补,虚实的判断要分明。特提出几首方剂和药物,以供研究:

1. 紫圆 赤石脂、代赭石各 30 g,巴豆 30 枚,杏仁 50 枚,上 4 味为末;巴豆、杏仁别研为膏,相和。更捣二千杵,令自相得。若硬,入少蜜同捣之。密器中收。

紫圆在《备急千金要方》中是用以治小儿变蒸发热不解,腹中有痰癖,先寒后热,似与血吸虫病风马牛不相及,但方中的巴豆已是现在对晚期腹水症有效的药物之一。巴豆含有毒性,不仅善除大腹水肿,并能排除食毒和水毒,又能杀虫疗蛊而驱虫毒。如在腹水没有出现之前就予以使用,疗效当更著。不过单独使用,只能应用于一时,而其他含有巴豆的成方,不是只宜于急性病不堪用作消坚磨积,就是药味太多可能发生或多或少的不良作用。紫圆则配伍巧妙而用途又广,且"通用于急慢二症",尤其是能为慢性病者反复地服用。《千金方衍义》说:"允为防微杜渐之的方,泻中寓补之捷法。"汤本求真氏说:"本方虽为唐孙思邈氏之创方,实系师之走马汤加沉降性收敛药之代赭石、赤石脂耳。其作用虽相酷似,然比于彼则稍有缓弱之差。此孙氏所以称紫圆为无所不疗,虽下不虚人也。"他又说:"紫圆与走马汤甚近似,而与彼惟用巴豆、杏仁为异耳。且另含铁盐类之赤石脂、代赭石,带有沉降、收敛、强壮诸性,故作用不如彼之猛烈而能深达,是此方之特点。"东洞翁本方定义曰:"治胸腹结毒,或腹满不大便,或有水气者。"《方伎杂志》曰:"紫圆之效验服法,详见《千金方》。宋之杨士瀛、王硕,清之陈复正辈善用之……若用熟时,然后可知其用之广矣。"再观《蕉窗杂话》:"予长女初生下时,其形至小而甚薄弱……即于初生之日用紫丸一粒,第二日………即又用三粒……大吐下其黑物,翌日又不通,再用三粒……于是两便快利,渐渐生长矣。""求真第三女……身体瘦小而腹部膨满……因与本方…反复数回,诸症全去,渐渐成长以至于今日。"是用紫圆排除了毒素而使复正常发育。又可供治疗"血吸虫病侏儒"的参考。

2. 干漆散 治妇人疝瘕久不消,黄瘦尪羸,两胁烦闷,心腹疼痛。

干漆(炒令烟尽)、木香、芫花(醋炒)、赤芍、桂心、当归、川芎、琥珀(另研)各 15 g,大黄 60 g,牛膝 22.5 g,桃仁 30 g,麝香 7.5 g。用法:研为细末,每服 3 g。不拘时,温酒调下。

干漆散主治的各种症状是为慢性型的晚期血吸虫病所具备。其原因无疑是由于虫毒与血毒。干漆散中的药物,是杀虫破瘀和排除毒素而着重于排除血毒诸作用的综合。如以麝香为贵重药品,不合于"又好、又省"的要求,似可代以有同等作用的其他药物。

对一般慢性型的晚期,可连日或间日服用干漆散。紫圆则隔 5 日或 10 日或 20 日服一回。使用于早期,就更"能促进患者机体迅速解毒作用"。至于急性型的诸症状发作的阶段,紫圆亦可应用,且可反复数回。干漆散似不太适当。《验方新编》里面的苏荷汤、槐芪汤、归连汤、苏荷生地汤 4 首方剂(详见原书不备录),可作为治疗急性型的参考。但与对慢性型的治疗方法同样,要从多方面发掘。

3. 蜂蜜　经常服食。经常服食蜂蜜,不仅符合于"高糖饮食"的营养疗法,也符合于"全身强壮疗法"。再关于"蜂蜜在各种疾病上的应用"的译文,更感觉到蜂蜜对血吸虫病者的生理功能特别是肝脏功能的增强是有作用的,其强壮的作用远胜于参、术和其他补品。

试论老年病的虚实与治疗

《素问·阴阳应象大论》说"年四十而阴气自半也,起居衰矣"。《灵枢·天年》篇也认为人年四十,即开始衰老。目前的新中国,人们的寿命普遍延长,即使 60 岁以上的所谓老人,大多数并不衰老。不过,有极少数患有老年病,而这些老年病,多始发自中青年时期,至老年不愈,最常见的如高血压、冠心病、脑动脉硬化、老年慢性支气管炎、前列腺疾患等等。

《灵枢·天年》篇论"不能终寿"的原因是"其五脏皆不坚……又卑基墙薄,脉少血,其肉不石,数中风寒,血气虚,脉不通,真邪相攻,乱而相引,故中寿而尽也"。《辞海》引《左传·孔颖达疏》"上寿百二十岁,中寿百,下寿八十",又引《杜预注》"三老谓上寿,中寿,下寿,皆八十已上"。"八十已上"无疑已进入老年期。经文所论所以"中寿而尽"是在于疾病。而老年病的形成,也和其他任何疾病同样地是内外因的统一,以内因为主,也就是说老年病的内部也存在着邪正斗争的矛盾。从"脉不通"一语来推论,可体会到老年病患者不仅是受到"数中风寒"自外而来的邪气,还有自内而生的如瘀血、停水、食积等内在之邪。而所谓"脉不通"当然不是完全不通,是通而不畅。人体的新陈代谢,完全依靠血液在脉中往返流行来完成,脉道通而不畅,就势所必然地减弱了代谢的正常进行,致陈者当去不去,新者当生不生,加深正虚与邪实的邪正交争的矛盾,使疾病缠绵不已。构成了老年病不同于中青年期任何疾病的特点。

《吕氏春秋·达览》篇说:"病留恶生者,精气之郁也。"朱丹溪有"六郁"之论。戴元礼说:"凡病当参郁治。""郁"之一字,与老年病的关系,尤为密切。语云"生命在于运动",少数的老年人尤其是老年病患者限于体力,多不事劳动和运动,血气之郁结,邪气之留滞,自不待言。如果再益以膏粱厚味盲目进补,则为害愈甚。

治郁之法,莫贵于"通"。通的要点,莫贵于疏通经络。《灵枢·经脉》篇说:"经脉者,所以能决死生,处百病,调虚实,不可不通。"又《灵枢·经别》篇说:"夫十二经脉者,人之所以生,病之所以成,人之所以治,病之所以起……"观于此,疏通经络一法,固不仅限于老年病也。再观于《素问·热论》篇"治之各通其脏脉,病日衰,已矣"之说,则疏通经络一法,又不仅限于慢性病矣。

一般说来,在老年病邪正斗争的矛盾中,正气的力量较弱,是毋庸置疑的。所以在治疗上,当以扶正为主,用通法也只宜于缓通而不宜于急攻。但张子和曾说"陈莝去而肠胃洁,癥瘕净而营卫昌",是通中自有补的作用。尽管是正胜则邪却,但在治疗中,假使忽视一个"通"字,欲图正气强盛,亦非易事。《素问·灵兰秘典论》"使道闭塞而不通,形乃大伤",《金匮要略》"若五脏元真通畅,人即安和"诸说,可深长思也。

1981年3月曾治一葛姓患者,男,61岁。有高血压史8年,半年前突然昏跌,面色苍白,出冷汗,心电图提示左心室肥大伴劳损,血清胆固醇为9.88 mmol/L。就诊时头晕耳鸣,两眼复视,不能看书,不能工作,并觉两手发麻,下肢无力,行动有欲跌之象,胸痛间作,睡眠不佳,脉沉弦,苔薄腻。辨证属下虚上盛,心脑血管并病。给予补肾益精、活血宁心,河间地黄饮子加减,温肾之品而加丹参、蒲黄以活血,首乌、泽泻养肝降浊,降胆固醇,磁朱丸纳浮阳而明目。

【处方】生地黄15 g,石斛20 g(先煎),麦冬9 g,石菖蒲3 g,五味子3 g,炙远志3 g,白茯苓20 g,薄荷5 g(后下),制首乌5 g,泽泻15 g,丹参30 g,生蒲黄6 g(包煎),磁朱丸3 g(包煎)。7剂。

服药7剂后,精神明显转佳,下肢行动较扎实,手麻次数减少,已无复视,但偶有头晕。原方去薄荷加枸杞子,连服10余剂,停服西药降压剂安达血平。血压稳定,头晕,足下无力显著改善,乃进一步予以清上实下。

【处方】大生地15 g,石斛15 g(先煎),大麦冬9 g,石菖蒲3 g,远志45 g,菊花15 g,冬青子12 g,墨旱莲9 g,金樱子9 g,龟甲9 g(先煎),生牡蛎30 g(先煎),钩藤15 g(后下)。7剂。药后已能持续看书3 h。

又有吴老太,年已71岁,1981年4月来诊。头昏眼花,行动欲跌,时觉胸闷心悸,右胁隐痛,两手发麻。外院检查发现有胃窦炎、胆囊结石及左心室肥大、心肌损害。诊其舌质暗,舌面光而无苔,脉左弦,右沉细。辨证属肝阴虚,肝阳亢,少阳枢转失职。治以养阴平肝、活血利胆。

【处方】沙参9 g,麦冬9 g,玉竹9 g,丹参12 g,青蒿6 g,黄芩6 g,蒲公英12 g,夏枯草12 g,制香附9 g,橘叶、橘皮各6 g,菊花9 g。7剂。

方取沙参、麦冬、菊花、夏枯草等养阴平肝,青蒿、黄芩利胆,借以加强少阳枢转之机,蒲公英合玉竹养胃阴,冀其改变胃腑病变。左心室肥大,显示心脏已依靠代偿的作用,故用活血之丹参,行气中血滞,香附行血中气滞,气通血活,自可加强其代偿功能。药后胃纳、精神转佳,于原方中加生白芍12 g以敛阴,钩藤(后下)15 g以平肝。古人有"重以镇怯"之说,"怯",虚弱也。头晕乏力,皆虚弱之象,虚不耐补,故取磁朱丸(包煎)6 g以重镇之也。药后诸症减轻,而头晕未已,表现出虚与实的矛盾。所谓虚,自是阴虚,根据西医学诊断,则为头部供血不足,故加玄参9 g,粉葛根9 g,牛膝9 g,石决明(先煎)30 g,四药并用,可能解决持续头晕的矛盾,如此加减治疗月余,病者已由头晕行动欲跌而渐渐生活能基本自理。

有人统计老年人中 2/3 患有多种慢性病，上例患者年及古稀，心、胆、胃等多脏器均有病变。其间自然与年老正气虚弱、组织器官衰退有关，表现为肝阴不足，更有因此而引起的肝阳上亢，少阳湿热留着，血气闭滞等症，对于这类老年性慢性病，正邪两方面必须时时兼顾，才能收到较满意的效果。

再有范氏老妇，64 岁。自绝经以来形体渐渐丰腴，平时血压时有升高，伴左边头痛、目痒，动则气短，至晚脚肿，几年来有个怪疾，近冬季便觉胸次怕冷，而周身恶热，口中发苦，间有消谷善饥。诊其脉象沉、滑，舌质红而苔薄腻，显见痰热蕴于胸膈所致。古人云：病久而不见皮枯毛悴者，是痰之为患。"膈上停痰，令人背寒"。患者年六旬余，正气已衰过半，痰浊乃内生之邪气，原由津液转化而来，病久则痰从热化，入冬，天寒又易凝聚，以致气脉闭塞，诸症丛生。故嘱其戒食厚味，并予清化痰热兼以流通血气为治。此祛邪即所以安正也。方取温胆汤清化痰热，佐以桂枝、丹参、茜草、泽兰活血通络以利血气，麦芽助运化痰，茯苓、泽泻利水行痰。药后呕吐痰涎一小盏，顿觉胸次舒畅，胃中有饥饿感，其服雪羹汤（荸荠、海蜇皮），头痛、目痒、胸次怕冷均消。以后又辨证加减治疗 2 次，据述头皮屑也减少，精神甚佳，已能从事较繁重的家务劳动。

长寿之秘在于通

——谈谈我对养生的一点体会

古人曾以百廿岁为上寿，百岁为中寿，八十岁为下寿。据此，则我现在正处于下寿与中寿的中间阶段。说实在话，我的体质原是羸弱的，尤其是近年来易罹感冒，乃至瘦骨嶙峋，弱不胜衣，但我的脑力思维活动，肢体协同作用，视听眠食和便溺等方面，却并不老态百出。因此，不少同志都认为我有什么养生之道，并认为我既是一个世代老中医，或许是服食了祖传的延年益寿的秘方。去冬裘沛然教授惠我诗句中有"翁家自有长生诀，肯把金针度与人"之语，使我惭感交并。惭愧的是自己庸庸碌碌，何来长生之诀，感动的是裘公知我最深，了解我若果有金针，是绝不会保守的。无如我学行浅薄，拿不出什么金针来。下面，姑且谈谈我对于养生的一点肤浅体会。

一、致力于通

昔贤张仲景说："若五脏元真通畅，人即安和。"张子和说："《内经》一书，惟以血气流通为贵。"并指出人们机体"贵流不贵滞"。论述人的机体通则健，否则病甚至于死的文字，在《内经》里举目皆是。《内经》教导人们：引起机体任何部分的不通或通而不畅的原因至为繁多。《灵枢·本神》篇说:"故智者之养生也,必顺四时而适寒暑,和喜怒而安居处,节阴阳而调刚柔,如是,则僻邪不至,长生久视。"这似已概括无遗地指出人们的养生之道。《素问·上古天真论》认为人肾气的盛衰是生、长、壮、老、已的主要关键。同篇又有"此其天寿过度,气脉常道,而肾气有余也"之说,可见"气脉常道"也是使"天寿过度"的必要条件之一。中医传统观点认为,通的反面是郁,不通或通而不畅便成郁,《吕氏春秋·达览篇》说:"病留恶生者,精气之郁也。"郁之为患,不亦大矣哉!

二、虚不忘实

《素问·上古天真论》曾指出:女子"五七,阳明脉衰",男子"五八,肾气衰"。《素问·阴阳应象大论》说:"年四十而阴气自半也,起居衰矣。"《灵枢·天年》篇也说人们四十岁即"荣华颓落,发颇斑白",显示衰老的开始。的确,人到中年体质即感虚弱,这当然是不可抗拒的自然规律。不过,我们祖先在引用当时哲学上的阴阳学说时,即显示了有阴不能无阳、有阳不能无阴的辩证法两点论的光辉思想,推而至于发病学,树立了内外因的统一,即正虚与邪实同时存在构成疾病内部主要矛盾斗争的观点,并阐明了邪实来自于正虚,既有正虚就必有邪实。所谓邪实,包括自内而生和当去不去的种种有害于健康的物质。自内而生者,多属于病理产物,其当去不去者,则为应该排出于体外而未予排出的所有废物乃至于毒物。人到中年以后,一方面由于吸收营养的功能逐渐减弱,加深了正虚的程度而为不足;另一方面由于排泄功能日益低下,导致废物留滞不去而为有余。尽管有余与不足同时存在于体内,但往往如《素问·离合真邪论》所说:"真邪以合,波陇不起",一时并不发生显著的疾病而成为隐患。善养生者,就必须洞察其隐,及早预防。老子说:"有余者损之,不足者补之。天之道,损有余而补不足。人之道则不然,损不足以奉有余。"主张以通为补的张子和进一步提出"损有余即所以补不足"的精辟见解。因此管见认为,如果老人们不熟悉自己身体的情况而一味进补的话,虽不能必其为"损不足以奉有余",但至少是徒劳无功。还有所谓昔日名医精心配制,强身延年的"宫廷秘方",则多数是供给当时皇帝老儿荒淫纵欲之用,实际上是"竭泽而渔",慎勿轻试。

三、慎防血病

《灵枢·九针》曰:"人之所以成生者,血脉也。"提示了血液与生命生存具有极其重要的关系。西医学言之更详。人们血液不健康的不良状态,每随着年龄的增长而增长。如果血液一旦发生病理变化,首先就影响到生命生存基本条件的新陈代谢。可是血液的病变,往往是莫见乎隐,莫显乎微。隐患于积年累月,暴发则旦不及夕,由是而为老年人之大患。我认为预防血病的主要方法是:①坚持脑力与体力适当的运动,做到"老有所为"。当然,"有所为"必然是有益于己、有利于人的行为。"有所为"原是保持"人有此生恒于动"(元代名医朱丹溪语)的本色。但是,动,必须中节,否则无益而有害。《素问·六微旨大论》说"不生不化,静之期也"。可知欲机体生化不已,就有赖于动。"老有所为",正是动的源泉。"有所为"则专心致志而妄念悉蠲,"有所为"则聚精会神而期其有成,"有所为"则不知老之将至而朝气蓬勃,"有所为"则不至惶惶终日无所事事。夫如是则身心安泰,血脉和调。目前,不是有 90 岁以上的老画家尚能作巨幅绘画,远涉重洋,以及重新作画,并举行画展的吗?这都充分体现了"老有所为"无穷无尽的活力。岂只知"老有所享",养尊处优,喜逸恶劳之徒,所能望其项背哉!我亦勉力从事于"老有所为",无如少壮不努力,老大徒伤悲。然退而求其次,对预防血病,还是有一些作用的。②每日做力所能及的劳动,少吃盐,多吃素。不吃得太饱和不嗜烟酒。此数者,我已实行几十年,有相当的收获。早在两千多年前的《内经》里,就告诫我们:"形劳而不倦"(《素问·上古天真论》),"多食咸,则血脉凝泣而变色"(《素问·六节脏象论》),又《素问·宣明五气篇》说:"咸走血,血病无多食咸",《素问·大奇论》复指出:人们不宜多食"肥美"和"甘美而多肥"的食物,又《素问·痹论》说:"饮食自倍,肠胃乃伤。"所有这些,到目前为止,还不失为却病延年的箴言。

四、知足常乐

孔老夫子对老年人的要求是"戒之在得"。这所谓"得",应是指非分之"得",而求非分之"得"的动机,则在于不知足。然而如果由于"学,然后知不足",汲汲于谋求新知,虽老年人亦不为过。所谓"活到老,学到老",也正是"老有所为"必须具备的条件之一。假使孜孜于追名逐利,以图满足生活起居的享受,则将如欧阳修《秋声赋》所说:"思其力之所不及,忧其智之所不能,宜其渥然丹者为槁木,黟然黑者为星星。"是直戕生耳,养生云乎哉!所谓"常乐",自然是身心愉快,笑逐颜开,体现了"老有所乐"。"笑一笑,少一少",实具至理。际兹盛世,老人们欢度晚年,为推迟衰老奠定了良好的基础,中青年更是龙腾虎跃,突飞猛进。在此,我衷心祝愿大家健康长寿!

第四部分

薪火不灭　代有传人

　　刘树农生前指导过的学生有 7 位,他们在刘树农的指导下,进行了大量医学研究探索,除进行临床工作外,还撰写了大量的学术论文。刘树农当年指导过的学生现早已成为教授、名中医等。他们带领的学生又对刘树农的学术经验及临床特点进行了分析研究。这部分内容主要是将他们所写的论文分为"刘树农学术思想研究""刘树农临证经验探讨"2 部分供读者分享。

将思维的珠子置于"0"与"1"之间

——刘树农治学思想探索

刘树农老师从事中医临床和教学 65 年，潜心致力于中医理论研究，在他医学生涯的后半期，积几十年实践之经验，又自觉研读了一些马克思主义哲学著作，促使他对中医学理论的理解更深刻、更透彻，从而在中医理论核心、发病学说、病机等方面都有自己独到的见解，为发展中医学、启迪后学者作出了贡献。

我有幸侍学于刘树农老师近十年，耳濡目染，得益匪浅，深感他之所以有如此高的成就，很重要的一点，就因为他掌握了科学的思维方法这把金钥匙。可以这样说，他的成功，是唯物辩证法引导他登上中医的殿堂，促使他将渊博的知识融会贯通并不断提出新的见解，不断享受到"豁然开朗"的胜利喜悦。

将思维的珠子置于"0"与"1"之间，是刘树农虽到耄耋之年，仍保持思维明智、灵活、清醒的重要原因。刘树农常说：当我们对某一学术理论坚信不疑的时候，一定要认识历史是发展的，要继续补充新的内容（使思维珠子不拨到"1"），使原有的理论更充实、完善；当我们对某一理论不信任时，也不能一概排斥（使思维珠子不到"0"），还要考虑它可能存在的某些可取之处。正确的思维珠子，只能拨到"0"与"1"之间，千万不能固定于"0"与"1"的点上，否则，思维就会片面、绝对和僵化、坠入歧途。

刘树农对一些已成定论的中医理论和临床经验，既推崇备至又不陷于绝对迷信，他勤思索，善设疑，勤学习，善综合，不拘泥，倡争辩。从而使自己思维珠子常转常亮，不断有新的寻求和探索。

在中医学漫长的探索之路上，有的人成功了，成为一代名医，有的人却失败了。在失败者中，不乏有对古代医家的学术理论、临床经验视为"真理"，奉为"准则"，但一遇实际就束手无策者。不用辩证观点去对待实践，势必陷入狭隘经验论，使思维僵化。刘树农年轻时，苏北一带流行湿温伤寒，他照搬书上所载用黄连、黄柏等苦寒药治疗，有的竟不见效，甚或死亡。以后他针对病情，大胆用桂枝加苓术附汤收到良效，使他初步尝到了不囿于前人经验的甜头。

历来治疗泄泻,常遵循李中梓"治泻九法",多从补脾考虑,而刘树农学习了西医学知识,受到启发,认为泄泻者往往湿热留于肠间、瘀血停滞,于是用清利肠间湿热兼化瘀法,每每奏效。他深有感慨地指出:不管李中梓"治泻九法"或王旭高的"治肝三十法",都不免限于历史条件而不尽切合实际。人的实践是有局限的,总是受历史条件制约的,每一时代对自然界的认识只能达到一定的深度,生产发展和实验手段的改进,又会推动认识深入一步。因此,人类对自然界的认识,总是在实践基础上不断扩展和深入。在实践的推动下要不断作出理论上的概括,刘树农自觉地在中医临床和理论研究中输入西医学观点,进行信息综合,提出新的见解。如刘树农遇到过一个失音5年、久治不愈的患者,根据五官科检查得出声带"充血、水肿"的诊断,用了"通窍活血汤"合"真人活命饮"加减,数剂即得开音。

刘树农在讨论中提倡争辩,从不人云亦云,他最反感学术界万马齐喑的空气,希望就某些有争议的中医理论问题进行讨论。对某些历来被奉为"圣言""经典"的论点,也敢于提出不同见解,促使人们理解的深化、新观点的产生。他曾写了数十篇文章,对上自古代张仲景、张景岳、朱丹溪、李东垣,下至现代岳美中、任应秋、李聪甫等名家的论点进行质疑。他也要求我们在打下扎实理论根基的同时,要有向名家、权威挑战的勇气。记得我在北京进修期间,他几次给我来信,谆谆嘱咐:读书要刻苦,"读书百遍,其义自见",又告诫我,"尽信书不如无书",千万不能"死读书"。在他身旁,我们几个"孙"字辈的年轻人都敢于与他争辩,敢于提出自己的看法,每当这时,刘树农常常是精神焕发,妙语连珠,在争辩中,一些重要的学术见解往往就会产生,并不断完善。

刘树农对于某些被人视为荒谬的学说或者被一些人否认的理论,主张要进行历史的、实事求是的分析和评价。他强调,一般说来,在学术上,凡是许多人在很长时间信仰过的一种学说,有其合理的方面和因素,不可轻易全盘否定,它在被人们承认的阶段里曾经解释过某些生理病理现象,并在一定程度上对诊断和治疗起到某些指导作用,为新理论的形成提供一些有用的内容。正是在这一观点的指导下,刘树农对五行学说提出了自己见解。历来有人主张废除五行学说,重阴阳、轻五行之论更比比皆是,有的人即使肯定,也只是抽象的肯定,而刘树农则认为五行学说不可废。他作了三点阐述:其一,五行莫不具有阴阳,五行学说是阴阳学说的具体化。其二,五行自动调节。"亢则害,承乃制"这种自动调节孕育着系统论和控制论的萌芽。其三,五行学说既代表各自脏腑,又代表风、火、湿、燥、寒诸邪气,是具体的物质体现。从而廓清了模糊认识,加深了对阴阳学说的理解。

刘树农对自己的治学和人生也采取辩证的态度。他认为,在自己医学生涯的前30年,苦读中医专著,积累了不少临床经验,不自觉地运用了辩证的思维,而后30余年,他有条件学习了许多哲学著作,犹如"枯木逢春""亲承雨露"。他寄语于同行,我们祖先留下的宝贵医学,是研究和解决医学领域特殊矛盾的学问,学好医学,就要学习唯物辩证法。

他的案头,不少哲学著作与中医著作并列着。他反复学习《矛盾论》《反杜林论》等著作。做下不少眉批和笔记。他敢于否定自己过去的实践,在自传体文章《弥甘蔗境忆从前》中,坦率地回忆了年轻时误治一个病儿的具体情况,勇敢地承认,病儿"并非死于病,而是死于药"。在声誉日增的晚年,敢于将年轻时失败的教训公诸于众,这种精神是十分可贵的。正是这种辩证的否定观给予他不断探索的力量,使他的知识不断更新。虽90多岁高龄仍感到"吾生有涯而知无涯""纵皓首穷经,犹未窥堂奥",愿意不断学习,不断前进。

(朱抗美,原文载于《医学思维与方法　第1辑》,上海科学技术出版社,1986:41-44)

在现代科学的光照下进行新的组合
——刘树农治学思想探索之二

"科学的发展突飞猛进,作为中医学科也不能抱残守缺,墨守成规,不能仅仅满足于以今人的实践来验证古训,或者仅会'按图索骥'搬古人的处方治今天的病。"这是刘树农常常告诉我们的。

随着现代科学的发展,人类对疾病的认识一方面向更微观的方面,即从分子生物学方面发展,另一方面又向更宏观的方面发展,医学高度综合,现代医学与现代科学及现代技术紧密结合,推动了医学的发展。刘树农认为,在这样的条件下,做一个无所不知的全才是不可能的,但作为一个出身私塾的老中医,必须认识由于历史条件局限所带来的知识面、思维方式的缺陷,更要不断学习,广泛涉猎,要了解一些现代科学的信息,突破千百年固有的框框和陈旧的思维方式。

刘树农之所以能在临床上具有丰富的经验,在理论上形成自己独特的见解,从思维方法来说,在于他善于接受新的知识,并不仅仅按照人们习惯的思维方式去思索。他虽然读书万卷,被人称为"活字典",但还是不断注意更新知识。他把现代医学、数学、生物学、物理学等现代科学技术上的新成就与中医传统理论的信息交合,组成了一个信息反应场的思维坐标,从而形成自己的思路。

刘树农对近年来一些论著论及中医五行学说内孕育着"内稳定器模型""系统论"和"控制论"的萌芽等,都抱着欣喜的态度,认真钻研,甚至亲手逐字逐句摘抄下来。在这些论文的启示下,他进一步认识到古老的中医学的确是一个伟大的宝库。刘树农常说,《内经》为什么在两千多年前就站立于科学的前沿并至今仍有极大价值,成为中医四大经典之一,就在于《内经》囊括了当时除医学外的许多专门知识,如天文、地理、数学等。现在中医要面向现代化,面向世界,就一定要与目前的科技发展紧密相连。

当报纸上介绍北京关幼波医生将诊治肝炎的程序输入计算机的消息后,刘树农急忙要我们去索取有关资料,认真学习,他在 86 岁高龄那年,还冒着酷暑,参加了人工智能计算机用于中医治病的鉴定会,饶有兴致地看这摸那,还提了不少问题。随后,他自己也与电子计算机室合作,开设了诊治早期肝硬化的专科门诊,总结不少宝贵经验,编成程序,用实际行动支持这项科研工作,那时,他已经 88 岁,且体弱多病,热忱之心可见一斑。

刘树农从不以自己是著名老中医而忽视学习西医学。过去,刘树农对清代学者邹澍在《本经疏证》中"山药"条文下写的:"肾气者,固当留其精而泻其粗也"一句,只知其一,即山药在六味地黄汤"三补三泻"中是"一泻",而并不知其精髓。后来,他学习了西医学,从临床实践中总结到慢性肾炎患者早期尿常规检查常见有蛋白、管型、红细胞等,到晚期血液检查见非蛋白氮升高,这一系列变化,可以理解为慢性肾炎的病变开始是留精不足,继而是去粗功能有亏,邪毒潴留,全是肾气功能失常所致,这也可说是慢性肾炎这种病的规律。也就是说,西医学对慢性肾炎病理变化的认识与中医传统的理论有了共同的坐标,信息在这里交会了。这样,刘树农不仅在临床上用山药更有把握,还进一步对慢性肾炎用药的规律有所掌握,他一般先用补肾药,六味地黄汤加减,甚而用龟甲、鳖甲等血肉有情之品,改善肾脏的留精功能,而在尿毒症期,则注重活血化瘀,消肿去毒,常用攻邪为主,如大黄、牡丹皮、牛膝、失笑散等,借以恢复肾脏的去粗功能。这种疗法确实在临床中取得了较好疗效。不管在科学更加发达的将来,慢性肾炎的中医机制将作出什么更确切的解释,但不能否认,刘树农利用西医学的信息结合古老的中医传统用药,已经走出了可喜的一步,不仅是知其然,而且在一定程度上已是知其所以然了。

对咳嗽、哮喘的治疗,过去局限于宣肺平喘、止咳等,从西医学阐述支气管痉挛、炎症的病理机制中,刘树农联想到,支气管壁上有许多毛细血管,气管痉挛时,血管必然也同时痉挛。而临床上确见哮喘和慢性支气管炎患者有口唇青紫、面色紫暗等血瘀征象,而早在汉代的《神农本草经》在"当归"条下,就写有当归"治咳逆上气"。在西医学的启示下,支气管痉挛引起咳逆与《神农本草经》这一条古训正好在中医传统理论的坐标上相吻合,刘树农大胆在临床上用活血化瘀药物治疗哮喘、咳嗽,也取得很好的疗效。

爱因斯坦说:"科学不能仅仅在经验的基础上成长起来。"不断学习新的知识,用以充实自己的专业知识正确的思维方法。拉普拉斯说:"认识一位天才的研究方法,对科学的进步……并不比发现本身更少用处。"刘树农正是在前人的经验加后人的研究方法中寻找正确的治学途径,寻找更切乎实际的理论,而成为具有独到见解的名老中医。他在自传体文章《弥甘蔗境忆从前》中,殷切地提出了两个愿望:①愿在有生之年,加强辩证法的学习。②呼吁各学科协作,为中医现代化而努力。这是他一生勤于探索、历尽甘苦的总结,无疑给我们以十分珍贵的启示。

(朱抗美,原文载于《医学思维与方法 第二辑》,上海科学技术出版社,1986:55 - 58)

用现代系统论观点探讨中医理论
——刘树农治学思想探索之三

中医学的方法论,蕴含着不少朴素的系统思想。我国现存最早的医学经典《内经》,提出了"天人相应"的医疗原则,主张把生理现象与自然现象相结合来医治疾病。它还把自然现象、生理现象、精神活动三者结合起来考察疾病的根源,并用阴阳五行学说来阐明五脏之间相互依存、相互制约的关系。中医学的脏象学说、病因病机学说、辨证论治等,都充分体现了系统性的观念,而且在许多方面,与今天系统论的基本思想是一致的。

我国古代对系统论、系统方法的独特贡献,早已引起国外学者的注视,耗散结构论创始人普里高津说:中国传统的学术思想是着重于研究整体性和自发性;研究协调和协同,现代科学的发展……更符合中国的哲学思想。他预言:西方科学和中国文化对整体性、协同性理解的很好结合,将导致新的自然哲学和自然观。刘树农对中医学具有的这一优势十分重视,他潜心钻研系统论的成果,用现代系统论的观点对传统中医理论进行了新的探讨。

一、"内外因合一论"——对病因学说的新探讨

系统整体性是现代系统论的一条原理。据说亚里士多德早在公元前4世纪就有了"整体大于部分的总和"这句名言。但把系统整体性作为系统论的一条重要原理,并作出严格的表述,还是近几十年来的事情。系统整体性认为,系统各构成部分的统一,是系统、要素、环境三者的辩证统一,它包含着过程、联系和转化。系统论告诉我们:各要素的简单相加,并不能构成一个系统,五个手指加上一个手掌并不等于拳头。系统具有不同于各组成部分的新的功能,也就是说,系统中的各单元,已丧失了单元的属性,转变为系统的属性,系统整体性使现代人立足整体,使整体与部分最佳地统一起来。中医学把人作为一个整体系统来分析。常常有人说,中医学的特点之一,是整体观念。但事实上,真正理解整体观念,并不是很容易的。刘树农认为,整体不只是作为一个人,其体内各部分的相加或联系,关键在于认识人是一个开放的整体系统,即与环境、社会保持密切的联系。长期以来,在中医病因理论中,《内经》的整体观被忽视,而沿用了宋代陈无择"三因论"的病因学说,把致人于病的原因分为内因、外因、不内外因三类,对此,刘树农始终持反对态度,他多次指出,这是没有把人作为开放的整体来理解。所谓"不内外因"本身从文字到内容就令人费解,而作为内因的七情,也决不是真正的内因,而只是外因的一部分。刘树农认为,所谓七情,必由外来的刺激,引起情绪的波动,没有外来的刺激,不可能凭空产生七情。这就

是外因的重要性。而同样的精神刺激,有的人得病,有的人不病,这就是内因在起作用。刘树农据此提出"内外因合一论",既强调内因的作用,又重视外因,在内外因统一的认识基础上,把机体的正气(内因)放在首要地位,邪气(外因)能否致人于病,决定于正气的适应能力。确立了内外因合一论,可使我们立足于预防为主,包括预防四时太过、不及之气,加强身心修养,正确对待外来刺激。《内经》早就提出的"正气存内,邪不可干""邪之所凑,其气必虚",用系统整体观去理解,就具有更深一层的意义了。

二、"邪正斗争贯穿论"——对病机学说的新探讨

现代系统论认为:整体的有机性,不仅表现为整体内部要素之间的联系,而且也表现为与外部环境的联系,过程持续性的联系,即反映系统整体在发展过程中,整体、环境、要素三者之间的关系。因为任何一个系统整体,它又是更大系统的一个部分,由于不同系统的有机结合方式和特点的不同,从而出现了不同质的系统整体形式。但是不管处于哪一种形式的整体系统,都可以这样认为,一切系统的整体性都表现为整体、要素、环境的有机联系和辩证统一。正因为把人看作一个开放的整体,因此,刘树农认为,人们生存于气交之中,即不啻处于邪气包围之中。自然界无时无刻不有危害人们健康的邪气,伺机向人们袭击,而致人患病。人们为争取健康,争取生存,也就无时无刻不自觉地付出相应的力量,与邪气搏斗,驱邪气于体外。邪与正的斗争始终贯穿于整个生命活动的全过程,贯穿于疾病的全过程。在中医教科书上,历来把病机分为多种,如阴阳失调、邪正斗争、升降失常等等,刘树农不同意这种分法,认为这不是系统论的方法论。刘树农提出:邪正斗争是病理变化的主要矛盾,邪正斗争的同时,可存在阴阳失调、升降失常。急性病自不用说,一切慢性病,正气虚的同时,邪就留而不去,表现为虚实夹杂的证候。如阴虚而致内热亢盛,内热就是邪气,阳虚而致寒水内生,寒水即为邪气,血瘀的患者往往同时存在着血虚、血不濡养的证候表现,等等。因此,刘树农断言:没有单纯的虚证,也没有单纯的实证,所要分析的只是虚与实孰多孰少而已,只有这样分析病机,才能把扶正与祛邪统一起来,综合调整。

三、"血气流通最为贵"——对治疗原则的新探讨

在给定的条件下,人们总希望使局部和整体之间的关系协调配合,实现系统的综合优化,达到最理想的结果,这就是最优化的问题。系统的优化方法很多,手段亦多种多样。在治疗上,刘树农从正虚与邪实同时存在的观点出发,确立的"优化"原则是以"血气流通最为贵"。刘树农重视"通法"的运用,尤其重视活血化瘀,他曾发表文章,提出:血气是否流通是健康与否的关键。他治疗早期肝硬化患者,提出活血化瘀、养阴解毒的原则,疗效较好;治疗腹泻患者,他根据病机分析的"脏阴寒而腑阳热",大胆将扶正的温阳散寒药与攻邪的泻腑清热药汇于一方,每每奏效;治疗血虚患者,他也不囿于养血而常用活血化瘀,俟旧血去而新血生。开拓了后学者的思路。

理论模式与方法论原则是一致的,有什么样的理论模式,就有什么样的方法论原则;有什么样的方法论原则,也就有什么样的理论模式。刘树农执着科学的思维方法这把金钥匙,一步一步探索客观真理。他对中医理论的诸多阐发,他对中医临床的丰富经验,他的治学之路,值得我们认真总结、回顾,从中汲取更多的东西。

(朱抗美,原文载于《医学思维与方法　第三辑》,上海科学技术出版社,1987:46-49)

熟读经典不泥古　精研古籍有创新
——刘树农谈《温病条辨》

我有幸师从刘树农教授10余年,这10余年正处于他的晚年,他的学术思想日臻完善,医疗经验已趋成熟,是他生命史上最后的辉煌时期。时至今日,刘老去世已10年,我也人到中年,随着临床经验的积累,思想方法的成熟,不断在实践中悟到一点新的启示,当年刘老的教诲还非常清晰地存在我的记忆中,有的是一知半解,有的是肤浅理解,现在再去"反刍",却有"茅塞顿开"的感觉。体会到10余年从师受益无穷。

刘树农在世时,号称"活字典"。他熟读中医经典,已到出口能诵,熟练运用的地步,刘树农除推崇《黄帝内经》外,还酷爱《温病条辨》。对刘树农于《温病条辨》的研究,我试作一介绍。

对《温病条辨》的理论特色,刘树农善于总结,善于发掘,提炼出该书与其他医书的不同之处,找出其精华所在。刘树农认为,《温病条辨》在理论上的一大贡献,是对"暑"的认识。如提出暑兼湿热,须区别湿重分而治之。二是对暑邪的阴、阳属性划分,认为暑中有火,是为阳邪;暑又挟湿,是为阴邪,要鉴别湿、热孰重孰轻。刘树农举中华人民共和国成立后曾流行两次乙脑的情况为例,一次是以热为主的,用白虎汤奏效;一次是以湿为主的,即以利湿为主,甚至加桂枝、附子才行。说明不仅暑病,凡是湿热为患,都应分辨湿重抑或热重,分而治之。

《温病条辨》一书最独特之处,是对"血气贵乎流通"的认识。刘树农以这一专题为我们串讲、分析。提到书中对"通"这保持人体健康最重要条件的论述,令人印象非常深刻。

一、对所用药物功能的阐释

如玄参的作用是启肾经之气,上交于肺,上下循环,灵犀通心气;竹叶通窍的妙用及安宫牛黄丸苦寒通火腑等。

二、对病因病机的理解

如温病死状五条分析,刘树农认为《温病条辨》着眼于邪气阻塞气血通道。暑温为病,他认为是湿热互结,阻中焦气分。均为真知灼见。更认识到咽痛是一阴一阳结,对化癥回生丹的分析,指出适用于 14 种病证,主要注重于一个"通"字。

三、对治疗原理的探讨

如对邪在上焦膈中,用涌开之法,认为喉即肺系,其闭在气分者阻,闭在血分者即痛也,故以轻药开之。又比如对椒附白通方的解释,对九痛丸方的分析,对大承气汤证及类证的阐述,不囿于《伤寒论》,也有新意。还指出温病时有谵语者,要谨防内闭,介绍了巴豆霜治疝,下至三次始通,通后痛渐定。凡此种种,从各个侧面、不同角度,围绕一个"通"字论之。刘树农正是在反复研读中,结合《黄帝内经》等经典著作,结合自己的临床体会,写出好几篇论文,提出血气流通是健康的关键,一切疾病皆源于"不通",治疗的目的就是要祛除导致阻塞、不通的邪气,达到阴阳平衡。

《温病条辨》具有的理论特色使刘树农爱不释手,他在临床上运用其中的方子,也尝到不少甜头。但刘树农决不是照搬原方,而是根据实际情况化裁。如他曾治愈一例音哑多年的患者,即取自该书上焦篇的宣痹汤,用枇杷叶、郁金、射干、白通草、香豆,其处方既符合"治上焦如羽"的理论,又在方中加有郁金宣痹,刘树农取其"宣痹"的特点,进一步加重活血化瘀的力量,用红花、桃仁,疗效很好。刘树农运用该方获得成功时欣慰的笑容,至今还深深印在我的脑海里。

刘树农对《温病条辨》推崇备至,但决不一味赞扬,不加批判地照单全收。他敢于质疑,敢于否定,也给我们以很大的启迪。如吴鞠通在《温病条辨》上焦篇解释清宫汤方时写到,连翘像心,心能退心热。麦门冬根上有十二枚、十四五枚者,合人身十二经络,麦门冬的命名,谓门之开转,有开合之功能。刘树农笑谈这是以谬释正,不足为取。又比如中焦篇解释栀子柏皮汤,提出栀子、甘草、黄柏都是黄色,退黄疸是以黄退黄,同气相求。刘树农则明确指出,这是唯心的! 再如下焦篇的黄连阿胶汤方,用鸡子黄为血肉有情之品,对心中烦不得卧很有效,但书中解释其有地球之象,生生不已。刘树农也坦言,这是不确切的。

刘树农在平时的讲解中,总是引导我们发掘出书中的精华部分,也要看到书中的糟粕部分,不断在肯定和否定中前进。刘树农曾沉痛地总结,他年轻时曾治疗家乡的湿温患者,因只见现象忽视本质,误用温药,患者未能救活。令我们这些初出茅庐者叹服,德高望重的老专家,敢于否定自己,敢于揭自己的伤疤,这是多么难能可贵!

《温病条辨》薄薄一册书,在刘树农的导读中,我们学到不少精深的理论知识,丰富的临床经验,更从中学到不少治学的道理,使自己变得聪明起来。如果我们每位教师都能这样去循循善诱,去指导学生,则中医事业定会兴旺发达!

在刘树农教授诞辰一百周年之际,我特以此文作纪念,提倡一种实事求是的学习风气,提倡一种精益求精的学习态度,提倡一种理论联系实际的学习方法。以此作为一个学生对老师无限的追思和怀念。

（朱抗美于 1995 年 10 月）

识病探微辨其真　评析病机治其本
——刘树农识病论治思想探析

刘树农在《刘树农医论选》一书中从辩证唯物主义认识论的高度,结合自己的临床实践体会,多次对传统辨证论治的局限性及与西医学辨病相结合的必要性作了精辟的论述。如在《辨证论治的今昔》一文中说:"《实践论》说:'认识的过程,第一步,是开始接触外界事情,属于感觉阶段。第二步,是综合感觉的材料加以整理和改造,属于概念、判断和推理的阶段。只有感觉的材料十分丰富(不是零碎不全)和合于实际(不是错觉),才能根据这样的材料造出正确的概念和论理来。'我们不妨扪心自问,我们用老一套的四诊方法,诊察面临的对象,感觉到的材料,是否已十分丰富和完全合于实际? 如果不是的或不完全是的,那么正确的概念和理论从何而来? 必然造成辨证不正确,论治有乖的后果。"即现代临床实际已向传统中医学提出了严肃的挑战,要求我们必须尽可能去获得更多的感性认识,文章接着阐明:"是以'明者慎微,智者识几',为治疗杂病者所时刻不能忘怀者也。历史在前进,学术在发展。现在我们对杂病的认识,无论在病种、病因、病理、病所和论治等方面,都大大地超过了前人,特别是借助于现代科学的诊断方法,能够做到探幽索隐,防微杜渐。"不过,他还认为:"即使从现有的辨病上仅仅获得的感性认识,还不能及时产生足够的理性认识。"也就是说,对于西医学所提供的辨病的素材,如疾病的病理、诊断及有关实验室检测结果等,需要用中医的思维方式进行综合分析、推理和判断,以赋予中医病机理论以新的内涵,建立论治的理论根据,达到"改善病所的实质性病变"之目的。这是刘树农 70 年临床教学与科研经验的结晶。其显著的特点可以概括为"识病探微辨其真,评析病机治其本"。

需要指出的是,此处的"识病探微",其"微"与当今所谓的"微观辨证"、寻找某些证型的客观指标是截然不同的,而是要透过现象看本质,抓住影响疾病预后转归的关键所在。他认为:"外感急性热病多出现全身症状而征象显著,易于透过现象认识本质,而杂病则往往限于局部,且隐晦不明,全身症状出现,已多危及生命。"可见,其"微"是要探究影响全身症状、体征的局部病所,抓住矛盾的焦点,进行针对性的治疗。现就早期肝硬化为例,探析刘树农这一识病论治思想在临床实践中的具体应用,以期对当今中医临床、科研及教学的深化能有所补益。

肝硬化,尤其是肝炎后肝硬化是临床上常见病、多发病,也属难治性疾病。若能在其早期采取有效的、针对性的治疗,可以阻止病情的发展,大大延长患者的生命,甚至能够逆转。刘树农认为,在本病病程中呈现的一些症状,虽然可以从中医内科学"胁痛""癥瘕""黄疸""肿胀"等门类中找到辨证论治的依据,但并不完全吻合于本病。他在长期的临证实践中,致力于探讨本病本质的病机。认为肝硬化的本质在于肝脏本身有了器质性的改变,有别于中医"肝气""肝火"中"肝"的概念。但在中医发病学上,引起本病的原因也和其他疾病的发生发展一样,是由内外因统一作用的结果,即由正虚与邪实双方共同构成邪正斗争的矛盾。就肝硬化来说,都是先由肝脏正气亏虚(主要是肝阴不足),肝炎病毒(湿热疫毒之邪)乘虚入侵,留而不去,正邪相争,引起肝脏、血液及循环的改变,造成了血行不利,络脉瘀阻,导致肝脏实质逐渐损坏。因此,肝阴虚、湿热之邪留恋及络脉瘀阻,实为肝硬化所共有的三个基本因素,而此三者,又是相互影响,互为因果。如肝阴虚易于招致湿热之邪内侵,湿热留着又进一步妨碍了肝脏血液的正常流行;而肝血阻不去,又使新血不生,肝组织固不易康复,湿热之邪亦难以祛除。这样血愈瘀则愈虚,愈虚则愈瘀,构成正愈虚邪愈盛的局面。基于他对肝硬化的肝脏局部,且隐晦不明的病机分析以及基本治则缓急的灵活运用,在临床上确实取得了满意的效果。学生在多年的临床实践及研究过程中,对他这一科学的论说也有了深刻的体会和认识,下面就结合我们的研究成果及有关文献作进一步分析探讨。

一、"祛邪为急"与"治本"

刘树农认为,对于肝硬化的治疗,"则以祛邪为急,所祛之邪,主要是瘀血、湿热和热毒,而重点在于活血化瘀,瘀化则血活气通,气通血活则代谢正常而邪气自解"。硬变肝脏最显著的病理组织学特征是肝内纤维结缔组织大量异常增生,导致肝脏正常组织结构的改建、假小叶的形成。由此而引起肝内外血液循环系统异常。也就是说,肝内纤维结缔组织大量异常增生是其病理变化的关键所在,抑制肝内结缔组织的异常增生及促进沉积于肝内纤维结缔组织的降解,也就成为肝硬化治疗学上的焦点。临床上对慢性肝炎患者活检肝组织的病理学观察表明,肝内纤维结缔组织增生是临床血瘀证患者的主要病理特征之一。更重要的是中医病机分析的目的是在于治法的确立及方药的应用,要阐明肝内结缔组织异常增生与中医"血瘀"病机的内在关系,活血化瘀法是否能抑制肝内结缔组织的异常增生,或促进沉积于肝内纤维结缔组织的降解,乃是最有说服力的依据。对此,我们可从刘树农临床上治疗肝硬化常用的活血化瘀药物,抗肝纤维化的作用及其对结缔组织代谢的影响来说明这一点。

刘树农治疗肝硬化处方中常用的活血化瘀药有丹参、参三七、生蒲黄、赤芍及制大黄等,其中应用频率最高的是丹参。至今为止,已有较多的实验及临床报道表明,该药对实验性肝病具有较好的治疗作用,其中抗肝纤维化又可能是其重要作用环节。在大鼠慢性肝损伤早期投以丹参治疗至 6 个星期末,发现其肝纤维化程度明显轻于对照组,未形成肝硬化;于慢性肝损伤中期开始给予丹参治疗至第 9 个星期末,仍未形成肝硬化,而对照组全部形成结节性肝硬化。在肝硬化形成后,停止病因刺激,经用丹参治疗 3 个星期后处死动物,在光镜及电镜下观察到,用药组动物肝内无纤维增生或仅有轻度纤维增生,而对照组动物仍呈明显肝硬化或重度纤维增生,肝内胶原含量明显低于对照组。对人血白蛋白所致的大鼠免疫性肝纤维化的治疗效果与秋水仙碱相仿,但电镜下所见肝细胞形态的恢复及血窦内滞留细胞的清除,都以丹参的作用为佳。我们进一步应用丹参水溶性成分——丹参酸乙治疗四氯化碳性肝纤维化,可明显抑制肝纤维化的形成,与对照组相比,肝组织脯氨酸含量和血清 ALT 活性均显著低于对照组,对二甲基亚硝胺所致的大鼠肝纤维化同样具有良好的治疗效果。对体外培养肝细胞及肝纤维化时产生胶原等纤维结缔组织成分的主要细胞——贮脂细胞的作用结果同样表明,该成分能显著抑制细胞生成的胶原量。临床应用丹参素治疗小儿慢性活动性肝炎 4 例,治疗前经肝穿刺活组织病理检查确诊,经 1.5~3 个月治疗后又行肝穿刺复查,结果见:1 例肝内胶原充塞明显消失;1 例结节性肝硬化的病理表现消失,而呈慢性迁延性肝炎的病理变化;第 3 例病理检查也有好转;4 例中仅 1 例变化不明显。表明丹参素可抑制胶原合成或促进纤维肝中胶原纤维消散和吸收的作用。其他有关参三七、赤芍及大黄等直接抗肝纤维化的作用,近年来也都已有实验及单味药物临床应用有效的报道。另外,这些药物对硬变肝尚存在的慢性间质性炎症及肝细胞损伤也具有一定程度的抑制作用。

至于湿热和热毒,也是早期肝炎后肝硬化的基本病机改变之一。早期的肝炎后肝硬化,有相当一部分病例在病理上既有肝硬化的典型表现,同时其病毒复制与炎症又持续存在,后者又成为促进病情发展的重要因素,同样也就是治疗学上的主攻方向之一。迄今为止的研究表明,抑制乙肝病毒复制的主要治法有清热解毒、健脾化湿、益气养阴、补益肝肾及活血化瘀等,所报道的固定复方亦都是以上述治则为基础进行组合配伍,其中清热化湿解毒药物的应用是必不可少的。至于肝内的炎症,有肝实质(肝细胞)与间质炎症,清热化湿与活血化瘀(尤其是凉血活血)药同用,也已被认为是治疗慢性炎症的最有效的配伍方法之一。

可以看出,刘树农提出早期肝硬化应"以祛邪为急,而所祛之邪,主要是瘀血、湿热和热毒,而重点在于活血化瘀,瘀化则血活气通,气通血活则代谢正常而邪气自解,正虚自复"的治疗学观点与肝硬化的病理实质是吻合的。活血化瘀是肝硬化"治本"的针对性治则。

二、扶正不仅在于养阴,更重要的是修复肝脏本体的损坏

结节再生与纤维分隔为肝硬化的两个病理特征,而肝细胞坏死常是该病理改变的发

生和发展因素。肝硬化的中医治疗中"所扶之正,则不仅在于养阴,更重要的是修复肝脏本体的损坏"。这里所指的肝脏本体的损坏即是肝硬化患者肝实质的损害。国内学者对死于肝硬化的尸体解剖结果显示,死亡前临床表现为肝阴虚显著的患者,其尸解的肝组织学上呈现出的肝实质损伤也最为严重。近年来国内有关学者应用养阴方(北沙参、麦冬及黄精)预防二甲基亚硝胺诱导的大鼠肝纤维化的实验结果表明,养阴药能显著抑制肝纤维化的形成,其作用机制主要在于保护肝细胞、抗肝细胞损伤。当今,肝癌已成为影响肝炎后肝硬化预后的最重要的并发症,预防肝硬化时肝细胞的癌变乃是其治疗学研究的主要任务之一。我们应用养阴柔肝方(北沙参、麦冬、当归、白芍等)预防二乙基亚硝胺诱发大鼠肝癌的观察结果表明,与对照组相比,两用药组大鼠其癌前期(14 周)肝细胞增生灶明显减少,GGT 组化阳性灶、AFP 免疫组化阳性区均明显降低,组织 GGT、GST 及血清 ALP 活性显著下降。动物诱癌 24 周后,对照组的肝癌发生率为 100％,养阴柔肝方组为 85.7％。用药组的癌变程度较轻,AFP 阳性区及 GGT 阳性灶均降低或减少,肝组织 GGT、GST 与血清 ALP 活性降低,提示养阴柔肝方对 DEN 诱发动物肝癌有一定的阻抑作用。细胞周期动力学的观测结果提示,药物的上述作用可能是通过抑制肝细胞 DNA 合成,阻止肝细胞分裂及增殖而实现的。另外,该养阴柔肝方对黄曲霉素诱发的大鼠肝细胞癌变也同样呈现出显著的抑制作用。可见,养阴修复肝脏本体损坏的实质,不仅体现在病理组织学上对抗肝实质损伤,还有预防肝细胞突变的作用。

上述材料足以证明刘树农对于肝硬化中医病机探微的正确性。这当然源于他对肝硬化疾病本质的认识及大量细致入微的临床观察。他也曾在文中明确指出:"《实践论》教导我们,'理论的东西之是否符合客观真理性这个问题,在前面说的由感性到理性认识运动中是没有完全解决的。要完全解决这个问题,只有把理性认识再回到社会实践中去,应用理论于实践,看它是否能够达到预想的目的'。现在我们这样做,大多数的疗效,远胜于只知辨证而不知辨病的病例。"刘树农辨证与辨病相结合的观点,坚持了以中医为主,借西医学对疾病的认识为中医所用,用中医的理论及方法去探索西医学为我们提供的感性认识,找出疾病的"病本",即疾病的"基本病机",也就是发病机制或病理改变的关键,针对性治其"病本"的同时结合不同患者、疾病的不同阶段所表现出的"标证",采取相应的措施。不但可以扬中医"识别阴阳,审证求因;祛邪以安正,扶正以祛邪;同病异治,异病同治"之特长,更为中医注入了"异病异治"这一新的内涵,为我们提高中医临床治疗效果指出了极其实际思路,这是他留给我们的宝贵遗产。

（刘　平）

刘树农对祛邪学说的研究与应用

　　刘树农的学术思想特点是什么？有人说是"活血化瘀"。刘树农的几篇颇有代表性的学术论文，如《用通的观点探讨活血化瘀原理》《以活血化瘀为主治疗一些慢性病的体会》等等，对活血化瘀法是何等推崇；有的认为刘树农治疗早期肝硬化很有特点，曾开设一专科门诊；有的说刘树农对《黄帝内经》最有研究，被誉为"活字典"；淮安的同仁则说刘树农是山阳学派的一代传人，对吴鞠通的《温病条辨》精熟。诚然，以上所言均确凿无疑。然不论活血化瘀或治疗早期肝硬化，或对《黄帝内经》精义的研究，均贯穿着他反复强调的一个观点，即疾病的发生是邪正斗争的表现，治病的指导思想是重在祛邪，消灭敌人是第一位的。打开《刘树农医论选》，可以看到全书均闪烁着邪正关系的辩证法思想。故就此我想探讨一下刘树农学术思想的一个重要观点——"祛邪论"。

　　提起"祛邪论"，人们马上想到金元四大家之一，被称为"攻下派"的张子和。刘树农称他为"祛邪学说的忠实继承和发展者"。在《略论张子和学术思想》一文中，他详细论述了张子和祛邪学说的理论根据主要源自《内经》。如《素问·四时刺逆从论》有"除其邪则乱气不生"，《灵枢·邪气脏腑病形》载"邪气不出，与其真相搏，乱而不去，反还内著"。

　　《黄帝内经》关于祛邪的具体方法是"其高者因而越之，其下者引而竭之，其在皮者汗而发之，血实宜决之"（《素问·阴阳应象大论》）。这为张子和祛邪外出的汗、吐、下三法提供了运用的准则。《灵枢·九针十二原》指出："今夫五脏之有疾也，譬犹刺也，犹污也，犹结也，犹闭也。刺虽久，犹可拔也；污虽久，犹可雪也；结虽久，犹可解也；闭虽久，犹可决也。"可见祛邪为主的治疗方法不仅对外邪引起的新病适用，也适用于一些慢性的久病。他认为张子和是在《内经》的启示下，确认"邪实"是致病的主要原因，从而强调"先治其实"的主张。关于邪，刘树农非常赞赏张子和的观点，"病之一物，非人身素有之，或自外而入，或自内而生，皆邪气也。邪气加诸身，速攻之可也，速去之可也""邪去则元气自复也"。强调消灭敌人是第一位的，欲保存自己，必先消灭敌人，文中刘树农借论张子和阐发了他对《内经》祛邪论的重视和深刻认识。在治病祛邪的理法方药上，刘树农则认为张子和是继承和发展了汉代张仲景的汗、吐、下三法。

　　在《浅谈张仲景的伟大成就》一文中，刘树农专门列出一节论仲景"继承《内经》祛邪为主的根本原则"，仲景对"邪之新客来也，逢而写之，其病立已"（《素问·离合真邪论》），即对久病也是以"拔刺""雪污""决闭""解结"的方法治疗。故仲景的汗、吐、下三法亦奠基于《内经》，它不仅用于伤寒，也用于杂病。他认为仲景处方"其升之、举之、提之皆吐之意也；其降之、逆之、行之皆下之意也；其清之、汗之、疏之皆汗之意也……"故对前人"外感宗仲景,内伤宗东垣"之说颇不以为然。刘树农列举《金匮要略·血痹虚劳病脉证并治》篇有下干血的大黄䗪虫丸,《金匮要略·妇人妊娠病脉证并治》篇有桂枝茯苓丸,《金匮要略·产后病脉证治》篇有下瘀血汤、大承气汤,指出即使是虚劳、妇人妊娠和产后阶段,也不是纯虚证,而是有病,即有邪,也应以祛邪为宜。对于近人有认为《伤寒论》离不开"保胃气存津液"之说,他提出假如没有清阳明大热的白虎汤,没有下阳明燥屎的三承气汤,胃气安可得保?张仲景对于祛邪法的使用,对正气的爱护极为审慎周详,仲景方中不乏含有参、芪、归、地、阿胶、鸡子黄等物,但这些药都与祛邪药同用,有的是"作为督战之旨,借以加强祛邪的作用"。在《学习〈金匮要略·血痹虚劳病脉证并治〉的心得》一文中又重点阐述了他的心得:"仲景的原意,正虚和邪实是不能截然划分的""后人只知'因虚成损,积损成劳',不知虚中有实,因虚可以致实,而且虚实并存原是任何疾病本身的辩证法""五劳虚极的内在癥结是在于'内有干血'",即有"瘀血内停";薯蓣丸主治风气百疾,这里所说的"风气"实包含自外而来与自内而生的种种邪气;临床所见许多慢性疾病包括结核病、溃疡病都表现为虚实夹杂,历代如巢元方、李东垣、朱丹溪,乃至葛可久、汪绮石等论及虚劳,都比较强调正气不足的一面,忽略由正虚而致邪恋,表现为实证的一面,刘氏认为这是远逊于仲景而不够全面的;虚劳病的治疗,应"以通补为主,补中寓通,以通的方法,产生泻的作用""若不通其气血,则耽延为不易治之症"。他在《用通的观点探讨活血化瘀法原理》等文中则强调指出慢性病的病邪有多种,但主要的根源是瘀血。而"瘀血不行,则新血断无生理",用活血化瘀法,推陈致新,以通为补,达到恢复健康的目的。所谓"精气欲其行也,血脉欲其通也"(《吕氏春秋·达览》);"五脏元真通畅,人即安和"(《金匮要略·脏腑经络先后病脉证》)。故刘树农晚年着重应用与研究了活血化瘀法,以祛内生之邪。如对一名长期失音的患者,医者皆谓"金破不鸣",他却应用活血化瘀法,使他重开嗓音。除了一般多用活血化瘀法的心脑血管病,还有对一些慢性病,如慢性肝病、慢性泄泻以及咳嗽、哮喘,他也常用活血化瘀之品,并取得较为满意的疗效。

在《试以古之所云,验之于今之所知·毒气说》一文中,刘树农指出明清时代的医籍,谈及虚劳,往往不及于痨瘵,即使有涉及者,也只认为其病因由于虚劳缠绵日久而至虚极,却不承认毒气之为患。其实早在《内经》时代就已认识到引起某些疾病的病因除了"风雨寒暑""阴阳喜怒"等诸般邪气外,另有一种传染最烈、危害最大的邪气,名之曰"毒气"。如《素问遗篇·刺法论》指出,对"五疫"的预防,要避其毒气。以后《金匮要略》《肘后备急方》均论及"马刀""侠瘿""尸注"等的危害和传染性,但清代的《沈氏尊生书·杂病源流犀烛》却说"知六极之证治即可以拯痨瘵之深""知七伤之证治,即可培痨瘵之根",他认为这种提法岂非南辕而北辙!《理虚元鉴》一书,它只论正气之虚,而不及邪之实,这就根本背离了传统中医发病学"邪正相薄"的基本观点,该书将"骨蒸""尸注"等明明由"毒气"引起之"痨瘵",即今之结核病,却极言清金保肺法可以统治之,这岂力所能及哉!可能刘氏曾是这些理论的受害者,当年得了肺结核,一味从虚劳论治,却未能控制住病情,故有极深切的体会。他还批判了该书"热久则蒸其所瘀之血,化而为虫,遂成尸注瘵症"之说,是"使思维和客观分离,使我们的感觉和外部世界分离,也就是转到唯心主义方面去"(列宁《唯物主义和经验批判主义》)。他认为《理虚元鉴》一书是否值得推广流传"殊堪研究"。刘氏的观点是何等明晰,何其尖锐!在此他不仅强调了"毒气""邪气"致病的客观性,而且告诉我们读书的方法,切不可囫囵吞枣,名著、名家并非都是真理,而是要有分析地用心去读,才能辨其菁芜。

在《张介宾学说剖析》一文中,专门有一节评论张介宾的"邪正说"。在肯定了张介宾"治病之则,当知邪正,当权轻重"之说后,又批评了他的非风症、无邪说和所谓"无邪之劳倦内伤症"。非风是张介宾对"中风"病的再认识,是一种进步,但是张氏把非风症说成是纯由于正虚,没有邪实,这不符合实际。张介宾片面地强调了正虚的一方,忽视了邪实的一方,只知自外而入之邪,不知自内而生之邪。他既云"无邪者,病由于脏,而精虚则气去,所以为眩晕卒倒""无邪者,即非风衰败之属",又说"凡此非风等症,其病为强直掉眩之类,皆肝邪风木之化也";既说无邪,病由于脏,又说又肝邪风木之化,十分矛盾,难道肝邪非脏邪?现出"张介宾理屈辞穷之窘态"。在此文中,刘树农又再次正色道:"殊不知任何疾病的形成,无不肇始于正气虚衰,正虚招致邪实,是铁的事实,纯虚无实的病实际上是不可能有的。"认为"前人所谓'纯虚者十不得一'确是真知灼见"。他非常欣赏宋代许叔微在《普济本事方》中多次提及的一段话"邪之所凑,其气必虚,留而不去,其病则实"。认为这段话十分精辟。针对有些人执着于"受邪者,正必虚,虚即当补"的观点,他明确指出疾病过程中正虚与邪实之间的相互作用和发展趋势为"盖邪之入也,始因虚,邪居中,反为实焉"。这也提示了祛邪是治疗上的主要方法。刘氏曾治一中年女性久咳不愈,以致一咳即小便自遗,诸医皆以虚论治,他坚持以祛邪为主,很快治好这个病。这就是一个因虚致病,邪留为实的例子。

在《试论阴阳失调与邪正斗争》一文中,刘树农引用了《黄帝内经》《金匮要略》等著作,论述了邪正斗争的矛盾不仅贯穿于整个疾病的过程中,也贯穿于生命活动的整个过程。如《素问·上古天真论》曰"虚邪贼风,避之有时",《灵枢·九宫八风》曰"避风如避矢石焉",《金匮要略》曰"风气虽能生万物,亦能害万物",吴又可《温疫论》曰"凡人口鼻之气,通乎天气,本气充满,邪不易入,本气适逢亏欠,外邪因而乘之",皆指出"自然界无时无刻不有危害人们健康的邪气,伺机向人体袭击,而致人于病。人们生存于气变之中,即不啻处于邪气包围之中"。人为了争取健康,争取生存,也就无时无刻不自觉地付出相应的力量,与邪气搏斗,驱邪于机体之外。读了 1962 年 3 月 30 日《文汇报》上刊载微生物学家余濆的一段话,刘树农如获至宝,"从观察微生物与机体相互作用中,发现当机体抵抗力衰弱时,一个无致病力或正常居住于体内的微生物,可以引起致死的败血症;相反的一个具有强毒力的微生物,在具有特异性的免疫力的机体中,就能及时被消灭",这有力地证明了在健康的人体中,同样潜伏着这样或那样的邪气,但其危害与否,则取决于正气的盛衰,所谓"勇者气行则已,怯者则着而为病也"(《素问·经脉别论》)。"气行"即机体自我护卫,祛邪外出的表现。

刘树农是非常善于应用辩证法的,他强调祛邪论,但不忽视扶正,特别是对于老年人。他认为老年人体内也存在邪正斗争的矛盾,与中青年不同的是正气相对较差,所以治疗上当以扶正为主,用通法祛邪也只宜于缓通而不宜于急攻,他还认为张子和"无邪无积之人始可议补"一说忽视了扶正以祛邪的方法在治疗上的应用,如果只强调祛邪即以安正,而无视扶正是为了更好地祛邪,就不符合于辩证法思想。老年病的扶正也是为了取得邪正斗争的胜利。

"有故无殒亦无殒",《黄帝内经》的原则不仅适用于妇女胎孕期疾病,同样适用于老人和孩提。一生谨慎的刘树农在应用剧毒之品巴豆祛邪亦颇得心应手,娇如儿童,贵如高级将领唐生智,均曾被他以巴豆为主治愈顽疾。

刘树农的"祛邪论",不仅在理论上大量引用了古代经典和现代的科学思想(包括哲学思想),加以论证,而且清醒地应用这些观点,以他犀利的目光透析和评点了古人的是非,这对开启后学者的思维,加深我们对邪正关系辩证法的认识大有裨益。综上所述,关于刘树农祛邪说要点大致可归结成以下几条。

(1) 什么是邪? 他在"论气血"一文中引用王冰"不正之谓邪"一说后指出,凡是有害于健康而致人于病的东西,不问其自外而入或由内而生,都是邪气。邪之为物,不仅是气体,还有液体和固体(这里刘氏提到了有形之邪,但对无形之致病因素,如悲情、噪声等未明确提及)。

(2) 根据《内经》的观点,任何疾病的发生、发展,都离不开邪之为害,更离不开邪正斗争的矛盾;既没有纯虚证,也无纯实证。因正虚而致邪实,因邪气的刺激,唤起正气抵抗,产生了邪正斗争的矛盾。此矛盾贯穿于任何疾病的始终,治病便是要速去其邪,以护正气。

(3) 人生存在气交中,即无时无刻不处于邪气的包围之中,故即使非病体也很难作出"体内不存在任何邪气"的结论。机体为了健康,无时无刻不在自觉、不自觉地与邪气作斗争,可以说这种斗争贯穿于生命的整个过程。其目的便是防御或驱邪气于体外。

(4) 祛邪说奠基于《内经》,如"去菀陈莝,开鬼门,洁净府,疏涤五脏,故精自生,形自成"等均强调祛邪在先,张仲景继承并发展了《内经》精义,对于热病和杂病俱主张祛邪为先,尔后主张祛邪最力者当推金元时代的张子和。清代王清任的观点也是"因病而致弱,自当去病,病去而元气自复",唐容川强调"凡血证总以祛瘀为要""瘀血在身,不能加于好血,而反阻新血之化机"。《神农本草经》谓大黄、柴胡有推陈致新的功效,"推陈致新"意味着欲致新,必先推陈。

(5) 祛邪大法,首先是人体自然体功疗能,邪正斗争,驱邪外出。对于医者,则主要着眼于一个"通"字,即运用各种方法以恢复人体血气流通,使五脏元真通畅,机体新陈代谢、推陈致新的生理功能正常。其方法甚广,汗、吐、下三法是求通;《内经》的"坚者削之,客者除之,劳者温之,结者散之,留者攻之,燥者濡之,急者缓之,散者收之,损者温之,逸者行之,惊者平之,上之下之,摩之浴之,薄之劫之,开之发之"无一不是祛邪求通之法,即使其中劳者、损者的"温之",也是温通以祛邪。活血化瘀法以求通,对于各类慢性病具有其特殊的意义。

(6)新病、暴病与久病者固以祛邪为主,对于老年人,因正气较弱,治疗上当以扶正为主,祛邪一般也只宜缓通,而不宜急攻,这里扶正也是为了祛邪,包括内生之邪如瘀血、水气、痰湿。

刘树农的医学辩证法,重在祛邪,不仅在理论上具有广泛意义,更可贵的是他在临床医疗实践中也始终贯穿着这一思想。这一思想是他积 70 年的医学研究和临床实践的结晶,也是他留给我们后学的无价之宝。

(郭天玲)

刘树农对子和、丹溪、景岳、天士四家的剖析

刘树农从医 70 余载,以学识渊博、独具灼见为医林同道所称颂。他精湛的学验,与其数十年来潜心研究历代医家学说,从中获得启示是分不开的。下面略谈刘树农对四大家的评价。

一、张子和——攻中有补,贵流忌滞

刘树农治学从不盲从,反对人云亦云,强调读原著,多思索。《儒门事亲》一书,虽谆言汗、吐、下三法,但归根结底是祛邪已病,恢复正气。尽管攻与补是决然不同的治病方法,但实际上是不可分割的,这就是子和所谓:"陈莝去而肠胃洁,癥瘕尽而营卫昌。"刘树农认为,学习张子和汗、吐、下三法,不应照抄照搬,而应灵活地把子和学验密切结合时代特点,并付诸自己的医疗实践。事实上,历代许多名家,都能从其攻邪已病的大法中获得启示,遂有所创新,有所建树。如以"内伤脾胃学说"立论,被后世尊为补土派巨擘的李东垣,亦受到子和学说的影响而十分重视邪气致病。其著名观点"火与元气不两立,一胜则一负",即明确地提出了火与元气、邪与正之间的密切关系,认为两者都不可忽视,如果拘泥于脾胃元气一面,未免是对李氏学说的曲解。试析其著名方剂泻阴火升阳汤,以黄柏、知母为主药,正是体现了这种祛邪除病的学术思想。嗣后,以养阴著称的朱丹溪,尽管有"攻击宜详审,正气须保护"之议,然而详审者非废置也。其实,丹溪治案以汗吐下弋获者比比皆

是,其取法西域的"倒仓法",强调推陈致新则尤为明证。从中可见,在后世广为传播的丹溪学说,也是受到了子和祛邪理论的渗透。此外,又如治温以创"戾气论"著称的吴又可,擅用汗、吐、下三法,强调开门祛邪为治法之大纲,其学术显然滥觞于子和,后人评之为"俨然一子和"。当然,吴又可从明代热性疫病流行的医疗实践出发,继承了子和学说,从而成为温病领域中的卓荦大成者。另如赵学敏在《串雅》中的不少疗法,王清任的治疗瘀血证,唐宗海的血证论治,都是在中医学历史中卓有贡献的。然而,究其实质,不难看出子和学说对他们的重要影响,换言之,这些大家都是善读子和书者。

汗、吐、下三法是张氏祛邪学说中的重要内容。不过,刘树农认为,其学说的精华,更在于血气"贵流不贵滞"的观点。刘树农指出,张氏《儒门事亲》一书惟以血气流通为贵的见解,反映了《内经》对人体生理和病理的基本认识,这种认识贯穿于张氏的医疗实践之中。兹选一案以说明之:《儒门事亲》载一妇人月事不行,寒热往来,口干颊赤,喜饮,旦暮闻咳一二声。诸医皆云,经血不行,宜虻虫、水蛭、干漆、芫菁、红娘子、没药、血竭之类。惟戴人不然,曰:古方中虽有此法,奈病人服之,必脐腹发痛,饮食不进。乃命止药,饮食稍进。《内经》曰:"二阳之病发心脾。"心受之则血不流,故女子不月。既心受积热,宜抑火升水,流湿润燥,开胃进食。乃涌出痰一二升,下泄水五六行。湿水上下皆去,血气自行沸流,月事不为水湿所隔,自依期而至矣。显然,对本案的治疗,张氏是不主张用活血、破血之类药物,他认为"如用之,则月经纵来,小溲反闭,他证生焉"。在临床上,刘树农对一些疑难杂症也每从血气流通的角度展开治疗。如一眩晕患者,自感头晕而沉重,起立则觉天旋地转,时吐涎沫,旋吐旋生,食少神疲,静卧懒言,病已一年。迭经中西医治疗无效,延请先生诊视。候其脉,沉弦而缓;视其舌淡苔灰滑。屡进苓、姜、术、桂、参、茸之品,仅得稍稍改善,而效不显著。追问病史,患者有休息痢史,每月必发,经西药治疗,三五日即止。刘树农认为,此乃寒湿壅滞,致气血凝结。久之,清阳不足,浊阴上泛。究其实,头晕是标,痢疾是本,也就是说,气血阻滞已是癥结所在。故按治眩晕常法,以温阳化湿之品,终不为瘥。治疗上,先生遵子和"寒湿固冷可泄而出之"之说,以祛除造成气血瘀滞的邪气为首务。方按《备急千金要方》治"下腹中痰澼"的"紫丸"方(代赭石、赤石脂、巴豆、杏仁),照方配制,先服如梧桐子大者三粒,得微下,隔一日用十粒分两次服,下水液杂脓血数次。气血既调,越二日,头晕即大减,灰腻润滑之苔亦渐化,食纳加,精神爽,续进调补脾肾,康复如初,休息痢亦不复发作。剖析此两案皆久治未愈,并存在气滞血瘀的癥结,然而治疗却不从血分着手。张氏以"上涌下泄"去其痰湿,刘树农则以通下泄其寒湿固冷,取法稍殊,其理则一,惟以祛除造成气血瘀滞的邪气为要。显见,祛邪的目的,正如子和所谓"使上下无碍,气血流通,并无壅滞",遂皆获效验,真有异曲同工之妙。可见,先生之善学子和,其会心处只在"贵流不贵滞"的认识,这种学习方法对我们临床工作颇有启迪。

二、朱丹溪——倡言养阴,不忘攻邪

丹溪学术,以"阳有余阴不足"著称,因其倡言养阴,后世每以养阴派目之。事实上,丹溪又十分重视脾胃元气,而擅用参、术。刘树农认为,丹溪不仅擅补,且长于攻邪,这在其许多医案中可以得到验证。如《格致余论》所载:"族叔祖年七十,禀甚壮,形甚瘦,夏末患泄痢,至深秋百方不应。予视之曰:病虽久而神不瘁,小便涩少而不赤,两手脉俱涩而颇弦。自言膈微闷,食亦减。因悟曰,此必多年沉积,僻在胃肠。询其平生喜食何物?曰:我喜鲤鱼,三年无一日缺。予曰在肺,肺为大肠之脏,宜大肠之本不固也,当与澄其源而流自清。以茱萸、陈皮、青葱、苜蓿根、生姜煎浓汤和以砂糖,饮一碗许,自以指探喉中,至半时辰吐痰半升许如胶,是夜减半。次早又饮又吐半升而利止,又与平胃散加白术、黄连旬日而安。"本案系老年久病泄利,临床治疗,往往以补脾固涩为主,然而丹溪却以催吐取效。倘将本案杂诸《儒门事亲》中,实也难以分辨。此外,刘树农指出,丹溪治痰证、治郁证,都着眼在祛邪,说明作为长于补阴扶正的丹溪,非但没有废弃汗、吐、下法,没有废弃祛邪法,相反,在实际临床中,常以奇法攻邪而起沉疴。刘树农认为这些是我们学习丹溪学术中必须加以重视和研究的。

刘树农指出,丹溪长于攻邪是基于他重视邪气致病的认识。在其著名的《相火论》中,丹溪固然重视由阴亏而引起的相火妄动的内在之邪,但绝不忽视自外而来,或由内而生的湿热之邪。以及六淫、七情、饮食、药物等,均可诱导相火的妄动。同时,刘树农又指出,尽管丹溪重视阴气的观点对后世摄生具有重要的意义,但在临床上,朱氏是以祛邪安正作为主要的治病法则。为人们熟知的朱氏用泻火补阴的方法来调正病理上的"阳常有余"——"邪火"和"阴常不足"的真阴亏损两者之间的矛盾,例如"大补丸",仅黄柏一味,作用是去肾经火、燥下焦湿。又如"三补丸"的组成,系黄芩、黄柏、黄连,主治"上焦积热,治五脏火"。两方均取祛邪之品,而谓之补,其借祛邪而达到补阴的目的,是显而易见的。

诚然,丹溪重视祛邪扶正,但是又不忽视扶正祛邪。如对"阳常有余,阴常不足"的治疗,既有泻火以补阴的方法,又通过补真阴来泻火,其著名的"大补阴丸",既用黄柏、知母苦寒之品泻火以补阴,又以重于知、柏剂量的熟地黄、龟甲、猪脊髓的补阴以抑火。总之,丹溪是一位既善于扶正,又长于祛邪的医家,在金元四大家中,惟丹溪被称为"集大成者",决非偶然。为此,因丹溪倡言养阴而归之于阴派,而忽视丹溪重视邪气的思想,显然有以偏概全之嫌。

三、张景岳——理法详备,瑜中有疵

张景岳是刘树农在整个明代医家中的最服膺者,不论其恢宏的医学理论,还是别具一格的治疗经验,靡不堪称吾轩岐之一代巨匠。然而刘树农认为当他在健笔纵横论述医理时,不免意气激昂,言辞偏颇,于是往往自相矛盾,不能解释。刘树农指出,这种现象不仅出现在张景岳的著作中,其他医著中亦可见之,要我们注意。如张氏竭力反对丹溪"阳常有余,阴常不足"论,刘树农认为这与张氏对虚实所持的基本观点相抵牾。《景岳全书·传忠录·虚实篇》里说,"虚实者,有余不足也""实言邪气""虚言正气",这就清楚地说明以

"有余"为实,指邪气而言;"不足"为虚,指正气而言。据此,以理解朱丹溪"阳常有余,阴常不足"之说,则其"有余"之阳,是指邪火;"不足"之阴,是指的真阴,不辨自明。何况丹溪在《相火论》里,也明白指出:"凡动属于阳。天主生物,故恒于动,人有此生,亦恒于动""五性厥阳之火相煽而妄动",则"火起于妄,变化莫测"而"煎熬真阴,阴虚则病,阴绝则死"。用张氏自己的说理逻辑,来衡量丹溪的阴阳观点,也是正确无误的。又景岳提出的"阳惟畏其衰,阴惟畏其盛"的论述,又恰恰与其所持阴阳基本观念相左。张氏说:"所谓阴者,即吾之精而造吾之形也。"说明是指肝肾精血。阴精和阳气必须保持动态平衡。所谓"阴阳二气,最不宜偏,不偏则气和而生物,偏则气乖而杀物",这就是《内经》"阴平阳秘,精神乃治,阴阳离决,精气乃绝"之理。作为精通阴阳理论的张氏,在批判刘朱的同时,却忘记了阴阳基本之理,既与《真阴论》相背,又陷入了"贵阳贱阴"的渊薮,这不能不说是作为一个理论大家的瑜中之疵吧。刘树农的这种认真读书和善于读书的精神,足为后学楷模。

四、叶天士——久病论治,着眼于通

刘树农认为叶天士是清代的一位切切实实的临床家。《临证指南医案》所载治案,皆朴质无华,从中反映了叶氏治病经验的原貌。而其中运用通法论治久病的学验,尤为刘树农所重视。为了便于后学领会,刘树农又把它总结、归纳为通法五种。

其一,通阳泄浊法。诸如"痰饮""肿胀""胃痛"等,每因阴邪僭逆,阳气受蔽,故"欲驱浊阴,急急通阳"。药如附子、干姜、桂枝、茯苓、川椒、胡芦巴、泽泻、半夏、薤白等。

其二,通络祛邪法。叶氏每谓疟疾是邪与气血混成一所,而汗、吐、下无能分其邪,惟以虫蚁药,"追拨沉混气血之邪",宜以鳖甲煎丸治之;其次如"疝""胁痛""痹"等,皆因邪结血络之中,不通则痛,可以通络之药,如炒橘核、桃仁、川楝子、延胡索、两头尖、桑枝、片姜黄、当归须、穿山甲、香附汁、泽兰等。

其三,通补阳明法。叶氏有"九窍不和,都属胃病"之说,所谓"九窍不和",华岫云解释为"凡遇禀质木火之体,患燥热之症,或病后热伤肺胃津液,以致虚痞不食,舌绛咽干,烦渴不寐,肌燥熇热,便不通爽"等。若是胃阴虚,叶氏每以甘平,或甘凉濡润以养之,则津液来复,使之通降,是遵《内经》"六腑者,传化物而不藏",以通为用之旨。药如麦冬、扁豆、玉竹、沙参、天花粉、甘草、火麻仁、石斛、粳米、蔗浆、梨汁等。若是脾胃阳虚,则以高良姜、豆蔻、厚朴、薤白、半夏、香附、乌药等。

其四,宣通气血法。施之于"月经病""积聚""郁"等气血痹阻之证。药以当归、延胡索、青皮、莪术、牛膝、泽兰、三棱、川楝子、生香附、南山楂、桃仁、川芎、木香、蜣螂虫、䗪虫、旋覆花、青葱管等。

其五,疏通奇经法。叶氏认为,"奇经一病,通因一法为古圣贤之定例";刘树农解释"所谓通因一法,即通因通用的方法"。适宜于"痹""虚劳""产后不调"等,药如桂枝、当归、芍药、鹿角霜、人参、鹿茸、紫衣、胡桃肉、生雄羊内肾等,叶氏谓"柔剂阳药,通奇脉不滞",

且血肉有情,栽培身内之精血。至于产后,督带空虚,奇经气阻,则以当归、楂肉炭、炒牡丹皮、泽兰、川断、制首乌、泽泻等为通因一法之用。刘树农沉酣叶案多年,每谓:目前中医临证工作中所遇到的病例以慢性病,也就是久病的病案居多,因此刘树农每着意于叶氏运用通法治疗久病的方法,并使之结合临床实践。

曾治一姜姓患者,1年前患右侧输尿管结石(如黄豆大)。就诊时出现肾积水,自觉胸闷、腰酸、尿频,脉弦、舌红苔稍干。刘树农认为,水为阴邪,拟予温通肾阳法,方用炒菟丝子 9 g,补骨脂 9 g,白茯苓 20 g,泽泻 9 g,车前子 12 g(包),炒川椒 3 g,炒小茴香 3 g,牛膝 9 g。服 7 剂后,加太子参、炙鸡内金。续服 21 剂,积水消失,结石排出。因兼有早搏,再以益心气、活血脉善后。诚然,中医治疗尿路结石,每以清热利湿结合排石,刘树农认为,即使这样,也应根据患者体质和病程长短,不能拘执。考本例患者,体质既虚,病程亦长,复积有湿热之邪,就非单纯以清利所能奏效,恐致愈利愈虚,故以温通肾阳之法,以期来消水排石之效。

显然,刘树农此方是受到叶氏通法治疗久病的影响。其中川椒一味,为叶氏治肝肾阴浊之邪上泛,仿许学士椒附意以通阳泄浊;而小茴香的使用,是承唐代肾沥汤之绪余。程门雪先生尝谓顾瑶荪云:"补肾药中须酌加茴香,初予总不解,今悟是甘温合化以通补奇经也。"刘树农把此两味相合,通中寓补,可谓深获叶氏心典。

(俞尔科)

刘树农论王清任学术思想

刘树农,江苏省淮安县人。出身中医世家,系第七代传人,为近代山阳医学的代表人物之一。

刘树农自幼习四书五经,自 13 岁起接触中医经典,25 岁开始正式行医。由于医术精到,故在淮安地区声誉日隆。1936 年治愈唐生智将军久治不愈的眩晕和休息痢,更使他享有盛誉,并使他成为唐氏的随军医学顾问。1938 年刘树农辞别唐氏迁居上海,在沪挂牌行医。1956 年上海中医学院创建,刘树农应聘为院务委员会及金匮教研室主任,以后曾先后任中医文献研究室主任和中医研究所顾问、上海市自然辩证法学会理事等职。1984 年被授予"文革"后首批教授职称,并以耄耋之年,指导数名研究生。

刘树农在治疗学方面十分重视一个"通"字。他认为人体以血气流通为贵,认为《内经》所谓'疏其血气,令其调达,而致和平'之说,正是治病的基本方针""通法在治疗学上具有普遍性而不应忽视""活血化瘀法的功用,首先在于疏通经隧""活血化瘀法的原理是以通为补""在任何治疗方法中,总离不开一个'通'字"。因此在具体治疗法则中就特别推崇张子和祛邪说,王清任的活血化瘀法,叶天士的"通络祛邪""通阳泄浊""宣通气血""疏通奇经"等法。并著有"对叶天士用通法治疗久病的体会""用通的观点探讨活血化瘀法原理""以活血化瘀为主治疗一些慢性病的体会"等。尤其是对王清任的学术思想进行了言简意赅的总结,颇有普遍意义。

一、勇于实践　敢于批判

《内经》时代,曾企图从人体解剖以探求人们的生理和病理。如:《灵枢·经水》篇说:"夫八尺之士,皮肉在此,外可度量切循而得之,其死可解剖而视之。"这当然是找到发展的道路,但由于当时解剖术的粗疏,未能尽如所期,嗣后虽有关于解剖脏腑诸说,变佚而不传(见《聿修堂丛书·医賸》)。清代医家王清任怀疑于古书关于"内景"的记载,因致力于对尸体的观察,孜孜不倦地积40余年的实践所得,大胆地写下了《医林改错》一书。对脏腑形态和气血津液运行等方面提出了自己许多的看法,其敢于破旧立新,推动医学前进的精神,是难能可贵的。

二、限于条件　仍多谬误

王氏仍然受着历史条件和个人水平的限制,对"内景"的认识依旧模糊不清,存在着很多的错误,如说"心乃是出入气之道路,其中无血""出气、入气、吐痰、吐饮、唾津、流涎,与肺毫无干涉""气管行气,气行则动,血管盛血,静而不动。头面四肢,按之跳动者,皆是气管,并非血管"等等,都属不经之谈。王氏既把气血截然划分,又说"元气既虚,必不能达于血管,血管无气,必停留而瘀",这又是自相矛盾。其所以如此,是在于他对活体的物质运动既没有清楚的认识,看到的又是死的尸体,而导致效果不符合于动机。有人给他"方效论非"的评论,实属确论。

三、创制新方　力主逐瘀

王清任所著《医林改错》,指出50多种血病。他虽然把血之所以瘀归咎于气之虚,但其立方遣药的重点,不在于补气,而在于活血逐瘀。他通过不断的临床实践和疗效总结,不仅加深了使用逐瘀法的学术见解,并从而扩大了逐瘀法的使用范围。他在"方叙"中说"立'通窍活血汤',治头面周身血管血瘀之症(其所治症目有:头发脱落、眼疼、耳聋……);立'膈下逐瘀汤',治肝腹血府之症(其所治症目有:头痛、胸疼、呃逆、干呕……);立'膈下逐瘀汤',治肚腹血瘀之症(其所治症目有:积块、痛不移处、肾泻、久泻……)"。还有,治少腹结块疼痛或胀痛、痛经、月经不调、经色紫黑等症的"少腹逐瘀汤",治痹症的"身痛逐瘀汤"诸方,皆具有最有力的活血逐瘀作用。就是兼有补气作用的"补阳还五汤""黄芪桃红汤"等方也含有作用轻重不同的活血逐瘀药。王氏力主逐瘀汤,当然有其辨证根据,如在

"通窍活血汤"主治"男子劳病"条下说"查外无表症,内无里症,所见之症,皆是瘀血之症"。就说明其采用活血逐瘀法,确是"有的放失"。王氏在本条还说"本不弱而生病,因病而致弱,自当去病,病去则元气自复"。这和张子和"先论攻其邪,邪去则正气自复"的观点相一致的。不过,其所祛之邪,主要是自内而生之邪。目前,心脑血管系统的疾患,愈来愈受到人们的重视。同时,医家们也认识到,其他多种疾病形成的原因,都或多或少与血行不利有关。因此,王氏创制的几首活血逐瘀方剂,在目前临床上的使用范制至为广泛。

刘树农说:在王氏理论指导下,余尝援用大黄䗪虫丸方意治疗久泻不止的患者,因患者虽久泻,但病相多属湿热瘀滞,留着肠间。特别是瘀血为害最大,血既瘀则脉络有所阻滞,不仅障碍了肠黏膜表皮细胞的自我更新,而且更严重的是加剧了肠间的器质性病变,瘀血不去,则新血不生,致血愈瘀而愈虚,所以影响整个身体的健康而构成了所谓虚劳病,故常于大黄"推陈致新"(《神农本草经》)的作用中,加清热理肠之品,再配合大量的蛀螂、地龙等入络以逐瘀,往往使多病痼疾霍然而愈。

(金芷君)

刘树农对泄泻症的认识和临床体会

泄泻症,临床多见。刘树农从事临床70余年,对泄泻症的认识有许多独特见解,用于临床多取得显效。

泄泻症,古代论述繁多,但从脏腑辨证来说都离不开脾肾。刘树农通过长期的临床实践,并吸取了现代科学知识,认为泄泻特别是慢性泄泻,大多数病例的主要癥结不在于脾肾而在于肠。刘树农认为不论是急性或慢性泄泻都存在着邪正斗争。正如徐灵胎在评叶天士泄泻一案中说:"凡泄泻无不有痰、有湿、有寒、有风,故肠内不和而生此病。"现录一案,说明刘树农着眼于大肠本质上的病变和坚持邪正斗争的观点,使长达30年之久的肠间痼疾得以完全解除。

病案1　孙某,男,50岁。

患慢性结肠炎五六年。大便溏薄,夹有黏液,日三四行,证情时轻时重。近4日来,大便洞泄,无腹痛,小便清长,口不渴。苔满布黑腻而滑,脉沉细。证属脾肾阳虚,寒湿之邪偏重。治以温阳祛邪。

【处方】制附片6g,肉桂1.2g,党参9g,焦白术9g,炙甘草3g,炮黑干姜3g,补骨脂9g,炒菟丝子12g。(余诊从略)

病案2　张某,男,成人。

患脑血管痉挛性偏头痛,叠经中药治疗,已渐就愈。近日因饮食不慎,先感腹痛,继则泛恶欲吐,头痛又增,时时汗出。今晨起大便泄泻,已三四次。便检白细胞(++),红细胞2~3个,面色无华,精神不振。苔薄腻,脉沉弦。证属暴注下迫,皆属于热。

【处方】葛根12g,炒金银花9g,白芍9g,黄连1.5g,黄芩9g,煨木香6g,槟榔片9g,蒲公英9g,夏枯草15g。(余诊从略)

对于慢性泄泻的治疗,古代诸医既偏执以脾为本,又根据"久病必虚""久病及肾"的论点,大多数偏重于补,特别是温补,不是补脾就是补肾。刘树农认为,这对于无邪而纯虚者,或能有效,但是在临床上绝少有纯虚无邪的病例。久病不一定都是虚证。《内经》在治疗久病时,就提出用"雪污""拔刺""决闭""解结"的方法,在《金匮要略》里也有"病至其年月日时复发者当下之"的论述。这都说明久病之体仍存在着邪实。他还说:有的医家只知《内经》"邪之所凑,其气必虚"之说,而不知正虚之所正是邪留之地。他非常欣赏许叔微在《普济本事方》中说的"邪之所凑,其气必虚,留而不去,其病则实"。所以治疗泄泻他不主张用温燥,更不采用补涩药,而多取清解宣运的药物。现再举一案说明刘树农治疗久泻的经验。

> **病案3** 朱某,男,30岁。

患慢性结肠炎5年。大便稀溏,日三四行,肠鸣腹痛,舌苔薄少,口苦而干,脉沉滑。从湿热留于肠间,传导失职论治。

【处方】香连丸3g(吞服),秦皮9g,炒白芍9g,茯苓9g,白芷3g,防风9g,蒲公英9g,夏枯草9g。

上方出入,连服20余剂,痊愈,迄今未复发。

刘树农治疗泄泻,特别注重"风"和"血"。他说《内经》"春伤于风,夏生飧泄""久风入中,则为肠风飧泄"提出了"风"也能引起泄泻。所以在治疗时常用羌活、独活、白芷、防风等药。他说:"诸医只知燥湿利湿,而不知风能胜湿也。"他对喻嘉言倡导的"逆流挽舟法"推崇备至,运用甚广,疗效亦颇为满意。关于"血",他认为"血病"是引起多种疾病,特别是慢性病的重要根源。他常引用《素问·调经论》说的"五脏之道,皆出于经隧,以行气血。血气不和,百病乃变化而生。"及明代李梴《医学入门》提出的"人知百病生于气,而不知血为百病之胎也……"因此,在慢性泄泻的治疗中,常参以活血化瘀法。从病案1中可见刘树农重视"风"和"血"的特点。

(蒋浩庆)

刘树农与十灰丸

刘树农,江苏淮安人,祖传七代世医。早年在家乡以治温病活人无数而闻名,后又因用《备急千金要方》中"紫丸"治愈唐生智将军的眩晕病和休息痢而走出淮安。在61岁该退休的年龄,入聘刚成立的上海中医学院任教。刘树农博学强记,是上海中医学院有名的"活字典"。他治学严谨,兼通医理与哲学,1978年成为上海中医学院第一批教授。他的著作有《刘树农医论选》等。在此我想起了刘树农和十灰丸的故事。

刘树农曾向我们讲述了他 65 岁时因患"支气管扩张"大量咯血而住院。当时用了各种中西药物止血,但均无效,依然咯血不止。后来刘树农自己处方,加服中药十灰丸,1 日 2 次,每次 9 g,第二日咯血便止住了,堪称神奇。只是连服几日十灰丸后,引起大便干结难下,后来通过灌肠始通。

由于我也患有支气管扩张,年轻时就反复咯血,后来高中毕业就决意学习中医。1957 年以第一志愿考上了上海中医学院,对于刘树农讲述十灰丸的故事,当然记忆特别深刻,因为我体会过大咯血和咯血不止时的心情及家人的惊慌。前不久,我又见咯血,经紧急处理后稍安,但略不慎又见反复。于是就令家人去药店购买十灰丸,但跑了几家均说无此药。我听后,十分失落,不仅因为我急需此药而买不到药,更为传统中医的好药有失传的可能而扼腕。

"十灰丸"方出元代葛可久《十药神书》,由小蓟草炭、大蓟草炭、大黄炭、丹皮炭、荷叶炭、侧柏炭、山栀子炭、茜草炭、茅根炭等量入药,从组成看该方凉血与清降并用,收涩与化瘀兼顾,为凉血、止血的常用方。尤其适用于气火上逆,迫血妄行之吐血、咯血、嗽血、衄血诸上部出血证。中医知识告诉我们,这类病证必须同时清热泻火导热下行,以折其上逆之气火再兼凉血收涩止血,方可奏效。而西药止血,即使静脉给药,岂能有此功能? 这是刘树农用十灰丸的切身体会,也是我们要深深记取的。十灰丸在中药方剂教科书中被选录为凉血止血的代表方。1995—2003 年出版的高等院校方剂教材中,十灰丸被列为止血类第一方,并指出"为一首急救止血方剂",直到 20 世纪 70 年代初上海市场上仍有销售。1972 年出版的《中药方剂手册》上明确注明原方为散剂,"现在上海药店用白及 45 g 煎汤泛丸如绿豆大,有成药供应"。那么从什么时候起该品种中成药在上海消失了呢? 我们希望这些优秀而价廉的中成药品种,即使在经济大潮的冲击下,仍能得到有识之士的支持,得以生存和发展。

(郭天玲)

学习刘树农运用"通法"诊治失眠症

刘树农治疗失眠症,有其独特的见解。既遵循《内经》理论,又结合后世医术,在临床上积累了丰富的经验。

刘树农认为,人之所以能寤能寐,就在于生理上阴阳正常相通。失眠一症,原因虽多,然究其根本,是在于阴阳"不通"。如《灵枢·大惑论》曰:"卫气不得入于阴,常留于阳。留于阳则阳气满,阳气满则阳跷盛,不得入于阴则阴气虚,故目不瞑矣。"这就是阴阳不交通的"目不瞑"。虽有"阴气虚",但治疗不是一般的单纯补阴。刘树农曾援用《济阳纲目》所载用少量紫苏加百合治不寐的方法,取百合养阴而收敛涣散之心神,紫苏辛通心胃之阳,使阴阳交通而目得瞑。

病案 1 任某,男,成人。

不寐证迁延日久,寤满后不复入寐,脉浮滑,苔薄滑。证属心肾不交,神不守舍,治以交通阴阳。

【处方】 知母 6 g,黄柏 3 g,生地黄 15 g,麦冬 9 g,玄参 9 g,百合 12 g,淮小麦 30 g,生玳瑁 9 g(先煎),紫苏 1.2 g。

上方加减服 20 剂获效。

另外,《素问·逆调论》有"阳明者胃也,胃者六府之海,其气亦下行,阳明逆,不得从其道,故不得卧也"之说,这里"不得卧"的原因,是阴阳的相通"不得从其道"。而"不得从其道"是如何造成的呢? 或为痰湿中阻,或为瘀血内遏,或为饮食积滞于中。对由于痰湿中阻引起"不通"的治疗,《灵枢·邪客》篇曾明确提出:"饮以半夏汤一剂,阴阳已通,其卧立至。"刘树农在临床上也常用半夏秫米汤治疗失眠。

病案 2 宋某,男,成人。

夜寐欠佳,转侧不宁,脘次膨胀,大便秘结,腰酸遗精,舌苔薄,脉沉弦。证属胃失和降,肠失传导。治以通腑安神。

【处方】 桃仁 9 g,红花 9 g,生地黄、熟地黄各 9 g,当归 6 g,生甘草 6 g,夏枯草 12 g,蒲公英 12 g,制半夏 9 g,北秫米 30 g(包煎),黄柏 3 g。

方宗通幽汤合半夏秫米汤意,旨在通肠和胃。俾"阴阳已通,其卧立至"。这种"通"法,是"祛其邪,通其道"。这所谓"邪",是指内在的痰与热。正如《温病条辨》所说:治失眠"条例甚多,总不出乎安胃和中,俾阳明之气顺,则阴阳之道路可通而已矣"。还有些失眠,刘树农用活血化瘀法治疗,是依据患者具有血液瘀滞的症状。而采用的《金匮要略》治虚劳失眠较为有效的"酸枣仁汤"中,也含有川芎,又何尝不是取其辛通的作用,借以恢复正常的阴阳相通呢!

综上所述,刘树农治疗失眠的指导思想,就是以"通"为法。或以紫苏疏通阳入于阴的道路;或以半夏、秫米疏通胃府;或以川芎、当归等疏通血络,都获得良效。

(朱抗美)

刘树农治疗内科疑难重症病例报告

先师刘树农教授以 91 岁高龄谢世,从医 70 余载。生前学验颇丰,对于临床各科治疗均有建树,尤擅于内科疾病。一生诊疗无数疑难重症,今择其治疗案例三则撰成一文,以窥其临床经验之一斑。

一、脊髓损伤症

郭某,男,成年。初诊于 1975 年 1 月 29 日。因为工伤,下肢近于瘫痪 17 年之久,1973 年 1 月下旬曾于上海某医院作脊髓检查,诊断为腰椎脊髓阻塞。刻下患者下肢瘫痪,坐而不能起立,虽倚两根拐杖,只能勉强行走数步。同时伴有小便失禁。舌苔薄黄腻,脉细兼滑。《内经》论痿证,皆言内热,并强调病位在肺与胃。病者宿伤淤达 17 年,酿成湿热,热伤阴血,筋无以荣,发为筋痿,湿热不去,更致血流不畅。姑拟活血脉、清湿热为治。

【处方】干地龙 9 g,全蝎粉 1.5 g(和服),僵蚕粉 3 g(和服),川芎 6 g,制乳香、没药各 3 g,炮穿山甲片 6 g,原红花 6 g,当归 6 g,大麦冬 9 g,失笑散 9 g(包煎),赤小豆 30 g。另:每隔 1 日吞麝香 0.06 g。

二诊(2 月 6 日):可自行拄双拐行走,坐时已能自己站立,小便亦复正常,苔腻趋化,脉细弦兼数。观病势有减退之象。

【处方】仍宗上方去全蝎粉、乳香、没药,加黄柏 3 g,炙龟甲、宣木瓜各 9 g,桃仁 6 g,三七 1.2 g(和服)。

三诊(2 月 23 日):行走又较前进步,左肩背有酸痛麻木之感,再仿前法。

【处方】秦艽 9 g,虎杖 30 g,黄柏 3 g,当归 6 g,炮穿山甲片 6 g,失笑散 9 g(包煎),萆薢 9 g,牛膝 9 g,红花 6 g,鸡血藤 30 g,炙龟甲 9 g(先煎)。

四诊(3 月 5 日):病势继退,以单拐支撑能独立行走,舌红苔少,口干脉数,左半身汗多,左肩酸痛麻感未除。此系湿热之邪久羁,血行通畅难复。

【处方】当归 6 g,川芎 6 g,原红花 6 g,炮穿山甲片 6 g,天花粉 9 g,秦艽 9 g,制乳香、没药各 3 g,黄芪 15 g,桃仁 6 g,干地龙 6 g,制大黄 6 g,防风、防己各 9 g,木瓜 9 g。

五诊(3 月 13 日):患者已能独立拄杖散步登楼,然左肩仍如前状。

【处方】当归 6 g,川芎 6 g,原红花 6 g,牛膝 9 g,干地龙 6 g,姜黄 6 g,龟甲 9 g,黄芪 9 g,桃仁 6 g,黄柏 3 g,防己 9 g,天仙藤 12 g。

六诊(3 月 23 日):行走更进步,脉数口干,左肩臂如前,腿微浮肿。

【处方】生地 15 g,知母 6 g,失笑散 9 g(包煎),僵蚕粉 3 g(和服),络石藤 12 g,赤小豆

30 g,麦冬 9 g,干地龙 6 g,红藤 12 g,海风藤 12 g,天花粉 9 g,泽兰 9 g,泽泻 9 g。

经用上药后,基本上能自立行走,遂带几十剂中药继服以资巩固疗效。

按语 本例下肢瘫痪 17 年,经先师之手,治疗未盈 2 个月,疾竟获显效。先师对本案辨证着眼于瘀血湿热久羁脉络,治宗活血通络,清化湿热。方中以虫介类药入络搜邪,当归、川芎、桃仁、红花、失笑散诸药活血祛瘀,麝香辛香走窜疏通经络,以秦艽、黄柏、赤小豆、虎杖、萆薢等药清热化湿,又虑及病久多虚,加龟甲以填补真阴,黄芪补益中气。

二、骨髓增生综合征、骨髓纤维化

高某,男,40 岁。初诊于 1976 年 9 月 8 日。患者因肝大、皮肤有出血点,检查白细胞 23.0×10^9/L,血小板 $(50 \sim 60) \times 10^9$/L,在上海某医院住院检查诊断为"骨髓纤维化""骨髓增生综合征"。迭经中西医多种治疗均未见明显疗效,遂邀先师会诊。刻下自汗乏力,口干而苦,胁下痞块隐痛。视其舌质胖嫩,舌胀满口,苔白滑,脉沉缓小滑。证系脾肾两虚,湿浊内聚,拟温补脾肾,祛湿化浊法。

【处方】炒党参 9 g,焦白术 3 g,茯苓 6 g,炙甘草 3 g,熟地 3 g,当归 3 g,半夏 3 g,杭白芍 6 g,川芎 1.5 g,肉桂 0.6 g(后入),黄芪 9 g,熟附块 1.5 g,麦冬 6 g,肉苁蓉 6 g。

二诊(9 月 29 日):舌体肿胀已见缩小,苔腻亦化;白细胞降至 14.4×10^9/L,血小板降至 7.4×10^9/L,自汗、乏力、口干等症均减。继以上方出入,并加重剂量。

【处方】党参 12 g,焦白术 6 g,茯苓 12 g,炙甘草 4.5 g,熟地 9 g,当归 9 g,杭白芍 9 g,川芎 1.5 g,黄芪 9 g,肉苁蓉 9 g,肉桂 1.5 g,附块 1.5 g,麦冬 9 g,夏枯草 3 g。

上方服至 1977 年 1 月 14 日,查血常规已恢复正常,肝大缩小,遂出院。

按语 本案前医因患者胁下痞块等症,从实论治,以活血解毒类中药治疗罔效。先师详察病情,抓住患者舌胖嫩、苔白滑之征,辨为脾肾不足,湿浊内停,从虚立论。方中以十全大补汤疗诸虚百损,再入附子温补肾阳,肉苁蓉温润补肾,麦冬养阴清热以防诸温药过燥,半夏和胃降逆,故能出奇制胜。

(邵启惠　郭天玲　朱抗美)

刘树农药对经验

刘树农对张仲景寒温并用、攻补兼施的立方用药有深刻的体验,因而在辨证论治中,每取性味和作用相反的药物纳于一方,获得较满意的疗效。现姑举四对,并附典型案例,以资印证。

一、桂枝配羚羊角

此为寒温同用之配伍。桂枝辛温发散,能祛风散寒,温通经脉;羚羊角属咸寒之品,为清热解毒之良药,《本草纲目》云能舒"历节掣痛"。两药合用,一温一清,有清热解毒、通阳散寒之效,乃治热痹之对药。刘树农认为,热痹虽系寒邪化热而成,然寒温之邪未必尽化,此际寒热交杂,新旧之邪同客于关节经络,若单纯通阳,恐热邪更盛,一味清热,又虑寒邪弥漫。治宜寒温兼顾,使阴寒之邪得温而散,阳热之邪得寒而清,方为周全。

刘树农曾治一男性患者,54岁,生活于高寒之地,患痹证多年。初病服乌、附、麻、辛之药则应手取效,然近服之如无药一般。左上肢肩、肘、腕诸关节疼痛且麻木,痛甚则竟夕不寐。经当地医治无效,遂来沪诊治。症见腕部肿胀,上肢不能高举,苔黄厚腻,脉弦滑兼数。此为热痹,治宜清热散寒、通络利湿。

【处方】桂枝12g,羚羊角0.6g(吞服),水麻黄4.5g,忍冬藤15g,威灵仙12g,生薏苡仁15g,防己9g,桑枝12g,姜黄6g,桃仁9g,红花6g,生石膏15g(先),秦艽9g。

方以桂枝、羚羊角温通经络、清热解毒,麻黄助桂枝祛风散寒,石膏助羚羊角清除热邪,忍冬藤、威灵仙、防己、薏苡仁、桑枝、秦艽等祛风利湿、宣通经络,姜黄、桃仁、红花活血祛瘀、通络止痛。

服药7剂后,关节肿痛大减,夜能入寐。以原方增损,调治3个月余,诸症俱消,活动自如,遂改上方为丸药,以资巩固疗效。

二、紫苏配百合

初见刘树农以此两味药施治于失眠一症,曾感大惑不解,若用养心安神之百合尚能领悟其意,何以配用无安神功用的紫苏?刘树农认为,究失眠之因虽多,然阴阳不交乃重要之因。《经》云"阴阳已通,其卧立至",可见对阴阳不交所致的失眠,治当交通阴阳。阴阳相交的涵义甚广,不独心肾之阴阳须相交,且心与其他脏腑之阴阳亦须相交。若心脏与胃腑之阴阳失交,可致失眠。此对配伍,取紫苏辛温之性,开胸膈而醒脾胃,通阳明之胃经;百合甘平,敛心阴而安神魄,通少阴之心经。两药相伍,一入阳经,一入阴经,如此则阴阳协调,心胃交通,夜寐则酣。

刘树农尝治一女性患者,27岁,工人。1975年曾患"病毒性肝炎",后遗有失眠一症。刻下肝功能正常,夜寐乱梦纷纭甚则彻夜不寐,白昼头晕健忘,右胁隐痛,脘胀纳呆,舌红苔薄,脉弦细数。细观脉症,刘树农认为该患者肝病之后,虚火内生,灼伤心肝之阴,阴不敛阳,致使中阳扰动于内,阴阳不交,心胃失和,遂使不寐一症延绵数载,如《经》云"胃不和则卧不安"。治宜和胃安神,滋阴潜阳。

【处方】百合12g,紫苏4.5g,神曲9g,麦冬9g,玉竹9g,炙鳖甲9g,牡蛎(先煎)15g,丹参12g,赤芍9g,川楝子9g,淮小麦30g,枣仁丸(分吞)6g。

方中百合、紫苏交通心胃之阴阳,麦冬、玉竹、炙鳖甲、牡蛎滋阴潜阳,枣仁丸、淮小麦养心安神,丹参、赤芍凉血祛瘀以防虚热灼血成瘀,神曲佐紫苏和胃健脾,川楝子疏理肝气且不伤阴。

服药7剂后,诸症均减,夜入三四个小时,然终感倦怠乏力。此久病气虚,再拟上方加太子参12g。其后以原方增损续服30余剂,遂能安然入睡。药证合拍,竟使数年之疾,霍然而愈。于此病例,笔者深感刘树农审病论治别有新意,若无渊深之理论,精邃之辨证,施治何能另辟蹊径,配伍又安得如此精当? 此足以启迪后学:理、法、方、药四环的原则性与灵活性颇堪研究。

三、大黄配黄芪

刘树农以此对配伍为主治疗尿毒症(慢性肾功能衰竭),屡获效验。刘树农认为,肾脏对血液具有留精去粗之功能。观本病之肇端系肾脏留精去粗功能障碍,继而使血液形成陈者当去不去,新者当生不生之局面。治当助肾摄精排浊。常人誉大黄为"将军",言其能直降下行,荡涤肠道之积滞。先生认为,大黄尚能入血分,可加强肾脏排浊以清除血中之糟粕。黄芪虽系补气之要药,然《本经疏证》却指出该药"性虽温补,通调血脉,流于经络"。现代药理证实黄芪能去尿蛋白。有鉴于此,可认为黄芪既入气分,亦入血分,以助肾摄敛精气而除尿中蛋白。两药相合,相反相成,攻补兼施,振奋肾脏留精去粗之功能,促进机体的新陈代谢。举案例如下:

张某,男,72岁,患尿毒症已2个月,曾入某院住院治疗,未获显效,遂慕名前来求治。症见头晕恶心,口干欲饮,胸膺闷痛,脘腹胀满,纳谷不馨,夜寐欠酣,下肢略肿,小溲不利,舌苔薄中有裂纹,脉弦滑。化验:尿蛋白(++),尿素氮10.32 mmol/L。心电图示左心室高电压,心肌缺血。先生诊毕认为本例证情复杂,高年体弱且心、胃、肾并病,正气亏损而瘀浊留滞,难图速效,治宜兼顾之,拟补气泄浊,和胃化瘀。

【处方】炙黄芪15g,制大黄6g,黑大豆60g,丹参12g,红花6g,茯苓15g,泽泻12g,黄连0.9g,橘皮6g,制半夏9g。

方中以黄芪、大黄补气排浊助肾留精去粗,黑大豆、茯苓、泽泻助大黄利湿化浊,丹参、红花祛瘀生新,黄连、橘皮、半夏辛开苦降,和胃降逆。

药4剂后,头晕恶心减,纳谷转馨,小溲增多,惟夜寐欠安,腰膝酸软。上方加菟丝子12g壮腰补肾,炙远志6g,石菖蒲3g安神益智,再进14剂。三诊则诸症俱减,惟舌干乏津,上方去远志、石菖蒲,加麦冬12g、北沙参9g,以养阴生津。以原方出入共服50余剂,众恙悉平,尿蛋白(-),尿素氮亦降至正常。如此重症,竟收全功。

四、当归配泽泻

此对药为活血利水之配伍,用于治疗月经病血瘀水肿者有明显的疗效。血与水乃机体生命之重要物质,两者在生理上有密切的关系,如《经》云"营气者,泌其津液,注之于脉,化而为血",又云"水津四布,五经并行"。唐容川则指出:"血得气之熏蒸,变化而为水。"可见血与水两者在生理上互为转化,互为滋生。病理上,血与水亦互为影响,如张仲景指出"血不利则为水",此水当指邪水,由血行不畅而致水液代谢障碍;反之,邪水停留于经脉之中,亦可致血液运行的异常。血水不利,治当活血利水并举。此对配伍中,当归辛香走窜,破恶血而生新血,为调经之要药;泽泻淡渗能利水湿。两药合用,共奏活血利水调经之功。引案例为证:

侯某,女,47岁,患功能性子宫出血已逾半年,曾用激素及诸止血剂未见显效。自诉月经淋漓不断,量少色淡,挟有血块,下肢浮肿,身倦乏力,腰酸似有下坠感,舌尖有瘀点,脉细弦。证为血水不利兼气阴两亏,治当活血利水兼益气养阴。

【处方】当归12g,泽泻9g,赤芍9g,失笑散(包)9g,丹参15g,茯苓9g,二至丸6g(分吞),黄芪15g,茜草12g。

方以当归、泽泻活血利水,失笑散、丹参、赤芍、茜草助当归活血止血,茯苓助泽泻利水渗湿,二至丸滋补肝肾,黄芪升提清气。

药7剂后,病去大半。再进原方14剂,血止肿消,诸症皆失。

(邵启惠)

学习刘树农治疗咳嗽经验一得

咳嗽一症,为临床常见症状之一,对于咳嗽的成因、辨证、治疗,自《素问·咳论》以及历代著作的论述,真是琳琅满目,丰富多彩。然而,虽是常见之证,真正能够"药到病除"却也属不易,故早有"医家治咳嗽,就把眉头皱"之说。

我们随刘树农在临床上诊治部分咳嗽患者,有一些心得体会,爰不揣谫陋,据实陈述,以就正于同道。

刘树农治疗咳嗽,除采用宣肺、化痰、止咳、肃肺、润肺等常用治法外,主要采取活血解痉之法。他认为,咳嗽是一种呼吸道的保护性反应,说明呼吸道有异物刺激,正是异物,引起呼吸道平滑肌痉挛,影响了肺的清肃功能,而使肺气上逆,咳嗽加重。因此,刘树农擅长于用葛根等药解痉止咳。另外,经过临床观察,一些咳嗽患者,观其舌脉,有血行不畅之证,舌下也有青紫。刘树农认为,支气管本身就有很多毛细血管,支气管的痉挛常和血管痉挛同时存在。过去中医一般认为咳嗽时肺气上逆,气机逆乱,是气分病,除非见到出血才用血药。刘树农在临床上却配用一些活血药,笔者体会到,这既可缓解支气管的痉挛,保证血行通畅,又可促使炎症的吸收和消散。

刘树农曾治疗一女性患者,39岁,咳嗽近1个月,咳声重浊,咯痰腥臭且多,神疲乏力,咳甚时更觉矢气,尿不自禁,痛苦不堪,无以坚持工作。前医用清化、宣肺之法,未效。转而用支持疗法,主张并多吃鸡汤以扶正,也未见效。刘树农诊时见其虽咳嗽不止,矢气遗尿,但痰黄稠,断定正气虽虚,却有邪恋于肺,单用宣肺止嗽诸药固不济事,滥用扶正之法也非所宜。因而以活血解痉为主,宣肺化痰次之。用药为前胡、当归、葛根、干枇杷叶、旋覆花、细辛、丹参,其中当归、葛根共奏活血解痉之效,自不待言。但观于《神农本草经》在"当归"条下,有"主咳逆上气"之说,可知,当归在治疗咳嗽中有它独特的功能。苏子降气汤中用当归,殆有深意。刘树农常以此为理论依据付诸临床。笔者认为这是继往开来的良好榜样。上述患者本是中医同行,屡试方药不效,对中药治疗已失信心。此次慕名而来,半信半疑而归,不料几剂下去,咳嗽竟止,再服几剂,病即得愈。由此深悉活血解痉法治咳嗽确为妙法。以后笔者曾用此法治疗本院针推系一久咳不止的同学,也一剂而愈。刘树农根据以上理论,平时对一些哮喘、支气管扩张患者,也常用这种治法,多获满意疗效。这又使笔者体会到解痉、活血、消炎诸法对之有效的原理,就在于解除气管炎性反应,疏通局部血液循环和机体物质代谢的障碍,从而达到不治咳嗽哮喘而咳嗽哮喘自止,不治痰而痰自除的目的。也就符合于《素问·至真要大论》"疏其气血,令其调达,而致和平"的要求。

（朱抗美）

刘树农治疗胃腑疾患的经验

刘树农在治疗胃腑疾患的过程中,尝根据《灵枢·五味》篇"胃者,五脏六腑之海也,水谷皆入于胃,五脏六腑皆禀气于胃"和《素问·五脏别论》:"胃者,水谷之海,六腑之大源也。五味入口,藏于味以养五脏气"的论点,认为胃为重要脏器之一,主摄纳,腐熟水谷,在生命赖以生存的新陈代谢条件之下,尽量摄取水谷的有益物质,变化为营养机体的物质基础。假使胃腑一旦有病,就不仅是胃腑局部的事,而影响着整个身体正常的生理活动。

王肯堂对胃脘痛亦曾指出有不一之因。他说:"盖胃居中焦,禀冲和之气,是水谷之海,为三阳之总司,五脏六腑十二经脉,皆受气于此。胃壮则'气行则已',胃弱则'着而为痛'。"根据这一论点,刘树农在临床上对中阳不振、中虚气滞的患者,采用建中理气之法,每每见效。

病案 1 吴某,男,47 岁。于 1976 年 4 月 14 日来院诊治。

自诉胃脘痛已延至数年之久,食入即胀痛,痛时连及腰部,并上延心胸,时泛酸水。经 X 线检查为胃下垂。苔白滑,脉弦。通过"审证求因",认识到病因为中虚气滞。法当建中气,理滞气。

【处方】炙黄芪 12g,桂枝 6g,大白芍 15g,炙甘草 3g,枳壳 6g,升麻 9g,白芷 3g,吴茱萸 3g,左金丸 3g,生姜 9g,大枣 30g。

本方以黄芪建中汤建立中气,以其痛而兼胀,故不用甘满之饴糖。升麻、白芷、枳壳,均具有升清降浊的作用。左金丸合吴茱萸则侧重于辛开,且可制酸。

该患者服上方 10 余剂后,自觉症状大减,续服数剂,则诸症消失。

尤在泾曾说:"忧思忿怒之气,素蓄于中,发则上冲旁击,时复下注。若三焦无所阻滞,任其游行,则不能作痛,虽痛亦微。若有湿痰死血,阻滞其气,而不得条达,两相搏击,则痛甚。"对此,刘树农认为前者是阐述"邪正相争则痛"的原理,后者既指出了"痛则不通"的意义,又说明了即使是情怀不适,也必须有湿痰死血阻滞着三焦气化,才能出现胃脘痛。刘树农又结合《灵枢·痈疽》篇"血泣则不通"和唐容川《血证论》"瘀血在经络脏腑之间,则周身作痛,以其阻塞气之往来,故滞碍而痛"之说,体会到"痛则不通"的根本原因在于"血泣"。由于"血泣"影响了气的流行,这和张子和所谓"血和则气行"的论点是一脉相承的。其实,这里气的概念是指生理的活动。基于此,刘树农对胃脘痛和其他胃病的治疗,都不重在于理气而在于活血化瘀。

病案 2 仇某,男,38 岁。于 1972 年 4 月来院就诊。

其胃病四五年之久,经摄片诊断为胃溃疡,自觉脘腹疼痛、吞酸、嘈杂,大便隐血(+++),舌边及舌尖夹紫,舌质暗,苔薄腻,脉沉弦而涩。

刘树农认为此乃由于血液瘀滞、湿热蕴结所致,拟活血化瘀、清解暑热之法。

【处方】紫丹参 9g,当归 6g,川芎 3g,桃仁 6g,红花 6g,参三七粉 1.5g(和服),马勃 3g(包煎),白芷 3g,柿霜饼 3g,煅瓦楞子 12g,左金丸 2.5g。

方中用当归、川芎、桃仁、红花、丹参、三七、瓦楞子,均为活血行血即所以止血,化瘀即所以生新之品;柿霜饼清热止痛;白芷、马勃破恶血,排脓生肌;左金丸苦辛通降,治吞酸吐酸。

上方服 5 剂后,吞酸消失,脘腹胀痛已止,再拟上方去马勃、白芷,加干枇杷叶 9g 以和胃降气,连服 7 剂,症状完全消失。至今 6 年,未曾复发。

在使用活血化瘀法的同时,刘树农复坚守"胃为阳腑,宜柔宜润"之剂,不随便用偏于辛燥的药物。

刘树农在西医学指示下,认为胃脘痛仅仅是多种胃病中出现的一个症状,很多的胃

病，如贲门痉挛、食管狭窄、胃窦炎、胃溃疡、胃黏膜脱垂、胃下垂等，多属于胃的本身有了
器质性病变。据此触类旁通地引用了中医的有关推论，作为治疗的指导。如对贲门痉挛、
食管狭窄的病患，就运用"湿热不攘，大筋软短，软短为拘"的论点，采用解肌、解痉药如秦
艽、葛根等，与活血化瘀药并进。对胃溃疡则在"营气不从，逆于肉里，乃生痈肿"的理论指
导下，于活血、止痛、清热、制酸之外，用主治恶疮之马勃。至于胃窦炎，则除尊重检查的结
论之外，复通过辨证论治，分别给予对待。

病案 3 刘某，女，成人。1976 年 8 月 30 日来院就诊。

脘腹胀痛，恶心嗳气，食纳欠佳，大便不畅，口苦而干，睡眠不宁，经摄片检查为胃窦
炎，舌边尖红，苔根腻，脉弦细。

刘树农认为胃阴不足，胃失和降，治以养胃阴，清湿热。

【处方】丹参 9g，当归 6g，连翘 6g，吴茱萸 1.5g，黄连 0.9g，蒲公英 12g，夏枯草 15g，
玫瑰花 9g，沙参 9g，麦冬 9g。

本方以沙参、麦冬养胃阴，蒲公英、夏枯草清湿热，吴茱萸、黄连辛开苦降，丹参、当归
活血止痛，玫瑰花两和血气，连翘散诸经客热，除脾胃湿热。《皇汉医学》谓其"善治呕吐不
止"。

上方服 7 剂后，诸恙均减，眠食转佳，舌色转淡，脉沉、弦，再拟上方去吴茱萸、黄连，加
白芷 1.5g、红花 9g 着重于活血化瘀以生新。

对于萎缩性胃窦炎患者，多出现虚寒症状的，就用建中汤加味而侧重于温补。

病案 4 阮某，女，成人。于 1977 年 1 月来院就诊。

经外院确诊为萎缩性胃窦炎，现症为脘痛时胀，胸闷不舒，眠食均差，大便自解，多溏
薄，苔白滑厚腻，脉沉弦而细。

辨其证为中阳不足，胃失和降，治法则以建中阳，通阳明。

【处方】桂枝 9g，白芍 12g，炙甘草 3g，薤白 9g，瓜蒌皮 9g，煨木香 6g，制香附 9g，高
良姜 3g，丹参 9g，生姜 3g，大枣 4 枚。

本方中用小建中汤去饴糖，以其过于甘缓。瓜蒌、薤白，辛润通阳，高良姜、香附，温中
理气，如此配伍，仍不失"腑以通为补""胃宜降则和"之旨。病久未有不涉及血分者，故取
"功兼四物"之丹参以行血活血，化瘀生新。

根据上方加减，连续服至 100 余剂，完全痊可。

刘树农从事临床 70 余年，其经验之丰富，难以缕述。以上仅略举其治疗胃腑疾患一
二例，以见一斑。

（沈雄伟）

随师刘树农临证偶得

刘树农老师,年已85岁高龄。博览群书,精研历代医籍,素有"中医活辞典"美称。且辨证精邃,思路开阔,在临证中又能不断摸索、总结经验,不泥古说,而创新意。他不为"初病在气,久病入血"的传统思想所囿,认为病之初始也有在血分者,因而长于用活血化瘀法,而以其他疗法渗入其中。这种独特的治疗经验,常能临床上应手取效。下录三例,为随师临证偶得,虽不能全面总结刘树农的经验,仅从侧面反映了刘树农的风格和学术思想。

一、化瘀疗胃疾

刘树农根据"胃者,五脏六腑之海也,水谷皆入于胃,五脏六腑皆禀气于胃"等《内经》有关经旨,认识到脾胃乃人生立命之本,脾胃充旺则资生气血,生机盎然;一旦受病困惫则气血凋残,百脉失养。因此,刘树农特别重视对胃腑疾患的治疗。寻常治疗胃疾,皆重在调气顺气,刘树农积数十年之论治经验,深切体会到凡胃脘疼痛之症,无不与"血泣"两字相关。《灵枢》称"血泣则不通"。唐容川说"瘀血在经络……故滞碍而痛"。虽说胃痛亦有因于气逆者,但发作重者,无不涉及血病,尤在泾曾说:"忧思忿怒之气,素蓄于中,发则上冲旁击,时复下注。若三焦无所阻滞,任其游行,则不能作痛,虽痛亦微。若有湿痰死血,阻滞其气,而不得条达,两相搏击,则痛甚。"刘树农把握"血泣"为癥结,从张从正"血和则气行"的治疗观点娴熟地运用活血化瘀之法治疗胃痛证,效验彰著。

病案 1 仇某,男,38岁,于1972年4月来院就诊。

患胃病4～5年,脘腹疼痛,吞酸,嘈杂。经摄片诊断为胃溃疡。大便化验隐血,舌边及舌尖夹紫,舌质暗,苔薄腻,脉沉弦而涩。

刘树农认为此乃血液瘀滞、湿热蕴结所致,拟活血化瘀清解湿热之法。

【处方】紫丹参9g,当归6g,川芎3g,桃仁6g,红花6g,参三七粉1.5g(和服),马勃3g(包),白芷3g,柿霜饼3g,煅瓦楞子12g,左金丸2.5g。

方中用当归、川芎、桃仁、红花、丹参、三七粉、瓦楞子活血化瘀,瘀去则血自止、新血自生;柿霜饼清热止痛;白芷、马勃破恶血、排脓生肌;左金丸苦辛通降、平肝制酸。

上方服5剂后,腹胀痛即止,吞酸消失。续拟上方去马勃、白芷,加干枇杷叶9g以和胃降气。7剂后,症状完全消失。至今10年,随访未曾复发。

在使用活血化瘀法的同时,刘树农坚守"胃为阳腑,宜柔宜润"之训,不轻投辛燥的药物,以免助火伤阴之弊。

病案2 刘某,女,成年,1976 年 8 月 30 日来院就诊。

脘次胀痛,恶心暖气,食纳欠佳,大便不畅,口苦而干,睡眠不宁。经摄片检查为胃窦炎。舌边尖红,苔根腻,脉弦细。

刘树农认为此等证必有郁血内聚,郁久生热,通降失职,故治疗须投活血之品兼予清热柔养。

【处方】 丹参 9g,当归 6g,连翘 6g,吴茱萸 15g,黄连 0.9g,蒲公英 12g,夏枯草 15g,玫瑰花 9g,沙参 9g,麦冬 9g。

本方融活血化瘀、柔养胃阴于一炉,复以吴茱萸、黄连佐金平肝,玫瑰花调和血气,连翘散诸经客热,吴茱萸并止呕吐,即《皇汉医学》所谓“善治呕吐不止”。

服 7 剂后,疼痛缓解,诸恙均减,眠食转佳,舌色转淡。再拟上方去吴茱萸、黄连,加白芷 1.5g,红花 9g 着重于活血化瘀。

对于萎缩性胃窦炎患者,而呈虚寒症状,刘树农用建中汤加味,以暖补中焦、温养脾胃,取得了良好的疗效。

二、活血治咳嗽

咳嗽,虽是常见之症,真正能够“药到病除”,却也不易。刘树农治疗咳嗽,除宣肺、化痰、止咳、肃肺、润肺等常用治法外,又每采取“活血解痉”之法。他认为,咳嗽是机体抗御外邪的反应,说明治节之官——肺的清肃功能受到阻碍,气道不通,故用葛根等药解痉止咳。临床观察,一些久咳患者,往往有血行不畅之征,如舌质暗、舌下青紫、脉来涩利。刘树农认为,这是由于肺气失畅,而致血行不利,血行不利又影响机体正常的新陈代谢,致使疾病难以速愈。观前贤论著,总认为咳嗽属气机逆乱的气分病,除非见到出血才用血分药,刘树农却以活血为主要治疗方法。笔者体会,这既可抵御外邪,顾及病之标,又可促进机体新陈代谢,顾及身之本。

刘树农曾治疗一女性患者,39 岁,咳嗽近一月,咳声重浊,咯痰腥臭且多,神疲乏力,咳其时更觉气短难续,尿不自禁,苦不堪言,难以坚持工作。前医用清热、宣肺诸法未效,转而用扶正疗法,也未见效。刘树农见其虽咳嗽不止,气短尿遗,但黄稠,断定正气虽虚,却有邪恋于肺,单用宣肺止嗽诸药固不济事,滥用扶正之法也非所宜。因而从引起咳嗽不止的本质——肺气上逆,血行不畅着手,以活血解痉为主,宣肺化痰次之。药用:前胡、当归、葛根、干枇杷叶、旋覆花、细辛、丹参。其中当归、丹参活血,葛根解痉,共臻活血解痉之效。试观《神农本草经》当归“主咳逆上气”之说,可知当归在治疗咳嗽中,有独特的功能;苏子降气汤中用当归殊有深意,刘树农常以此付诸临床,诚属真知灼见。本例患者是中医同行,屡试方药不效,对中药治疗几失信心。此次慕名而来,半信半疑而归,不料药仅数剂,咳嗽竟止,由此深感活血解痉法治咳嗽确为妙法。笔者曾用此法治疗本院针推系一久咳不止的学生,也一剂而愈。刘树农平时对一些哮喘、支气管扩张患者,也常用活血解痉而获效。这又使笔者体会到,活血解痉之所以有效,在于调整机体、促进代谢、祛邪安正,因而不治咳嗽而咳嗽自止,不治痰而痰自除。活血解痉法治咳嗽,也正符合《内经》"疏其血气,令其调达,而致和平"的要求。

三、升阳活血愈顽固性呃逆

呃逆一症,在古代称"哕"。重症患者出现呃逆症状者,预后多不良。一般认为呃逆连声者为中焦之实,实则当攻;呃声断续为下焦之虚,虚则宜补。一般认为病机为胃气失于和降所致。但刘树农却用升阳活血法亦获良效。如王某,17岁,2年多来,每日都接二连三地打呃逆,食入尤甚,别无所苦,并不妨碍睡眠。前医均作胃气上逆,迭进镇逆软痞的旋覆代赭、温中益气的丁香柿蒂、化痰理气的橘皮竹茹等汤加减方,迄未见效。故在1980年4月至刘树农处求诊。刘树农察其脉证,确认病机属胃失和降。对前医所进诸药已竭尽和胃降逆之能事而不效,乃从《温疫论》"鸟之将飞,其身必伏"的比喻中引出欲升必先降,欲降必先升的见解,体现了辩证法思想,故宗李东垣升阳法,复参血府逐瘀汤意。

【处方】生黄芪9g,防风9g,香白芷1.5g,川芎3g,粉葛根9g,紫丹参12g,陈皮6g,升麻9g,生甘草3g,赤芍、白芍各9g。

刘树农指出:此方用生黄芪,不取其补中,而用以活血。对生黄芪有活血作用,我们百思不解。刘树农说:生黄芪活血之说,在古代早有记载。如《名医别录》中有"逐五脏间恶血之说";在《本经疏证》中有黄芪"性虽温补,而能通调血脉,流行经络,可无碍于壅滞也"的记载。果然,病者服一剂而呃逆大减,再剂而完全消失。于此,我们体会到辨证固不易,而论治尤为难。至于理、法、方、药中的"理"字,实包含极广博的内容。

(沈雄伟　朱抗美　蒋浩庆)

刘树农治疗咳喘病案临证经验

刘树农辨治呼吸系统疾病特别是咳嗽、哮喘颇有特色,除运用宣肺、清肺、润肺、肃肺、健脾、燥脾、温饮、化痰、止咳、平喘等常用治法外,又常采取"活血化瘀解痉"之法。体现了刘树农"以通为本"学术思想在临床上的广泛应用。我在跟随朱抗美老师临证抄方过程中,已经有不少心得,但在整理刘树农留下的医案中,更有深刻的体会。现将刘树农咳喘病案整理如下,并在此基础上总结其临床经验。

一、咳喘病案分析

(一) 支气管结石合并咳嗽

病案 1 周某,女,28岁。

经外院 X 线确诊支气管结石,时常咳嗽,痰多又兼有肠间息肉,大便时泄时闭,苔白滑而腻。

【处方】金钱草,鱼脑石,海金沙,西滑石,紫丹参,桃仁,红花,生蒲黄,蒲公英,白通草。

复诊:患者用药 2 周后咳嗽明显好转。

【处方】金钱草,鱼脑石,海金沙,西滑石,紫丹参,桃仁,红花,生薏苡仁,冬瓜子,黛蛤散,生麦芽。

用药后咳嗽、痰少,大便正常。

按 本案支气管结石壅塞肺中,肺失宣肃,肺气上逆引为咳嗽,咯痰。痰湿蕴肺,苔白滑而腻。大肠息肉致传导失司,大便时泄时闭。金钱草、鱼脑石、海金沙、西滑石 4 味药清热利湿、通淋排石,针对支气管结石进行治疗,蒲公英、白通草清热解毒、利尿散结,增强利尿作用,有利于结石的排出。紫丹参、桃仁、红花、生蒲黄活血化瘀,助结石的化解。复诊保留清热利湿、通淋排石和活血化瘀的治疗。再加上生薏苡仁健脾渗湿,清热排脓。对于大便时泄时闭的肠间息肉症状有调理作用。黛蛤散、冬瓜子止咳化痰,清热降逆利湿,有助于改善咳嗽痰多的症状。生麦芽疏肝行气,消食健胃,在此方中可能用于调和药性,促进食欲。

(二) 肺结核合并咳喘

病案 2 俞某,女,年龄不详。4 月 14 日初诊。

诉咳嗽 3 年之久,痰多,有时气急,间或痰中带血,苔白滑,脉沉弦,自诉痰检,曾有一次发现结核菌,经透视右肺中叶肺不张。

【处方】丹参,当归,百部,桃仁,前胡,苏子,冬瓜仁,原红花,紫石英。

二诊(4 月 21 日):咳嗽、痰多、咯血有所好转,但面色不华。

【处方】在上方去红花,加石菖蒲、炙远志肉、炙甘草。

三诊(4 月 28 日):诸症好转,仍有咳嗽。

【处方】原方加补骨脂、胡桃肉。

四诊(5 月 5 日):气急诸症好转,咳嗽虽减但未除,面色欠华,脉细无力。

【处方】百部,丹参,当归,沙参,麦冬,炙桑白皮,炙甘草,冬瓜子,生薏苡仁,补骨脂,胡桃肉。

按 患者病情复杂,既有长期的咳嗽、痰多症状,结核菌感染和肺不张的病史,又有面色不华,属上实下虚、虚实夹杂之证,治疗过程需要综合考虑多个方面。初诊方剂以降气化痰、润肺止咳、活血化瘀为主。以苏子降气汤中前胡、苏子降气化痰,止咳平喘。百部润肺止咳。当归、丹参、桃仁、红花补血活血化瘀,改善血液循环。冬瓜仁清肺化痰,利湿排脓。紫石英镇心安神,温肺平喘。二诊可能考虑到其活血作用较强,在病情稍有改善后减少其用量或避免过度活血,故去掉红花。同时考虑到患者心脏受损、面色不华的情况,加入石菖蒲、炙远志肉、炙甘草起养心安神、益气补中的作用。三诊在原方基础上加入补骨脂、胡桃肉补肾纳气、润肺平喘,用于增强患者的肺肾功能。四诊方剂中考虑肺结核属中医"肺痨",久病后气阴两虚,加入了沙参、麦冬养阴润肺,生津止渴。炙桑白皮清肺平喘,利水消肿。冬瓜子、生薏苡仁清肺化痰,利湿排脓。保留了百部、丹参、当归等药以持续润肺止咳、活血化瘀的治疗。同时继续使用补骨脂、胡桃肉以补肾纳气、润肺平喘。

病案3 李某,男,47岁。

有肺结核史,日来咳嗽频作,脘腹不舒,大便不实,鼻有息肉,不知香臭,苔白滑,脉小弦。

【处方】 苏梗,白茯苓,北秫米,制半夏,炒扁豆,藿香,橘皮,怀山药,前胡,犁头草。

服用数周后,证情好转。

按 该患者脘腹不舒、大便不实提示脾胃气滞,功能失调。鼻息肉、不知香臭示与肺经风热、痰湿阻滞有关。咳嗽频作与长期肺痨有关,也与脾胃不和、痰湿内生有关。苔白滑示有痰湿;脉小弦示肝气不舒或体内有痰湿之邪。而形体渐瘦可能是长期肺结核消耗导致的气血不足。处方以苏梗、藿香行气宽中、芳香化湿。白茯苓、炒扁豆健脾利湿、和胃止呕、改善脾胃功能和大便不实。北秫米和胃消食。制半夏、橘皮燥湿化痰,降逆止呕。怀山药补脾养胃,生津益肺,改善脾胃功能和形体渐瘦。再配上前胡降气化痰、散风清热止咳,犁头草清热解毒。全方以和胃、健脾、化痰、止咳为主要治法。旨在改善患者的脾胃功能,缓解咳嗽症状,并通过调理脾胃来改善患者的整体营养状况。此患者与上一例虽同是肺结核合并咳嗽,但病机不同,治则治法方药亦大相径庭,也体现出刘树农根据患者的具体病情进行辨证施治的思路。

(三) 咳嗽合并咯血

病案4 张某,男,年龄不详。4月9日初诊。

支气管扩张,日来咳嗽痰多,且咯血颇多,脘腹时痛,食纳不香,口苦头昏,苔白滑而腻。

【处方】生薏苡仁,冬瓜仁,侧柏炭,桃仁,牛膝炭,丝瓜络,广郁金,白通草,黛蛤散,白芦根。

二诊(4月16日):咳嗽失血较减,但食纳不香,右胁时痛,大便溏薄,头昏耳鸣,病久体虚,湿热挟痰又重,再进化痰和胃佐清热实下法。

【处方】冬瓜仁,生薏苡仁,丝瓜络,牡蛎,蒲公英,夏枯草,广郁金,白通草,黛蛤散,干枇杷叶。

三诊(5月21日):咯血明显好转,但又有气管炎发作,日来咳嗽多发,头昏纳差,肢面浮肿,脘胁胀痛,胸闷气急,神疲乏力,苔白滑,脉沉细,口干不欲饮,暂拟化气利湿为法。

【处方】藿香,苏梗,秦艽,橘皮叶,腹皮,泽兰,泽泻,香附,广郁金,省头草,干枇杷叶。
服用2周后诸症减轻。

按 患者初诊主要表现为痰热郁肺的支气管扩张伴咯血,同时伴有肝胆湿热的症状,治疗上以清热利湿、止血化痰为主。方中生薏仁、冬瓜仁清热利湿化痰。侧柏炭、牛膝炭补肾收敛止血,用于咯血。桃仁、丝瓜络通络活血,祛风化痰。广郁金疏肝解郁,活血止痛。白通草、白芦根生津清热利尿。再配上黛蛤散清热化痰,降逆止呕。二诊随着治疗的深入,患者咯血症状有所减轻,但湿热之象仍然存在,湿热挟痰更重,上扰清窍。在原方基础上减去止血药侧柏炭、牛膝炭,加入化痰和清热的药物蒲公英、夏枯草、干枇杷叶。再配上牡蛎平肝潜阳,重镇安神。三诊患者的病情更加复杂,肝胆胃府并病,又有气管炎,湿热未清,气滞水停。治疗时需要综合考虑各种因素,采用化气利湿、清肺化痰、疏肝理气等多种方法并治。苏梗、藿香、省头草化湿和中,行气宽中。秦艽祛风湿,清湿热,止痹痛。橘皮叶理气健脾,燥湿化痰。大腹皮、泽兰、泽泻行气宽中,活血调经,利水消肿。香附、广郁金疏肝解郁,理气活血止痛。干枇杷叶清肺止咳,降逆止呕。

病案5 朱某,男,年龄不详。

有胸膜炎史,最近咳嗽不多,而时常痰中带血,胸闷不舒,动甚则心悸,神疲乏力,苔白滑,脉沉弦,拟方清心热为法。

【处方】金银花,连翘,大麦冬,赤芍,蒲公英,夏枯草,木通,夜交藤,侧柏炭,生蒲黄,紫丹参,灯心草。

按 "诸痛痒疮,皆属于心",提示心火亢盛或心经有热可能是主要原因之一。心火旺则心悸,迫血外溢。胸闷不舒,神疲乏力,苔白滑,脉沉弦表示体内有湿邪或痰饮。方中以金银花、连翘、蒲公英、夏枯草清心热、泻火解毒。赤芍、丹参凉血活血、清心除烦。麦冬养阴生津清心。木通、灯心草清心降火,利尿通淋。侧柏炭、生蒲黄凉血止血。夜交藤养心安神,祛风通络。

病案6 袁某,男,年龄不详。

经外院检查各项指标均阴性,肿瘤指标均正常,但咳嗽绵延一年多不已,闻或痰中带血,两胁胸膺时痛,咳嗽时剧痛,苔白滑。拟和络化瘀化痰为法。

【处方】 苏子,旋覆花,参三七,当归,原红花,橘皮,黛蛤散,丝瓜络,青葱管。

按 患者长期咳嗽,痰中带血,且两胁胸膺疼痛,苔白滑是湿痰内停的表现,提示湿痰瘀血互结,脉络有阻的情况。全方以化痰止咳、活血化瘀为主要治法。苏子、旋覆花降气化痰,止咳平喘。参三七(即三七)活血化瘀,止血定痛。当归、原红花、丝瓜络、青葱管补血活血,通络止痛。橘皮理气健脾止咳,燥湿化痰。黛蛤散清热化痰止咳。

(四) 支气管炎合并咳嗽

病案7 卢某,女,49岁。

慢性气管炎已年余,咳嗽痰多,自觉有心慌,胸闷口苦,苔白腻,脉沉弦。

【处方】 桑白皮,橘皮,半夏,当归,丹参,前胡,北秫米,蒲公英,旋覆花。

按 综合患者的病史和舌脉象,可以初步判断为痰湿侵肺,肺失清肃,同时累及心气,有痹阻之象。方中桑白皮清肺平喘,利水消肿,有助于清除肺部的痰湿。橘皮、半夏理气健脾,燥湿化痰止咳。当归、丹参补血活血,清心除烦,有助于改善心慌胸闷的症状。前胡、旋覆花降气化痰。蒲公英清热解毒。再配上北秫米和胃安神。全方共起清肺止咳、燥湿祛痰、活血化瘀功效。

病案8 赵某,女,39岁。

咳嗽近1个月,咳声重浊,咯痰腥臭且多,神疲乏力,咳甚时更觉气短,尿不自禁,痛苦不堪,无以坚持工作。前医用消化、宣肺之法,未效;转而用支持疗法,也未见效。

【处方】 前胡,当归,葛根,干枇杷叶,旋覆花,细辛,丹参。

按 刘树农就诊时见其虽咳嗽不止,气短尿遗,但痰黄稠,断定正气虽虚,却有邪恋于肺,单用宣肺止嗽诸药固不济事,滥用扶正之法也非所宜,予以活血解痉为主,宣肺化痰次之。前胡、旋覆花降气平喘化痰,散风清热。干枇杷叶清肺止咳,降肺胃之气。当归、丹参活血化瘀。葛根、细辛解痉。

病案9 杨某,男,73岁。

有慢性支气管炎病史,最近经常发热,自觉喉中不舒,间作咳嗽,食纳不香,有时心中烦郁,诊脉弦紧,苔白腻。

　　【处方】北沙参,大麦冬,玉竹,冬瓜仁,桃仁,生薏苡仁,丝瓜络,紫丹参,干枇杷叶。

　　按 患者有慢性支气管炎多年,肺热燥咳、胃阴不足,阴虚内热,上冲咽喉作咳。脉弦紧示肝郁气滞血瘀。苔白腻多因湿浊内停所致,可能与脾胃运化失调、痰湿内生相关。全方以养阴润肺、清心除烦、活血化瘀、健脾渗湿、化痰止咳为主要治法。北沙参、麦冬、玉竹养阴清肺,益胃生津,清心除烦。冬瓜仁、生薏苡仁健脾渗湿化痰。桃仁、丝瓜络、紫丹参通络活血,祛风化痰,除烦,改善慢性支气管炎可能带来的微循环障碍。干枇杷叶清肺止咳,降逆止呕。

　　(五) 支气管哮喘

　　病案 10 史某,男,37 岁。

　　哮喘病 30 余年,发作无定时,喘多咳少,体丰痰盛,胸闷不舒,舌薄苔少,脉沉迟伏,暂拟肃肺制膈。

　　【处方】干薤白头干,瓜蒌,旋覆花,石菖蒲,当归,苦杏仁,紫丹参,降香。

　　经治后胸闷、气喘、痰多明显缓解。

　　按 患者哮喘多年,以喘息为主,咳嗽较轻,体丰痰盛是痰湿体质的特点。胸闷不舒是痰瘀互结胸膈所致,舌薄苔少可能表示病久正气气血不足。脉沉迟伏为体内有痰饮瘀血。方中取瓜蒌薤白半夏汤中干瓜蒌、薤白通阳散结,行气宽胸导滞,清热涤痰。旋覆花、苦杏仁肃肺降气平喘、消痰行水。石菖蒲开窍醒神,化湿和胃,缓解胸闷不适。当归、紫丹参、降香补血活血化瘀,理气止痛。全方主要以降气平喘、活血通络、化痰散结为主,针对哮喘的发作及体质特点进行治疗。方中使用多种药物以缓解胸闷,促进气血流通和调和体内阴阳平衡。

　　病案 11 沈某,男,12 岁。

　　哮喘 10 余年,至今反复发作,以春秋发作为重。平素经常鼻塞,食欲不佳,易患感冒,刻下需经常服用或喷雾激素,哮喘方可缓解。苔薄,脉细数。

　　【处方】紫丹参,失笑散,葛根,左秦艽,干地龙,原红花,蒲公英,干枇杷叶,乌梅炭。

　　服上方后,哮喘缓解。

　　按 患者自幼哮喘,久病入络,"血行不利",机体失养,更易遭受外邪,平时易感冒,从而诱发哮喘,以春秋发作为重。全方以活血化瘀为基本治则,丹参、当归、红花、失笑散、地龙补血活血通络,葛根、左秦艽解痉,枇杷叶止咳化痰,降肺胃之气;乌梅炭抗过敏。

病案 12 郑某,女,20 岁。

哮喘十几年,夏季发作较频,痰多黄稠,呼吸急促,夜甚,胸闷不舒,舌红苔少,脉弦。自诉外院查白细胞升高,暂拟清肃肺卫。

【处方】桑白皮,地骨皮,生地,黄芩,桃仁,贝母片,黛蛤散,冬瓜仁,生薏苡仁,鲜芦根。

按 患者慢性哮喘,夏季发作较频,可能与夏季的气候、环境或过敏原有关。痰多黄稠,呼吸急促,胸闷不舒、夜甚,这些都是痰热壅肺哮喘发作的症状。舌红苔少可能表示阴虚,但考虑到痰黄稠和呼吸急促,更偏向于痰热。脉弦表示肝气不舒或体内有热。自诉外院检查白细胞升高,提示体内有感染或炎症。桑白皮、地骨皮清肺降火平喘,利水消肿,常用于肺热咳喘。生地清热凉血,养阴生津。黄芩、鲜芦根清热生津燥湿,泻火解毒。冬瓜仁、生薏苡仁清肺化痰,健脾渗湿。贝母片、黛蛤散清热平肝化痰,润肺止咳。整个方剂以清肺平喘、化痰止咳为主要治法,辅以活血化瘀、健脾渗湿的药物。

病案 13 姚某,男,45 岁,1976 年 5 月 21 日初诊。

哮喘 20 余年,持续发作,平时即感胸闷气急,脚部浮肿,苔白腻,脉细数,暂拟从心肺并病论治。

【处方】干薤白头,桂枝,白茯苓,焦白术,制苍术,炙甘草,紫丹参,当归,大白芍,沉香皮,旋覆花。

二诊(6 月 9 日):哮喘较平,浮肿消退。经检查心脏有传导阻滞,拟心肺两治。

【处方】紫丹参,当归,苏子,前胡,生薏苡仁,桃仁,干地龙,沉香粉。

三诊(6 月 18 日):值气候变化,哮喘复剧,胸闷口苦而干,苔厚腻,脉沉弦而数,心肺两病,拟兼顾之。

【处方】丹参,当归,苏子,石菖蒲,桑白皮,柴胡,黄芩,制半夏,炙甘草,参三七粉,失笑散。

后哮喘缓解,证情平稳。

按 患者一诊喘病日久,累及心脏,心气亦痹阻,瘀血阻络,血不利则为水,胸闷气急,脚部浮肿。此为长期哮喘导致心肺功能俱损,出现心肺同病的情况。方中苓桂术甘汤温化水饮消肿。薤白头、桂枝通阳散结。紫丹参、当归、大白芍活血化瘀,养血通脉。沉香皮、旋覆花温肾行气、消痰行水。此方以通阳散结、活血化瘀、健脾燥湿为主要治法,旨在缓解哮喘、胸闷气急及脚部浮肿等症状。二诊病情变化,哮喘平,水肿消。以心脏传导阻滞为主。处方在活血化瘀的基础上加强了降气化痰和平喘的作用。紫丹参、当归、桃仁活血化瘀,养血通脉。苏子、前胡降气化痰,止咳平喘。生薏苡仁利水渗湿,健脾止泻。干地龙清热息风,通络平喘。沉香粉行气止痛,温肾纳气。三诊因气候原因导致哮喘复剧,心肺再次同病。苔厚腻表示痰湿加重;脉沉弦而数可能表示肝气郁滞血瘀兼有内热。处方中丹参、当归、参三七粉、失笑散活血化瘀,养血通脉。柴胡、黄芩和解表里,疏肝清热。苏子降气化痰,止咳平喘。桑白皮清肺平喘,利水消肿。石菖蒲、制半夏开窍豁痰,燥湿化痰,醒神益智。炙甘草调和药性,益气复脉。此方在活血化瘀的基础上加强了清肺平喘、降气化痰和疏肝清热的作用,旨在全面应对患者因气候变化导致的哮喘复发及相关症状。

二、总结临床经验

(一)善用古方治疗咳喘病

刘树农善于运用古方治疗咳喘。他认为古方是历代医家经过长期临床实践总结出来的有效方剂,具有组方严谨、用药精当、疗效确切的特点。他在治疗咳喘时,常根据患者的具体病情选用合适的经方进行加减化裁,以达到最佳的治疗效果。

1. **苏子降气汤** 苏子降气汤原名紫苏子汤,出自《备急千金要方》,处方组成为紫苏子、半夏、前胡、厚朴、甘草、当归、陈皮、紫苏叶、肉桂。该方现代常应用于呼吸系统疾病,尤以慢性阻塞性肺疾病、支气管哮喘等咳喘病为代表;次见于循环、消化系统疾病,如肺心病、便秘、呕吐等;亦用于治疗梅核气、血证等,主治范围虽广,但总离不开上盛下虚,气不升降之病机。上实者,即痰气阻肺,肺失宣降。岳美中曾说"苏子得前胡,能降气祛痰,驱风消积,得厚朴、陈皮、生姜,能内疏痰饮,外解风寒",据此推论上盛者,实为痰气互阻,兼见风寒外束。方中药物苏子、前胡不仅降气平喘,更借以生姜、苏叶等质轻辛散之品,外散风寒,与半夏、陈皮等内疏痰饮之品相合而用。下虚者,即肾阳不足,肾失纳气。方中多以肉桂引火归元,纳气入肾,有时或加沉香。而刘树农在治疗上实下虚、肺肾同病的咳喘病中最常用方中有苏子、前胡、当归、肉桂、橘皮(陈皮)、甘草,或加沉香。苏子作用有三:降气、化痰、润肠。肺与大肠相表里,润肠使大肠传导有序而利于肺气顺降。前胡配苏子降气平喘、止咳化痰。肉桂加沉香引火归元,纳气入肾。陈皮健脾理气,燥湿化痰。当归为和血之药,既可补血,又能活血,还能止血。《神农本草经》论当归"主咳逆上气",较多医家认为当归兼能止咳,并润肠通便以顺肺气。甘草培中补土,可复脾胃升降之机。

2. **失笑散** 出自《太平惠民和剂局方》,由五灵脂、蒲黄两味药物组成,主治胸腹瘀血之证。刘树农擅长用活血法治疗咳喘病,他认为由于长期咳喘,耗气伤津,肺气失畅,导致肺气亏虚,推动无力,血行不利,停而为瘀,因瘀阻肺络,致肺失宣降,肺气上逆,更导致咳喘顽疾,久病入络,瘀血阻络,并发为胸痹心痛。"以通为补"的活血化瘀为主要治疗方法。失笑散所治诸症,均由瘀血内停,脉道阻滞所致。方中五灵脂苦咸甘温,入肝经血分,通利血脉,散瘀止痛;蒲黄甘平,行血消瘀,炒用止血,两者相须为用;有时配伍丹参入归心经,活血祛瘀,共同起到活血祛瘀、通脉止痛的作用。

3. 苓桂术甘汤 出自医圣张仲景《伤寒论》。方中茯苓健脾利水养心;桂枝温阳化水、降逆平冲;白术、甘草补脾益中,培土强源。四药合用,温而不燥,标本兼顾,为治疗痰饮之剂。无论何种疾病,凡具有水气上冲之证,均可加减治疗。肺胀的主要病理因素为痰浊、水饮和瘀血。刘树农认为咳喘、肺胀久病累及心脏,心气痹阻,气滞血瘀,血不行则为水,化为痰饮郁痹胸中,严重者呼吸困难、肢体和面部浮肿,当以"温药和之",予苓桂术甘汤温化痰饮,并常加泽泻、紫丹参、失笑散。苓桂术甘汤原主治心下逆满,气上冲胸,心下有痰饮,胸胁苦满,起则头眩诸症,具有益心气、利水湿作用,再加利水之泽泻,活血通脉的丹参、失笑散,直达心肺以行化水。

(二)善用活血化瘀法治疗咳喘病

刘树农喜欢用活血化瘀法治咳嗽、哮喘,主要是受到西医学研究的启发。临床观察一些久咳患者往往有血行不畅之征如舌质暗、舌下青紫、脉来涩、咳嗽、哮喘,都可使支气管处于痉挛状态。支气管痉挛,则分布于支气管壁的小动脉也必然随之出现痉挛状态,而使血行不利。血液本是维持机体健康进行新陈代谢的重要物质基础,一旦"血行不利",则机体失其濡养,更易遭受外邪,形成俗谚所谓"重复伤风",从而诱发咳嗽或哮喘,以至于难以治愈,若不解决血行不利这个根本矛盾,其他矛盾也不能完全解决。

肺主气,开窍于鼻,与外界相通,容易感受外邪之气,故外邪伤人,多从口鼻而入,首先犯肺;肺朝百脉,其他脏腑的邪气,通过百脉之朝会,也常传播伤及于肺,故肺还易受内邪为病。肺主宣发肃降,具有将浊气及多余的水液排出体外、肃清肺和呼吸道异物的功能。无论何种原因所致肺的宣降失司,均可导致水湿痰浊阻遏于肺,在影响呼吸的同时还影响百脉的畅达,气有一息之不通,则血有一息之不行,日久可致瘀血停滞。痰浊、瘀血既是肺失宣降的病理产物,也是肺气上逆的主要原因,无论是痰浊还是瘀血,均易导致痰瘀阻肺,即肺病多瘀。《丹溪心法》言:"肺胀而嗽,碍气而病,或左或右,不得眠,此痰挟瘀血碍气而病。"《血证论》中亦有"瘀血乘肺,咳逆喘促""痰水之壅,瘀血使然"。对咳嗽、哮喘患者,用活血化瘀法治疗,既可缓解支气管的痉挛,改变血液黏度,改善血流量,保证血行通畅,又可促使炎症的吸收和消散。因此在宣肺平喘、止咳化痰等常规治疗的基础上,必须注重活血化瘀,才能取得满意的治疗效果。

众所周知,刘树农常用的活血化瘀药物有丹参、当归、红花、失笑散、赤芍、地龙等,现代药理研究也表明,在咳喘治疗中配伍活血化瘀药对改善心肺功能均有重要的作用。研究显示,赤芍能有效扩张血管,降低肺动脉压力和肺血管阻力,增加心输出量,改善右心功能和血液流变性,提高氧分压,使临床瘀血体征显著改善;丹参能纠正血栓素 A_2/前列腺素(TXA_2/PGI_2)比例失调,降低肺动脉高压,抑制血小板黏附、聚集,降低血液黏稠度,疏通微循环。而当归和红花在改善微循环的同时,还能改善炎症病灶,抑制肥大细胞释放炎性介质,对诱发咳喘的气道变应炎症及炎症介质均具有治疗作用。对于咳嗽,刘树农多采用宣肺活血的方法。他认为,宣肺可以祛除肺部的邪气,活血则可以改善肺部的血液循环,两者结合可以更好地缓解咳嗽症状。对于哮喘患者,刘树农注重调理气血,以改善气滞血瘀的情况。久病入络,哮喘的发作常与气滞血瘀有关,因此需要使用活血药物来促进气血流通,缓解哮喘症状。同时,他也会根据患者的具体情况,常选用具有解痉作用的药物进行配伍,药如地龙、葛根、细辛、秦艽等,活血同时解除支气管的挛急。

(陈　麒)

刘树农辨治不孕不育症经验及病案解析

世界卫生组织(WHO)将不孕不育症定义为婚后夫妇同居 1 年,有正常性生活,未采取任何避孕措施而未能生育的状态。不孕不育症影响着全球数以百万计的育龄人,并对其家庭和社区产生影响。据估算,全球共有 4 800 万对夫妇和 1.86 亿人患不孕不育症。男性生殖系统最常见不育因素是精液喷射、精子缺失或太少、精子形态和动能异常等。女性生殖系统不孕可由卵巢、子宫、输卵管和内分泌系统等一系列异常引起。中医药在治疗不孕不育症方面具有自身一定的优势。中医认为肾主生殖,无论是男性不育还是女性不孕,均与肾关系密切。除此之外,尚有气血亏虚、肝郁脾湿、气滞血瘀等因素的影响。刘树农在治疗不孕不育症方面的病案也有很多记载,很多患者经刘树农诊治后从此过上幸福的生活。所以尽管病案记录不完整,我们还是把它整理出来。下面分别从男性不育、女性不孕两个方面分而论之。

一、男性不育

在刘树农病案中,发现治疗男性不育多从肾虚、血瘀等方面入手,可分为肾阳虚证、肾阴虚证、血瘀证。

(一) 肾阳虚

病案 1 邬某,男。

阳痿神疲。

【处方】淫羊藿,菟丝子,狗脊,熟地,胡桃肉,补骨脂,磁石。

病案 2 王某的丈夫,1981 年 9 月 21 日前来就诊。

男性无精子。

【处方】煅鹿角 9 g,覆盆子 9 g,炒菟丝子 9 g,五味子 4.5 g,补骨脂 9 g,车前子 9 g,淫羊藿9g,山茱萸9g,鱼鳔胶珠9g,枸杞子12g。7剂。

按 以上两案虽然疾病不同,但均属于肾精亏虚中的肾阳虚为主。病案1阳痿,刘树农用淫羊藿、菟丝子、狗脊、补骨脂、胡桃肉温补肾阳,加熟地补肾阴以阴中求阳,磁石重镇潜阳,使阳归本位。病案2无精症,刘树农也以温补肾阳为主,以五子衍宗丸补肾固精,并用鹿角、鱼鳔胶珠等血肉有情之品填补肾精,补骨脂、淫羊藿温补肾阳,山茱萸阴中求阳,共奏填肾精、补肾阳之功。

(二)肾阴虚

病案3 陈某,男,32岁。1976年6月18日初诊。

已婚4年未育,阴亏之体,性情急躁,舌红苔少,经精液检查浓度较差,拟方补养肾阴,坚阴为法。

【处方】炙龟甲、知母、黄柏、大生熟地、牡丹皮、怀山药、生牡蛎、大麦冬、车前子。

病案4 堵某,男。

神经衰弱,早泄。

【处方】龟甲、牡蛎、石菖蒲、远志、玄参、菟丝子、磁石、酸枣仁、狗脊、山药。

病案5 祝某,男。

遗滑。

【处方】龙骨、牡蛎、龟甲、玄参、大麦冬、黄柏、知母、莲子心、山药,另刺猬皮,炙研末,分7日和服。

病案6 董某,男。

淋有余沥,漏精。

【处方】龙骨、牡蛎、龟甲、山药、金樱子、熟地、生麦芽、煨木香、大枣、茯苓。

按 以上四案均因肾阴亏虚而致的遗精滑泄或精子质量差。病案3婚后4年未育,精液浓度差,症见舌红苔少、性情急躁等一派阴亏火热之象,故用知柏地黄丸加减进行治疗,方中加了炙龟甲等血肉有情之品滋补肾阴,又用了生牡蛎敛阴潜阳,以此改善精液质量。后三例早泄、遗滑、漏精,疾病性质相同,刘树农处方用药基本一个思路,以填补肾阴为主,用药如龟甲、玄参、山药、麦冬、黄柏、知母、熟地等;兼敛阴潜阳,用药如牡蛎、磁石、龙骨等;时用菟丝子、狗脊等阳中求阴,刺猬皮、金樱子固精止遗。

（三）血瘀

病案7 金某。

腰痛，举而不射，活血之。

【处方】当归9g，原红花9g，失笑散9g，全蝎1条（或全蝎粉1g），虎杖15g，川芎6g，生牡蛎30g，白僵蚕9g，莪术9g，香白芷15g，青葱管4棵。7剂。

服后腰痛大减，因人瘦劳，未多做房事，故效果如何不明。

按 本案患者腰痛伴举而不射，刘树农认为乃血瘀所致，先用活血法通之。当归、红花、失笑散、全蝎、虎杖、川芎、青葱管活血通络，莪术行气止痛，香白芷祛风止痛。白僵蚕、生牡蛎入肝经，可祛风解痉、化痰散结。服用1周后腰痛大减，说明有效，但对改善举而不射之症效果未知。

二、女性不孕

刘树农治疗女性不孕的病案相对较多，病因主要与肝、脾、肾、冲任等密切相关，亦与痰瘀等病理产物相关。将其分为肾阳亏虚兼冲任不调、肾精亏虚兼奇经瘀堵、气滞血瘀兼肝胃不和、痰瘀互结兼冲任失调进行阐述。

（一）肾阳亏虚，冲任不调

病案8 花某，女，32岁。1976年6月9日前来就诊。

经闭2年，未孕，连服前药未见效机。经闭已2年多，脉沉细，肾阳不足，冲任不调，拟治肾合通补奇经法。

【处方】淫羊藿，煅鹿角，炒菟丝子，茺蔚子，补骨脂，桂枝，当归，细辛，炙甘草，陈艾，制香附。

病案9 施某，女，1982年8月30日前来就诊。

不孕，每月月经来潮正常，一般在27～29日。来潮一般为5～6日，血量中等，鲜红色，无痛经现象。生殖器官性能正常，无病变。基础体温已经测量6个月，排卵时体温36.2℃，排卵时间不太稳定，在第12～15日。

【处方】淫羊藿9g，甘枸杞12g，炒菟丝子12g，大熟地9g，炒韭子3g，当归6g，炒川椒3g，炙龟甲9g，炒茴香3g，鱼鳔胶珠9g。7剂。前方可于经期前10日内服之。

吃药以后，睡足5h后测量基础体温，一直是36.9℃。

病案10 刘某，女，30岁。

婚后不孕，1982年12月27日前来就诊，1981年曾患浸润性肺结核，休息1个月，秋天赤足下冷水,以后就痛经,1973—1974 年在黑龙江插队时子宫出血。月前,月经紫酱红色,血块多,来经时手指冰冷,易心悸。腹痛,最近尿道感染,腰酸,胃纳一般,大便不畅。

【处方】当归9g,川芎9g,大熟地9g,大白芍15g,川肉桂15g,淫羊藿9g,桃仁6g,红花6g,炒小茴香3g,制香附9g,陈艾12g。10 剂。月经前 10 日开始服 10 剂。

【医嘱】若经来痛好转,血块少,色好,即可再吃,3 个月即愈,若子宫内膜异位,即不能受孕。

患者服后果然受孕有了孩子,并将此方介绍给其他患者服用,其他患者也生育了。

按 以上 3 例均由肾阳亏虚、冲任不调而致的不孕。病案 8 患者闭经是由肾阳不足导致,刘树农用了补肾阳、通奇经之法,用淫羊藿、煅鹿角、炒菟丝子、补骨脂温补肾阳,桂枝、细辛、陈艾温经通脉,香附、茺蔚子、当归理气活血调经。病案 9 患者因不孕前来就诊,月经来潮正常,妇科检查也无异常,刘树农从她每日早晨测量基础体温来看,认为其排卵不稳定,排卵体温仅 36.2℃,排卵后黄体发育不全,使受精卵无法在宫体内着床发育,因而造成不孕。故用淫羊藿、菟丝子、炒韭子、炒川椒、炒茴香温肾通络,枸杞、熟地、当归稍补阴血,用血肉有情之品炙龟甲、鱼鳔胶珠填补肾精。以上药方在经前 10 日排卵期内服,促进排卵以及黄体功能,服用后,排卵期体温即提升至 36.9℃,效佳。病案 10 患者婚后不孕,痛经,经色紫,血块多,经期手指冰冷,易心悸,说明肾阳亏虚,血瘀寒凝,故用艾附暖宫丸合桃红四物汤加减进行治疗,也嘱咐其在经前 10 日服药。服后即受孕,还推荐多人服用此方,均受孕。

(二) 肾精亏虚,奇经瘀堵

病案 11 章某,女,32 岁。1976 年 5 月 26 日前来就诊。

经妇科检查输卵管通而不畅,经事辄先期,而且左乳房有结核,舌薄脉沉弦,暂拟通补奇经为治。

【处方】煅鹿角,炒菟丝子,枸杞子,紫丹参,当归,川芎,大白芍,炒小茴香,益母草,大生地。7 剂,排卵期服。

二诊(6 月 18 日):乳房结核略消,经来仍然先期,经期中少腹作胀、腰酸,仍拟仿上方出入。

【处方】炙龟甲,煅鹿角,紫丹参,大生地,当归,牡丹皮,白茯苓,乌药,制香附,大白芍,益母草。7 剂。

按 本案输卵管通而不畅导致不孕,有乳房结核,月经先期,脉沉弦,肾精不足,冲任二脉不调,故用煅鹿角、炒菟丝子、枸杞子、大生地补肾填精,大白芍、紫丹参、当归、川芎、益母草补血活血散结,辅以小茴香散寒止痛、理气和胃。嘱咐在排卵期服用,帮助排卵。二诊时,乳房结核略消,少腹作胀,故在原方基础上加了龟甲滋补肾阴,乌药、制香附理气消胀。

(三)气滞血瘀,肝胃不和

病案 12　陈某,女,32 岁。1976 年 6 月 18 日前来就诊。

结婚 6 年未曾孕育,每次经行血块甚多,并伴有肝失条达,胃失和降,诸恙诊脉弦沉,视唇色紫,暂拟活血以调和肝胃。

【处方】紫丹参,失笑散,原红花,当归,左秦艽,制乳香,制没药,石菖蒲,泽兰,泽泻,煅瓦楞子,参三七粉。

按　本案不孕患者,唇色紫,经行血块多,脉沉弦,刘树农认为此乃肝郁气滞血瘀、肝胃不和所导致。故用紫丹参、失笑散、原红花、当归、制乳香、制没药、泽兰、参三七粉活血化瘀,秦艽、石菖蒲、泽泻、煅瓦楞子祛湿健脾和胃。脾胃乃气血生化之源,女子以血为本。如此旧血去,新血生,利怀孕。

(四)痰瘀互结,冲任失调

病案 13　郭某,女,30 岁。1975 年 3 月 5 日初诊。

结婚 2 年多,未曾孕育,经事一直愆期,量少,间有血块,近几个月来,腹胀,大便不实,日行 2 次,便时腹痛,解之不爽,诊脉沉弦,视唇色紫,苔白滑,冲任失调,继之肠间有病。拟活血化瘀,佐以理肠。

【处方】当归,川芎,原红花,陈皮,失笑散,炒黄芩,炒白芍,香连丸,香附,草薢。

二诊(3 月 10 日):原方加槟榔、炒扁豆。

三诊(3 月 17 日):腹胀未松,小便则略减,脘腹间有隐痛,眠食尚可,经事愆期,苔滑,脉沉弦,白带见,腰酸,湿邪周转胃肠,冲任都瘀,再进化湿法。

【处方】苍术,白芷,陈皮,香附,乌药,粉草薢,当归,炒白芍,煨木香,大腹皮。

四诊(3 月 31 日):诸恙虽减未除,实缘冲任失调,及肠间失职,拟方兼顾之。

【处方】上方加防风、枳壳、沉香、化滞丸。

按　本案患者不孕,月经后期且量少,有血块,唇色紫,苔白滑,腹胀、腹痛、便溏,脉沉弦,说明痰瘀互结所致的冲任失调,刘树农用活血化瘀兼祛肠道痰湿法进行治疗。用桃红四物汤合失笑散加减以理气活血、化瘀止痛,陈皮、黄芩、香连丸、草薢化痰祛湿。二诊时加了槟榔、白扁豆以加强理肠之力。三诊时胃肠痰湿仍未除,故专攻痰湿,在苍术、白芷、草薢、大腹皮、陈皮、香附、乌药、木香等大堆理气健脾祛湿药中稍加当归、白芍养阴血,使不至过燥伤阴。四诊时,症状有所改善,说明药方对路,故守方加了防风、枳壳、沉香、化滞丸以加强理气化滞的药力。

三、小结

(一) 辨治用药经验

男性不育虚证,刘树农通常以补肾为主进行治疗。肾阳虚者用五子衍宗丸、右归丸等加减治疗,补肾阳用药如淫羊藿、菟丝子、狗脊、胡桃肉、补骨脂、覆盆子、菟丝子等。肾阴虚用六味地黄丸、大补阴丸等方加减治疗,补肾阴用药如龟甲、玄参、山药、麦冬、黄柏、知母、熟地等。无论是补肾阴还是补肾阳,均遵循阴阳互根规律,如在大堆补阳药中稍加滋阴之药,以达阴中求阳之目的,在大堆补阴药中稍加补阳之药,以达阳中求阴的目的。在补肾的同时不忘加入血肉有情之品如鹿角、龟甲、鱼鳔胶珠等,以增强填精之效。肾阴虚者还容易阳亢,故根据具体情况稍加牡蛎、磁石、龙骨等潜阳之品。男性因举而不射造成不育者,与肾虚必然有一定关系,但先要解决血瘀之标。刘树农一般先用活血通络法治之,用四物汤、失笑散等方,以虫类药全蝎加强通络之效。肝主筋,能统阴器而荣宗筋、振阳道以用人事,故用入肝经之白僵蚕、生牡蛎等祛风解痉、化痰散结以利宗筋。

女性不孕虚证,刘树农也以补肾为主,且病案中多见补肾阳者。一般分两种情况,一是见明显的肾阳虚导致的月经不调、痛经者,用艾附暖宫丸、温经汤、桃红四物汤等加减进行调理,经验方由当归、川芎、大熟地、大白芍、川肉桂、淫羊藿、桃仁、红花、炒小茴香、制香附、陈艾等组成,经前服用。另外刘树农比较关注女性排卵期状态,观察排卵期基础体温,若偏低者,用温肾促排法进行治疗,总结出了一个温肾促排经验方,由淫羊藿、甘枸杞、炒菟丝子、大熟地、炒韭子、当归、炒川椒、炙龟甲、炒茴香、鱼鳔胶珠等组成。而针对肾精不足,奇经不通之输卵管不畅导致的虚实夹杂不孕症,刘树农也有一个经验方,由煅鹿角、炒菟丝子、枸杞子、紫丹参、当归、川芎、大白芍、炒小茴香、益母草、大生地等组成,也在排卵期服用,以达通补奇经之效。女性不孕之实证,与气滞、血瘀、痰阻三者相关,治疗不外理气、活血、化痰三法,三者中又以血瘀为主,故治疗不孕之实证,刘树农以活血化瘀通络法为主,活血用桃红四物汤、失笑散等方加减,气滞者兼加陈皮、香附、乌药、木香等理气,有痰湿者兼加苍术、白芷、草薢、大腹皮等化痰祛湿。

(二) 特殊用药解析

鱼鳔胶营养丰富,蛋白质的含量高达 84.2%,而脂肪仅为 0.2%,还含有钙、磷、铁、锌、硒等多种微量元素,与燕窝、鱼翅齐名,是八珍之一,素有"海洋人参"之称,是名贵的中药材。其味甘性平,为石首鱼科动物大黄鱼、小黄鱼、黄姑鱼或鲟科动物中华鲟、鳇鱼等的鱼鳔溶化,冷凝而成胶。可补肾益精、滋养筋脉、止血、散瘀、消肿。主治肾虚滑精、产后风痉、破伤风、吐血、血崩、创伤出血、痔疮等。《本经逢原》载:"鳔胶合沙苑蒺藜名聚精丸,为固精要药",鱼鳔胶作为一种血肉有情之品,在治疗肾精亏虚型男女不孕不育症中具有较好的填补肾精之效。刘树农一般将鱼鳔胶用于男女不孕不育症证属肾阳亏虚者,如治疗男性阳痿神疲,与五子衍宗丸同用以增强功效,治疗女性排卵期体温偏低,与温肾药同用,以增强温肾促排之效。

淫羊藿、菟丝子、补骨脂、鹿角四药,经常同用于肾阳不足之不孕不育症。四药药性均温,多归肝肾,属温肾之品。淫羊藿味辛、甘,具有补肾壮阳、祛风除湿之效;菟丝子味亦辛、甘,可滋补肝肾、固精缩尿;补骨脂味辛、苦,可补肾助阳、收敛固精;鹿角味咸,引药入肾,具有温肾强筋、行血消肿之效,使补中有消。刘树农喜将以上四药合用,专门针对肾阳不足之不孕不育的调治。

龟甲、生牡蛎、山药,经常同用于治疗肾阴不足之男性不育症。三药均归肝、肾两经,属滋阴收敛之品。龟甲性微寒,味甘咸,具有滋阴潜阳、补肾健骨之效;牡蛎性微寒、味咸,具有敛阴潜阳、止汗涩精、化痰软坚之效;怀山药性平味甘,具有补肾涩精之效。刘树农将三药合用,在滋补肝肾之阴的同时,另有敛阴潜阳的作用,以此调治肝肾阴虚所致之男性不育症。

(三) 经验方提炼

1. 温肾促排方 淫羊藿9g,甘枸杞12g,炒菟丝子12g,大熟地9g,炒韭子3g,当归6g,炒川椒3g,炙龟甲9g,炒茴香3g,鱼鳔胶珠9g。

本方温肾助阳,促进排卵,主要用于肾阳虚之卵子质量不佳及排卵不畅所导致的女性不孕。方中淫羊藿、菟丝子为君,温肾助阳;炒韭子、炒川椒、炒茴香为臣药,以助君药温肾;炙龟甲、熟地、枸杞子、当归、鱼鳔胶珠为佐使,滋阴补血,以达阴中求阳之目的。该方一般于月经前10日内排卵期服用。

2. 痛经祛瘀方 当归9g,川芎9g,大熟地9g,大白芍15g,川肉桂15g,淫羊藿9g,桃仁6g,红花6g,炒小茴香3g,制香附9g,陈艾12g。

本方温经活血止痛,主要用于血虚寒瘀阻滞所致的痛经不孕。该方由桃红四物汤合艾附暖宫丸加减组成,方中以当归、川芎、大熟地、大白芍四物汤为君,补血活血;川肉桂、淫羊藿、炒小茴香、陈艾为臣,温肾祛寒止痛;桃仁、红花、制香附为佐使,理气活血。该方一般于月经前10日开始服10剂,连服3个月。

(黄兰英)

刘树农辨治各类痛症经验及病案解析

刘树农治疗痛症具有一定特色,学生们已经撰写了不少体会。但我学习刘树农医案后,还觉得意犹未尽。以下以疼痛部位分类,分别进行阐述分析。

一、肢体疼痛

肢体疼痛一般指个别肢体某处的局限性疼痛,多由局部疾患引起,也可以是近端部位疾患的感应痛或放射痛,或者是全身性疾患的早期症状。从刘树农医案挖掘,发现刘树农治疗肢体疼痛实证,通常从风、湿、瘀三邪入手;虚证通常从肾虚着手;虚实夹杂证,通常补肝肾、调营卫的同时,不忘祛风、寒、湿、瘀等邪。

(一)实证

肢体疼痛实证,一般多以酸痛重胀为主,痛感相对较重,刘树农认为主要是由风、湿、瘀三邪所致,可分为气滞湿瘀、风湿阻络、湿瘀互结等证型。治疗一般运用祛风利湿、活血化瘀等法。

1. 气滞湿阻

> **病案 1** 根某,男。

颈椎胸胁痛,纳差,神疲,眩晕。

【处方】防风,防己,徐长卿,左秦艽,橘皮,香附。

按 本案记录较简单,胁痛、纳差说明有气滞,神疲、眩晕可能与风湿之邪留滞颈椎关节相关,故用防风、防己、徐长卿、左秦艽祛湿止痛为主,橘皮、香附理气为辅。

2. 风湿阻络

> **病案 2** 张某,女,49 岁。

风湿性关节炎,关节痛游走不定,腰酸颇苦,苔白滑,脉沉弦,风湿之邪羁留经络肌肉之分。

【处方】左秦艽,防己,原红花,虎杖,海风藤,络石藤,片姜黄,桑枝,生薏苡仁。

按 本案风湿性关节炎,关节痛游走不定,腰酸苔白滑,脉沉弦,刘树农认为是风湿之邪留滞经络肌腠而致,故用秦艽、防己、虎杖、生薏苡仁、桑枝祛风湿、利关节为主,加海风藤、络石藤祛风通络,稍加红花、片姜黄活血通络,全方共奏祛风湿、通脉络、止痹痛之效。

3. 湿瘀互结

> **病案 3** 罗某,女。

肢体酸痛重胀,腿部有出血乌青块斑。

【处方】赤芍,知母,石膏,防己,薏苡仁,晚蚕沙,川牛膝。

二诊:药后症状有所缓解。

【处方】上方加当归、红花、玉枢丹和服。

三诊:药后酸痛重胀均减,腿上乌青斑没有退净。

【处方】上方加花生衣、鸡血藤善后。

> ### 病案 4   刘某,男,51 岁。

有关节炎已 6 年之久,风、寒、湿三邪渐从热化,周身疼痛,起伏不一,手指痛甚,拟方活血松肌、通络祛邪为法。

【处方】丹参,当归,桃仁,桂枝,赤芍,虎杖,秦艽,防己,威灵仙。

按 以上两案均为湿与瘀互结所导致的身体疼痛。病案 3 罗某,肢体酸重,说明有湿,腿部有出血乌青块斑,说明有瘀热,用薏苡仁、防己、晚蚕沙通利下焦之湿热,赤芍凉血活血,川牛膝活血祛瘀兼能引药下行,稍加知母、石膏相配养阴清热,以防利湿伤阴之弊。二诊加当归、红花以加强活血之力,加玉枢丹可化痰开窍,辟秽解毒,消肿止痛。三诊专门针对乌青斑,加花生衣、鸡血藤,以活血止血,散瘀消肿。病案 4 刘某,关节炎有 6 年之久,周身疼痛,手指痛甚,刘树农认为是风、寒、湿三邪渐从热化,且久病必瘀入络,故用丹参、当归、桃仁、赤芍、虎杖、桂枝活血通络,秦艽、防己、威灵仙祛风湿热,共奏止痹痛之效。

(二) 虚证

肢体疼痛虚证,一般病程多较长,痛感相对较轻,刘树农认为主要与肾虚关系密切,可有肾虚血瘀、阳虚寒凝等证型。治疗一般补肝肾、强筋骨为主。

1. 肾虚血瘀

> ### 病案 5   沈某,男。

左膝关节膝盖骨有骨裂之象,延今 8 年之久,行动屈伸时有疼痛感,拟益气活血佐以补肾之剂。

【处方】大熟地,当归,怀山药,地鳖虫,牛膝,骨碎补。7 剂。

> ### 病案 6   董某,男。

结节性脉管炎,足背动脉消失,左大腿及踝部足底疼痛,行走不甚便利。

【处方】桂枝,鹿角,当归,川芎,桃仁,红花,丹参,牛膝。

上药出入,共服百余剂,足背动脉稍现,腿脚疼痛稍减。

按 以上两案虽疼痛部位及性质不同,但均为肾虚血瘀所致。患者沈某,左膝关节骨裂痛有 8 年之久,刘树农认为由肾气亏虚血瘀所引起,虚重瘀轻,故方中重用补肾之药如熟地、当归、怀山药、牛膝、骨碎补等以补肾强骨,稍加虫类药地鳖虫以加强通络止痛之力。患者董某,结节性脉管炎,大腿及踝部足底疼痛,已影响行走。瘀重虚轻,刘树农重用当归、川芎、桃仁、红花、丹参活血,鹿角、牛膝温补肾阳,再加桂枝温通止痛。

2. 阳虚寒凝

病案7 武某,男。

寒为湿留于左肘关节,时觉酸痛,酸重于痛,经热则减,延今5年,余无所苦,左脉沉小,右脉滑,拟仿阳和汤意。

【处方】麻黄,大熟地,白芥子,制南星,炙甘草,肉桂粉(分2次和服)。2剂。只吃头煎,渣再煮,熨患处。

按 本案患者寒湿留于关节处5年未除,酸重痛轻,遇热则减,左脉沉小,说明左侧经络痹阻严重,刘树农用阳和汤加减治疗,温补和阳、散寒通滞,专治各类沉寒固冷。此案特别之处在于内服外敷共用,药渣直接用于熨烫患处,收效更快。

(三)虚实夹杂证

肢体疼痛虚实夹杂证,通常以肝肾及气血亏虚为本,以风、湿、热等邪留滞为标。刘树农治疗通常扶正祛邪同步进行。

1. 肝肾阴虚,湿瘀留滞

病案8 程某,女,27岁。

患者左下肢痛5年之久,经期正常,但经期前痛势略甚,带下较多。经肠道和妇科检查,找不到原因,根据形瘦体征和舌红苔少以及脉象弦小微涩、二便眠食如常等现象,认为是湿热袭入奇经八脉,本质肝肾之阴不足,八脉弱于肝肾,正虚之筋,正是邪留之地。仿复亨丹出入。

【处方】丹参,当归,川椒炭,粉萆薢,炙龟甲,冬青子,大麦冬,晚蚕沙,赤芍,细木通。7剂。

二诊:服上方后,病势大减,带下较少。

【处方】上方去木通、晚蚕沙,加原红花。7剂。

三诊:痛势完全消失,但自觉有内痔状,经痔科检查无误。

【处方】上方去川椒炭,加地榆、槐花。7剂。

按 本案患者左下肢疼痛有5年之久,形体消瘦,舌红苔少,刘树农认为此患者以本虚为主,乃肝肾阴血亏虚,奇经八脉空虚,用炙龟甲、冬青子、大麦冬补肝肾之阴,当归、赤芍、丹参补血活血;又见经期前肢痛略甚且带下较多,刘树农认为是湿热入侵任、冲、带等已虚之奇经八脉所引起,故用粉草薢、晚蚕沙、细木通、川椒炭以清热祛湿。此方仿《温病条辨》复亨丹之义,但复亨丹过于温燥,此方更偏向于补肝肾之阴并通八脉之邪。二诊时见病势大减,带下减少,故去利湿之木通、晚蚕沙,加红花以活血祛瘀止痛。三诊时肢痛已无,痔疮发作,故去除辛热之川椒炭,加了地榆、槐花,凉血止血,可清大肠之火。

2. 营卫不和,中风湿热

> **病案9** 王某,女,30 岁。1981 年 3 月 11 日初诊。

产后弥月,周身疼痛已历 1 周,行动及转侧则痛甚,夜眠不得,时而恶寒。又自觉烦热、口干、大便难,脉弦滑数,舌红苔腻,系风、湿、热三气杂至而以热胜,予以桂枝汤法。

【处方】桂枝,赤芍,白芍,生甘草,知母,滑石,生石膏,防风,防己,当归,川芎,秦艽,杏仁。4 剂。

上方服 4 剂,诸症痊愈。

按 本案患者为产后周身疼痛,病程较短,动则尤甚,时恶寒,说明营卫之气较虚,有表证未解之象,同时又有烦热、口干、便秘、脉弦滑数、舌红苔腻等症,刘树农认为是由于中了风湿热外邪所导致,且以热邪为主,故用桂枝汤加减为主解肌发表、调和营卫,辅以白虎汤、六一散养阴清热利湿,防风芎归汤补血活血、祛风止痛,再加防己、秦艽加强祛风利湿之力,稍佐杏仁以化痰润肠,共奏解肌发表、调和营卫、清热祛湿、活血止痛之效,效如桴鼓。

(四) 小结

1. **辨治用药经验** 肢体疼痛实证,刘树农认为与风湿、瘀血关系密切,祛风湿常用薏苡仁散、防己汤、防风汤等方加减,活血常用身痛逐瘀汤、桃红四物汤等方加减。祛风湿热用药如秦艽、防己、防风、薏苡仁、晚蚕沙、粉草薢、木通等;祛风寒湿用药如片姜黄、川椒炭、桑枝、桂枝等;活血祛瘀止痛用药如红花、丹参、当归、桃仁、赤芍、虎杖等。血络不通而痛甚者,加络石藤、海风藤、鸡血藤、徐长卿、威灵仙等通络止痛,更甚者加地鳖虫等虫类药。

肢体疼痛虚证,刘树农认为主要与肾虚关系密切,常用炙龟甲、熟地、怀山药、冬青子、大麦冬等补肾阴,骨碎补、牛膝、鹿角、肉桂等补肾阳。若是气血亏虚、营卫不和而全身疼痛者,通常用桂枝汤调和营卫。

肢体疼痛虚实夹杂者,刘树农通常扶正祛邪、虚实同治。事实上,临床辨治过程中虚实是不能完全撇清的,刘树农在治疗肢体疼痛实证时不忘顾护正气,会在大堆祛湿活血药中稍加养阴血药,而在治疗虚证时也不忘祛邪,在补肾补气血为主的前提下,会稍加活血祛湿之品。而治疗虚实夹杂证时,往往补虚与泻实平等相兼而用。

2. **特殊用药解析** 秦艽、防己、防风同用。秦艽味辛、苦,性平,归胃、肝、胆经,具有祛风湿、止痹痛之功效。防己性寒,味苦辛,归膀胱、肺经,祛风除湿、利水消肿为其主要功效。防风性微温、味辛甘,归膀胱、脾、肝经,祛风解表、胜湿止痛为其主要功效。秦艽、防己与防风虽在药物分类上不同,秦艽与防己为祛风湿药,防风属解表药,但在祛除风湿之邪的作用上却是相同的。刘树农常将三者相须为用,治疗风寒湿邪侵袭机体而致的肢体关节疼痛之症。有时也加健脾渗湿、清热除痹之生薏苡仁,加强祛湿热之力。

桑枝、桂枝同用。桑枝味微苦,性平,归肝经,具有祛风湿、利关节之效,对治风湿痹痛、四肢拘挛,无论寒热均可应用,尤以病患在上肢肩臂者用之最佳。《本草撮要》记载:"桑枝,功专祛风湿拘挛,得桂枝治肩臂痹痛。"桂枝归心、肺、膀胱经,味辛甘,性温,虽属于解表药,但其具有温经通脉、散寒止痛之效,可治疗寒凝血滞之痹证。桂枝亦善走上肢肩臂。所以刘树农喜将二药伍用,均行走于上肢肩臂,专门治疗上肢肩臂疼痛,有时加上破血行气、通经止痛之片姜黄,亦走肩臂,加强治疗效果。

络石藤、海风藤、鸡血藤同用。藤类药可通经活络,有祛风湿、止痹痛、舒筋活络之效,长于治疗肢体经络疾患。络石藤、海风藤、鸡血藤均味苦而燥,皆归经于肝,均具有祛风胜湿、通经活络之功效。但络石藤性微寒、味苦,具有清热凉血、利咽消肿之功效;海风藤性温,味辛苦,适用于治疗风寒湿所致的关节屈伸不利;而鸡血藤性温,味甘苦,长于补血、活血、通络。刘树农用三藤,养血通络、祛风除湿、清热止痛,养通结合,可用于因风湿热邪所引起的肢体疼痛及麻木等。

徐长卿、威灵仙相配使用。两者均长于止痛。徐长卿味辛,性温,归肝、胃经,可祛风化湿、止痛止痒;威灵仙味辛、咸,性温,有小毒,归膀胱经,具有祛风除湿、通络止痛之效,其性猛急,善走而不守,宣通十二经络。两药配伍使用,可增强祛风湿、舒筋骨、止痹痛的功效,用于治疗风湿筋骨关节疼痛等。

冬青子是业界少用而刘树农比较常用的一味药,是冬青树的果实,味甘苦而性凉,入肝、肾二经,具有补肝肾、强筋骨、去风湿、止血敛疮等功效。主治须发早白,风湿痹痛,消化性溃疡出血,痔疮,溃疡不敛。既可补肝肾之阴血,同时还可祛风除湿,治疗肢体疼痛虚实夹杂证一举两得。

复亨丹,出自《温病条辨》。复亨大义谓剥极而复,复则能亨也。主治燥气久伏下焦,不与血搏,老年八脉空虚。以石硫黄补下焦真阳而不伤阴之品,为君;佐以鹿茸、枸杞、人参、茯苓、肉苁蓉补正;以当归、茴香、花椒、肉桂、丁香、草薢通冲任与肝肾之邪也。老年八脉空虚,虽以阳虚为主,但阴必不足,该方温燥补阳,故不可久用。刘树农仿复亨丹出入,并没有硬搬照抄其方,主要是汲取了其通过补肝肾而使八脉空虚得以填补的一种思路,由于患者当时为肝肾阴虚,八脉亏虚,湿瘀留滞,故刘树农灵活变通,用补肝肾之阴以填补八脉之虚为主进行治疗,亦有复亨之义,体现了刘树农临床辨治用药的灵活性。

玉枢丹,又名紫金锭,出自《太平惠民和剂局方》。方中重用山慈姑清热消肿,化痰散结,并能解毒;配伍麝香,芳香开窍,行气止痛,共为君药。千金子霜、红大戟逐痰消肿,五倍子涩肠止泻,雄黄化痰辟秽解毒,朱砂重镇安神,俱为佐药。诸药共奏辟瘟解毒、消肿止痛之功。该方适应证范围比较广泛,其病机为感受秽恶痰浊之邪,肠胃气机闭塞,升降失常,以致脘腹胀闷疼痛,吐泻兼作。刘树农兼用该方祛湿消肿止痛,治疗湿热较重的肢体疼痛。

3. **特色外治法** 刘树农在治疗阳虚寒凝型肢体疼痛时,用到了药熨法,也是据病而治灵活性的体现。药熨法是中医学一种常用的外治法,是将加热后的药物放于人体的某一部位或穴位,来回慢慢移动熨烫,使药力和热力同时自体表毛窍透入经络、血脉而达到温经通络、散寒止痛、祛瘀消肿的一种外治法,多用于风、寒、湿、痰浊、瘀血、脏腑气血亏虚、经络痹阻不通导致的各种病症。药熨法历史悠久,《黄帝内经》有"病生于筋,治之以熨引"的论述,并载有药熨方专治寒痹。刘树农将麻黄、大熟地、白芥子、制南星、肉桂粉等药的头煎嘱患者内服,药渣熨于阳虚寒凝所致的肘关节上进行局部外治,内外治法相结合,使效果更加显著。

二、胃腹疼痛

胃腹疼痛,包括胃痛及腹痛。胃痛,是以胃脘近心窝处常发生疼痛为主的疾患,古代文献中有时称"心痛""心下痛",常见于急慢性胃炎、胃、十二指肠溃疡病、胃黏膜脱垂、胃下垂、胰腺炎、胆囊炎、胆石症、胃神经症等。腹痛,指从肋骨以下到腹股沟以上部分的疼痛,是临床上常见的症状。腹痛可分为急性腹痛与慢性腹痛两类。多见于消化、泌尿、生殖系统等,涉及肝脏、胆囊、胰腺、脾脏、胃、肠、肾脏、膀胱、输尿管等脏腑。刘树农病案中胃腹疼痛以胃肠道疾病为多,主要分为以下几类。

(一)实证

胃腹疼痛实证,一般多以酸胀痛为主,同时伴有一些消化不良症状如嗳气、泛酸、大便溏薄或便秘等。刘树农认为主要是由气滞、湿阻、食积等引起,可分为肝胃不和、湿热阻滞、寒热错杂、食积内停等证型。治疗一般运用疏肝和胃、清热祛湿、消食化积等法。

1. **肝胃不和**

病案 10 盛某,女。

胃胀胃痛,余无不舒。

【处方】香附,紫苏梗,川楝子,延胡索,青皮,陈皮,枳壳,佛手。

病案 11 患者,女。

胃胀胃痛,辨为肝胃不和。

【处方】川楝子,延胡索,香附,桂枝,竹茹,半夏,枳壳,佛手。

病案 12 秦某,男。

腹痛,胃痛。

【处方】香附,苏梗,川楝子,延胡索,粉草薢,络石藤,徐长卿。

病案 13 李某,男。

慢性胃炎,脘腹时有隐痛,神疲乏力。

【处方】蒲公英,夏枯草,川楝子,延胡索,香附,佛手片,焦楂曲,焦谷麦芽。

二诊:已好十之八九。

【处方】原方加降香。

按 以上四案,均为肝胃不和所引起的脘腹胀痛,采用的都是疏肝和胃法。前三例用药基本相同,用香附、紫苏梗、川楝子、延胡索、枳壳、佛手等疏肝理气,青陈皮、半夏、竹茹等健脾化痰。病案 12 加用了粉草薢、络石藤、徐长卿等祛风湿止痹痛药,可以推测该患者除有胃腹疼痛外,另有关节酸痛等症。病案 13 除运用疏肝和胃、理气止痛的川楝子、延胡索、香附、佛手片等药外,由于确诊为慢性胃炎,另用蒲公英、夏枯草清热、解毒、消炎,焦楂曲、焦谷麦芽以健脾消食导滞,增强脾胃运化功能。

2. 湿热阻滞

病案 14 朱某,男。

慢性结肠炎,肠区酸痛,大便溏薄,日二三行。

【处方】北秦皮,香连丸,赤芍,白芍,白茯苓,蒲公英,夏枯草。

上方出入服 20 余剂痊愈。

病案 15 刘某,女,44 岁。

胆石症右胁痛累及胃脘痛,口苦,脉沉细。

【处方】金钱草,鱼脑石,白金丸,秦艽,生麦芽,粉草薢,防风,白芷,生山楂,玄明粉,制大黄。

二诊:右胁胃脘时痛,眠食均差,苔白滑,口不渴,脉沉弦,拟与理气利胆之剂。

【处方】金钱草,鱼脑石,煨木香,焦山楂,秦艽,炙鸡内金,原红花,白金丸,青陈皮。

病案 16 万某,女,31 岁。

脘腹时有隐痛,且觉胀,噫嗳时作。间泛酸水,口苦苔腻满布,湿热之邪内蕴于胆胃,望作进一步检查。

【处方】青蒿,黄芩,蒲公英,夏枯草,煅瓦楞子,降香,白金丸,延胡索,青皮,陈皮,虎杖。

按 胃脘疼痛湿热阻滞主要是胃肠以及肝胆。以上病案14有慢性肠炎、肠区酸痛、大便溏薄等症,乃胃肠湿热阻滞,刘树农用秦皮、香连丸、白芍、茯苓为君祛肠间湿热,蒲公英、夏枯草清热消炎止痛,赤芍、白芍缓急止痛。病案15为肝胆湿热、胆结石所致的胁肋及脘腹疼痛,伴有口苦、脉沉细等症,专用金钱草、鱼脑石、白金丸排石,秦艽、粉萆薢清热祛湿,生麦芽、生山楂、玄明粉、制大黄疏肝消食导滞,防风、白芷祛风除湿止痛。二诊疼痛有所缓解,继以理气利胆法治之。病案16胆胃湿热,脘腹隐痛伴嗳气泛酸、口苦苔腻等症,用青蒿、黄芩、蒲公英、夏枯草、虎杖祛胆胃湿热,降香、白金丸、延胡索、青皮、陈皮理气化痰止痛,煅瓦楞子制酸止痛。

3. 寒热错杂

病案17 申某,男,45岁。4月7日初诊。

自诉2年多来,腹部时感胀痛,病势有时遍及满腹部,大便不成形,口苦苔浊腻,中心有灰黄色,脉息沉弦,拟以调理肠胃传导论治,观进退如何。

【处方】黄芩、大白芍、蒲公英、夏枯草、生薏苡仁、败酱草、牡丹皮、大黄、白芷、当归。

二诊(4月14日):日来腰腹胀痛,尚未大减,大便初次成形,苔中腻,有浮灰,脉沉弦,病延久,湿热之邪羁留于肠间,致血气不和,传导失职,再仿原方出入。

【处方】蒲公英,夏枯草,生薏苡仁,败酱草,牡丹皮,制大黄,黄芩,金银花,白芷,原红花。

三诊(4月28日):证情尚属稳定,苔腻中现焦黄,显示湿热之邪重甚,仍仿上方出入。

【处方】4月14日方加槟榔片。

四诊(5月12日):日来腹痛较减,大便成形,灰腻之苔稍化,仍仿原方出入。

【处方】生薏苡仁,熟附片,败酱草,炙甘草,制大黄,乌药,炒川椒,炒小茴香,金银花,白芷。

病案18 任某,女,48岁。5月12日初诊。

大便时溏,脘腹时有疼痛,噫嗳频作,食纳不香,有时饥饿。苔白滑根腻,脉沉细,肠胃并病,拟兼顾之。

【处方】煨木香,砂仁,淡吴茱萸,陈皮,淡干姜,左金丸,北秫米,制半夏,蒲公英,夏枯草。

二诊(5月26日):肠间病态较瘥,胆囊结石不作,致脘闷纳少,噫嗳时作,大便间或溏薄,苔白滑而腻。现拟试排胆石,服观进退如何。复兼咳嗽喉痒,应予兼顾。

【处方】苏梗,前胡,金钱草,鱼脑石,炙鸡内金,白金丸,橘皮叶,半夏,北秫米,煨木香。

按 上述两例均为胃腹疼痛寒热错杂证。病案 17 热重于寒,故前三诊均用清热祛湿解毒之方调理胃肠湿热、消炎止痛。四诊时改为寒温并用法,用薏苡仁、败酱草、制大黄、金银花等清热利湿、排脓消肿,同时用熟附片、川椒、小茴香、白芷等温胃散寒,乌药理气止痛。病案 18 胃热肠寒、上热下寒,故大便溏薄,而胃脘时痛噫嗳,用黄连、蒲公英、夏枯草清热祛湿解毒,吴茱萸、干姜温胃,木香、砂仁、陈皮、半夏、北秫米等理气健脾祛痰。二诊时诸症缓解,刘树农兼顾其胆石症,故运用理气健脾、利胆排石法进行治疗。

4. 食积内停

病案 19 仇某,女,年龄不详。

食纳不香,嗳气脘痛咽阻。

【处方】鸡内金,六神曲,左金丸,枳实,茯苓。

按 本案记录较为简单,因其病症简单,主要是由于食积所引起的脘痛,刘树农用药仅 6 味,药精力专,用鸡内金、六神曲为君,消食导滞;左金丸为臣,疏肝和胃止痛;枳实为佐,破气消积;茯苓为使,健脾祛湿。全方共奏健脾消食、导滞止痛之效。

(二) 虚证

胃腹疼痛的纯虚证,刘树农病案涉及相对较少,以脾虚中气下陷为主,治疗用补气健脾、升阳举陷法。

病案 20 邹某,女。

慢性结肠炎七八年之久,由菌痢引起,肠鸣腹痛,日二三行,便时腹痛较重,以中气下陷论治,用升阳举陷之法。

【处方】党参,羌活,独活,前胡,柴胡,枳壳,桂枝,茯苓,甘草,炙升麻,陈米。3 剂。

病案 21 李某,男,年龄不详。1976 年 3 月 5 日前来就诊。

经外院诊断为胃下垂,十二指肠球部溃疡,头晕心悸,胸闷太息,动则汗出,脘腹胀痛时作。苔白滑,舌质淡,脉濡缓,拟补中益气法。

【处方】炙黄芪,焦白术,陈皮,党参,当归,川芎,枳壳,薤白头,香连丸(吞服)。7 剂。

按 病案 20 为菌痢引起的慢性结肠炎,病史较长,腹痛较甚,刘树农以中气下陷论治,用补中益气汤加减治疗,又有苓桂术甘汤之温阳化饮、健脾利湿,羌活、独活祛风渗湿、通痹止痛,可见也并非纯虚证,以虚为主外,尚兼寒湿之实。病案 21 乃胃下垂兼十二指肠溃疡之脘腹胀痛,头晕心悸、动则汗出、舌质淡、脉濡缓等症,均提示为中气虚陷之证,故用补中益气法,仍用补中益气汤加减治疗,去升麻、柴胡可能是考虑到有头晕汗出之症,不宜过多升提发散。加香连丸可清热燥湿、行气止痛,薤白头宽胸理气止痛,川芎活血止痛。

(三) 虚实夹杂证

胃腹疼痛虚实夹杂证,一般也多见于慢性消化系统疾病,病程较长,病情较复杂。刘树农病案中可见脾虚气滞、脾虚寒湿、阴虚肝郁等证型。治疗一般运用疏肝健脾、健脾祛湿、疏肝养阴等法。

1. 脾虚气滞血瘀

病案 22 吴某,男,47 岁。4 月 14 日初诊。

胃痛已延数年之久,尚未经检查确诊。自诉食入痛胀,痛时连及腰部,并上延心胸。苔白滑,脉弦细,暂拟中虚气滞证治。

【处方】炙黄芪,桂枝,大白芍,炙甘草,枳壳,升麻,白芷,淡吴茱萸,左金丸,生姜,大枣。

二诊(4 月 21 日):原方出入。

【处方】炙黄芪,升麻,枳壳,白芷,左金丸,煅瓦楞子,白螺蛳壳,紫丹参,制乳香,制没药,紫降香。

三诊(4 月 28 日):胃脘痛势减而未除,仍泛酸水,苔腻舌边尖红,脉弦滑,仿上方出入。

【处方】上方去降香加吴茱萸。

四诊(5 月 5 日):胃痛已止,食纳如常,头昏乏力,舌薄腻,脉弦细。拟与益气养阴。

【处方】党参,黄芪,当归,大白芍,石决明,生牡蛎,橘叶皮,煅瓦楞子,白螺蛳壳,紫丹参,玫瑰花。

五诊(5 月 19 日):胃痛已止,仍间有泛酸,虚汗已减,惟神疲乏力。苔白滑而腻,脉弦兼劲,务望慎起居、节饮食为要。

【处方】黄芪,桂枝,白芍,炙甘草,黄精,丹参,当归,煅瓦楞子,生姜,红枣。

按 本案胃痛数年之久,食入痛胀,延及腰部与心胸,刘树农以气滞中虚论治,运用黄芪建中汤补益中气的同时,加枳壳、白芷、左金丸等疏肝理气、制酸止痛;二诊去桂枝、芍药等,加煅瓦楞子、白螺蛳壳、紫丹参、制乳香、制没药、紫降香等以加强理气活血、制酸止痛之力。三诊由于泛酸仍有,故加吴茱萸加强制酸之力。四诊时胃痛已止,改为益脾气养胃阴法进行调理,防止胃痛复发。

2. 脾虚寒湿

病案 23 陈某,女,年龄不详。1976 年 3 月 12 日前来就诊。

胃脘部疼痛 1 年多,病势时轻时重,脉缓怯冷,苔薄白而滑,中阳不振,寒湿内踞。拟瓜蒌薤白桂枝法。

【处方】 瓜蒌皮,薤白头,桂枝,大白芍,炙甘草,煨木香,砂仁,川芎,栀子,白芷,六神曲。

二诊(3 月 19 日):服前药后食纳稍加,脘痛减而未除,舌薄苔少,脉息弦细且缓。中阳不振,湿痰内阻,胃失和降,再宗原方。

【处方】 瓜蒌皮,薤白头,桂枝,大白芍,炙甘草,当归,原红花,橘皮,大腹皮,佛手片。

三诊(6 月 11 日):日来脘痛未作但酸胀不饥。饥时或饱时都有胀恶。食纳如常,舌薄脉弦细,拟从中气不足,统摄无权论治。

【处方】 当归,炙黄芪,桂枝,大白芍,炙甘草,北沙参,大麦冬,升麻,橘皮。

按 本案胃脘疼痛 1 年多,怕冷明显,刘树农认为是阳虚寒湿中阻为患,用瓜蒌薤白桂枝汤加减进行治疗,以瓜蒌皮、薤白头、桂枝宽胸宣通,木香、砂仁、神曲、白芷、川芎理气活血、开痹降浊,辅以芍药甘草汤,养阴柔肝缓急止痛。二诊时症状有所减轻,再宗原法,用橘皮、大腹皮、佛手等加强理气止痛作用,当归、红花补血活血。三诊时胃痛已无,但仍有酸胀感,故加用北沙参、麦冬、炙黄芪、升麻等益气养阴以善后。

3. 阴虚肝郁

病案 24 陈某,女,58 岁。

日来食纳稍加,嗳嗳略减,但脘腹仍时痛,间泛酸水,头昏眠差,口苦而干,苔白腻脉弦细。经钡透,未见器质性病变,再进养胃阴合柔肝法。

【处方】 北沙参,麦冬,左金丸,大白芍,黄芩,蒲公英,夏枯草,干枇杷叶,延胡索,干百合,紫苏。

二诊:胃病虽稍瘥,睡眠又不适,胸闷气阻,体倦腿酸,肢体浮肿,舌薄苔少,脉息沉弦细。高年气阴两虚,内热又重,心失血养,拟方兼顾之。

【处方】 紫丹参、麦冬、沙参、夏枯草、细木通、石菖蒲、大生地、泽兰、泽泻、当归、灯心草。

病案 25 刘某,男,23 岁。1976 年 6 月 16 日前来就诊。

有肝炎和胃出血史,最近肝区及胃脘时有痛楚,眠食不佳,面色不华,时有遗精。苔白薄,舌淡暗紫,脉弦细,暂拟柔肝和胃坚肾为法。

【处方】北沙参,大麦冬,紫丹参,参三七粉,当归,白芷,黄柏。

按 以上两案均为肝胃阴虚气滞所导致的胃脘疼痛。病案24有泛酸、口苦而干、脉弦细等症,刘树农辨为肝胃阴虚、肝郁脾虚所致的疼痛,故用北沙参、麦冬、白芍、百合等养肝胃之阴,用干枇杷叶、延胡索、紫苏理气止痛,黄芩、蒲公英、夏枯草清热消炎止痛,左金丸制酸止痛。二诊时胃痛已无,但由于年老体弱,气阴两虚兼内热而导致胸闷气阻、肢体浮肿、睡眠不佳,故用麦冬、沙参、当归、生地养阴血的同时,兼用木通、石菖蒲、泽兰、泽泻、灯心草、丹参活血利水,清心开窍,以助其眠。病案25有肝炎和胃出血史,肝区及胃脘时痛,眠食不佳,时有遗精,舌淡暗紫,辨为肝肾阴虚兼有血瘀,用北沙参、大麦冬、当归滋补肝肾之阴,同时兼用紫丹参、参三七粉活血止痛,白芷、黄柏祛湿止痛。

(四) 小结

1. 辨治用药经验 刘树农认为胃腹疼痛实证与气滞、湿阻、寒热、食积等密切相关。气滞者一般用柴胡疏肝散、金铃子散等方加减治疗,湿阻者常用白头翁汤、白金丸、香连丸等方加减,寒热错杂者常用薏苡附子败酱散、左金丸、吴茱萸汤等方加减,食积者用枳实导滞丸、保和丸等加减。疏肝理气、健脾止痛用药如香附、川楝子、延胡索、青皮、陈皮、枳壳、佛手、乌药等;祛湿热止痛用药如北秦皮、黄芩、黄连、蒲公英、夏枯草等;胆石症肝胆湿热者常用金钱草、鱼脑石、白金丸等;寒热并调止痛用药如吴茱萸、干姜、熟附片、小茴香、川椒等温热药配黄连、蒲公英、夏枯草、败酱草、生薏苡仁、金银花等寒凉药;消食化积止痛用药如鸡内金、六神曲、枳实等。

胃腹疼痛虚证,刘树农的病案中涉及较少,一般认为以脾虚中气下陷为主,常用方如补中益气汤,多用黄芪、党参、升麻、柴胡等。

胃腹疼痛虚实夹杂证,实多见肝郁气滞、寒湿阻滞、瘀血阻络,虚多见脾胃气虚、肝胃阴虚。刘树农常用小建中汤、黄芪建中汤、吴茱萸汤、一贯煎、补中益气汤、芍药甘草汤等方加减。健脾补气常用黄芪、党参、升麻等,养阴常用芍药、甘草、麦冬、北沙参、当归、黄精等,疏肝理气常用降香、玫瑰花、枳壳、木香、砂仁、延胡索、紫苏等,活血常用丹参、参三七粉、乳香、没药等。

2. 特殊用药解析 香附、苏梗、川楝子、延胡索同用,是刘树农在治疗胃腹疼痛肝郁气滞证时常用的药组。四药中川楝子及延胡索即为金铃子散方,具有疏肝泄热、活血止痛之功效。而香附、紫苏梗均具有理气解郁之功效,但香附入血分,行血中之气;苏梗走气分,以行气宽中。二药伍用,一血一气,气血双调,理气解郁、行气消胀的力量增强。四药共用,增强理气止痛之效,对肝郁气滞化火所致的胃腹疼痛,疗效显著。

蒲公英、夏枯草同用,是刘树农在治疗胃腹疼痛兼胃肠炎症发作期常用的一个药对。蒲公英,是一种药食两用之品,味甘苦,性寒,归肝、胃二经,具有清热解毒、消肿散结、利尿通淋的作用。夏枯草,味苦辛,性寒,归肝、胆二经,具有清肝、明目、散结之功效。夏枯草和蒲公英相配，对于感冒发热、目赤肿痛、急性扁桃体炎、肝炎、胆囊炎、胃炎等均具有一定的辅助治疗作用。

金钱草、鱼脑石、白金丸同用，也可在刘树农的胃腹疼痛病案中常见，主要对治兼有胆石症的胃腹疼痛。金钱草，性微寒，味甘咸，归肝、胆、肾、膀胱四经，具有清热解毒、利尿通淋、除湿退黄、散瘀消肿等功效。鱼脑石，是现在不常用的一味中药，即鱼枕骨，性寒，味甘咸，具有利尿排石之功效。白金丸由白矾及郁金组成，具有豁痰安神、开郁散结之功效。以上三药共用，具有祛湿热、排结石之功效，是刘树农较为喜用的药组，较之现代常用的三金排石汤，效果有过之而无不及。

白芍、白芷同用，也多见于刘树农治疗肝区疼痛病案中。白芍性微寒，味苦、酸，入肝经，具有养血敛阴、柔肝止痛、平抑肝阳之效。白芷性温味辛，入肺、脾、胃经，具有祛风燥湿、消肿止痛之效。《别录》指出"疗风邪久泻，呕吐，两胁满"，《滇南本草》记载可"祛皮肤游走之风，止胃冷腹痛寒痛，周身寒湿疼痛"。白芍与白芷，可统称"二白"，均具有止痛的作用，但白芍主要是养血柔肝止痛，而白芷主要是祛寒湿止痛，两者止痛原理不同，联合应用，一阴一阳，一补一祛，止痛效果更佳，可治疗因阴血不足兼寒湿阻滞所致的一切疼痛，包括头痛、胃痛、胁痛、腹痛、痛经等，临床实践提示所用的白芍及白芷的剂量需要稍大，一般白芍 30 g 以上、白芷 15 g 以上，方能显效。

煅瓦楞子、白螺蛳壳，多见刘树农用于泛酸明显的胃腹疼痛病案中。煅瓦楞子，性平味咸，归肺、胃、肝三经，具有化痰软坚、散瘀消积之效，主治痰积、胃痛、嘈杂、吐酸等病症。白螺蛳壳，性平，味甘淡，归肺、心、胃经，具有化痰止痛、散结敛疮之效，用于治疗反胃、胃痛、吐酸、瘰疬等症。两者皆入胃经，均有制酸止痛之效，合用可加强疗效。

瓜蒌薤白桂枝汤加减方，见于刘树农用于中阳不振、脾虚寒湿引起的胃腹疼痛。该方一般主治胸痹，事实上，寒湿等客气留结在胸中，不仅可使上焦心肺阳虚而痹塞，还可致中焦脾胃之阳气不行而生痞滞而痛，故瓜蒌薤白桂枝汤方加减也可用于治疗胃腹疼痛，值得进一步临床应用总结。

三、头痛

头痛，西医学一般认为是局限于头颅上半部，包括眉弓、耳轮上缘和枕外隆突连线以上部位的疼痛，通常将头痛分为原发性头痛、继发性头痛、痛性颅神经病变和其他面痛及其他类型头痛。中医学认为，头痛是一种由脑部脉络拘急或失养所致的自觉头部疼痛为主症的病证，中医药在治疗头痛方面具明显优势。刘树农病案中，一般将头痛分为实证以及虚证，进行分型论治。

（一）实证

1. 风湿阻络

病案 26 李某,男。

头痛、鼻干、咽干,病已 5 个多月,怕风,苔白滑根腻,脉右浮左沉,均有滑象。

【处方】菊花,川芎,荆芥,防风,蔓荆子,苍耳子,白芷,薄荷,生甘草,鲜荷叶。5 剂。另羌活、辛夷、细辛、防风、川芎、白芷、葱,打成粉末,做成小饼,贴两太阳穴处,另用鹅不食草煎水熏鼻。

按 本案头痛,病程有 5 个月之久,脉右浮,说明有外邪侵袭,怕风、苔腻、脉滑,说明外邪以风湿为主。刘树农用了川芎茶调散加减进行治疗,疏风祛湿止痛。同时用辛夷散加减制成小饼,贴于太阳穴处,可以加强祛风胜湿止痛之效,内服外敷同用,效果增倍。患者鼻干咽干,为了防止以上祛风胜湿之药过于温燥,故用鹅不食草煎水熏鼻,润鼻通窍。本案刘树农同时运用中药内服法、穴位外敷法、熏鼻法等中医特色疗法,使疗效更为显著。

2. 瘀血阻络

病案 27 张某,男,39 岁。1976 年 4 月 23 日前来就诊。

头左偏痛减而未除,张口感觉不便利,咽间又有阻塞,吞咽时痛,苔白滑,脉左沉近伏,右弦细,瘀滞已久,脉络失其通畅,拟方通心气,和络脉。

【处方】紫丹参,当归,石菖蒲,参三七粉,原红花,防己,白芷,白天虫,石决明。

二诊(4 月 30 日):证情如上,舌脉如前,瘀滞已久,经脉阻遏,通而不畅。

【处方】再仿上方,去石菖蒲加地龙片、川芎、薄荷。

三诊(5 月 7 日):日来顶痛已除,凤恙头痛已渐减,但易于烦怒,舌薄苔少,病久郁而化热,精神不易安定,寐中多怪梦,现拟侧重于镇肝安神。

【处方】石决明,珍珠母,灵磁石,牡丹皮,钩藤,白天虫,菊花,黄芩,龙胆草,原红花,参三七粉。

四诊(5 月 14 日):诸恙稍减,舌薄苔少,脉沉细,近状如前,再进活血化瘀之剂。

【处方】丹参,当归,龙胆草,桃仁,参三七粉,细木通,地龙片,白芷,白天虫,牡丹皮。

五诊(5 月 21 日):日来食纳较加,头部较爽,舌脉如前,续进活血和络法,仿上方出入。

【处方】上方加生茜草、左金丸。

六诊(5 月 28 日):值阴雨天气,致在上之清阳不展,中府之湿痰上攻,头部极不清爽,胸脘自觉不舒,有欲呕之象,苔白滑,脉沉细如前,暂拟和胃化痰法。

【处方】北秫米,半夏,白茯苓,陈皮,白金丸,代赭石,旋覆花,丹参,生牡蛎,泽泻。

七诊(6 月 11 日):日来胸脘渐舒适,恶心仍未已,胀痛较前减,自属佳象,舌脉如前,再进活血化瘀治牵痛。

【处方】丹参,当归,桃仁,红花,参三七粉,生牡蛎,泽泻,北秫米,半夏,川芎,苦丁茶叶。

病案 28 张某,男,39 岁。1976 年 4 月 16 日前来就诊。

服前药曾经出现头偏右痛,历数小时后即解,至今未作痛,亦无呕吐。自觉行动较前轻便,诊脉沉弦,舌边及唇仍现紫色,显系血络中有瘀滞为患。再仿前方出入,仍常作,适当静养为要。

【处方】羚羊角粉,石决明,桃仁,原红花,丹参,参三七粉,白天虫,牡丹皮,夏枯草,生蒲黄。

二诊(4 月 23 日):病情稳定,苔脉如前。

【处方】原方去牡丹皮、加连翘。

三诊(4 月 30 日):最近头右偏隐痛又发作 1 次,苔白滑,脉弦滑,再进活血化瘀,佐以潜育之剂。

【处方】丹参,当归,赤芍,桃仁,红花,参三七粉,失笑散,石决明,牡丹皮,钩藤,水牛角。

四诊(5 月 12 日):最近头右未发现疼痛,但偶有脑部不甚灵敏,别无所苦,苔薄腻,中微黄,脉沉弦,仍仿原方出入。

【处方】石决明,菊花,白天虫,桃仁,原红花,参三七粉,水牛角,黄芩。

病案 29 田某,女。

头部外伤,经治仍有胀疼麻木感。胸闷,面部早起浮肿,食纳不香,心烦时作,舌脉如前,仍拟通心脉,佐化瘀生新法。

【处方】紫丹参,桃仁,红花,石菖蒲,炙远志肉,合欢皮,石决明,生蒲黄,夏枯草,葛根,赤芍,泽兰,泽泻。

二诊:日来睡眠较佳,但头胀头痛未除,胸脘懊侬,恶心时作,食纳不香,苔较浮黄而腻,脉息弦细沉,胃府又有痰食阻滞,暂拟和胃为法。

【处方】蒲公英,夏枯草,藿香,苏梗,橘皮叶,大麦冬,北沙参,黄芩,葛根,连翘。

三诊:日来眠食较佳,但头部胀、麻、痛不减,苔腻边红,脉息沉缓,询知经事延期半月,至今未至,拟方通经活血。

【处方】丹参,当归,赤芍,桃仁,参三七粉,生蒲黄,合欢皮,川芎,炮穿山甲片。

按 以上三案均为瘀血阻络兼有肝阳上亢或痰湿所导致的头痛。

338

病案 27 为左侧偏头痛,张口不利,脉左沉近伏,刘树农辨为瘀血阻滞左侧头部之络所导致,又有咽间有阻、苔白滑等证,说明有痰湿阻滞,故刘树农用通心和络止痛法进行治疗,兼祛痰湿佐平肝阳。用丹参、当归、参三七粉、原红花活血祛瘀止痛,白芷、白天虫、石菖蒲、防己化痰祛湿开窍,再佐石决明以平肝潜阳止痛。瘀滞较重,故二诊时去石菖蒲加川芎、地龙、薄荷加强活血通窍之力。三诊时头痛基本已愈,但出现神志不安、夜寐怪梦等症,故改用平肝潜阳、重镇安神法为主,用石决明、珍珠母、灵磁石、钩藤、龙胆草、菊花等,兼用红花、参三七粉活血化瘀,白天虫祛风化痰。由于四诊时神志症状减轻,故四、五诊均改为以活血祛瘀止痛法为主。六诊时由于连日阴雨,湿痰为患,头部不清,故改用和胃化痰祛湿为主,用了二陈汤合旋覆代赭汤加减,服后七诊时症状改善,故又改为活血祛瘀为主兼祛痰湿治疗头痛。

病案 28 右侧偏头痛时作,脉沉弦,舌边及唇偏紫,刘树农认为血络中有瘀滞,故用桃仁、原红花、丹参、参三七粉、牡丹皮等活血通络,兼用白天虫、羚羊角粉、石决明、夏枯草平肝息风、解痉止痛。二诊病情稳定,继服该方,三诊诉头痛发作一次,苔白滑,脉弦滑,加失笑散以加强活血止痛之效,用钩藤、水牛角加强清热平肝潜阳之效,四诊时未见头痛发作。

病案 29 有头部外伤史,头部胀疼麻木时作,血瘀无疑,刘树农以通心脉佐化瘀法治疗,用紫丹参、桃仁、红花、生蒲黄、赤芍、泽兰等,又见胸闷浮肿、心烦纳呆,故兼用石菖蒲、炙远志、合欢皮等豁痰宁心开窍。二诊时头胀头痛未除,呕心纳差,苔黄腻,脉弦细沉,刘树农认为是痰食阻滞,拟和胃为法,用藿香、苏梗、橘皮叶、黄芩等祛痰湿,蒲公英、夏枯草、连翘清胃消炎,大麦冬、北沙参、葛根养胃阴。三诊时眠食较佳,但头部胀痛未减,月经延期半个月未至,故仿一诊通经活血治法,加了炮穿山甲片、川芎以加强活血止痛之效。

3. 痰湿中阻

病案 30　夏某,女,45 岁。

有高血压史,最近头痛,神疲乏力,以右半身为甚,且有肌肉萎缩之象。不知饥,不欲饮,苔白滑,薄腻,脉弦细,症属湿重,拟芳香化湿和胃。

【处方】藿香,干佩兰,苏梗,白茯苓,橘皮叶,半夏,焦谷芽,焦麦芽。

按　本案头痛,兼有纳差不欲饮、苔白滑腻、脉弦细等,乃痰湿阻滞,清阳不升,故刘树农用化湿和胃法治疗,藿香、佩兰芳香化湿,半夏、苏梗、茯苓、橘皮理气化痰,焦谷麦芽消食化滞和胃。

(二) 虚证

1. 阴虚阳亢

病案 31　苏某,头痛,余无不舒。

【处方】甘草,麦冬,大枣,磁石,生地,大麦冬,莲子心,玄参。

按 本案记录较为简单,以方药测证,刘树农用甘麦大枣汤养心安神、和中缓急,增液汤养阴生津,莲子心去心肝之火,磁石重镇平肝潜阳,以对治阴虚阳亢型头痛。

2. 气阴两虚兼有血瘀

病案 32 沈某,女。

头痛时作,甚则欲吐,时有胸闷心慌,登楼气急,经中夹有瘀块,舌薄苔少,脉息弦细,拟方理心气、活血脉,神疲乏力,佐以益气。

【处方】 紫丹参,北沙参,大麦冬,当归,川芎,党参,黄芪,桃仁,原红花,炙龟甲,石决明。

按 本案头痛兼有胸闷心慌、舌薄少苔、脉弦细等,气阴两虚,心气虚推动无力,故有经中夹有瘀块等血瘀之症,乃是心气阴两虚为本、血瘀为标。用北沙参、大麦冬、当归、炙龟甲、党参、黄芪等补心肾之气阴,以治其本;紫丹参、川芎、原红花活血通络止痛。由于头痛伴欲吐,故佐石决明平肝阳,以防上亢。

(三) 小结

1. **辨治用药经验** 头痛实证,刘树农认为与风、湿、痰、瘀等密切相关,辨证分为风湿阻络、瘀血阻络、痰湿中阻等证型,刘树农病案中以瘀血阻络者多见。风湿阻络引起的头痛一般喜用川芎茶调散加减治疗,瘀血阻络者喜用桃红四物加减治疗,痰湿中阻者喜用二陈汤、藿朴夏苓汤等加减。祛风除湿止痛用药如荆芥、防风、蔓荆子、白芷、荷叶等;化瘀通络止痛用药如紫丹参、参三七粉、红花、川芎,通常还会稍加石决明、白天虫、羚羊角、灵磁石、钩藤等平肝息风解痉药,若瘀滞较重者也会用到干地龙等虫类药;化痰祛湿用药如半夏、陈皮、茯苓、藿香、佩兰等。

头痛虚证,刘树农病案中涉及相对较少,一般以阴虚阳亢证以及气阴两虚兼血瘀证为多。阴虚阳亢者,刘树农喜用增液汤合甘麦大枣汤加减治疗;气阴两虚者,一般以补心之气阴为主,用生脉饮、沙参麦冬汤、圣愈汤等加减治疗。养阴血喜用麦冬、北沙参、生地、当归等,补心气用黄芪、党参等,同时兼用灵磁石、石决明等平肝潜阳,少佐桃仁、红花、丹参等活血通络止痛。

2. **特殊用药解析** 白芷与川芎同用,是刘树农在治疗风湿阻络头痛时常用的药对。二药性味相同,均味辛,性温。但川芎归肝、胆经,性善走散,行气活血,上行头目,下达血海,有"血中气药"之称,为祛风止痛之佳品。而白芷归肺、胃二经,辛香升散,可祛风除湿止痛,对缓解多种疼痛均有一定疗效。二药都辛香走散,上行于头,有止痛之功,芳香化湿,故对风湿头痛有奇效,合而用之,祛风除湿止痛效力大增,以治风袭少阳,阳明头痛为著,故刘树农多用之。

白芷与白天虫同用,也是刘树农在治疗头痛时常用的药对。白天虫,即为白僵蚕,性平,味辛咸,入肝、肺、胃三经,具有活络通经、祛风解痉、化痰散结等功效,可治头痛头风,与白芷相配,上行头目,可增强解痉挛、止头痛之效。另白僵蚕与白芷相配,《青囊秘传》中有记载,称之为姜芷散,专门外用治疗外疡、眼癣风。《孟河四家医集》记载:"姜芷散,生僵蚕、白芷各等分。外疡之由风痰湿者,可摊入膏药中用,亦可用姜、醋调敷。治眼癣风用姜汁调涂。"

丹参、当归、参三七粉同用,是刘树农在治疗瘀血阻络头痛时常用的药组。丹参性微寒,味苦,归心、肝二经,具有祛瘀止痛、活血通经、清心除烦之效,《本草纲目》记载具有"活血,通心包络"之效,可通心络治疗心绞痛及其他血瘀痛症;当归性温,味甘、辛、苦,归肝、心、脾三经,具有补血活血、调经止痛、润肠通便之效,《本草纲目》记载:"治头痛,心腹诸痛,润肠胃筋骨皮肤。"三七性温,味甘微苦,归肝、胃、大肠经,具有止血散瘀、消肿定痛之功效,可破一切瘀血,可止一切新血。以上三药,多归主血之心经以及藏血之肝经,有补血、活血、止痛之效,刘树农将三者合用,主要用于心肝之血不足及心脉行血力量不够所致的心肝血瘀、心脉不通而引起的头痛,还经常佐石决明等平肝潜阳之药。

3. **特色外治法** 刘树农在治疗头痛时,除用内服中药法外,也用了很多特色外治法。如药饼外敷法,属于中医外治法中最常用的中药外敷疗法。一般将药物研极细末,可加入适量面粉做成饼状,或蒸或烙或者是用面粉蒸饼,将药物细末散于热饼上,再将药饼敷于患病部位或穴位,凉后即换。此处刘树农将羌活、辛夷、细辛、防风、川芎、白芷等上行头部的、气味浓厚的中药,打成粉末,做成小饼,贴两太阳穴处,可开结行滞,直达病灶,产生活血化瘀、通经活络、祛风开窍等功效,不仅可治疗头痛,也可治疗鼻炎。现代研究表明,敷于体表的中药刺激神经末梢,通过反射扩张血管,促进局部血液循环,改善周围组织营养,达到消肿、消炎和镇痛的目的。同时药物在患处通过皮肤渗透到达皮下组织,在局部产生药物浓度的相对优势,从而发挥较强的药理作用。

此外,刘树农还配合运用熏鼻法治疗由于鼻部不舒所导致的头痛。熏鼻法属于中医外治法中的中药熏蒸疗法,是以中医理论为指导,利用药物煎煮后所产生的蒸汽,通过熏蒸机体达到治疗目的。该法集中了中医药疗、热疗、汽疗、中药离子渗透疗法等多种功能,融热度、湿度、药物浓度与一体。通过由源源不断的热药蒸汽以对流和传导的方式直接作用于人体,扩张局部和全身血管,促进体表组织血液循环。此处,刘树农用鹅不食草一味药煎煮后熏鼻,鹅不食草味辛性温,归肺、肝二经,可祛风散寒,胜湿去翳,通鼻塞,此处熏鼻主要针对鼻干头痛。中医古代文献中记载有另一种鼻部用药法,是将所用药物研成细末,以管吹药末入鼻内,或让患者自己撚入鼻内进行治疗,可能对治鼻炎疗效更佳。

四、胸痛

胸痛主要是指胸前区的疼痛和不适感,患者常主诉闷痛、紧缩感、烧灼感、针刺样痛、压榨感、撕裂样痛、刀割样痛等,以及一些难以描述的症状。常见于稳定性心绞痛、ST段抬高型心肌梗死、肺栓塞、主动脉夹层、气胸、胸膜炎、情绪障碍等病。胸痛,中医称之为"胸痹心痛",认为是由于正气亏虚、饮食、情志、寒邪等所引起的以痰浊、瘀血、气滞、寒凝痹阻心脉,以膻中或左胸部发作性憋闷、疼痛为主要临床表现的一种病证。刘树农认为胸痛以实证居多,多为瘀血痰浊之邪痹阻心脉所导致,在治疗时主要用活血通络法,有痰者兼用化痰开窍,肝阳亢者兼用平肝潜阳。

(一)血瘀心脉兼痰浊阻滞

病案33 魏某,男,40岁。1976年9月1日前来就诊。

胸闷太息,胸膺隐痛,动则气急,眠少梦多,神疲乏力,诊脉左寸独见沉涩,余均沉缓,舌下青紫。已休息1个多月,从"心痹者,脉不通"论治。

【处方】丹参,桃仁,红花,失笑散,参三七粉,琥珀粉(和服),石菖蒲,炙远志肉。7剂。

二诊:服上方14剂后,诸恙均见改善,惟舌下仍有紫青色,脉左寸沉涩有改善。

病案34 曹某,男,40岁。1976年6月4日前来就诊。

有慢性肠炎史。复兼血液流行不畅,闷颇苦甚,呼吸感到困难。自诉胸膺曾经有过剧痛。苔薄脉细涩,暂拟理心气通血脉。

【处方】丹参,桃仁,失笑散,石菖蒲,干薤白,桂枝,炙甘草,干瓜蒌皮,参三七粉。

病案35 边某,女,35岁。1976年5月14日前来就诊。

曾经人工流产3次,致血液不足,养心不力,心气停阻,复影响血液流行,现症为胸憋气。经期不准,夹有瘀块,腹部本有外伤,苔白滑而腻,苔质胖,脉细涩,有时腹痛,大便不畅,拟方通心气,活血脉。

【处方】干薤白头,瓜蒌皮,桂枝,旋覆花,石菖蒲,丹参,当归,川芎,桃仁,红花,炙远志肉,香附。

二诊(5月21日):服上药胸闷憋气较舒,睡眠较熟,舌脉如前,再续进前法。

【处方】上方去旋覆花,加焦白术。14剂。

按 以上两案胸痛,均由瘀血痹阻心脉兼痰浊引起。第一例胸膺间休隐痛,脉左寸独见沉涩,余均沉缓,舌下青紫,乃心脉痹阻之象,用丹参、桃仁、红花、参三七粉活血通痹,失笑散可增强止痛之力,又神疲乏力梦多,说明有痰浊阻滞扰神,故用石菖蒲、远志、琥珀粉化痰开窍、安神定志。第二例胸痛以胸闷为主,呼吸不畅,脉细涩,胸阳不振,痰浊瘀血阻滞心脉,用丹参、桃仁、参三七粉、失笑散活血止痛,石菖蒲、瓜蒌皮、薤白、桂枝等化痰行气,通阳散结。第三例以胸闷为主,曾人工流产3次,气血必虚,心气痹阻,导致胸憋气时腹痛,月经有血块,脉细涩,血虚血瘀无疑,苔白滑而腻,舌质胖,说明有痰湿阻滞。本虚标实,正当壮年,正气尚充,邪实较重,急则治其标,故先治标祛邪为先,用薤白头、瓜蒌皮、桂枝、旋覆花、石菖蒲、远志、香附化痰宽胸理气,丹参、当归、川芎、桃仁、红花补血活血,药后胸闷憋气减轻。

(二)血瘀心脉兼肝阳偏亢

病案 36 殷某,男,63 岁。1976 年 6 月 18 日前来就诊。

胸胁闷痛,曾呕血,脉弦细兼数,苔浮黄而腻,舌边及中部色微红。唇色紫暗,大便溏薄,拟方活血通络。

【处方】紫丹参,当归,原红花,参三七粉,赤芍,石菖蒲,牡丹皮,制乳香,制没药,生牡蛎。

病案 37 蔡某,男,52 岁。

有高血压史,头昏且痛,时有头重脚轻感,胸闷,有时胸左疼痛,苔腻中边红,脉缓沉,拟方活血化瘀,以利心气。

【处方】紫丹参,当归,桃仁,原红花,水牛角,磁石,牛膝,黄芩,万年青,失笑散,参三七粉。

病案 38 刑某,男,48 岁。1976 年 6 月 16 日前来就诊。

有高血压继发胸闷而痛,心悸,下肢浮肿,肢麻,唇色紫暗,苔白腻,脉沉细而弦,症属湿重,曾经昏倒过 2 次,虑其复作。

【处方】丹参,当归,川芎,桃仁,失笑散,三七粉,琥珀粉,生牡蛎,泽兰,泽泻,生茜草。另冠心苏合丸 2 瓶。

按 以上三案均属于不同程度的瘀血痹阻心脉兼肝阳偏亢所导致的胸痛胸闷。病案 36 瘀血阻滞较重,肝阳稍有上亢,故在大堆活血止痛药中稍佐平肝潜阳的生牡蛎。病案 37 患者有高血压史,胸闷胸痛兼头昏痛,肝阳上亢明显比前一例严重,故在大堆活血药中兼用水牛角、灵磁石、万年青等以凉血平肝。病案 38 是高血压继发的胸闷胸痛,且有肢麻、肢肿兼昏倒,病情较前两例严重,但不外用丹参、川芎、三七粉、当归、桃仁等活血通脉止痛,由于湿较重,故加用了泽兰、泽泻、茜草等活血利水,又用了琥珀粉、生牡蛎平肝潜阳、安神定志。

(三)小结

1. **辨治用药经验** 刘树农治疗胸痛的病案中基本均为实证,多与瘀血痹阻心脉相关,兼有痰浊阻滞及肝阳上亢,辨证主要分为血瘀心脉兼痰浊阻滞、血瘀心脉兼肝阳偏亢两类。血瘀心脉兼痰浊阻滞者,刘树农喜用血府逐瘀汤、失笑散、瓜蒌薤白剂等方加减,以祛瘀、止痛、化痰。血瘀心脉兼肝阳偏亢者,喜用血府逐瘀汤加灵磁石、琥珀粉、生牡蛎等在活血通脉的同时平肝潜阳。

2. **特色用药解析** 丹参、参三七粉、失笑散经常同用,以此加强血府逐瘀汤的活血止痛之力。刘树农在治疗头痛时也经常将丹参、参三七粉同用(具体可见头痛篇),二药多归心、肝二经,有活血止痛之效,主要用于治疗心肝血瘀、心脉不通而引起的胸痛、头痛等,与失笑散合用,更加强了止痛之力。失笑散是治疗瘀血所致多种疼痛的基础方,由炒蒲黄、五灵脂组成。炒蒲黄味甘性平,归肝、心包经,具有止血化瘀的作用,此处炒用主要发挥其化瘀之效;五灵脂味苦甘,性温,亦入心、肝二经。三药配合使用,是刘树农治疗瘀血内停、血行不畅所致的胸痛的常用药组。

石菖蒲与宁心镇静安神药同用,是刘树农治疗胸痛的一个特色。石菖蒲,味辛苦,性微温,归心、肝、脾三经,可开窍豁痰、理气活血、散风去湿。《神农本草经》言其有"开心孔,补五脏,通九窍"之效,是刘树农用于治疗胸痛的常用药。石菖蒲与炙远志相配,可开心窍、通心络、交心肾,开窍启闭宁神之力增强,可治心痛日久,气血不畅,心窍蒙闭等。石菖蒲与生牡蛎、灵磁石等相配,可益肾平肝,潜阳安神,可治疗阴虚阳亢所致之头晕头痛、胸痹、心悸心烦等。

冠心苏合丸,是刘树农治疗胸痹心痛的一个中成药。该药出自《中药制剂手册》引上海中药制药一厂方。由檀香、青木香、乳香、朱砂、冰片、苏合香组成。具有芳香开窍、理气止痛之功效。主治冠状动脉病变引起的心绞痛、心肌梗死、胸闷等症。现代临床麝香保心丸更为常用,两者的区别在于冠心苏合丸保留了针对冠心病心绞痛有良好效果的五味芳香药,故而其主治专一集中,侧重心绞痛的急救,不适合常服。而麝香保心丸降低了芳香药物的比例,增加人参、肉桂等补益之品,令药物适合长期服用,侧重于心血管疾病的二级预防。

五、痛经

病案 39 邱某。

痛经,痛在少腹,经期前后均痛。

【处方】柴胡,当归,川芎,乌药,香附,白及,桃仁,红花,丹参,陈皮,牡丹皮,延胡索,赤芍,白芍。经期前服桂枝、牡丹皮、延胡索、青皮、陈皮、赤芍、白芍。

按 患者痛经,痛在少腹,经期前后均痛,说明少腹有瘀堵,故用理气活血止痛法治疗,用的是血府逐瘀汤加减,因未见寒象,故未用少腹逐瘀汤治疗。并建议经期前服桂枝、牡丹皮、延胡索、青皮、陈皮、赤芍、白芍,以行气温经活血,防止行经时疼痛。刘树农在该病案后又记录一个治疗痛经的经验方:紫丹参、台乌药、当归、陈皮、制香附、泽兰叶、制没药、陈艾、延胡索。该方主要起到理气活血、温经止痛之效,用台乌药、陈皮、制香附、延胡索理气止痛,紫丹参、当归、泽兰叶、制没药活血化瘀,陈艾温经通络,主要治疗行经时疼痛,其服用方法为于经期前1周内服2剂该方。

（黄兰英）

刘树农辨治泌尿系统疾病经验及病案解析

泌尿系统疾病，包括泌尿系统各器官如肾脏、输尿管、膀胱、尿道所发生的疾病，并可波及整个系统。其主要表现在泌尿系统本身，如排尿改变、尿的改变、肿块、疼痛等，但亦可表现在其他方面，如高血压、水肿、贫血等。常见的泌尿系统疾病有泌尿系统感染、前列腺疾病、泌尿系统肿瘤、泌尿系统结石、急慢性肾炎等。刘树农在其手书病案中记录了很多泌尿系统相关疾病，多见慢性肾炎、前列腺炎及单纯血尿，现总结分析如下。

一、慢性肾炎

肾炎是由免疫介导、炎症介质参与，最后导致肾固有组织发生炎性改变，引起不同程度肾功能减退的一组肾脏疾病，可由多种病因引起，最常见的是慢性肾小球肾炎，简称慢性肾炎，其临床特点为病程长（超过1年），多为缓慢进行性。尿常规检查、沉渣检查常可见红细胞、蛋白。此外，大多数患者有不同程度的高血压及肾功能损害。根据本病的临床表现，属于中医"水肿""虚劳""腰痛"等范畴。属本虚标实之证，本虚是指肺、脾、肾三脏的亏虚，而以肾虚最为重要。标实是指外感水湿、湿热、湿浊、瘀血等，尤其与寒湿侵袭相关。慢性肾炎可有血尿、蛋白尿等表现，血尿与热、虚、瘀相关，其中以阴虚内热为最常见，而蛋白尿与脾肾两虚密切相关，脾气下陷，肾气不固。刘树农病案中的慢性肾炎多为虚实夹杂证为主，虚以肾虚为主，实以湿热、瘀血为多，现将其病案分为肾阳不足兼寒湿、肾阴亏虚兼湿瘀两类进行阐述。

（一）肾阳不足兼寒湿

病案1 徐某，男，52岁。

患慢性肾炎，脉沉弦，舌前部浮灰而滑，显示肾阳不足，拟温肾利水法。

【处方】补骨脂，淫羊藿，炒菟丝子，胡芦巴，白茯苓，怀山药，泽泻，海桐皮，冬瓜皮，桂枝。

按 慢性肾炎，脉沉弦，舌浮灰而滑，乃肾阳不足兼有湿气之证，故治疗以温肾利水为主，用补骨脂、淫羊藿、炒菟丝子、怀山药温肾填精，胡芦巴、白茯苓、泽泻、海桐皮、冬瓜皮利水,桂枝通阳,增强膀胱气化功能,助利水。

(二)肾阴亏虚兼湿瘀

病案2 梁某,1976年6月2日前来就诊。

1963年病肾炎,1973年曾复发1次,最近食纳不香,脘腹时痛,夜间汗多,腰酸颇苦,面色不华,形体不丰,苔薄脉沉细,拟温肾佐以活血法。

【处方】淫羊藿,补骨脂,桂枝,大白芍,炙甘草,原红花,紫丹参,粉草薢,泽泻,生薏苡仁。

二诊(6月9日):证情如前,唇红舌边红,口苦食纳不香,拟转养胃滋肾阴法。

【处方】北沙参,大麦冬,龟甲,生牡蛎,怀山药,泽泻,金樱子,芡实,蒲公英,紫丹参。

病案3 杨某,女。

肾盂肾炎,尿频尿急尿痛,口干欲饮,有时心悸气急,肢面腹时有浮肿,头昏有时昏痛,心气虚弱,湿热下注,拟清心宁心佐清湿热。

【处方】大生地,赤芍,玄参,大麦冬,灯心草,莲子心,牡蛎,地骨皮,白茯苓,冬瓜皮。4剂。

病案4 邹某,男,41岁。1976年6月11日前来就诊。

有肾炎史,6月8日尿检红细胞0～2个,白细胞2～3个,尿蛋白(＋),苔白腻而滑,舌边红,舌下青紫,脉细兼软,肾阴不足,阴虚生内热,且有血瘀,拟养阴清湿热佐以活血法。

【处方】炙龟甲,生牡蛎,大麦冬,牡丹皮,金银花,野蔷薇,黛蛤散,金樱子,芡实,细木通,灯心草。

二诊(6月18日):尿常规示白细胞2～4个,红细胞1～3个,蛋白少量,服前药当属合机,仍宗原方加减。

【处方】上方加泽兰、泽泻、蒲公英、冬瓜皮。7剂。

按 以上三案均与肾阴虚相关,但具体证型略有区别。病案2一诊时,刘树农据腰酸颇苦、面色不华等症状,辨为肾阳不足兼有血瘀,拟温肾佐以活血法,药后症状不减反而出现唇红舌边红,故认为辨证有偏差,故改为养胃滋肾阴法,用北沙参、大麦冬、龟甲、怀山药、生牡蛎滋阴潜阳,芡实、金樱子固精缩尿,泽泻、蒲公英、紫丹参活血清热利湿。病案3尿频尿急尿痛,口干欲饮,又见水肿,明显的阴虚有热兼有水湿,刘树农用大生地、玄参、大麦冬、赤芍养阴,灯心草、莲子心、牡蛎清心除烦安神,白茯苓、冬瓜皮利水祛湿。病案4苔白腻而滑,说明有湿;舌边红,说明有热;舌下青紫,说明有瘀血;脉细兼软,说明肾阴虚。故刘树农运用养肾阴、清湿热佐活血法。其中炙龟甲、生牡蛎、大麦冬滋阴潜阳,牡丹皮、金银花、细木通、灯心草清热利湿活血。另用了黛蛤散、野蔷薇清肝泻火,凉血止血,金樱子、芡实固精,防止血尿以及尿蛋白。

二、血尿

血尿,是临床常见的症状之一,分肉眼血尿和镜下血尿,有症状血尿和无症状血尿。肉眼血尿常是患者引起注意并前来就诊的主要原因。泌尿系统病变占血尿病因的 95%~98%,常见于感染、非感染性炎症、结石和肿瘤等因素。中医古代对血尿的认识只能局限于"肉眼血尿",凡小便中混有血液,甚至血块的病症称"小便下血"或"小便出血"。历来一般以痛为"血淋",不痛为"尿血"。尿血之病因病机大体为热蓄下焦损伤脉络及脾肾二虚固摄无力,前者为实而后者为虚。刘树农病案中有多例单纯血尿病案,可分为虚实二证进行分析,虚证以肾虚不固为多,而实证多从瘀血、湿热二者考虑,故可分为肾精不固、瘀血阻络以及湿热下注三证进行阐述。

(一) 肾精不固

病案 5 朱某,女。

乳糜尿,血尿。

【处方】熟地,山药,茯苓,鹿角,菟丝子,萆薢,蒲黄,阿胶,小蓟,仙鹤草,滑石。

二诊:上方服 8 剂,乳糜与血均没有了,换下方。

【处方】熟地,山药,茯苓,菟丝子,补骨脂,狗脊,仙鹤草,生蒲黄,阿胶,炒小蓟,覆盆子。

病案 6 王某,男。

小便乳糜血尿。

【处方】炒菟丝子,补骨脂,熟地,怀山药,炒麦芽,蒲黄,阿胶,茯苓,萆薢,枸杞子。7 剂。

二诊:原方显效。

【处方】上方加覆盆子。

按 以上两案均为肾精不固所导致的血尿、乳糜尿。主要用熟地、山药、枸杞子、鹿角、菟丝子、补骨脂、覆盆子、狗脊补肾填精;还用了各类止血药,如生蒲黄化瘀止血,小蓟凉血止血,仙鹤草收敛止血,阿胶补血止血;同时稍加利湿之品如萆薢、茯苓、滑石等。

(二) 瘀血阻络

病案 7 祁某,男,54 岁。

血尿暂止,但少腹部位连及腰两侧,时有隐痛或剧痛,持续不已,苔白腻浮黄,舌边及唇色均现紫色,暂拟活血通络为法。

【处方】丹参,当归,细木通,牡丹皮,赤芍,失笑散,制大黄,桃仁,红花。

按 本案患者血尿,暂时停止,少腹及腰有持续疼痛,舌紫,刘树农辨为瘀血阻络证,用桃红四物汤加减,以丹参、当归、赤芍、失笑散、制大黄、桃仁、红花活血通络止痛为主,由于患者苔白腻浮黄,故用木通、牡丹皮活血通利。

(三) 湿热下注

病案 8 姚某,男,46 岁。1976 年 5 月 26 日来诊。

经外院检查为左输尿管下段结石。现症为有过血尿,左下腹酸胀不舒,食纳不香,苔白腻而滑,脉沉弦,湿热之邪下注,暂拟疏利之。

【处方】金钱草,鱼脑石,炙鸡内金,石韦,生麦芽,生山楂,玄明粉,制大黄,生蒲黄。7 剂。

病案 9 林某,男,46 岁。

尿血 1 年余,经某医院确诊为肾结石病,有口苦,腰酸痛,唇色紫,苔白滑,脉沉缓,暂拟活血祛湿热为治。

【处方】紫丹参,当归,原红花,生山楂,小蓟,生麦芽,鱼脑石,生蒲黄,炙鸡内金,大叶金钱草。

按 以上两案尿血均由肾结石引起,均与湿热下注相关,均用到金钱草、鱼脑石、炙鸡内金清热利湿消石,生山楂、生麦芽消食健胃,行气散瘀。但第一例结石卡在输尿管下段,引起酸胀,故用玄明粉、制大黄通腑排石。第二例唇色紫、苔滑,湿热兼有血瘀,用紫丹参、当归、原红花等加重活血之力。由于尿血,故两案均佐用了止血药如生蒲黄、小蓟。

三、慢性前列腺炎

慢性前列腺炎指各种病因引起前列腺组织的慢性炎症,是泌尿外科最常见疾病,包括慢性细菌性前列腺炎和非细菌性前列腺炎两种。临床通常表现为以前列腺为中心辐射周围组织如阴囊、睾丸、小腹的疼痛,排尿异常如尿频、尿急、尿痛,通常伴随一些精神神经症状如头晕耳鸣、失眠多梦、焦虑抑郁等,甚或出现阳痿、早泄、遗精等。中医将该病归纳在淋、浊、精病三大范畴,亦有将其归纳在肾虚腰痛、阳痿、早泄、癃闭等范畴,湿热、肾虚、瘀血、肝郁、中虚五者是该病基本病机。刘树农治疗前列腺炎也有诸多病案记录,最常见的有两个证型,均与下焦湿热相关,一个是纯实证,为湿热蕴结;另一个是虚实夹杂证,为脾肾阳虚兼下焦湿热。

（一）湿热蕴结

病案 10 朱某，男，75 岁。1976 年 6 月来诊。

患前列腺炎症半年多，尿频、尿急、尿痛、少腹胀痛，别无所苦，经前医用参、芪、菟丝子、枸杞子和将军干、石韦等药数十剂。无效。于 1976 年 6 月 8 日经人介绍前来，诊脉平，舌正，精神健旺，既无虚象，也不是膀胱癃闭，蛮补与峻通均不可，应从湿热蕴结，膀胱气化不利论治，处方如下。

【处方】萆薢，石菖蒲，乌药，蒲公英，夏枯草，金银花，白芷，细木通，黄柏，滋肾通关丸。7 剂。

上方连服 20 余剂，诸恙大减，改用通关丸加萆薢分清丸分早晚 2 次服。

病案 11 马某，男。

前列腺炎。湿热下注于膀胱，小便时有淋沥涩痛，舌边红，脉息弦沉，服前药尚属合机，再仿原方出入。

【处方】粉萆薢，台乌药，石菖蒲，碧玉散，细木通，萹蓄，蒲公英，夏枯草。

注：急性发作时加参三七粉、琥珀粉、滋肾通关丸包煎。

按 以上两案均为湿热蕴结、膀胱气化不利所导致的前列腺炎。病案 10 仅表现为尿频、尿急、尿痛以及少腹胀痛感，脉平舌正无虚象，刘树农从湿热以及膀胱气化角度着手，用萆薢分清丸合滋肾通关丸加减治疗，萆薢、石菖蒲、乌药、白芷、细木通理气化痰祛湿，蒲公英、夏枯草、金银花清热解毒，少许肉桂温肾，知母滋肾防燥。病案 11 小便有淋沥涩痛，舌边红，也是湿热下注导致，较病案 10 热更重，故用了碧玉散，增强清热利湿之效。

（二）脾肾阳虚兼下焦湿热

病案 12 刘某，1976 年 5 月 12 日前来就诊。

患前列腺炎，证情未见进退，而以小便不爽、小腹痛为苦，苔腻滑，拟温通下焦为法。

【处方】茯苓，当归，川椒，炒小茴香，乌药，粉萆薢，肉桂，黄柏，蒲公英，虎杖根，琥珀粉，滋肾通关丸。

二诊（5 月 18 日）：小腹痛略减，小便仍不爽，肘膝关节时痛，脘胸闷胀，间泛酸水，噫嗳时恶，苔白腻，暂拟和胃为法。

【处方】干瓜蒌皮，干薤白头，代赭石，旋覆花，半夏，左金丸，蒲公英，夏枯草，佛手片。

三诊（5 月 26 日）：胃府和降之机渐起恢复，小便仍感不爽，苔腻渐化，脉沉弦，自述巅顶时有刺痛之状，少腹仍痛，关节有时痛，经络肌肉及膀胱均有湿热之邪，蕴结不解。

【处方】代赭石，旋覆花，紫丹参，川楝子，青陈皮，煨木香，乌药，秦艽，虎杖根，淮小麦。

按 本案患者小便不爽、小腹痛，苔腻滑，刘树农认为脾肾阳虚、气化不利、下焦湿热所导致，先用温阳散寒、通利下焦法进行治疗，在萆薢分清饮合滋肾通关丸加减的基础上专门加了温阳止痛的川椒、炒小茴香、肉桂，同时用了虎杖根、琥珀粉以活血利水。二诊反馈较好，但胃部不舒，脾胃为先天之本，故刘树农先调胃，也体现出其用药先顾护脾胃的原则，二诊时脾胃基本恢复，但小便仍然不爽，少腹仍痛，头顶及关节时痛，刘树农认为有湿热之邪壅堵，故在用旋覆代赭汤顾护脾胃的同时，重用川楝子、青陈皮、木香、乌药、丹参等理气活血之品，同时配合用秦艽、虎杖根等利湿通络，稍加淮小麦益气养心安神。

四、小结

（一）辨治用药经验

刘树农手书病案中的泌尿系统疾病，最多见慢性肾炎、单纯血尿、慢性前列腺炎。慢性肾炎多虚实夹杂，虚以肾阴肾阳之虚为主，实有寒湿、湿热、瘀血三者，治疗不外根据情况补肾阴、温肾阳、祛寒湿、清湿热、化血瘀等结合运用。单纯血尿，刘树农分虚实论治，虚证以肾虚不固为多，治拟补肾固精法；而实证多从瘀血、湿热二者考虑，用活血祛瘀、清热利湿法治疗。慢性前列腺炎，刘树农多从下焦湿热考虑，单纯湿热蕴结无虚者，以清热利湿法治之，兼有虚者，多见脾肾阳虚，则在清利下焦的同时，予以健脾温肾。总之，在刘树农治疗泌尿系统相关疾病时，通常从肾虚、湿热、寒湿、血瘀等方面考虑，予以补肾、通阳、祛湿、活血等法。

慢性肾炎多为虚实夹杂证，分两个证型论治，肾阳不足兼寒湿者常用温肾通阳利湿法，多用补骨脂、淫羊藿、炒菟丝子等温肾，配合通阳利湿之苓桂术甘汤及冬瓜皮、海桐皮等皮类利湿药；肾阴亏虚兼湿瘀者常用滋肾利湿祛瘀法，多用大生地、玄参、北沙参、大麦冬、龟甲、怀山药等滋补肾阴，配合使用泽泻、白茯苓、冬瓜皮、丹参皮等利水活血，有尿血或尿蛋白者配合运用金樱子、生牡蛎、芡实等收敛固涩，敛泻兼施，防止尿血及蛋白，有热者，稍加地骨皮、金银花等清热。

单纯血尿多虚实分治，虚证多见肾精不固证，实证多见瘀血阻络证以及湿热下注证。肾精不固者，是肾阴阳两虚引起的肾主收藏功能失调所致，故刘树农在治疗时以阴阳并补兼止血为主，一般多用熟地、山药、鹿角、菟丝子、补骨脂、枸杞子、覆盆子等兼补肾阴肾阳，同时根据具体情况，兼气虚者用仙鹤草补气收敛止血，兼血热者用小蓟凉血止血，兼有瘀滞者用生蒲黄化瘀止血，兼有血虚者用阿胶补血止血。另外也不忘稍用萆薢、茯苓、滑石等利湿消炎。瘀血阻络者，用桃红四物汤合失笑散加减以活血通络止痛为主，常用药如桃仁、红花、丹参、赤芍、当归、五灵脂、生蒲黄等。湿热下注者，多见泌尿道结石引起，一般以金钱草、鱼脑石、炙鸡内金清热利湿消石；若结石卡顿不下，喜用玄明粉、制大黄通腑排石，配合使用生蒲黄、小蓟等止血之药。

慢性前列腺炎,刘树农医案中多见实证或虚实夹杂证。实证多为湿热蕴结而致的膀胱气化不利,刘树农喜用萆薢分清丸合滋肾通关丸加减治疗,药用萆薢、石菖蒲、乌药、白芷、细木通、黄柏等清利湿热,湿热重者加碧玉散利湿,热毒重者加蒲公英、夏枯草、金银花清热解毒。虚实夹杂证多见脾肾阳虚兼下焦湿热,治拟温通下焦法,喜在以萆薢分清丸合滋肾通关丸治疗的基础上加川椒、炒小茴香、肉桂等温阳止痛。

（二）特殊用药解析

龟甲、生牡蛎,是刘树农治疗慢性肾炎肾阴亏虚证常用的一个药对。两者均咸、微寒,归肝肾两经,具有滋阴潜阳之效,但龟甲尚有补肾健骨之效,而生牡蛎还能敛阴化痰软坚,使补而不滞,两者合用效果协同增倍。

金樱子、芡实,是刘树农治疗慢性肾炎肾虚有尿血或尿蛋白时喜用的药对。出自宋朝《洪氏集验方》,称为"水陆二仙丹",芡实生长在水中,而金樱子则长于山上,一在水而一在陆,故而得名。金樱子味酸、甘、涩,性平,归肾、膀胱、大肠经,具有固精缩尿、涩肠止泻之效。芡实味亦甘、涩,性平,归脾肾两经,具有益肾固精、补脾止泻之效。两药配伍,相得益彰,增强了益肾固精、补脾止泻的功效,慢性肾炎尿血、尿蛋白也是肾精不固的表现,故刘树农喜合用此二药于肾虚不固之尿血及尿蛋白。

灯心草、莲子心,是刘树农治疗慢性肾炎肾阴虚心火旺时喜用的药对。灯心草,味甘淡,性微寒,归心、肺、小肠经,具有清心降火、利尿通淋之效;莲子心,味苦性寒,入心、肺、肾经,具有清心降火之效。两者合用,清心降火,利尿通淋。

蒲黄、阿胶、小蓟、仙鹤草,是刘树农治疗血尿时喜用的药组。蒲黄甘平,归肝、心包经,具有凉血止血、活血消瘀之效;阿胶甘平,入肺、肝、肾经,具有滋阴润燥、补血止血之效;小蓟甘、苦、凉,归心、肝两经,具有凉血止血、祛瘀消肿之效;仙鹤草苦、涩、平,归心、肝经,具有收敛止血之效。四药合用,共奏凉血、化瘀、补血、收敛止血之效,兵分四路,截断引起尿血的各种原因。

金钱草、鱼脑石、炙鸡内金,是刘树农治疗肾结石尿血常用的清利消石药组。金钱草甘、咸、微寒,归肝、胆、肾、膀胱经,具清热解毒、利尿通淋、除湿退黄之效;鱼脑石味甘、咸,性寒,专入膀胱经,具化石、通淋、消炎之效;鸡内金味甘,性平,归脾、胃、肾、膀胱经,可健胃消食,涩精止遗。三药合用,专治肾结石,属于对症用药经验。现代医家喜用三金汤排石,即在金钱草、鸡内金的基础上再加上海金沙,统称"三金",临床证实有效,若加上刘树农经验用药之鱼脑石,或许效果更佳,值得进一步临床对照研究。

蒲公英、夏枯草、金银花,是刘树农常用的清热解毒药组。蒲公英,味苦甘,性寒,归肝、胃经,具有清热解毒、利尿散结之效;夏枯草,味苦辛,性寒,归肝、胆经,具清肝散结之效;金银花,味甘,性寒,归肺、胃经,具有清热解毒之效。三药合用,增强清热解毒、散结利尿的作用。

萆薢分清饮与滋肾通关丸,是刘树农在治疗慢性前列腺炎时常配合运用的两个药方。两方均源于宋朝,萆薢分清饮出自《杨氏家藏方》,有川萆薢、益智仁、石菖蒲、乌药四味药组成,具有温肾利湿、分清化浊之效,主治肾气虚弱、湿浊下注、膏淋、白浊等,是治疗慢性前列腺炎、前列腺增生、高尿酸血症等病的常用方剂,刘树农治疗慢性前列腺炎时常化裁用之,一般去里面的益智仁,可能是怕益智仁过于辛温,不利炎症湿热的排出,故弃而不用。转而配合运用滋肾通关丸,其出自《兰室秘藏》一书,由黄柏、知母与肉桂以 20∶1 配比组成为丸,可滋肾通关、降火燥湿,专门用于湿热蕴结膀胱、耗伤肾阴之小便不利、癃闭等。去了益智仁的萆薢分清饮偏泻,而滋肾通关丸偏补,两者补泻合用,效果显著。

(三)经验方提炼

萆薢滋肾饮,由萆薢、石菖蒲、乌药、黄柏、知母、肉桂 6 味药组成。该方从刘树农治疗慢性前列腺炎的几个病案中提炼而出,专门对治慢性前列腺炎下焦湿热证。若热重者,加蒲公英、夏枯草、金银花等;若湿重者,加木通、白芷、滑石等;若脾肾阳虚有寒者,加川椒、炒小茴香、桂枝;若急性发作、小便瘀滞者,加参三七粉、琥珀粉等。

(黄兰英)

刘树农辨治心系疾病经验及病案解析

中医所谓之心系疾病,是一切与心的脏器及功能相关的疾病,包括西医的冠心病、心绞痛、心肌梗死、心功能不全、心律失常、心包疾病、风湿性心脏病、扩张型心脏病、心肌炎、周围血管病变等。中医认为:心为君主之官,神明出焉。所以和神志相关的疾病也在此范围。比如:心悸、怔忡、失眠和某些精神疾患。刘树农在治疗心系疾病方面有诸多医案,其中记载最多的为单纯性胸闷、心悸,其次为高血压病、冠心病,另有风湿性心脏病、房颤、心动过缓、失眠等少数病例,一般与心、肝、脾、肾脏腑之虚相关,兼痰湿、血瘀、风湿等实邪,以下从实证、虚证、虚实夹杂证三类进行总结分析。

一、实证

心系疾病实证,刘树农病案中涉及冠心病、高血压、高脂血症、风湿性心脏病、房颤、行动过缓等疾病,可表现为胸闷、心悸、头晕、失眠等症,多与痰湿、瘀血、热邪等因素相关,以下分为痰湿阻滞、心胃瘀热、阳亢血瘀、湿瘀互结等证型进行分析。

(一)痰湿阻滞

病案 1 杭某,女,48 岁。1976 年 5 月 14 日初诊。

症见头晕、胸闷、耳鸣、欲呕。苔白滑,脉沉细,临届绝经期 3 年,心气不通,水湿内停。

【处方】干薤白头,干瓜蒌皮,生牡蛎,泽兰,泽泻,白茯苓,焦白术,大白芍,生姜,北秫米,制半夏。

病案2 黄某,女。

经过惊吓后,多惊多恐,彻夜不眠,纳食二便为常。

【处方】橘皮,竹茹,枳实,胆南星,红参,白金丸,礞石滚痰丸,石菖蒲,远志。

按 以上两案均属于痰湿阻滞引起的心系疾病。病案1胸闷伴头晕、耳鸣、欲呕,苔白滑,乃水湿阻滞心脉所致。刘树农用瓜蒌薤白半夏汤行气解郁、通阳散结、祛痰宽胸,加泽兰、泽泻、白茯苓、焦白术、北秫米、生姜以加强健脾祛湿之力,加大白芍以防燥湿伤阴。病案2乃精神受到刺激而致的惊恐不眠,刘树农认为是痰作祟,用了温胆汤合礞石滚痰丸及白金丸,化痰开窍、宁心安神。

(二)心胃瘀热

病案3 汪某,女,37岁。

胸闷、憋气,动则心悸气急,大便时秘,自述经检查直肠有息肉,苔少舌红,症属心胃肠并病,暂拟兼顾周之。

【处方】紫丹参,桃仁,原红花,蒲公英,当归,石菖蒲,火麻仁,夏枯草,白芷,金银花,玫瑰花。

按 本案胸闷心悸、苔少舌红,与便秘有一定关系,胃气不降,化火上冲,故刘树农在用丹参、桃仁、红花、当归、玫瑰花理气活血通心络的同时,兼用蒲公英、夏枯草、金银花、火麻仁清胃降气、润肠通便,佐白芷、石菖蒲芳香开窍,宽胸化痰。

(三)阳亢血瘀

病案4 杨某,男,71岁。1976年5月14日初诊。

年愈七旬,近4日来头昏颇剧,兼有咳嗽,食纳不香,苔白滑,脉弦滑,体丰腴盛,虑其猝仆。

【处方】薄荷,蔓荆子,石决明,菊花,干竹茹,珍珠母,钩藤,磁石,牛膝。3剂。

二诊(5月19日):心电图示窦缓,5月18日血压140/70 mmHg,心率60次/分,律齐。眼底动脉变细,Ⅰ级硬化,头昏虽减,嗜眠如前,大便不畅,苔根腻,脉弦滑,高年善自静养为要。

【处方】石决明,珍珠母,菊花,钩藤,橘皮,干竹茹,石菖蒲,紫丹参,原红花,瓜蒌皮。4剂。

三诊(6月2日)：有高血压史，值天气阴雨，自觉胸闷不舒，眩晕加剧，大便秘结，苔滑腻，脉弦滑，高年体丰痰火，虑其猝仆。

【处方】丹参，红花，石菖蒲，干竹茹，石决明，生牡蛎，桃仁，火麻仁，制大黄，当归，磁石，牛膝。

> **病案5** 章某，男，51岁。

有冠心史，胸闷烦苦，遇天阴更甚，体重日渐增加，睡眠不宁，有时有头重脚轻感。素有高血压，望食素为佳。

【处方】紫丹参，菊花，石决明，生蒲黄，生茜草，桃仁，红花，琥珀粉，决明子。

> **病案6** 张某，男，51岁。

有高血压冠心史，现为头昏肢麻，胸闷，腰酸，动则气急，心悸，苔白滑，脉沉弦，拟方活血化瘀，务望善自调摄为要。

【处方】紫丹参，当归，赤芍，桃仁，原竹茹，旋覆花，决明子，羚羊角粉，石菖蒲。

　按 以上三案均为肝阳上亢兼心脉瘀阻所致的高血压或冠心病。病案4以头昏为主症，脉弦滑，肝火上炎，肝阳上亢明显，刘树农用清肝平肝法，石决明、珍珠母、钩藤、磁石平肝潜阳，薄荷、菊花、蔓荆子疏散风热、清利头目，牛膝引血下行。二诊时头昏有减但嗜睡、窦缓、便秘、苔腻，痰瘀互结，故在原法基础上，加紫丹参、原红花活血通络，橘皮、干竹茹、石菖蒲、瓜蒌皮理气化痰通便。三诊眩晕加剧，加大平肝活血的力度，以防猝仆。病案5、病案6均为高血压伴冠心病，刻下病情相对轻浅，以胸闷为主症，刘树农用紫丹参、桃仁、红花等药活血祛瘀，石决明、菊花、琥珀粉、决明子、羚羊角粉等清热平肝潜阳、安神通便。

(四) 湿瘀互结

> **病案7** 杜某，男。

房颤，不完全性右束支传导阻滞，三酰甘油、胆固醇、β-脂蛋白均升高。心脏病理变化已久，舌体丰而红，舌边红，脉沉弦，拟活血化瘀为法。

【处方】紫丹参，当归，赤芍，茜草，灯心草，失笑散，桃仁，原红花，石菖蒲，黄芩，茶树根。

> **病案8** 朱某，男，26岁。1976年6月16日初诊。

患风湿性心脏病4年，复兼慢性肝炎和肾炎，胸闷太息，动则气急，不能平卧，浮肿尿少，面色晦暗，眠食尚佳，舌色灰暗，唇色紫黑，脉有歇止(盗汗偏多)，证情颇为严重，姑拟宁心活血、利湿治肿。

【处方】紫丹参,当归,桃仁,失笑散,泽兰,泽泻,茯苓皮,冬瓜皮,海桐皮,生龙骨,生牡蛎,党参。

病案 9 顾某,女,46 岁。1976 年 6 月 2 日初诊。

病经多年,胸闷不舒,胸时左时右疼痛,周身常有麻木,面浮脚肿,口苦而干,苔腻,脉弦劲,心气痹阻,血液流行不畅,拟理心气活血络,兼祛风湿之邪。

【处方】紫丹参,当归,桃仁,原红花,虎杖,防己,左秦艽,生茜草,干地龙,桑枝,失笑散。

二诊(6 月 9 日):红细胞沉降率 19 mm/h,抗"O"2 500 U/mL,胆固醇 13.89 mmol/L,γ-球蛋白 2.65 g/L。症状如前,实缘心气痹阻,血液流行不利,口苦舌淡、口唇紫,脉沉弦,再进前法加减。

【处方】紫丹参,桃仁,泽兰,泽泻,虎杖,生茜草,蒲公英,夏枯草,煅瓦楞子,失笑散。7 剂。

病案 10 邵某,女。

平时有心动过缓,胸闷,关节稍有游走性疼痛,且时有低热。月经量多,舌红苔少,脉左弦数,右较沉细,风湿热之邪袭于脉络,内舍于心,复影响血流不畅,咽喉有时肿痛。

【处方】金银花,连翘,牡丹皮,赤芍,生地,水牛角,虎杖根,原红花,紫草,防风,防己,细木通。

按 以上四案均为湿瘀互结所引起的心系疾病,包括单纯的胸闷、风湿性心脏病、房颤等。病案 7 房颤伴高脂血症,舌红脉弦,以瘀为主兼湿热,刘树农以桃红四物汤加减活血通络,稍佐石菖蒲、黄芩、茶树根祛湿热。病案 8 患风湿性心脏病多年,兼慢性肝炎和肾炎,胸闷伴浮肿、舌暗、唇紫、脉结代,明显的湿瘀互结,且湿较重,刘树农认为病情较重,用丹参、桃仁、失笑散活血通络的同时,用了泽兰、泽泻、茯苓皮、冬瓜皮、海桐皮等大堆利湿药进行消肿治标。病案 9 患者胸闷痛伴麻木面肿、口苦苔腻、脉弦劲,血瘀稍兼风湿,刘树农予以活血通络的同时,加了防己、虎杖、秦艽、桑枝等祛风湿之品,二诊时症状尚未改善,抗"O"仍高,口苦,仍予原法加蒲公英、夏枯草,以清肝胃之热。病案 10 是以胸闷为主的心动过缓,伴关节游走痛及低热、舌红苔少、脉左弦数,风湿热阻络造成心脉瘀阻。故以祛风湿热为主兼活血,防风、防己、细木通、牡丹皮、虎杖根利水祛湿,金银花、连翘、赤芍、生地、水牛角、紫草、原红花凉血活血。

二、虚证

心系疾病纯虚证,在刘树农病案中相对较少。一般也表现为心悸、头昏、失眠、甲状腺功能亢进等。在刘树农医案中多见阴虚阳亢及阴阳两虚证型。

（一）阴虚阳亢型

病案 11 王某，男，40 岁。

代谢经检已属正常，心悸头昏已减，但甲状腺肿未消，苔薄，脉弦数，续进育阴潜阳兼软坚法。

【处方】炙龟甲，生牡蛎，石决明，夏枯草，蒲公英，原红花，炮穿山甲片，夜交藤，制乳香，制没药，地骨皮。

病案 12 唐某，女，成年人。

素有咳嗽痰多，两年来又有甲亢，心悸，脉数，舌边红，暂拟潜育之剂。

【处方】炙龟甲，生牡蛎，龙齿，大麦冬，淮小麦，原红花，桑白皮，北沙参，蒲公英，夏枯草。

病案 13 曹某，男。

头昏，心悸，失眠，面色黄而萎，舌薄，脉数。

【处方】太子参，北沙参，紫丹参，大生地，大麦冬，磁石，生牡蛎，莲子心，龟甲，远志。

按 以上三案心悸，其中两例伴甲亢，一例伴失眠，均由阴虚阳亢引起。刘树农都用了育阴潜阳之剂，炙龟甲、麦冬、北沙参等滋肾阴，生牡蛎、石决明、龙齿、磁石等潜阳，夏枯草、蒲公英、地骨皮、桑白皮等清虚实之热，稍加紫丹参、红花、炮穿山甲片、制乳香、制没药等活血通络散结。

（二）阴阳两虚型

病案 14 张某，男，33 岁。

心肾素亏，胸闷不舒，脊柱酸痛频苦，食纳不香，头昏，记忆力差，寐少多梦。苔白滑，脉沉数，拟兼顾之。

【处方】炒菟丝子，炒五味子，枸杞子，车前子，狗脊，独活，炙黄芪，炙远志肉，煨木香，炒谷芽，炒麦芽。7 剂。

按 本案以胸闷为主症，兼脊柱酸痛、头昏、记忆力差、寐不佳、脉沉数等，刘树农认为乃心肾素亏、阴阳两虚之证，故用炒菟丝子、狗脊温补心肾之阳，枸杞子、炒五味子滋补心肾之阴，炙远志肉宁心安神，在此基础上稍加黄芪补气，因舌苔白，故稍加车前子、独活祛湿，煨木香、炒谷芽、炒麦芽健脾祛湿，同时可助滋腻之品的消化吸收。

三、虚实夹杂证

心系疾病虚实夹杂证,刘树农医案中多见,将其按证型细分,可分为气阴两虚兼痰或瘀、心阴血虚兼血瘀、心阴血虚兼风湿痹阻、脾肾两虚兼水饮凌心4个证型。

(一)气阴两虚兼痰或瘀

病案 15 魏某,女,39岁。1976年3月5日初诊。

心动悸,夜寐欠安,动则汗出,面色不华,叹息,胸闷乏力,易嗳嗳,时有早搏,舌白苔少,脉细苔滑,暂拟补心气,佐以活血。

【处方】党参,桂枝,炙甘草,丹参,当归,白芍,广郁金,煅牡蛎,常山,淮小麦。

二诊(3月10日):服前药尚属合机,再宗原意。

【处方】党参,当归,川芎,生地,原红花,左秦艽,大麦冬,独活,淮小麦,大枣。

病案 16 刘某,女,57岁。1976年6月2日初诊。

平时胸闷,动则气急,自汗少寐,肢体痛楚,流走不定,苔白脉沉细,暂拟宁心益气为法。

【处方】当归,炙黄芪,石菖蒲,炙远志肉,炙龟甲,生龙骨,生牡蛎,大生地,淮小麦,糯稻根须,干薤白头。

按 以上两案胸闷心悸伴有乏力、汗出、寐浅,乃气阴两虚兼痰瘀所致。刘树农均用了甘麦大枣汤益气养阴,气虚明显者加用党参、炙黄芪等补气,阴虚明显者加用生地、麦冬、炙龟甲等养阴。病案15患者兼瘀,刘树农用了丹参、当归、郁金、红花、川芎等理气活血化瘀。病案16患者兼痰,在益气养阴的基础上加用了宽胸化痰之石菖蒲、干薤白头。汗多者用煅牡蛎、糯稻根须等敛汗治标,寐欠酣者用炙远志、石菖蒲、生龙骨、生牡蛎安神定志,风湿重者加左秦艽、独活等祛风除湿。

(二)心阴血虚兼血瘀

病案 17 朱某,女,36岁。1976年5月5日初诊。

血不养心,心气痹阻,胸闷嗳气,动则心慌气急,有欲呕之象,舌白脉沉细,拟方理气活血脉。

【处方】炙甘草,淮小麦,大枣,丹参,当归,红花,龙骨,牡蛎,连翘,代赭石,紫石英。

二诊(5月12日):头晕,夜寐不安,脉沉细弦,阴阳均虚,通心阳佐以活血化瘀。

【处方】炙甘草,桂枝,白术,茯苓,生地,麦冬,麻仁,阿胶,丹参,当归,原红花,远志,琥珀粉。

三诊(5月19日):上方尚属合机,宗原方。

【处方】上方去远志,加干百合、煅龙骨、牡蛎、紫苏、大枣。

病案 18 姚某,女,44 岁。1976 年 6 月 2 日前来就诊。

1969 年乳房癌切除,形疲纳少,胸闷气急,太息经常有,神昏自汗,抽搐发作,脉细苔薄。症属心血不足,血流不畅,虑其猝然昏厥不醒。

【处方】紫丹参、北沙参、大麦冬、玉竹、制黄精、原红花、炙甘草、淮小麦、煅龙骨、煅牡蛎、石菖蒲、炙远志肉。

二诊(6 月 11 日):日来未曾发作神昏自汗、抽搐等症。但胸闷未松,舌薄脉有歇止,仍拟理心气、活血脉为法。5 月 27 日心电图检查示正常。

【处方】丹参、当归、川芎、失笑散、桃仁、干薤白头、石菖蒲、参三七粉。

三诊(6 月 18 日):胸闷较松,食纳不香,口苦苔腻,脉息细数,仍有歇止,体虚证,实攻补两难,姑拟宁心和胃,冀其眠食转佳。

【处方】紫丹参、石菖蒲、当归、原红花、蒲公英、夏枯草、参三七粉、失笑散、碧玉散、炒谷芽、炒麦芽。7 剂。

病案 19 金某,女。

胸闷颇苦,时有叹息,胸左时有微痛,眠差,舌白唇红,脉弦细而涩,拟理心气活血络为治。

【处方】丹参、当归、川芎、桃仁、红花、失笑散、石菖蒲、干薤白头、紫降香、参三七粉。

二诊:日来口腻苦较减,但觉头晕胸闷,血压偏高,唇红舌红,心气痹阻,胃虚兼有热,再进前法加减。

【处方】玄参、生地、麦冬、菊花、钩藤、桃仁、红花、石菖蒲、黄芩、牡丹皮、石斛。

病案 20 魏某,男,47 岁。

有高血压史,继有冠心病、心绞痛,睡眠不宁,头昏不爽,舌中剥边红,脉弦细,重按有劲象,拟活血通络,佐以潜育之品。

【处方】紫丹参、当归、原红花、失笑散、石决明、石菖蒲、参三七粉、琥珀粉、大麦冬、黄芩、大生地。

按 以上几案均因心阴血不足兼血瘀导致的心系疾病,补阴血一般用大枣、当归、生地、麦冬、麻仁、阿胶、北沙参、玉竹等,活血用丹参、红花、川芎、失笑散、桃仁、参三七粉等。病案 17 患者胸闷伴有动则心慌气急、有欲呕之象,故一诊在以活血通络为主的同时,用了生龙骨、生牡蛎、代赭石、紫石英降逆潜阳安神,也用了甘麦大枣汤养气阴安神。二诊时伴头晕,夜寐不安,脉沉细弦,刘树农认为阴阳均虚,在养阴血活血的同时,佐温阳祛湿法,用苓桂术甘汤温阳利水通心阳,效果显著,故三诊守方出入,此案安神用远志、琥珀粉、龙骨、牡蛎、百合,效佳,值得参考。病案 17 患者乳房癌术后心血虚,故一诊时先用了大堆补益阴血药,二诊虚象明显改善,考虑到仍有胸闷、脉结代,乃心气瘀阻不通,故刘树农改用理气活血为主,三诊时胸闷改善,脉结代细数,口苦苔腻,虚象仍在,又兼痰湿,刘树农认为攻补两难,故折中用活血宁心、和胃祛湿法调理,祛痰湿用了石菖蒲、碧玉散。病案 18 患者胸闷时痛,脉有涩感,舌白,刘树农以理气活血止痛为主,兼加石菖蒲、薤白宽胸理气祛痰进行治疗,二诊时唇红舌红,说明有热,故在活血通络的同时加了增液汤以养阴清热。病案 19 患者有高血压、冠心病、心绞痛,伴寐欠酣、头昏不爽、舌剥边红、脉弦劲等症,以紫丹参、当归、原红花、失笑散、参三七粉等活血通络为主,生地、麦冬、石决明、琥珀粉养阴血潜肝阳,佐石菖蒲、黄芩化痰祛湿。

(三)心阴血虚兼风湿痹阻

病案 21 黄某,女,46 岁。1976 年 6 月 7 日初诊。

心血不足,血不养心,时有胸闷,太息,头痛而眩,脚及面部时浮,肢体疼痛,走不定,苔白滑,脉沉弦,风湿之邪袭于络脉肌肉,拟兼顾图之。

【处方】丹参,当归,川芎,磁石,牛膝,左秦艽,虎杖根,鸡血藤,制黄精,桑枝。

病案 22 史某。1976 年 4 月 16 日就诊。

胸闷心悸,症属心血不足,心气痹阻,风湿热之邪留于血脉,暂拟兼顾。

【处方】紫丹参,当归,黄芪片,防风,防己,石菖蒲,炙远志肉,川芎,原红花,虎杖根,白芷。

二诊(4 月 23 日):服上药尚属合机,舌红苔少,脉弦细,仿原方出入,上方去防风加知母、川断肉。7 剂。

三诊(4 月 30 日):连服前药,诸恙轻减,惟头昏常作未已,内虚肝阳湿热又重,拟兼顾之。

【处方】炙龟甲,黄柏,知母,紫丹参,黄芪,粉萆薢,生薏苡仁,虎杖根,石菖蒲,炙远志。7 剂。

四诊(5 月 7 日):头昏,后背痛未已,胸闷心慌,舌薄脉弦,心血不足,心气痹阻,再进活血益气法。

【处方】黄芪片,防己,紫丹参,当归,川芎,石菖蒲,虎杖根,天仙藤,炙远志,夜交藤,干薤白头。

五诊(6 月 18 日):前此诸恙减而复发,苔腻边红,脉沉弦,风湿之邪久羁,心气亦有痹阻,血液流行不利,仍仿前方出入。

【处方】黄芪片,防己,紫丹参,当归,虎杖根,石菖蒲,炙远志,左秦艽,夜交藤,络石藤,海风藤。7 剂。

按 以上两例胸闷同为心血不足兼风湿之邪引起的心气痹阻。病案21患者为轻症,胸闷伴有头及肢体痛、浮肿、苔白滑等症,刘树农攻补兼施,在用丹参、当归、川芎、牛膝、鸡血藤、制黄精补血活血为主的同时,又兼用秦艽、虎杖根、桑枝祛风湿。病案22患者心血不足,风湿阻络,一诊用了当归补血汤补血的同时,用丹参、川芎、红花活血,防风、防己、白芷、虎杖根祛风利湿,石菖蒲、炙远志肉化痰安神。二诊时症状有改善,唯舌红少苔、脉弦细,说明阴血虚明显,故去防风加知母养阴,同时加川断肉补肝肾、祛风湿。三诊时胸闷心悸改善,头晕,阴血亏虚兼肝胆湿热,刘树农兼顾治之,攻为主补为辅,用黄柏、粉草薢、生薏苡仁、虎杖根、石菖蒲祛风湿为主,佐以炙龟甲、知母、黄芪等补益。四诊时并未改善,胸闷反作,故仍以原法调治。直至一个半月后来诊时,症状减轻但仍有,继续补心血、祛风湿、通心脉,守前方调之。

(四)脾肾两虚兼水饮凌心

病案23 计某,女,成年。

风心,面肢浮肿,气急,两肋疼痛,怕冷,脉细结代,舌边青紫,拟温肾健脾、宣肺利尿。
【处方】熟地,葶苈子,大腹皮,桑白皮,车前子,茶树根,桂枝,炙甘草,黄芪。

按 本案为风湿性心脏病,有浮肿气急、胁痛怕冷、脉细结代、舌边青紫等症,乃脾肾阳虚、水湿内盛引起,刘树农用熟地、桂枝、黄芪温肾治本,葶苈子、大腹皮、桑白皮、车前子、茶树根利尿治标。

四、小结

(一)辨治用药经验

刘树农手书病案中的心系疾病以胸闷、心悸表现为多,涉及冠心病、高血压、失眠、风湿性心脏病、房颤、心动过速或过缓等病,与心、肝、脾、肾诸脏之虚相关,尤其与心关系最为密切,另外与风、湿、热等外邪以及痰、瘀等病理产物相关,可分为虚、实以及虚实夹杂三证。

心系疾病虚证包括阴虚阳亢证及阴阳两虚证。阴虚阳亢,主要表现为肝肾阴虚、肝阳上亢所致的心悸、失眠、甲状腺功能亢进等,刘树农通常会在大堆滋补肝肾药中稍加平肝潜阳之品,喜用炙龟甲、麦冬、北沙参等药滋补肝肾之阴,配合运用1~2种平肝潜阳之品如生牡蛎、石决明、龙齿、磁石等,有瘀者稍加丹参、红花、制乳香、制没药等,实热明显者喜加蒲公英、夏枯草,虚热明显者加地骨皮、桑白皮。阴阳两虚者,胸闷兼有脊柱酸痛、头昏、记忆力差等不足之症,刘树农喜用五子衍宗丸加减阴阳并补,同时加木香、炒谷麦芽等健脾祛湿,以防滋腻补益之品碍胃。

心系疾病实证证型较多,多见痰湿阻滞、心胃瘀热、阳亢血瘀、湿瘀互结四证。痰湿阻滞者,常有胸闷、头晕、失眠、耳鸣、欲呕等表现。若以胸闷欲呕为主者,刘树农喜用瓜蒌薤白半夏汤加减,行气宽胸、祛痰散结;若以失眠头晕为主者,刘树农喜用温胆汤、白金丸、礞石滚痰丸加减,化痰开窍、宁心安神。心胃瘀热者,常有胸闷、心悸、便秘等表现,刘树农喜用桃红四物汤加减治疗,瘀热喜用丹参、蒲公英、夏枯草、金银花等清热解毒祛瘀。阳亢血瘀者,一般均有冠心病及高血压病史,表现为头昏、胸闷、心悸、失眠等症。以头昏为主症者,说明肝火及肝阳上亢严重,刘树农喜用天麻钩藤饮加减治疗,用石决明、珍珠母、钩藤、磁石、琥珀粉等平肝潜阳为主,薄荷、菊花、蔓荆子、羚羊角等疏散风热、清利头目、平肝息风为辅,再加川牛膝、紫丹参、原红花活血化瘀通络,有痰者加橘皮、干竹茹、石菖蒲、瓜蒌皮等。湿瘀互结证,可出现在单纯胸闷、风湿性心脏病、房颤等病证中,一般瘀多湿少,故刘树农以活血化瘀法为主治疗,多用桃红四物汤、失笑散等加减为主,兼加祛湿之品。祛湿热用黄芩、茶树根、泽泻、茯苓皮、冬瓜皮、海桐皮、防己、虎杖等,祛风湿用防风、秦艽、桑枝等,若血热明显者用犀角地黄汤。

心系疾病虚实夹杂证在刘树农医案中多见,常见气阴两虚兼痰或瘀、心阴血虚兼血瘀、心阴血虚兼风湿痹阻、脾肾两虚兼水饮凌心 4 个证型。气阴两虚兼痰或瘀者,最常见心悸、胸闷、乏力、自汗、寐欠酣等症,一般用甘麦大枣汤气阴双补,可加黄芪、党参等增强补气之效,加生地、麦冬、炙龟甲等增强养阴之力,有痰者稍加石菖蒲、干薤白头等化痰宽胸之品,有瘀者稍加丹参、当归、川芎、郁金等理气活血祛瘀。心阴血虚兼血瘀者,刘树农通常在补心阴心血的同时兼活血祛瘀,补阴血一般用四物汤、沙参麦冬汤等加减,用药当归、生地、麦冬、麻仁、阿胶、北沙参等,活血一般用失笑散、桃红四物汤等加减,如丹参、红花、川芎、失笑散、桃仁、参三七粉等,阴血虚为主的应补益为先再兼顾活血,血瘀为主者应以活血祛瘀为先兼顾补益。心阴血虚兼风湿痹阻者,通常胸闷伴水肿,刘树农攻补兼施,通常在用当归补血汤等方补阴血的同时,兼用防风、防己、白芷、虎杖根等祛风湿,稍佐丹参、川芎、鸡血藤等药通络。脾肾两虚兼水饮凌心者,见于风湿性心脏病,通常会有浮肿、气急、怕冷等表现,刘树农喜用温肾健脾、宣肺利水法治疗,熟地、桂枝、黄芪温肾治本,葶苈子、大腹皮、桑白皮、车前子、茶树根宣肺利尿治标。

(二)特殊用药解析

石决明、珍珠母、灵磁石、生牡蛎、琥珀粉、代赭石、紫石英,这 7 种矿物类重镇安神药是刘树农在治疗肝阳上亢型高血压、失眠等心系疾病时喜用的。石决明,味咸,性寒,归肝、肾二经;珍珠母,味甘咸,性寒,归心、肝二经;生牡蛎,味咸,性微寒,归肝、肾二经;灵磁石,味辛咸,性平,归肾、肝、肺三经;琥珀粉,味甘,性平,归心、肝、小肠、膀胱、肺、脾六经;代赭石,味苦甘,性平,归肝、胃、心包经;紫石英,味甘,性温,入心、肝二经。以上这 7 种矿物类药均具有平肝潜阳、重镇安神之效,但是石决明、珍珠母、生牡蛎偏寒,灵磁石、琥珀粉、代赭石性平,紫石英偏温,均有自身其他独特功效。如伴有目赤目痛者,可用石决明除热明目;伴有吐血、衄血、妇女崩漏者,可用珍珠母或代赭石止血;伴有汗出痰结者,可用生牡蛎止汗涩精、化痰软坚;伴有肾不纳气者,可用灵磁石潜阳纳气;伴有水肿血瘀者,可用琥珀粉散瘀止血、利水通淋;伴有噫气呕逆、噎膈反胃者,可用代赭石平肝降逆和胃;伴有气逆宫寒的,可用紫石英降逆气、暖子宫。

刘树农喜将各种藤类药用于治疗心气痹阻之各种心系病。鸡血藤、海风藤、天仙藤、络石藤、夜交藤5种藤类药均味苦,都具有祛风湿、通经络之功效,但鸡血藤、海风藤、天仙藤性偏温,络石藤性偏寒,夜交藤性平。鸡血藤,味苦,微甘,归心、脾二经,长于活血舒筋、养血调经,可治疗湿瘀所致之麻木痹痛。海风藤,味辛、苦,归心、肾二经,长于祛风利湿,理气通络,可治风寒湿痹、关节疼痛等。天仙藤,味苦,归肝、脾、肾经,长于行气活血、利水消肿,可治疗各种风湿瘀痛。络石藤,味苦、辛,归心、肝、肾经,长于祛风通络、止血消瘀,可治风湿热痹痛、筋脉拘挛。夜交藤,味甘、微苦,入心、肝经,长于养心安神,通络祛风。可治失眠、风湿身痛。

炙龟甲、生牡蛎,刘树农常用于阴虚阳亢型心悸、失眠等心系疾病,是滋阴潜阳的代表药对。炙龟甲味咸、甘,性微寒,归肝、肾、心三经,具有滋阴潜阳、补肾健骨之效,治肾阴不足、骨蒸劳热、吐血衄血等。生牡蛎味咸,性微寒,归肝、肾二经,具有敛阴潜阳、止汗涩精、化痰软坚之效,治惊痫、自汗盗汗、遗精、淋浊、崩漏等。两者合用,具有较好的滋阴潜阳之效,尤为适合对治肝肾阴虚阳亢型的各种病证。

左秦艽、防己、虎杖根三者,刘树农常用于祛各种病证之风湿热,心系疾病中一般用于治疗风、湿、热较重的风湿性心脏病。左秦艽味辛苦,性平,归胃、肝、胆经,辛散苦泄,长于祛风胜湿,舒筋和血,止痹痛,且能清湿热,常用于周身骨节疼痛,风湿热痹;防己味苦、性寒,归膀胱、肺经,苦寒泄降,利水清热,兼可祛风,善泻下焦血分湿热,为利水祛风、通络止痛之品;虎杖根味苦酸、性微寒,归肝胆经,祛风利湿且可破瘀通经,常用于治疗风湿筋骨疼痛、湿热黄疸、淋浊带下、妇女经闭等。三者相伍,共奏祛风胜湿泻热之效,增强其祛风湿、通湿热、散热结、破瘀血、舒筋络、利关节之功。

温胆汤、白金丸、礞石滚痰丸三者同用,这是刘树农治疗胆郁痰扰、痰火扰心之严重不寐病的经验用法。三方均有化痰开窍之效,温胆汤由二陈汤加竹茹、枳实组成,具有理气化痰、和胃利胆之功效,主治胆郁痰扰证。白金丸由白矾、郁金、薄荷三药组成,具有豁痰通窍、清心安神之效,用于治疗痰气壅塞、癫痫发狂之症;礞石滚痰丸由煅金礞石、沉香、黄芩、熟大黄四药组成,为清热化痰剂,具有降火逐痰之功效。一般临床上单用温胆汤加石菖蒲、远志就可治疗痰湿型不寐病,从刘树农病案中可知,以上三方共用,可治疗严重失眠症伴有多惊多恐者,为我们临床治疗痰湿型不寐病提供了更好的思路。

甘麦大枣汤,是刘树农在治疗心系疾病虚证中常用的一个药方。该方出自仲景《金匮要略》一书,由甘草、小麦、大枣三味药组成,三药合用,甘润平补,养心调肝,使心气充,阴液足,肝气和,具有养心安神、和中缓急之效,专治脏躁症,喜悲伤欲哭,像如神灵所作,数欠伸等。刘树农主要将该方用于心系疾病如失眠、心悸、胸闷等见心脾两虚者,效果较好。由于甘麦大枣汤成方年代久远,组方简单,药不似药,很多人对其功效存疑,国医大师邓铁涛专门写了《我用甘麦大枣汤有感》一文,证实其临床功效,他认为该方乃是一张验、便、廉的好方,不仅可治妇人脏躁,凡心脾虚象的男、女、老、少用之对证都有效。若从西医辨病的角度来看,本方对于神经症有一定的效果。

(三) 经验方提炼

新温胆失眠方,由橘皮、竹茹、枳实、胆南星、石菖蒲、远志几味药组成。该方从刘树农治疗严重胆郁痰扰、痰湿阻滞型失眠案例中提炼而来。该方由温胆汤化裁而来,去除了原方中的半夏、茯苓,加了胆南星、石菖蒲、远志,更适合治疗胆郁痰扰型失眠,若痰浊阻滞严重者,多惊多恐,彻夜不眠,可加白金丸及礞石滚痰汤涤痰开窍,宁心安神。

滋阴潜阳心悸方,由炙龟甲、生牡蛎、大麦冬、北沙参、蒲公英、夏枯草几味药组成。该方从刘树农治疗阴虚阳亢型心悸、甲状腺功能亢进、失眠病案中提炼出来,专门用于治疗阴虚阳亢型心悸、失眠等。若阴虚严重见口干脉数者,加大生地、北沙参以增强滋阴润燥之力;阳亢见头晕失眠严重者,加石决明、龙齿或灵磁石,增强潜阳安神之效。

(黄兰英)

刘树农辨治疑难怪症经验及病案解析

中医文献早有疑难怪症的记载,张仲景则以"怪病""难治""不治"等,以说明疑难杂症的治疗难度。所谓"疑"是指疑惑难以诊断,就无从着手求治;所谓"难",是指疾病的治疗难度。在刘树农亲笔记录的病案中,可见一些疑难怪症病案,虽时过多年,我们认为整理刘树农的亲笔医案仍极具参考价值,现整理总结如下。

一、下肢瘫痪

病案 1 范某,男,43 岁。

下肢瘫痪七八年。

【处方】 炙龟甲,鹿角胶,大熟地,补骨脂,炒菟丝子,锁阳,川芎,参三七粉,炙黄芪,当归,血竭,原红花,炮穿山甲片,黄柏,全蝎粉(和服),琥珀粉(和服)(方中全蝎、炮穿山甲片分量未加,其余均由患者加重分量)。

二诊:本方连服 35 剂,已能撑双拐走路。暂拟第二方(脉有结代)。

【处方】 紫丹参,当归,川芎,原红花,生蒲黄,锁阳,大熟地,炙龟甲,炙黄芪,参三七粉(和服),炮穿山甲片,全蝎,干地龙,鱼鳔胶珠,鹿角胶,枸杞子。

按 本案患者下肢瘫痪有七至八年之久,余无所苦,刘树农主要从肾虚血瘀论治。补肾以补肾阳为主,药用鹿角胶、补骨脂、炒菟丝子、锁阳,再用炙龟甲补肾阴,以达"阴中求阳"之目的。补肾的同时不忘补血活血,用黄芪、当归补血,川芎、参三七粉、血竭、原红花、炮穿山甲片、全蝎粉活血。同时用黄柏清下焦湿热,琥珀粉除有镇静安神作用外,尚可活血利水,也有利于疏通下肢之痹。刘树农给药方式有点特殊,除全蝎粉及炮穿山甲片两味虫类药外,要求患者自行调整加重其他药量,在连续服用 1 个月上述药方后,患者已能撑起拐杖走路,说明效果显著,二诊时发现脉有结代,故去除琥珀粉、血竭等药,加了紫丹参补血活血通心络,生蒲黄凉血止血、活血消瘀,干地龙清热息风、通经活络。补益药中去了补骨脂、菟丝子,加了鱼鳔胶珠及枸杞子。鱼鳔胶同时具有补肾益精、滋养筋脉、止血散瘀之效,更利于下肢筋脉的恢复。

二、无名灼热

病案 2 高某,1975 年 11 月 26 日就诊。

面部、阴上和腰肾部以及四肢的阳面都有灼热感,异常难受。

【处方】羚羊角粉(和服),大生地,牡丹皮,赤芍,丝瓜络,鲜竹二青,原红花,生石膏。

上方服 4 剂后,面部灼热感即消失。服 18 剂后,上肢背部灼热感渐减,服 28 剂后,上肢灼热感即消失,服到 33 剂,下肢灼热感就减了一大半,但未全部消失,而且觉腰部有时又有灼热感和热辣的现象,饮食睡眠、精神二便均为常。

二诊(1976 年 3 月 1 日):另换一方如下。

【处方】羚羊角粉二分,和服大生地、赤芍、牡丹皮、鲜竹二青、原红花、制大黄、紫草。

只服 4 剂,继续有效,可多吃几剂。上方又服用 20 剂后,症状完全消失。

按 本案患者面部、阴上、腰肾部及四肢阳面灼热难受,余无所苦,属于一种怪病。刘树农从"热"着手,因肝经绕阴器、脾主四肢、心其华在面,故这些部位的灼热应与心、肝、脾三经密切相关,涉及阴虚血热、心肝火旺、脾胃积热,故用归于心、肝二经的羚羊角粉清热平肝息风,配合生石膏清脾胃经之热,大生地、牡丹皮、赤芍养阴清热活血。因怪病必有痰瘀,故用鲜竹二青清热化痰,原红花、丝瓜络活血通络,共奏养阴清胃、化痰清热、凉血活血之功,服用 33 剂后,除腰部外,其他几个部位的灼热感基本消失,故去除生石膏、丝瓜络,加了制大黄、紫草,加强泻热毒,破积滞,行瘀血的作用,效果显著。

三、眩晕

病案 3 某某,女,43 岁。1982 年 11 月 23 日初诊。

幼年即有眩晕,不时发作。12 年前因产后遇父丧,悲伤过度,主因肝胆受伤,痰热挟瘀血互结不解,近年来每至秋末冬初,即发作眩晕,摇摇如坐舟车,时感心悸头昏痛,自觉眼珠有脱出之象,口苦口干,大便秘结,辄数日一行,经期尚正常。唯唇色舌边尖均现紫色,苔根腻,脉沉弦而涩,书云:"病至其年月日时复发者,当下之。"斯症证属实多虚少,现拟养肝养阴、化痰清热、活血化瘀为法,尚望屏除烦恼,勿疑勿虑为要。

【处方】紫丹参15g,生石菖蒲6g(包煎),益母草9g(先煎),炙龟甲9g,生玳瑁6g(先煎2h),北沙参15g,大麦冬9g,陈胆星6g,天竺黄9g,干竹茹6g,夏枯草15g,二至丸15g(包煎)。另:润肠片5片吞。4剂。

二诊(1982年11月27日):上方服后未见进退,此乃清阳不升,水气上泛。

【处方】上方去沙参、麦冬、龟甲、天竺黄、二至丸、润肠丸,加泽泻15g,川芎4.5g,制苍术9g,升麻9g。3剂。1年后随访,上方服后证情明显减轻,已无目脱感,眩晕亦不复发作。

按 本案患者从小患有眩晕病,因产后遇重大变故而肝胆受伤,得了"时复病",即每至秋末冬初,即发作眩晕,且伴有心悸、头痛、目胀、口苦、便秘等心肝阴虚火旺的症状,唇色偏紫苔根腻、脉沉弦涩,说明有痰瘀互结。刘树农认为此证实多虚少,即以痰瘀为主兼有肝肾阴虚火旺,故以紫丹参、生菖蒲、益母草、陈胆星、天竺黄、干竹茹化痰祛瘀为主,炙龟甲、生玳瑁、北沙参、大麦冬、二至丸、夏枯草等养阴清热平肝为辅,同时给予润肠丸专门对治便秘。但是效果并不佳,刘树农又从清阳不升、水气上泛论治,去除滋腻养阴之沙参、麦冬、龟甲、天竺黄、二至丸、润肠丸等,加泽泻、制苍术、升麻、川芎以加强升阳祛痰活血之力。服后效如桴鼓,说明该患者还是以痰瘀之实痹阻头部为主,必须先升阳将痰瘀去除,才能进一步养阴补虚。这也提示我们在治疗虚实夹杂以实为主的病证时,补虚之药不用或少用,待实邪去除后再考虑进补。

四、红斑狼疮

病案4 忻某,女,红斑狼疮。1976年4月21日初诊。

上年曾查出红斑狼疮,经治疗已瘥,最近1周来感冒咳嗽颇剧,心动过速,口干欲饮,食纳不香,苔厚腻,边尖红,脉细数。睡眠不宁,大便不畅,证属旧病复发,感冒将为诱因,暂拟清热解毒,稍佐疏解。

【处方】金银花,连翘,薄荷,牡丹皮,生地,赤芍,水牛角,天花粉,天麻,白芦根。

二诊(4月28日):客感已解,但头后连及项际有牵痛,口干喜饮,苔厚腻而干。脉数平而未静,在里之热尚重,仍拟清解。

【处方】水牛角,细生地,赤芍,牡丹皮,天花粉,黄芩,瓜蒌皮,大黄,紫草。

三诊(5月5日):日来大便较畅,但苔厚腻不化,且有干燥之象,睡眠不宁,心烦不安,脉数口苦而干,热毒内蕴,心阴不足,拟方养心阴,解热毒。

【处方】大生地,大麦冬,水牛角,玄参,牡丹皮,淮小麦,干百合,大黄,黑栀子,石斛。

四诊(5月19日):上方尚属合机,惟心烦口干未已,脉数未平,苔厚腻,心主一身之血,热毒留于血分不解,仍拟清心解毒为主。

【处方】水牛角,大生地,玄参,天冬麦冬,金银花,连翘,牡丹皮,蝉蜕,竹叶,大黄,细木通,蒲公英,夏枯草,犀牛角粉(吞)。

按 本案患者患有红斑狼疮,属于一种由自身免疫异常所导致的慢性、反复迁延的自身免疫性疑难疾病。中医称之为"红蝴蝶疮",一般认为是由于先天禀赋不足兼外毒入侵所导致,大致分为热毒型、阴虚内热型、肝肾阴虚型、邪热伤肝型、脾肾阴虚型和风湿热痹型等,可包括急性活动期、稳定期、器官受损期等。本案患者红斑狼疮由于感冒而复发,症见心动过速、睡眠不宁、口干便秘、舌红苔腻、脉细数等一派血热火毒之候,故刘树农予以犀角地黄汤加减以清血分热毒为主,用金银花、连翘清热解毒,水牛角、赤芍、生地、牡丹皮等凉血活血,天花粉、芦根养阴清热,佐以薄荷疏肝清热、天麻平肝祛风。二诊时脉数未静,苔干腻,说明里热尚重,加重清解之力,用水牛角、细生地、赤芍、牡丹皮、紫草凉血活血,大黄泻热通便解毒,天花粉、黄芩、瓜蒌皮养阴清热、燥湿化痰。三诊时大便通畅、苔仍干腻、口干口苦、心烦不安、脉数不静,刘树农认为仍有热毒内蕴且兼心阴不足,拟方养心阴,解热毒。用大生地、大麦冬、玄参、石斛等养心阴,干百合、淮小麦养心安神,水牛角、牡丹皮、栀子、大黄凉血活血,泻热解毒。四诊时热毒仍未解,故加重清心解毒之力,用金银花、连翘、蝉蜕疏散风热,竹叶、蒲公英、夏枯草清热解毒,大生地、玄参、天麦冬养阴清热,水牛角、犀角粉、牡丹皮凉血活血解毒,木通、大黄泻火行水解毒。从整个治疗过程可见,刘树农认为本案红斑狼疮,乃热毒留于血分不解伤阴所致,故总以犀角地黄汤、清营汤、增液汤等加减以养阴清热解毒、凉血活血化斑为主。

五、脑神经萎缩

病案5 王某,女,55岁。1976年5月12日初诊。

头昏晕,走路不稳已多日,经某医院诊断为脑神经萎缩,近来下肢更觉无力,咀嚼发音也有障碍,食纳减。证属痿症范畴。暂拟益气养血佐祛湿热之邪。

【处方】炙黄芪,当归,龟甲,黄柏,牛膝,防己,白茯苓,北沙参,大麦冬。

二诊(5月26日):服上药尚属合机,苔根腻,脉沉细。云:"治痿独取阳明",拟仿其旨。

【处方】炙龟甲,黄柏,牛膝,锁阳,北沙参,大麦冬,玉竹,菊花,牡丹皮,白天虫,炙黄芪,当归。

三诊(6月9日):日来诸恙未见进退,实缘值夏季湿邪较甚,苔白滑,脉沉弦,仍拟从湿热致痿论治。

【处方】丹参,石菖蒲,火麻仁,黄柏,白天虫,蒲公英,夏枯草,碧玉散,桑白皮,牛膝。

按 脑神经萎缩,是一种迟发性脑病,一般由脑供血不足、脑部发育不良、占位性病变、脑血管狭窄、脑血管疾病等导致,表现为记忆力下降、反应迟钝、运动障碍等。本案患者确诊为脑神经萎缩,仅表现头晕、下肢无力、咀嚼发音障碍、食纳减,刘树农认为这属于中医痿症范畴。《黄帝内经》提出"治痿独取阳明"的治疗原则。其意有二,一则补阳明不足之气血,二则清阳明湿热之邪。可使脾胃健、邪气除、水谷精气渐增、筋肉得养、则痿证得除。故刘树农用益气养血佐祛湿热法进行治疗,用炙黄芪、当归益气养血,黄柏、防己、白茯苓祛湿热,同时不忘用龟甲、牛膝、北沙参、大麦冬等养阴平肝。二诊时刘树农认为服上药尚属合机,说明症状有所减轻,但见脉沉细,说明病在里,精血不足,故在上方的基础上去白茯苓、防己,又加锁阳、玉竹以加强补精血之力,加菊花、白天虫清热平肝、祛风止晕,牡丹皮活血利水。但三诊时病情未见好转,苔白滑,脉沉弦,刘树农考虑夏季环境湿气过重,不宜多用补养之药,故根据时令气候以祛阳明湿热为主,用丹参、石菖蒲、黄柏、白天虫、蒲公英、夏枯草、碧玉散、桑白皮等清热利湿、化痰活血,牛膝活血兼引药下行,佐火麻仁以防过燥伤阴。

六、大肠癌

病案6

刘树农亲笔记载了一个治疗大肠癌的基本方:党参12g,八月札15g,红藤15g,败酱草30g,白花蛇舌草30g,升麻15g,菝葜30g,炮穿山甲片12g,丹参12g,木馒头30g,乌蔹莓30g,白毛藤30g,生枳实12g,瓜蒌仁30g,地榆炭30g,生牡蛎30g。上药煎剂,口服2/3,余1/3保留灌肠。另天龙丸5粒,日服3次,

按 此方中主要包括5个药组,解毒消肿祛瘤类如败酱草、白花蛇舌草、菝葜、白毛藤、地榆炭;化痰软坚散结类如生牡蛎、瓜蒌仁、生枳实、炮穿山甲片、天龙。理气活血类如八月札、丹参;活血利湿类如红藤、木馒头、乌蔹莓;补气升阳类如党参、升麻。方中多数药归大肠经,性多偏寒凉,以清热解毒通便、活血散结消瘤为主,稍佐补气理气。其服药方法也具有一定特色,2/3的药液用于口服,使药物遍布全身,1/3药液局部外用灌肠,使药物直接作用于病变部位。以达到内外同治、标本兼顾之目的。值得进一步临床及实验验证研究。

(黄兰英)

"痰"与心脏病发病的关系和治疗

近年来,在用活血化瘀及益气活血等法则治疗心脏病取得一定疗效的基础上,有人已开始注意到心脏病与"痰"的关系。现就有关论述,结合我们的临床实践,谈一些粗浅的体会。

一、古文献有关论述

《素问·痹论》说:"心痹者,脉不通。"所谓"脉不通",一般理解为血瘀气滞,实际上由于痰浊痹阻的也并不少见。如汉代张仲景在《金匮要略·胸痹心痛短气病脉证治》中说:"胸痹之病,喘息咳唾,胸背痛,短气。"尤在泾注指出"阳痹之处,必有痰浊阻其间"。该篇治疗胸痹共载 10 方,其中 6 方具有通心阳而蠲痰浊的作用。如瓜蒌薤白半夏汤、茯苓杏仁甘草汤等,沿用至今。汉代以后的医家更明确地指出"痰"是引起心痛、心悸的重要病因。如宋代朱肱《类证活人书》谓:"包络之痛,有痰涎停伏,窒碍不通而痛。"明代王肯堂《证治准绳》谓:"郁痰积于心包胃口,而致惊悸、怔忡者有之。"此外,古人还谈到脉象与"痰"的关系。如清代吴谦《医宗金鉴》谓:"沉弦细滑大小不匀,皆痰为病。"

二、我们对"痰"与心脏病关系的认识

在临床实践中,我们观察到一些常见心脏病均可因痰浊留滞而出现各种病证。

(一) 冠状动脉硬化性心脏病

其临床表现与古代文献中记载的胸痹、心痛、心悸、怔忡等颇相合,发病因素是多方面的,一般认为与痰浊痹阻心阳有关。临床上用宽胸豁痰、理气化痰、清化痰热法治疗冠心病心绞痛,确有一定疗效。

(二) 慢性肺原性心脏病

其与痰的关系更为突出,痰饮贯穿病程始终,主要表现为心悸、咳喘、肿满、痰壅。用温肺化痰合利水蠲饮之剂加减治疗,常可取效。

(三) 其他心律失常

包括风湿性心脏病、心肌炎等。这些病在临床主要表现为心悸、胸闷、气急、脉结代,发病常与感染有关,中医学归之为外感六淫。临床用化痰祛邪法常能奏效。

三、典型病例介绍

病案 1 冠心病心绞痛(刘树农诊)

黄某,男,60 岁。1979 年 2 月 25 日初诊。

患者有冠心病史,近来心绞痛频作,痛时冷汗淋漓,面色苍白,含硝酸甘油 3 片始可缓解。心电图:S－T 段呈缺血型压低。舌淡白而滑,脉弦缓而劲。辨为气滞血阻"心痹"之证。曾用疏利气机、活血化瘀之法,症状未得减轻,虽静坐心绞痛也发,服硝酸甘油不能缓解,而须注射罂粟碱。西医建议作"搭桥"手术,患者不愿,乃邀中医会诊。主诉口苦溲黄,头眩耳鸣,指尖麻木。苔薄腻,脉弦滑有力。痰热挟湿之象显见,仿温胆汤加减。

【处方】制半夏 6 g,陈皮 6 g,茯苓 9 g,陈胆星 6 g,瓜蒌皮 9 g,金银花 12 g,丹参 16 g,淮小麦 30 g,郁金 6 g,竹茹 6 g。

二诊(1979 年 2 月 28 日):药后心绞痛未发。活动时尚觉胸闷隐痛,但未用西药。近来大便秘结,腰酸、溲频而数。湿热有下趋之势,拟于因势利导,上方佐以淡渗之品。

【处方】制半夏 6 g,陈皮 6 g,茯苓 9 g,陈胆星 6 g,天竺黄 6 g,丹参 15 g,粉草薢 15 g,金银花 9 g,柏子仁 9 g,瓜蒌皮仁各 9 g。

三诊(1979 年 3 月 6 日):昨日体检,活动量骤增,心绞痛又发作,痛于胸骨处,经休息及含药片后缓解。苔脉如前。再拟温胆汤加味。

【处方】茯苓 15 g,陈皮 6 g,枳实 3 g,竹茹 6 g,丹参 15 g,陈胆星 3 g,全瓜蒌 9 g,薤白 6 g,失笑散 12 g(包煎),清气化痰丸 9 g(包煎)。

嗣后上方连续服用半月,心绞痛症状大减,仅于活动后稍有发作。仍守原方治疗,除感冒时暂予疏解外邪之剂。治疗 2 个多月后作心电图复查,S－T 段已恢复到基线。证情稳定。

病案 2　肺心心衰(徐仲才诊)

裔某,女,63 岁。1978 年 5 月 27 日初诊。

有慢性支气管炎病史 10 余年,近三四年来日益加重。4 个月前出现浮肿,渐见腹水。胸闷气急,不能平卧,痰涎壅塞,咯出不易,尿少,四肢清冷,面色发滞,发绀,两肺满布湿性啰音。西医诊断为肺源性心脏病、心力衰竭。脉沉微细数,舌淡紫苔薄腻而糙,证属痰饮恋肺,水气凌心。拟温阳利水,宣肺化饮法治之。

【处方】生麻黄 9 g,桂枝 9 g,炙细辛 4.5 g,制半夏 9 g,陈皮 6 g,熟附片 18 g(先煎),茯苓 15 g,白术 12 g,葶苈子 18 g,黄芪 18 g,川椒目 9 g,白芥子 12 g。

药后小便量明显增多,约每小时排尿 1 次,气急稍平,略能平卧,胃纳较增。再予原方加减治疗,以后四肢渐温,发绀、浮肿续有减轻。

病案 3　心肌炎后遗症,频发室性早搏(笔者诊)

稽某,女,35 岁。1979 年 2 月 10 日就诊。

患者于 1977 年 6 月发热咽痛后出现胸闷,心悸,头晕乏力。经检查发现心律不齐。心电图:室性早搏,呈四联律,下蹲活动后早搏增多。查红细胞沉降率 25 mm/h,抗"O"

500 U/mL。诊断为病毒性心肌炎,心律失常型。曾住院用多种中西药物治疗,病情一度好转,但1个月后又复如前。目前心慌,胸闷,体软乏力。听诊:心律不齐,心率80次/分。心电图检查早搏同前,伴心肌损伤。苔薄白腻,舌中剥微紫,脉沉细而结代明显。此为痰气阻滞,心脉不和之象。拟理气化痰,和胃化湿。予温胆汤加味。

【处方】 枳实9g,陈皮6g,生薏苡仁12g,茯苓12g,竹茹9g,姜半夏9g,焦山楂、焦神曲各12g,白茅根30g。

共服21剂,胸闷心慌好转,早搏消失,苔薄白,剥苔渐消。4月27日,7月24日两次心电图复查均属正常,恢复工作。

四、体会

(一)关于中医概念的"痰"

中医文献记有"痰之为病,症状非一,为喘为咳,为呕为泄,为眩晕,心嘈怔忡"云云。故有"痰生百病"之说。在中医学的概念中,"痰"有狭义和广义两种涵义,前者仅指气道分泌的痰涎;后者则包括痰和痰饮。我们认为,无论是狭义的痰,还是广义的痰饮,都是病理产物,属于内在致病之邪,甚至是致病的重要因素。由于产生"痰"的始因和患者体质不同,侵犯的部位也有别,因而病变多端,症状不一。如留于肺,则为咳喘多痰;凌于心,则引起心悸,胸痹痛,其则神识昏愦;扰于肝胆,则惊惕不眠;流窜于皮里膜外,则为肿块、痰核、肢体麻木,拘挛疼痛等症。总之,中医学所说的"痰",是有其独特的内容的。

(二)"痰"与高脂血症的关系

古人认为,饮食生冷,膏粱厚味都可以生痰。在正常情况下,"食气入胃,浊气归心,淫精于脉"可以起到濡养心脉、灌溉四肢百骸的作用。一旦饮食过度或运化失常都可滋生痰浊,外则体肥多痰,内则痹阻脉络,可引起胸痹心痛、心悸等症。这与西医学认为长期的高糖、高脂饮食及体内脂质代谢平衡失常,可引起冠心病、高脂血症和动脉硬化等甚相符合。据福建省人民医院报道,对冠心病患者进行血脂测定,血三酰甘油检查结果是:"痰阻型"平均值最高,"气滞"型其次,"血瘀"型最低。因此把三酰甘油作为冠心病"痰阻型"的诊断指标之一。江西报道应用化痰剂白金丸治疗高血脂症117例效果良好。此外,有人认为化痰药还有增加冠脉流量的作用,有些也已被临床和动物实验所证实。如瓜蒌、枳壳等用于治疗冠心病心绞痛有一定的疗效,对痰凝气滞者尤为适宜。这些都支持"痰"与"高脂血症""冠心病"有一定联系的观点。

(三)"痰"与心律失常的关系

中医学把心律失常归结为脉歇止、脉结代等等。并认为与痰气有关,常用化痰法治疗。中医研究院西苑医院报道:检查65例心律失常,据辨证37例与痰有关;采用白矾、郁金、礞石、天竺黄、南星、石菖蒲等药治疗早搏,取得了效果。对南星、石菖蒲、郁金等曾作动物试验,证实有抗心律不齐的作用。我们认为,化痰药能治疗心律失常可能与以下两方面有关:①有的化痰药除可化痰外,尚各有不同的作用。如薏苡仁清热利湿,瓜蒌宽胸降火,半夏、天南星燥湿散结等,目前已被广泛用于抗病毒、抗肿瘤。因此我们考虑,这些药对病毒之类引起的心律失常,是否通过清理余邪而奏效。②温胆汤是清化痰热的,有很多报道认为它有镇静和调节神经的功能,从而用来治疗神经系统疾患。那么用它治疗心律失常,似乎可以认为有类似的作用。

(莫雪琴　郭天玲　指导:刘树农)

活血行水法初探

血、气、水三者是人体生命的重要物质基础,生理上相互为用,病机上相互影响,治疗上则需相互兼顾。随着近年来活血化瘀法广泛而深入的研究,其血与气的关系在理论及临床上已颇受重视,但血与水的生理病理及其在治疗上的相互关系却论及较少,故本文就活血行水法作一初步探讨。

一、从血水的生理病理看血水兼治的必要性

中医学中的津液即是机体内各种正常生理性水液的总称。亦是血液的主要组成成分之一,王冰在注释《素问·痹论》时引用《正理论》一书中所云:"谷入于胃,脉道乃行,水入于经,其血乃成。"《灵枢·邪客》篇亦说"营气者,泌其津液,注之于脉,化而为血"。津液流行于经脉之内为血,"血得气之变蒸,变化而为水"。这就是说,在正常生理条件下,水可以出入于经脉之中,进行其正常的代谢,这种正常的代谢是以经脉通畅为基础的。"血液灌溉一身,无所不及……滋脏腑,安神魂,润颜色,充荣卫,津液得以通利。"而水液的正常代谢又有助于血脉的运行,"水为血之侣,气行则水行,水行则血行"。水液代谢正常,去者去,生者生,有利于血液的去旧生新,促进血液正常循行。

血水在生理上相互为用,病机上必互相影响。"是血与水,原并行而不悖……其血既病,亦累及于水""血与水,上下内外,皆相济行。故病血者,未尝不病水,病水者,亦未尝不病血也"。血脉流通不畅或部分不通,水液代谢亦必然失常,即津液不得通利,新水不得入血,旧水停留于经脉之中不去,既影响新血的化生,又妨碍血脉的正常循行,血瘀与水邪,交互影响,加重病情的进一步发展。

血瘀致津液输布失常。《灵枢·百病始生》说:"凝血蕴里而不散,津液涩渗,着而不去,而积皆成矣。"《张氏医通》中认为"血积则津液不布",均指出了血瘀与津液涩(输布失常)是紧密相关的。其一,血瘀致水停,邪水与血瘀交结而成癥积。这从《金匮要略》治疗

癥积的部分方药中亦可得到佐证。如桂枝茯苓丸中用茯苓,鳖甲煎丸中用葶苈、瞿麦、石韦等。其二,血脉流通不畅或部分不通,影响津液的输布而致某些组织器官产生缺乏津液濡润的表现,这也可能正是仲景将"胸满,唇痿舌青,口燥,但欲漱水不欲咽"等见症作为诊断血瘀主要指征之一的理论基础。

血行不利致水液输布障碍而产生水肿。《金匮要略》中以女子闭经为例作了说明,"妇人则经水不通,经为血,血不利则为水"。此处虽指闭经,但在其他水肿的病机上,亦有其一定的理论和临床意义。而唐氏认为"瘀血化水,亦发水肿",这与现代病理生理学认为血液循环障碍可引起水肿是有类同之处的。

"水津四布,五经并行",经脉内外的水液是在动态中进行新陈代谢的,水液代谢一旦失常,停滞于某处形成病理性的水邪,局部肿胀必然影响血脉的正常运行以及血水之间的正常代谢,从而产生或加重血瘀。

二、从病邪的出路看活血行水的必要性

血瘀在体内一经产生,便作为危害机体的病邪而引起诸种病变。中医治病不但注重祛邪,同时亦重视病邪从体内排出的去路,张子和"祛邪三法"的提出就是最好的说明。病邪从体内排出的途径主要有三:一者从表汗而发之,二者从大便导而下之,三者由涌吐而出之,据其病邪所在部位择近选用,有着一定的临床实用价值。对于血瘀的去路,前人亦有所论及,如《血证论》中说,"须知血之去,乃新血日生,瘀血无处可留……或化而走小便,或传而入大肠。"《临证指南医案》中曰:"久病血瘀,瘀从便下。"可见,二便是血瘀的主要去路。但需指出的是,促使血瘀由小便而去,并非指实质性血瘀,而是经活血化瘀药物用后的血瘀的病理产物,即唐氏所说的"化而走小便"。使血瘀从大便排出,为仲景所首创,而且一直受到历代医家和当今临床上的重视。但不可忽视的是,仲景于活血化瘀方中配伍行水药者亦并不乏见。如桂枝茯苓丸中的茯苓,鳖甲煎丸中的葶苈子、瞿麦、石韦,赤小豆当归散中的赤小豆,当归芍药散中的茯苓、泽泻、白术,当归散中用白术,大黄甘遂汤中的甘遂等。这一配伍方法,除从血水关系考虑外,企图促使血瘀的病理产物从小便中排出可能亦是其配伍目的之一。

西医学对由肾脏以小便形式排泄代谢产物则更为重视。在正常生理情况下,体内的代谢产物如尿素、肌酐、尿酸、肌酸、氨等均主要从尿中排出。那么,经活血化瘀药作用后的血瘀病理产物,大部分亦必排泄于尿中。因而在治疗血瘀证时,于活血化瘀方中加入适当的利尿之品,则可能加速血瘀病理产物从尿中排出,与活血化瘀药可起到一定的协同作用。如泽泻即可降低血中滞留的尿素及胆固醇,车前子能增加尿素、氯化物、尿酸等的排泄量。

三、活血行瘀法临床应用举例

血瘀与水液代谢障碍同时并存,在多种病证中均可见到,且运用活血行水法具有较好

疗效。

（一）心血管疾病

肺心病、心脏瓣膜病以及心肌梗死等，辨证多是以血瘀证为主的疾病。近年来的临床实践表明，运用活血化瘀法为主进行治疗可取得一定的临床疗效。但这些疾病在其病程发展中，多数患者均会出现不同程度的浮肿等水液潴留的表现。赵锡武对冠心病有血瘀兼证者，即主张用活血行水法，如血瘀浮肿者用当归芍药散，脉结代、心悸、阳虚水肿者用真武汤加活血剂，如参苏饮（人参、苏木）和当归、红花、桃仁、藕节等，对于心绞痛者亦多以当归芍药散为主进行治疗。并有治病须抓住气、血、水三字之见解。刘树农运用温阳活血行水法治疗二尖瓣狭窄、主动脉瓣关闭不全的心衰患者，可较快地控制病情的发展。还有报道认为，当归芍药散治疗高血压，具有较好的远期疗效。

（二）肝硬化

肝硬化的病机多以血为主，而至后期，水液潴留则是病情发展的必然趋势。《内经》认为其病机是由"凝血蕴里而不散，津液涩渗"所致，说明血瘀与津液涩渗是癥积的基本病变，而在临床上出现明显可见的水液潴留现象时，已是病情发展到较重的阶段，若能在病变的早期，于用活血化瘀法治疗时加入行水药，则可收到控制或延缓病情发展的效用。刘树农在应用活血化瘀法治疗肝硬化时，往往根据病情的轻重，配伍一些行水之品（用药如参三七、丹参、失笑散、赤芍、茯苓、泽兰、泽泻、茵陈、葶苈等），对多数人均可控制病情的进一步发展。即使对尚未形成肝硬化的慢性肝炎，刘树农亦往往用此法而取效。

（三）泌尿系统疾病

近年来，活血化瘀法治疗急慢性肾炎及其他肾病已受到临床上的重视，当归芍药散对慢性肾炎及慢性膀胱炎有较好的疗效。用本方加猪苓使反复发作 10 余年的慢性肾炎患者的病情获得控制，尿蛋白由（＋＋）转阴，血压由 180/110 mmHg 降至 140/80 mmHg。山西运用活血化瘀为主的益肾汤治疗肾小球肾炎以及其他学者运用活血化瘀治疗高度浮肿的肾病综合征等，均显示了较好的临床效用。

（四）妇女经胎产诸疾病

《金匮要略》中说："妇人少腹满如敦状，小便微难而不渴，生后者，此为水与血俱结在血室也。"曹氏认为："水血调和则胎孕无病，所有病者，皆水血不和之故也""带下虽是水病，而亦有挟有瘀血者，以血阻气滞，因生带浊"。曹氏在《金匮发微》中更明确指出妇人"因怀之故，周身气血环转较迟，水湿不能随之运化"。由此可见，活血行水法在妇产科临床上则有更广泛的实际意义，从当归芍药散的临床应用便可窥见一斑。

1. **功能性子宫出血**　刘树农运用当归芍药散治疗功能性子宫出血已有 40 余的临床经验，进一步经系统的临床观察表明，其有效率可达 90％以上，尚发现，功能性子宫出血患者在表现出血的同时有近 30％的患者伴颜面或下肢浮肿，伴不同程度带下量多者占46.9％，而经当归芍药散治疗后，大多均获得不同程度的改善。刘树农在治疗崩漏血瘀证时习用川芎、泽泻、山药三味药物,可见亦是寓有深义的。

2. 妊娠中毒症 《活血化瘀研究》一书已将本病列为活血化瘀法治疗的主要疾病之一。而水肿又是本病的主要见症。当归芍药散亦有预防子痫的作用。报道应用本方治疗妊娠中毒症,可使 50%患者的症状体征完全消失,对主要症状及体征的改善率为浮肿77%,蛋白尿 45%,高血压 71%。

另外,本方对习惯性流产、不孕症、胎位不正、更年期综合征、卵巢功能低下等,均有一定治疗效果。

综上所述,运用活血行水法时,对于血瘀为主的病证,主以活血,佐以行水,不但可通过促进水液代谢,对恢复血脉的正常流通起到一定的辅助作用,而且对延缓病情的发展,防止水液潴留也有一定的积极意义。对于水液潴留为主的病证,于治水的同时,尚须加用活血之品,使血脉通畅,进而促进水液代谢恢复正常。

当然,对有些血瘀证运用活血行水法需慎重,如瘀热较重,阴虚血瘀证阴虚较甚者,行水药应少用。而在具体应用时,还应结合辨证,根据病机,再施以相应的药物,方可进一步提高临床疗效。

(刘　平　指导:刘树农)

当归芍药散治疗功能性子宫出血 83 例报告
——附治疗前后血液流变性和甲皱微循环观察

刘树农运用《金匮要略》当归芍药散治疗功能性子宫出血(以下简称功血)已有 40 余年的临床经验。我们自 1981 以来,在门诊无选择性地观察了 83 例功血患者,收到了较为满意的临床疗效;结合血液流变性和甲皱微循环的观测,初步证明当归芍药散对功血患者的血液流变性和甲皱微循环的异常状态具有一定的改善作用。

一、临床观察

(一) 一般资料

83 例均系临床确诊为功血的患者,其中有 3 例合并子宫肌瘤。病程在 1 年以内者 30 例,1 年以上者 53 例;出血持续 1 个月以上者 8 例。年龄≤20 岁 5 例,21~45 岁 55 例,46 岁 23 例。病由产后、人工流产后、输卵管结扎术后、剖腹产术后引起的 20 例,口服避孕药后发病者 2 例(停药 4 个月后月经异常仍无明显好转),因精神紧张、抑郁或过度疲劳引起的 7 例,原因不明者 54 例。停药后随访的有 68 例,占 81.9%。

（二）诊断与辨证分型

1. 诊断 本组病例除 1 例于发病后第一周期经子宫内膜活检确诊外，其余均有 3 个周期以上月经异常的病史。月经异常包括月经经量增多（月经经量超过本人发病前月经量的 1/3～1/2 以上），月经经期延长（行经期＞7 日），月经周期缩短（月经周期≤21 日），月经周期延长（月经周期＞45 日，本组仅 1 例）。83 例中单纯月经经量增多 14 例，单纯月经经期延长 1 例，同时见有月经周期、经期及经量 2 项以上异常者 68 例。其中 25 例作了子宫内膜活检，49 例测量了基础体温，16 例用放射免疫方法，在月经中期测定促卵泡激素（FSH）、促黄体生成素（LH）、雌二醇（E_2）和孕酮（P）；在黄体期测定 E_2 和 P。结合临床月经情况综合分析，有排卵者 36 例（占 43.4%），无排卵者 47 例（占 56.6%）。

2. 辨证分型 以血气辨证为主，寒热辨证为辅。

（1）血气辨证

1）血瘀气滞型（29 例）。主症：①经血色暗紫，有血块，淋漓不尽；②经前或经期腹痛或胀；③舌质紫暗或有瘀点、紫斑。次症：①胸胁胀痛；②胸闷，乳房胀痛；③脉涩或舌下静脉明显青紫、曲张。

2）血气两虚型（16 例）。①面色苍白或萎黄，睑结膜或甲床色淡；②头昏心悸，短气乏力；③舌质淡或淡胖。次症：①面目或下肢浮肿；②倦怠纳少；③脉虚大或细弱。

若临床具备 3 项主症，或有 2 项主症、3 项次症者即属该证型。若同时见有两型主症各 2 项，或一型主症 2 项，另一型主症 1 项、次症 2 项者，即为血气两虚血气瘀滞兼夹型（以下简称血气虚实兼夹型，共 38 例）。

（2）寒热辨证

1）兼证（9 例）。主症：①小腹冷或冷痛；②畏寒肢冷。次症：①大便溏薄；②少动喜静。

2）热证（13 例）。主症：①面赤升火，或潮热、手足心热，或口干、口渴喜冷饮；②舌质红、苔薄黄或少苔。次症：①烦躁易怒；②大便干结。

若见有主症 2 项，或主症 1 项，次症 2 项者，即为该兼证。其余则列入无明显寒热兼证（61 例）。

（三）治疗方法

口服当归芍药散。药由当归、白芍、川芎、茯苓、白术、泽泻，按 1∶4∶1∶1.5∶1∶1.5 的比例配方组成，共研细末，装入胶囊，每粒含药粉 0.5 g，一次服 3 g，日服 2 次。整个月经周期持续服用，疗程为 3～6 个月。83 例中有 5 例于治疗 2 个月经周期后自动停药。其余均为 1 个疗程。1 个疗程无效者改用其他方法治疗。

（四）治疗结果

1. 总疗效 疗效标准制定如下：①月经周期和月经经量恢复正常，并在停药 3 个月经周期以上仍保持正常者（或更年期患者经治疗后绝经者）为痊愈；②基本愈：治疗期间月经周期和月经经量连续有 2 次以上恢复正常者;③显效:治疗后月经周期和月经经量连续 2 次接近正常或较治疗前有明显好转者;④有效:治疗后月经周期或月经量有所好转者;⑤无效:治疗后月经周期和月经量均无改变。本组 83 例经当归芍药散治疗后,痊愈 12 例,基本痊愈 20 例,显效 26 例,有效 18 例,无效 7 例。显效以上占 69.9%,总有效率为 91.6%。其临床主要症状和体征,如表 4-1 所示,均有不同程度的改善,见效时间多数(72.2%)在药后的第一个月经周期内。

表 4-1 83 例功血患者治疗后主要症状和体征改变

临床表现	例数	治疗效果			
		消失	改善	无改变	有效率(%)
月经经色紫暗	48	19	10	19	60.4
月经夹有血块	71	15	47	9	87.3
腹痛或腹胀	57	23	21	13	77.2
胸胁胀或痛	16	11	2	3	81.3
乳房胀或痛	41	24	8	9	78.1
面色灰暗或色素沉着	11	2	7	2	81.8
面色苍白或萎黄	48	12	29	7	85.4
舌质紫暗或瘀点紫斑	29	0	15	14	51.7
舌质淡或淡胖	28	7	15	6	78.6
面目或下肢浮肿	24	8	11	5	79.2
带下量多	39	20	6	13	66.7

2. 中医辨证分型与疗效的关系 结果见表 4-2。经统计学处理,血气辨证疗效三型之间无显著性差异,寒热辨证疗效以无明显寒热兼证组者为最好,显著高于兼热证组($\chi^2 = 16.58$,$P < 0.01$)及兼寒证组($\chi^2 = 10.07$,$P < 0.05$)。

表 4-2 83 例功血患者中医辨证与疗效关系

疗效	总例数	血气辨证			寒热辨证		
		血瘀气滞型(29 例)	血气两虚型(16 例)	血气虚实兼夹(38 例)	兼热证(13 例)	兼寒证(9 例)	无寒热兼证(61 例)
痊愈	12	3	2	7	1	0	11
基本痊愈	20	12	4	4	2	3	15
显效	26	8	4	14	2	2	22
有效	18	3	4	11	4	2	12
无效	7	3	2	2	4	2	1

3. 有无排卵与疗效的关系 有排卵组 36 例中,愈 2 例,基本痊愈 6 例,显效 16 例,有效 9 例,无效 3 例,治愈率(包括痊愈和基本痊愈)为 22.2%;无排卵组 47 例,痊愈 10 例,基本痊愈 14 例,显效 10 例,有效 9 例,无效 4 例,治愈率为 51.1%。两组比较,无排卵组的治愈率明显高于排卵组($\chi^2 = 5.99$, $P < 0.05$)。

4. 月经异常表现与疗效关系 本组例临床表现为月经周期异常(月经周期缩短或延长)的 36 例,月经经期延长 54 例,经量增多 73 例,单纯经量增多 14 例。经当归芍药散治疗后均有不同程度的改善,详见表 4-3。其中以月经经期延长的疗效为最好,恢复正常率(包括恢复正常和基本恢复正常)达 72.2%,单纯月经经量增多则较差,恢复正常率仅为 21.4%,两者比较有显著性差异($\chi^2 = 10.09$, $P < 0.01$);月经经期延长的恢复正常率与经量增多者(53.4%)相比较亦有显性差异($\chi^2 = 3.87$, $P < 0.05$),与月经周期缩短或延长者(50%)比较则无显著差异。

表 4-3 月经异常表现与疗效关系

月经异常	总例数	治疗效果				
		恢复正常	基本恢复正常	显效	有效	无效
周期缩短或延长	36	11	7	6	10	2
月经经期延长	54	28	11	4	6	5
月经经量增多	73	21	18	8	15	11
单纯月经经量增多	14	1	2	3	4	4

(五) 药物反应

服用当归芍药散后有少部分患者出现不良反应,其中口舌生疮 4 例,口干咽燥 15 例,胃脘不适 13 例。后者多见于治疗前已有胃部疾患的患者,而前两者则多见于阴虚有热患者,经酌减药量后均可坚持治疗,且在停药后较短时间内消失。

二、血液流变性和甲皱微循环观察

研究对象为功血患者 99 例,其中单纯经量过多者 24 例,单纯经期延长者 3 例,单纯周期缩短者 1 例,同时兼见周期缩短或延长、经期延长或经量增多 2 项以上者 71 例。有排卵者 43 例,无排卵者 56 例。作血液流变性检测的正常对照组为月经周期、月经期及月经量均属正常的献血员,年龄 21~45 岁者 42 例,≥46 岁者 9 例,平均年龄为 36.1 岁。作甲皱微循环观察的正常对照组为本院健康的女工作人员,年龄 23~45 岁。

(一) 观测方法

1. 血液流变性测定 标本为静脉血 4 mL,用肝素干燥剂抗凝。所用仪器为 XN_3 血黏细胞自动计时仪和 FM_2 冰点渗透压计。测定全血比黏度的玻璃管内径为 1.1 mm,长 15 cm,测定血浆比黏度的玻璃管内径为 0.33 mm,长 8 cm。纤维蛋白原测定用双缩法。

测定项目有全血比黏度(高切变速度:$700\,s^{-1}$,低切变速度:$75\,s^{-1}$)、血细胞比容、血浆比黏度、红细胞电泳时间、红细胞沉降率、血浆渗透压和纤维蛋白原等 7 项指标,并计算全血还原比黏度及红细胞沉降率方程 K 值。

2. 甲皱微循环观察 在生物显微镜下观察左环指端甲皱微循环变化,管襻长度与管襻数目在 10×10 倍下用目镜测微器测量并计数。其他观察项目均在 5×10 倍下进行。室温在 $15\sim30\,℃$之间,治疗前后手指皮肤温度差不大于$\pm5\,℃$。部分病例在观察时作显微摄影。标本采取及观察时间均在月经周期第 $20\sim23$ 日进行(正常对照组亦同),治疗的观察则均在停用所有药物 5 日后进行,治疗后的观察则均在 1 个疗程结束时进行。

(二)观测结果

1. 功血患者的血液流变性改变 从表 4-4 可以看出,功血患者治疗前的 11 项血液流变学指标与正常人比较,其中红细胞电泳时间显著延长($P<0.001$),血细胞比容降低($P<0.01$),血浆比黏度增高($P<0.05$)。而其他诸指标测值与正常人者相接近。在接受当归芍药散治疗的病例中有治疗前后血液流变性检测资料可供比较者共 50 例,测定结果见表 4-5。结果表明,治疗后红细胞电泳时间较治疗前明显缩短($P<0.01$),血浆比黏度和血浆渗透压明显下降($P<0.05\sim0.001$)。从证型分析中看出,血细胞比容和全血比黏度治疗后呈双相变化,即治疗前高的治疗后降低,治疗前低的治疗后则增高。治疗前血瘀气滞型的全血比黏度和血细胞比容为最高,且均高于正常值;治疗后明显下降($P<0.05\sim0.01$),恢复正常水平。治疗前血气两虚型的全血比黏度和血细胞比容为最低,且均低于正常;治疗后血细胞比容有较显著增高($P<0.01$)。

表 4-4 99 例功血患者的血液流变性的观察结果($\bar{x}\pm s$)

项　　目	正常对照组(51 例)	功血组(99 例)
高切速全血比黏度	3.58 ± 0.28	3.53 ± 0.54
高切速全血还原比黏度	6.84 ± 0.72	7.04 ± 1.00
低切速全血比黏度	5.29 ± 0.58	5.12 ± 1.06
低切速全血还原比黏度	11.38 ± 1.34	11.37 ± 2.13
血细胞比容(%)	37.70 ± 1.73	$35.83\pm5.04^{**}$
红细胞电泳时间(s)	20.97 ± 1.51	$22.21\pm1.96^{***}$
血浆比黏度	1.75 ± 0.09	$1.80\pm0.16^{*}$
血浆渗透压(毫渗量)	274.09 ± 11.21	279.06 ± 11.73
红细胞沉降率(mm/h)	29.20 ± 8.95	30.99 ± 13.17
红细胞沉降率方程 K 值	82.38 ± 25.20	80.40 ± 33.80
纤维蛋白原(g%)	0.313 ± 0.06	0.303 ± 0.06

注:与正常对照组比较,$^{*}P<0.05$,$^{**}P<0.01$,$^{***}P<0.001$。

表 4 − 5　50 例功血患者治疗前后的血液流变性变化

项目	血瘀气滞型(21 例)		血气虚实兼夹型(17 例)		血气两虚型(12 例)		合计(50 例)	
	治前均值	治后−治前($\bar{x}\pm s$)	治前均值	治后−治前($\bar{x}\pm s$)	治前均值	治后−治前($\bar{x}\pm s$)	治前均值	治后−治前($\bar{x}\pm s$)
高切速全血比黏度	3.87	−0.251±0.103*	3.38	0.247±0.133	3.04	0.171±0.089	3.51	0.015±0.073
高切速全血还原比黏度	7.33	−0.302±0.242	6.48	0.381±0.246	7.07	−0.135±0.215	6.99	−0.035±0.149
低切速全血比黏度	6.07	−0.871±0.227**	4.8	0.669±0.227*	4.01	0.491±0.243	5.15	−0.014±0.168
低切速全血还原比黏度	12.98	−1.76±0.666*	10.37	1.260±0.506*	10.39	0.683±0.797	11.41	−0.146±0.422
血细胞比容(%)	38.77	−1.431±0.599*	36.71	1.617±0.724	28.83	3.083±0.972**	35.7	0.735±0.498
红细胞电泳时间(s)	22.82	−1.962±0.482	22.14	−0.098±0.611	22.46	−0.830±0.843	22.54	−1.069±0.364**
血浆比黏度	1.81	−0.070±0.027*	1.73	0.004±0.064	1.8	−0.143±0.072	1.81	−0.062±0.029*
血浆渗透压(毫渗量)	281.9	−10.533±2.665***	281.2	−12.846±4.265**	281.3	−3.888±3.326	281.5	−9.729±2.044***
红细胞沉降率(mm/h)	30	1.142±2.618	27	−1.187±0.786	39	−6.833±3.450	31.7	−0.880±1.600
红细胞沉降率方程 K 值	88	1.523±8.858	76.7	1.500±4.006	71	−2.666±6.800	80.4	0.816±4.278
纤维蛋白原(g%)	0.31	0.039±0.020	0.29	−0.013±0.018	0.28	0.050±0.025	0.29	0.026±0.013

注:治疗前后自身比较，*$P<0.05$，**$P<0.01$，***$P<0.001$。

2. **功血患者的甲皱微循环改变**　如表4-6所示,功血组79例患者除管襻长度与正常对照组比较无明显改变外,其他观测项目均有较明显的异常改变($P<0.01$或$P<0.001$),表现为管襻轮廓模糊出现率增高,异形管襻(以迂曲为主)增加,微血流速度变慢,血流流态异常(断线、虚线、絮状流),血细胞聚集(轻、中度多见),管襻(襻顶)瘀血,管襻数目减少。血气两虚型的管襻轮廓模糊出现率显著高于血瘀气滞型($P<0.05$),而管襻数目则明显少于血瘀气滞型($P<0.01$)。在接受当归芍药散治疗的病例中,作治疗前后甲皱微循环观察的34例,与治疗前相比较,治疗后除异形管襻和管襻瘀血无明显变化外,其余诸项均获显著改善。

表4-6　79例功血患者治疗前甲皱微循环观察结果和34例患者治疗前后的变化

组别	总例数	管轮廓模型(例/总例)	异形管>30%(例/总例)	血流速度>2s(例/总例)	血细胞聚集(例/总例)	血流流态异常(例/总例)	管瘀血(例/总例)	管数目(根/毫米)($\overline{x}\pm s$)	管长度(um)($\overline{x}\pm s$)
正常对照组	24	1/24	7/24	10/24	1/24	5/24	4/24	9.12 ± 0.59	18.52 ± 3.9
功血组	79	36/79	66/79	69/76	64/78	67/74	72/78	8.49 ± 1.20	16.93 ± 7.4
血瘀气滞型	34	9/34	29/34	31/32	29/34	29/31	31/34	8.81 ± 1.20	18.60 ± 7.9
血气虚实兼夹型	28	16/28	23/28	24/27	23/28	24/27	26/28	8.58 ± 1.30	16.74 ± 7.6
血气两虚型	17	11/17	14/17	14/17	12/16	14/16	15/16	7.71 ± 0.80	13.37 ± 4.7
治疗前	34	17/34	29/34	30/32	27/33	30/33	14/34	8.18 ± 1.31	16.96 ± 6.4
治疗后	34	3/34	27/34	15/32	11/33	15/33	10/34	8.73 ± 0.79	18.01 ± 5.1

三、讨论与体会

当归芍药散为《金匮要略·妇人妊娠病脉症并治》篇中一首方剂,原方主治"妇人怀娠,腹中疞痛",又主"妇人腹中诸疾痛"。后人进一步扩大了本方的应用范围,陈无择认为本方可以治疗崩中,日人汤本求真结合西医学知识认为本方可用于治疗子宫诸疾患。据本文对83例功血患者的临床观察,有效率达91.6%,对经期延长的疗效尤为显著,并且具有服用方便、无明显不良作用等优点。

唐容川对妇女月经强调去旧生新理论。他说:"女子胞中之血,每月一换,除旧生新,旧血即是瘀血,此血不去,便阻化机。"我们认为功血即是女子胞去旧生新功能障碍的疾病,关键在于旧血(瘀血)不去。姜春华将功血列为活血化瘀法治疗的主要疾病之一。本组的临床资料证明,83 例功血患者血瘀证候普遍存在,如月经夹有血块者 71 例(85.5％),经色紫暗者 48 例(57.8％),经期延长者(经血淋漓不尽)54 例(65.1％),腹痛或腹胀 57 例(68.7％),乳房胀痛 41 例(49.4％),舌质紫暗或有紫斑瘀点 29 例(34.9％)。如病久出血过多,也可导致血气虚损,如本组病例中有面色苍白或萎黄者 48 例(57.8％),舌质淡或淡胖者 28 例(37.7％),面目或下肢浮肿者 24 例(28.9％)。

本组病例的血液流变性改变主要是红细胞电泳时间延长、血浆比黏度增高及血细胞比容降低。前两项的异常(血瘀气滞型最明显)标志微血流处于黏聚状态,流动性降低,提示有血瘀存在,而后一项的异常(血气两虚型尤为显著)提示血液有形成分的减少,可能是血气虚损的物质基础之一。在甲皱微循环异常方面,功血三型均有异形管襻增加、管襻瘀血、血细胞聚集、微血流流态异常和速度减慢等表现,表明各型均有血瘀存在。血气两虚型与血瘀气滞型相比较,管襻轮廓模糊出现率增高,管襻数目减少,管襻长度缩短,提示血气两虚型存在微血管开放减少、微血管长度缩短、血管通透性增高、血浆渗出增加和局部血流量减少等病理改变。

功血患者经当归芍药散治疗后,微循环障碍明显改善,这可能主要与血液流变性的改变有关。本文的观察结果表明,当归芍药散可以提高功血患者红细胞表面的负电荷密度(红细胞电泳时间缩短,$P < 001$),降低血浆比黏度($P < 0.05$)和血浆渗透压($P < 0.001$),从而可以促使聚集的红细胞解聚,降低红细胞内黏度,加强红细胞变形能力以及加快微血管中血浆的环形运动等,这不仅有利于微血流的向前推进,而且还有利于血液与组织液之间进行物质交换。

本文结果还表明,功血患者经当归芍药散治疗后,其血细胞比容、全血比黏度均值与治疗前均值的高低有关。如治疗前增高的血瘀气滞型,治疗后下降,治疗前降低的血气两虚型,治疗后则上升,结果都趋向于正常。我们认为这可能与当归芍药散具有活血养血的作用有关。文献报道本方除茯苓外,均不同程度地含有叶酸,以当归、川芎的含量为最高,具有一定的抗贫血作用,而当归尚有提高红细胞表面负电荷和降低全血比黏度、血细胞比容及血浆比黏度等作用。此外,当归芍药散还能调整自主神经功能,从而有可能对血管舒缩功能和血管壁的通透性也有一定影响。

根据我们的临床观察,本方宜用生药散剂,煎剂疗效不佳;对器质性病变引起的子宫出血无效,对兼有寒证或兼有热证病例的疗效显著低于无寒热兼证者。合并有胃疾患者宜在饭前半小时服用,对偏于阴虚有热者可伍用适当药物,以减少不良反应。

(刘 平 郭天玲 刘 成 余 平 马为民 吴秀琴 指导:刘树农 梁子钧)

以活血化瘀法为主治疗糖尿病的初步观察

我们从 1981 年起，以活血化瘀法为主在门诊治疗了一批糖尿病患者，并对比观察了治疗前后的血糖、血液流变学等指标的变化，现将结果汇报如下。

一、对象与方法

（一）对象

本组 36 例均经临床确诊，并经饮食控制与西药治疗 3 个月以上，而血糖控制仍不理想者。其中男性 13 例，女性 23 例。平均年龄 59.9 岁。病程从 6 个月至 28 年不等。36 例中轻型 13 例，中型 18 例，重型 5 例。有糖尿病视网膜病变、冠心病、高血压、神经炎等血管和神经并发症者 25 例，占 69.4%。

（二）观察项目

本组病例除常规作血糖、血脂、蛋白电泳等实验室检查外，还重点观察了全血比黏度、血浆比黏度、血细胞比容、红细胞电泳时间、红细胞沉降率、纤维蛋白原、血浆渗透压等血液流变学的指标。仪器采用上海第一医学院 XN3 血黏细胞电泳自动计时仪和 FM-2 冰点渗透压计。其中测全血比黏度管长 15 cm，内径 1.1 mm，切速为 $700\,s^{-1}$（下称高切速）和 $75\,s^{-1}$（下称低切速）；测血浆比黏度管长 8 cm，内径 0.33 mm，恒温 25 ℃。纤维蛋白原测定采用双缩脲法。

（三）治疗方法

在原饮食控制与服用 D860 或优降糖的基础上，以自拟活血化瘀方治疗并结合辨证用药。疗程为 2 个月左右，对治疗前后的各项指标进行对此观察。

活血化瘀方的组成：丹参、生蒲黄、鬼箭羽、茺蔚子、当归、虎杖、水蛭。阴虚者加生地、麦冬、黄精；气虚者加黄芪、太子参；阳虚者加淫羊藿、菟丝子。

二、结果

（一）糖尿病患者的血液流变学变化

治疗前患者的血液流变学指标见表 4-7。患者的高切速和低切速全血比黏度、血浆比黏度、血细胞比容、血浆渗透压，以及男性患者的红细胞电泳时间与正常人相比均增高（$P<0.05\sim0.001$）。而红细胞沉降率及女性患者的红细胞电泳时间与正常人相比则无显著差异。

表4-7 糖尿病患者与正常人组血液流变学各项指标的比较($\bar{x} \pm s$)

组别		各项指标						
		全血黏度 700 s^{-1} (比)	全血黏度 75 s^{-1}(比)	血浆黏度 (比)	细胞压积 (%)	红细胞 电泳时 间(秒)	红细胞 沉降率 (mm/h)	血浆渗 透压 (毫渗透)
糖尿病组 (例数)	男	4.52± 1.5413▲	8.56± 2.6213▲	1.98± 0.2312▲▲	44.78± 3.319▲	22.93± 2.1713▲▲▲	24.38± 12.8613	290.25± 7.7912▲▲
	女	4.49± 0.7423▲▲▲	7.48± 1.9323▲▲▲	1.92± 0.1021▲▲▲	42.57± 3.8821▲▲▲	22.47± 1.7223	33.35± 12.4723	291.28± 7.6721▲▲▲
正常人组 (例数)	男	3.89± 0.4430	6.28± 1.0930	1.70± 0.0530	40.85± 3.2830	21.44± 0.9818	18.97± 9.6730	282.13± 7.4330
	女	3.61± 0.4142	5.61± 0.9242	1.74± 0.1042	36.98± 3.5842	21.90± 1.3617	32.55± 13.4642	280.07± 9.8341

注:▲与正常人组相比,$P<0.05$;▲▲与正常人组相比,$P<0.01$;▲▲▲与正常人组相比,$P<0.001$。

有血管和神经并发症的25例,全血比黏度异常者22例,占88%;无并发症的11例,全血比黏度异常者5例,占45.5%。两者有显著差异($P<0.05$)。

紫舌者28例,其中全血比黏度异常者27例,占96.4%;无紫舌者8例,其中全血比黏度异常仅4例,占50%。两者有非常显著差异($P<0.01$)。

(二)血糖、血脂、蛋白电泳治疗前后的变化

本组患者经治疗后,除"三多症"和一些并发症的症状如麻木、胸痛、目糊等获得不同程度的改善外,实验室指标也获得相应改善。空腹血糖治疗前为(10.38 ± 3.43)mmol/L,治疗后下降至(8.61 ± 2.44)mmol/L($P<0.001$)。胆固醇和β脂蛋白也均见下降,前者从(6.28 ± 2.24)mmol/L下降至(5.15 ± 1.53)mmol/L($P<0.01$),后者从(10.19 ± 3.31)mmol/L降至(7.95 ± 1.93)mmol/L($P<0.001$)。三酰甘油治疗前后无显著差异。蛋白电泳:治疗前白蛋白比值为(62.96 ± 6.72)%,治疗后上升至(68.86 ± 4.35)%($P<0.01$);α_1球蛋白比值治疗前为(4.81 ± 6.72)%,治疗后下降至(2.60 ± 1.13)%($P<0.05$);α_2球蛋白比值从(6.82 ± 2.52)%下降至(5.22 ± 1.83)%($P<0.05$);β球蛋白和γ球蛋白治疗前后无显著差异。

(三)血液流变学指标治疗前后的变化

我们对患者的血液流变学指标进行了治疗前后的对比观察,结果见表4-8。患者的全血比黏度低切速、血浆比黏度、纤维蛋白原、血浆渗透压治疗后均显著下降($P<0.05\sim0.001$),女性患者治疗后红细胞沉降率加速($P<0.05$)。余项无显著变化。

表4-8　糖尿病患者治疗前后血液流变学指标比较($\bar{x}\pm s$)

治疗前后		各项指标							
		全血黏度 700 s⁻¹（比）	全血黏度 75 s⁻¹（比）	血浆黏度（比）	细胞压积（%）	红细胞电泳时间（秒）	红细胞沉降率（mm/h）	纤维蛋白原(g)	血浆渗透压（毫渗透）
治疗前（例数）	男	4.52± 1.5413	8.56± 2.6213	1.98± 0.2312	44.78± 3.319	22.93± 2.1713	24.38± 12.8613	0.42± 0.0711	290.25± 7.7912
	女	4.49± 0.7423	7.48± 1.9323	1.92± 0.1021	42.57± 3.8821	22.47± 1.7223	33.35± 12.4723	0.40± 0.0619	291.28± 7.6721
治疗后（例数）	男	4.71± 0.5813	7.08± 1.2713▲	1.78± 0.1012▲	45.33± 3.509	23.58± 1.2313	24.85± 12.6813	0.35± 0.0611▲	282.25± 9.1412▲
	女	4.36± 0.4923	6.16± 1.0523▲▲▲	1.83± 0.1021▲▲	42.0± 3.3821	23.33± 1.8423	37.7± 10.1723▲	0.34± 0.0519▲	284.81± 6.2421▲▲

注：治疗前后相比，▲$P<0.05$，▲▲$P<0.01$，▲▲▲$P<0.001$。

三、讨论

（1）本文糖尿病患者的全血比黏度、血浆比黏度、血细胞比容、血浆渗透压、纤维蛋白原和男性患者的红细胞电泳时间都显著高于正常人，此与国内外有关报道相似。近年来，随着活血化瘀研究的不断深入，血液流变学已被作为诊断血瘀证的一个重要参考指标。紫舌是血瘀证者常见而重要的体征。本组紫舌者的全血比黏度异常例数明显多于无紫舌者，这反映了紫舌的产生和高血黏度可能有密切的关系。根据糖尿病患者的血瘀症状、体征和血液流变学的变化，可将糖尿病归属于瘀血性疾病。中医学认为"血气以流通为贵"，对于瘀血致病十分重视，谓"瘀血不去，新血不生"。唐容川在《血证论》中讲到瘀血的危害性时说："此血在身，不能加于好血，而反阻新血之化机……"并指出体内存在瘀血则"日久变证，未可预料"。糖尿病之瘀血，其情形也大致如此。阴虚生内热，耗烁营血；气虚推动血液不力；阳虚则寒，寒则血凝涩，可导致瘀血，瘀血又阻碍了营血的循行。无论阴虚、气虚或阳虚，都与瘀血互为因果，引起机体正气益虚，体内各种代谢失其平衡，从而产生种种并发症，如心、肾、脑、眼和神经的病变。本组病例中，有血管和神经并发症者，其全血比黏度异常者要显著多于无血管神经并发症者，这就提示血流不畅对于并发症的形成有很大的关系。

（2）我们用活血化瘀法为主治疗本病，获得一定的疗效。患者的血糖、血脂及蛋白电泳等指标都有不同程度的改善，即血糖、胆固醇和β脂蛋白显著下降；白蛋白的比值上升，而α球蛋白比值下降。这些结果似提示了以活血化瘀为主治疗本病，可直接或间接地起到纠正糖、脂肪和蛋白质代谢紊乱的作用。在血液流变学指标的观察中，可见治疗后患者的全血比黏度低切速、血浆比黏度、纤维蛋白原和血浆渗透压都显著下降，这在一定程度上反映了患者血液流动性能的改善。影响全血黏度的因素很多,本组患者低切速全血比黏度的下降可能和血浆黏度的下降及血浆中大分子蛋白如 α 球蛋白、脂蛋白、纤维蛋白原的变化有一定的关系。血浆渗透压的下降则可能和血糖的下降有关。

糖尿病患者的血液高黏状态是形成血管和神经并发症的一个重要因素。据 Barmes 报道,高血黏度和这些并发症之间存在着平行关系。由于血黏度升高,微循环障碍,组织缺血缺氧,久之便产生各脏器的并发症。因而降低血液黏度无疑是防治血管神经并发症的一个重要环节。

综上所述,以活血化瘀法为主治疗糖尿病,降低了血糖、血脂和血黏度,这对于治疗本病及防治其血管和神经并发症具有一定的意义,故认为有进一步深入研究的价值。

(邵启惠　刘　成　郭天玲　季文煌　邵文骅　马为民　吴秀琴　陈依萍　指导:刘树农　梁子钧)

附 篇

附一 刘氏医家传承谱系

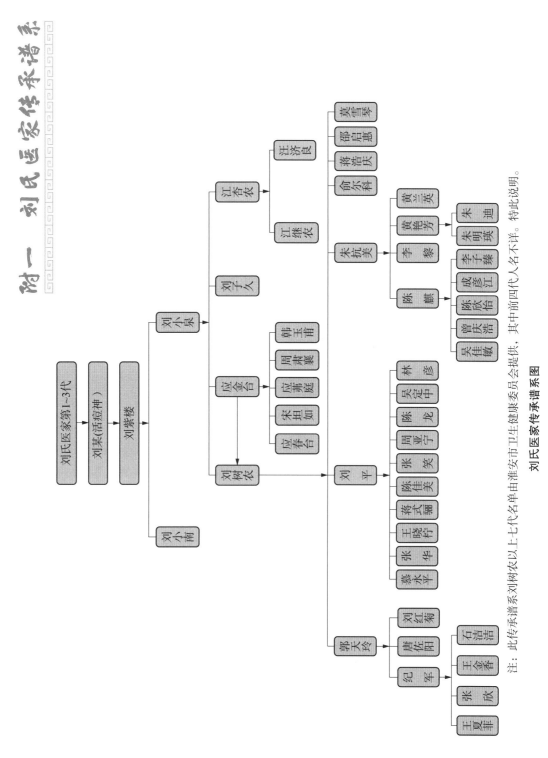

刘氏医家传承谱系图

注：此传承谱系刘树农以上七代名单由淮安市卫生健康委员会提供，其中前四代人名不详。特此说明。

羞与群芳随流俗　爱从哲理运清思

——访刘树农教授

上海中医学院教授刘树农，早年即以其精湛的医术、渊博的才艺赢得了病家的爱戴、学生的尊敬和朋辈的推崇。如果说精湛的医技源出于正确的学术思想，那么刘老先生的学术思想是什么呢？他的学术思想的指导思想又是什么呢？这就是笔者采访刘树农教授的目的。1985 年 4 月 11 日，天阴。笔者怀着敬仰的心情，按预定的时间 9 点钟来到刘老家里。刘老先生和他的研究生朱抗美已在客厅等候。厅内陈设简朴，沙发、茶几、玻璃橱各适其位，条屏、对联、盆花布置雅致。先生清瘦矍铄，步履稳健。他与笔者亲切握手，很客气地让座。香茗端上后，笔者就开门见山地请先生讲述自己的学术见解。

刘老先生是江苏省淮安人，说话带有浓重的家乡口音。一开头，他深有感慨地说："我行医 65 年了，但真正认识中医才只有近 30 年。"他说，1956 年他开始学习《矛盾论》和《实践论》，初步运用唯物辩证法、矛盾论的矛盾对立统一观点，去重新审视过去所学的中医理论，由此产生了一种"豁然贯通"的清新之感：原来早在两千多年以前，我们的祖先在《黄帝内经》里已经自发地运用唯物辩证法的对立统一法则。过去虽然一样给患者看病辨证，但在临床思维活动中往往知其然而不知其所以然，如盲子提灯笼夜行；近年来，在临床辨证论治中才深感如处高远望，景致了然，似胸中点灯，鉴察洞明。在刘老先生看来，凡是科学，在唯物辩证法的基础上都是相通的，中医西医并非格格不入，其研究方法虽异，然殊途而同归。这便是刘老先生研究中医学的同时又努力学习西医学，不断汲取新知识的思想基础。

朱抗美确得师传，所以知师甚深。她说：老师对《难经》不屑一顾，而对《黄帝内经》推崇备至。刘先生自己也说，《黄帝内经》这一伟大著作不仅全面总结了古代中医，而且几乎把当今世界医学的各个门类都囊括其中。现今医学科学分支虽多，但于中均可找到端倪。从它所包罗万象的程度而言，它确是一部医学百科全书。国际上英、美、德、俄、日等国都有译本流传，日本国的汉方医学直接源自中国，特别是秉承了《黄帝内经》的理论。《黄帝内经》的理论现正受到世界的重视和研究。

刘老先生神情安详,在讲述中偶尔举起右手稍稍摆动,以示强调,有时闭目扬眉陷入沉思。刘老先生对某些人表面上讲《黄帝内经》充满了朴素的辩证法思想,而在具体分析时却轻描淡写,甚至把最为精粹的部分随意割裂、丢弃的做法很不以为然。如《黄帝内经》曰:"万之大不可胜数,然其要一也。"王冰注:"一,谓离合也。"所谓"离合",其意含着对立统一的思想。但有人却把这句话轻弃了,显然背离了《黄帝内经》运用阴阳学说的本旨。刘老先生说:"当然,这是我个人的看法。《黄帝内经》文字古奥且多错简,见仁见智及歧义难解者甚多。"据朱抗美说:老师现正着手撰写一本《内经精华注释》,要把几十年来学习《黄帝内经》、自出机杼的见解溶注进去。笔者认为,此书若是写成,定具一家特色。中医学的发展正是需要超群卓识的学术见解。

当刘树农教授从生理、病理、诊断和治疗4个方面开始给笔者讲述《黄帝内经》时,笔者心中狐疑:我是请先生讲自己的学术思想,先生为什么要讲《黄帝内经》呢?这与他的学术思想有什么关系呢?

且听刘老先生从《黄帝内经》生理学讲起。理论、思想是客观存在的反映。正确的理论是对事物的正确反映,错误的观点是对存在的歪曲反映。矛盾的对象总是迫使古人以矛盾的观点去认识事物。阴阳学说正是以矛盾的观点去认识事物的产物。先生讲"一阴一阳之谓道",这是古代最早的哲学著作《易·系辞》对于矛盾事物的最高度的总结。《黄帝内经》的阴阳学说即出自《易经》。"阴阳"二字决非唯心之物,而是实在之物。世上很多事物都可分阴阳。人之生命本于阴阳,人生有形不离阴阳。正如没有矛盾便没有世界一样,没有阴阳就没有生命。阴阳互错,阴阳消长,生生不已,这就是《黄帝内经》的精义。人离不开环境,人与自然的关系就是不断地进行物质交换。这种人与自然的相互关系,在《黄帝内经》中则阐发为五行亢害承制、相互生克的理论。五行生克承制的关系,即孕育着现代"内稳定器模型""系统论"和"控制论"的萌芽。生、长、化、收、藏,这五个字既概括了自然界由生到老、老而新生的新陈代谢、不断更替的运动过程,也揭示了人类生命的成长规律。

人的一生是充满矛盾的一生,是一个不断地与疾病作斗争的过程。刘老先生在转入精辟分析《内经》病理学时讲,病因有内因和外因,正气盛衰是内因,邪气强弱是外因,外因要通过内因起作用,"正气存内,则邪不可干",但有时外因也起决定性作用。阴阳、表里、寒热、虚实,这八纲中阴阳是主纲,人体分阴阳,外邪也有阴阳之分,抓住主要矛盾,问题就能迎刃而解。疾病没有纯虚证,也没有纯实证,有虚必有实,仅仅体虚正气虚,并不致病,必须兼有邪实才会致病,所以诊治时必须"虚不忘实"。邪正为一对矛盾,虚实为一对矛盾,矛盾的一方总是以对方的存在为自己存在的条件,偕生而偕变。邪正斗争,邪胜则病,正胜则生。体内外致病因素,当正气盛时并不致病,一旦邪气超过了正气,好的细菌也会起坏的作用。在《内经》"邪之所凑,其气必虚"这句话后面,宋代许叔微加了一句话:"留而不去,其病则实。"这句话加得好,构成了一个完整的概念:邪气侵入是因为正气虚弱,机体生病就一定是邪气胜过了正气。这与西医学关于致病因素刺激机体,引起生理性防御抗争,如果生理性防线被突破就会生病的观点是相一致的。

刘老先生娓娓讲来,思路清晰,毫无倦意。当他开始讲述《黄帝内经》诊断理论时,早先传说的刘老先生善于四诊的案例不断叠映入笔者脑际。有一位新疆回沪探亲者,因胸闷而到先生处看病,先生通过切脉感到其病情危重,险象四伏,就介绍他去某医院急诊室留观。起初急诊室不肯收,因为患者是自己好端端走着去的,而且他们也看不出危险征兆。直到出示了介绍信,他们出于对先生的尊重,才收下了患者。果然,半夜里患者突然发作心力衰竭,由于抢救及时,幸而转危为安。要说是多亏了急诊室及时抢救,那么首先得感谢刘老先生的诊断高明。只有识危于机先,才能力挽奔突之狂澜。还有一次,有位女患者由一位女青年陪同到刘老先生家请诊,先生通过望气色,辨阴阳,诊知患者并无危险,倒是那位女青年却隐伏重症。女青年后来特去检查,果然患了肺癌……这种高超的诊断医术决非轻而易得,它是刘老先生半个世纪丰富临床经验的积累,是先生继承《黄帝内经》医学理论、学而有成的心血结晶。刘老先生往往凭患者的一颦一颦,一举手一投足,凭一时的契机,便产生一种直觉,正确的诊断即由此而出。如此高明的诊断技术,真令人惊叹、神往!

刘老先生说,矛盾论的观点要求透过现象看本质。现象是由本质决定的。正如《黄帝内经》所说,有诸内必形之于外。身体有病,必然通过各种信息于外部透露出来。诊断疾病,就是通过外部表现以测知身体的内部。《黄帝内经》里介绍了不少用以窥探各个脏腑的外部信息窗口,如通过口可知脾胃,通过耳可知肾,通过目可知肝等。善诊者必察脉舌,先辨阴阳。这是抓主要矛盾,把握邪正双方斗争的趋势。阴阳是八纲中的总纲,脉之盛衰、举止的动静、面色的华黯,均可分为阴阳。阴阳相错,刚柔相交,又非一成不变,这就使外部现象更为错综复杂。所以,诊断必须随疾病的发展而变化。见微而知著,础润而知雨,月晕而知风,应该在瞬息万变的过程中捕捉重要的信息,在稍纵即逝的动态中抓住契机,随时留神各个"窗口"所传出的信息。看来,这就是刘老先生诊断经验之所在。

刘老先生还对记者讲了《黄帝内经》中用不同质的方法去解决不同质的矛盾的治疗理论,接着突出地讲述了他的预防学思想,即"慎防血病"的观点。先生说,这也源自《黄帝内经》,"人之所以成生者,血脉也",血脉流通则生,不通或半通则病。因为生命在于运动,所以血气以流通为贵。他主张以通为治,用活血化瘀的方法疏导血流。因为许多慢性病都与血有关,所以先生临床治病多用活血化瘀方法。提到血,一般都认为,血为气之母,气为血之帅,气行则血行,气滞则血瘀。刘老先生不同意这种"气为血帅"的观点,认为血液流动原因在于本身,而非靠外力气的推动,倒是氧气靠血的运载才流走全身。因为这种观点与传统中医血气理论不合,所以被不理解的人称为"怪论",而刘老先生坚持独立见解、不随流俗的态度也被称为"怪脾气"。其实这恰是刘老先生接受现代医学理论,用新的观点重新审定和纠正古老中医理论的明证,也是刘老先生坚持真理、修正错误的严正态度。实践证明,刘树农教授的理论用以指导临床是有效的。一位失音 5 年,久治不愈的患者,经五官科检查为声带充血水肿。刘先生用"通窍活血汤合真人活命饮"加减,仅药数剂,患者即音开如常。还有不少功能失调性子宫出血、慢性腹泻、慢性肝炎、肝硬化的患者及许多疑难杂症,均经刘老先生用活血化瘀方法而获得良效。

从刘老先生侃侃而谈的讲述中,记者深切地感到,刘老先生不仅精于《黄帝内经》,而且善于把古老的中医理论与唯物辩证法矛盾论思想与现代科学相联系。他认为,学中医理论必须学《黄帝内经》,而要学好《黄帝内经》首先必须学好辩证法矛盾论思想,这正是他一生经验的概括和总结。至此,笔者才释然醒悟,刘老先生讲述自己的学术思想为什么跟我们讲《黄帝内经》。原来,刘树农教授的学术思想是:立足于辩证唯物主义,自觉地运用唯物辩证法,重新审定中医理论;中医理论的最高典范是《黄帝内经》,其中充满了唯物辩证法思想,阴阳学说、五行理论等就是精华之所在,因此他的行医立则均衡之以《黄帝内经》。刘树农教授的学术思想的指导思想是:以探索求实的精神,不断汲取新知识,不断扩大知识视野和学识领域,丰富学识内容,以新的知识去淘汰陈旧过时的知识,或者以新的认识去挖掘旧理论的精神实质,赋予旧理论以新的生命。刘老先生虽为中医界的长者,但平易近人。他还讲述了笔者极感兴趣的有关他的生活道路和养生之术……不知不觉地已经日近中天。当笔者从刘老先生家辞别出来时,原来的灰暗天气已经云开日朗了。

(楼绍来)

古松无量寿　老鹤不知年

——刘树农教授养生五字诀

今年(1985 年)4 月 11 日,笔者访问上海中医学院刘树农教授,在听取刘先生精辟讲述他的学术思想的时候,留意了那客厅里的陈设和布置。因为去年 12 月 5 日是刘树农教授九十大寿,所以客厅里还存留着寿庆的气氛:西墙上挂着学生敬书的中堂"仁者寿"和对联"古松无量寿,老鹤不知年";北墙的茶几上方挂着上海著名书法家惠书的老篆"寿"字条屏;条屏左侧是陈列各式瓷像、古玩、器皿的玻璃矮橱,橱顶面板上存放一尊瓷寿星——慈眉善目,笑吟吟的。刘先生最喜欢这尊学生敬赠的寿星——他双手悬空展示一轴,不像一般寿星那样策杖伫立。这正象征了刘先生"老骥伏枥,志在千里"的精神境界。

刘树农教授今年 91 岁,虽体质羸弱,但脑力、视听、眠食、便溺仍不显老态。这确是一个体弱延年的极好例子,也是刘先生自己观点"体虚若无邪实并不致病"的极好佐证。抗病延年、摄生防老,人皆好之。就在刘先生介绍了他的学术思想之后,笔者为了向读者介绍刘树农教授的养生实践,又向他请教了他的养生理论和养生经验,并根据其讲述概括为以下五个字:通、适、防、淡、乐。

第一个字是"通"字:通者,运动无碍,周流不止。这是刘先生养生思想的总纲。刘先生认为,血气以流通为贵,通即健,不通即病,甚者死,"五脏元真通畅,人即安和"。这一观点寓涵着辩证法思想;"生命在于运动""生命是物质运动的一种形式"。下文"老有所为"的养生思想即由此引申和展开。

第二个字是"适"字:所谓适,适可而止,顺适自然,不逾规矩。刘先生认为,"顺四时,适寒暑,和喜怒而安居住,节阴阳而调刚柔,如是则僻邪不至,长生久视"。这就是说,适应自然规律则生,逆自然规律而动则死,人要终其天年,必须适应自然规律。

第三个字是"防"字:所谓防,即先机御寇,未雨绸缪。刘先生认为,肾气的盛衰是生长壮老已的关键,然而正虚必有邪实才能致病,所以善养生者必洞察其隐微,防患于未然,损有余而益不足,扶持正气,调和阴阳气血。血液不健康,随年龄而增变。其病变,起于隐微,成于时渐,暴发于旦夕,乃老人生命之大患。预防的方法是:坚持脑力与体力运动;老有所为,活力无穷;劳而有度,适可而止;生恒于动,动则中节(所谓有度、中节,也是"适"字的内容)。

刘先生主张做些对于生命有益的脑力与体力活动,但对闲适于养花草、戏鱼虫微有贬抑。当刘先生讲起平时如何汲汲于谋求新知,如何陶情于赋写诗画的时候,刘先生的研究生小朱找来一张先生的丹青照片。画面是:起伏的岗峦,潺潺的涧溪,近处松柏高入云,远处丛树匍匐生,牧童牛背吹横笛,妙音萦耳绕溪行。先生的七言古诗并题跋道出了命笔的缘由:原来这是一幅应淮安家乡重新修葺关天培将军神庙之请,聊表寸心的先生的力作。赭色鹅黄,其构图颇具古画韵味;横划勾捺,此书法堪称笔力遒劲。诗章讴歌了我党重整乾坤,山河日新的大好气象,颂扬了关将军精忠抗敌,殉国罹难的气节情操。谈话中,刘先生对这位同乡爱国将领的钦敬豪情溢于眉宇言表。可惜未见图画真迹,大概已寄往淮安,摄此照相留作纪念吧?闲时看看这种图画,想想自己为家乡所做有益的事,对于愉悦心志延年益寿岂非一种乐趣!

刘先生的起居作息很有规律:每日六点醒来,先在床上做"鸣天鼓",摩腰背,擦足心,然后起床到户外做"八段锦"。早饭过后,以前八点到十二点在门诊应接联翩接踵的患者;如今九点至十一点居家撰写医著。午餐后小睡片刻,下午从二点一直工作到四点。真所谓世人不识余心乐,撰写新意至黄昏。晚上稍看电视,九点就寝。这是刘先生安排的日课,这是多么充实的"老有所为"的生活内容啊!

第四个字是"淡"字:所谓"淡",表现为志向情趣、秉心嗜好,在社会生活中就是不汲汲于钻营角逐,澹泊于功名利禄,但也决非谭元恺所谓"世事遮尽不到眼,妙意有在终无言"(此联系刘先生的收藏),不问世事,与世无争。刘先生是世事的热心人,他献身于社会,对该管者则管,对该问者则问。他认为,病留恶生者,精气之郁也,郁则致病,所以主张,内心有块垒之忧应求自我解脱,表露出来以获心理平衡。先生的禀性是,好学问而谋求新知,爱学生而奖掖新进,不喜阿谀奉迎,不喜华而不实,不喜哗众取宠。刘先生自谦地说,他还有一个毛病,就是"古方至上"。

所谓淡,在饮食上就是节制嗜好,不恣情纵欲,不贪图享受。刘先生的戒条是:少吃盐,多吃素,不过饱,戒烟酒。他认为,血病多因咸食起,过多咸食血凝泣,所以咸食宜淡些再淡些;饮食自倍,肠胃乃伤,所以宜节制,不贪口惠,口福可尝,但不过分。刘先生对自己的戒条,不仅力持,而且近于苦行僧式的严苛;他不仅不茹烟酒,而且连茶水也不沾。这也许是对身体耐受力的一种锻炼吧? 令人敬佩的是,笔者见刘先生侃侃而谈几个小时,竟然连一口水也没有喝,犹兀自舌润津生。刘先生反对盲目进补,认为老年人必须对自己的身体状况有一个基本的了解,不能"损不足以奉有余",盲目进补的结果往往造成一方面营养处于过剩(对身体所不需要的营养处于过剩状态),一方面营养匮乏(对身体所需要的营养处于饥饿待哺的状态),而两者均可致病,乃至损年折寿。刘先生对进食宫廷秘方有自己的看法,认为这是为供帝王贵族在穷奢极侈身体每况愈下的情况下,继续他们荒淫纵欲的生活而命宫廷医生精心配制的,非但不能保养身体,而且犹竭泽而渔、残灯熬油,一旦水干油尽,则已鱼死灯灭。保养身体要靠平时,临渴挖井,岂非晚矣!

第五个字是"乐"字:所谓乐,即志有寄托,情志快慰。刘先生认为"知足常乐",主张"老有所乐"。平时闲暇晚间,先生也乐于收看电视新闻,欣赏京剧节目,但他对低级庸俗、缠绵悱恻的戏并无好感。刘先生认为,现在世事安定,家事遂心,应该利用大好的时光,把自己在医学方面、中医文献方面的一孔之见形诸笔墨,以对培养年轻一代、发展中医事业一尽绵薄之力,这才是失之东隅犹可惜,收之桑榆而未晚,这才是最好的安度晚年。1983年刘先生患肺炎重病期间,学院领导十分关切,病后对他寄予殷切的期望,请他利用晚年把自己宝贵的经验写下来,还特意安排专人帮助整理文稿。刘先生负命如催,发奋著书。现在27万字的《刘树农医论选》已完稿付梓,另一本《黄帝内经精华注释》将在2年内撰写完功。

讲话中时间悄悄地溜走,不知不觉中时当正午。笔者道了扰乏,遂起身告辞,虽一再挽请留步,但刘先生还是亲自送到了客厅门口。自别了刘树农教授,笔者的心一直为他垂老著书、壮志弥坚的精神所激动不已。

刘树农先生图中的七言古诗云:

> 清廷腐朽受强敌,虎门要塞告危急。
>
> 爱国将军胆气豪,誓与炮台共晨夕。
>
> 敌强我弱可奈何,吁嗟弹尽援复绝。
>
> 将军奋勇身当先,壮烈牺牲洒热血。
>
> 不朽英名青史垂,报国精忠贯日月。

而今我党整乾坤,威震满寰国耻雪。

锦绣河山气象新,天上忠魂应安息。

俯瞰农机遍农村,优游牛背吹短笛。

（楼绍来）

刘树农先生的几个传奇

2006 年是上海中医药大学建校 50 周年纪念,回顾 1957 年考入上海中医学院至今虚度也近 50 年了,多少事、多少老师和同学一一从脑海中掠过。其中刘树农老师,在其晚年我接触较多。

1978 年 84 岁的刘树农先生晋升为我国首批中医学教授,并被任命为上海中医研究所顾问。当时我从龙华医院转到研究所不久,研究和整理名老中医的学术思想和临床经验是主要任务之一,虽然我曾先后师事曹惕寅、徐仲才等多位前辈,但如能有机会向这位素有"活字典"之称的刘树农教授学习,探索和研究他的学术思想和临床经验,成为我的一个愿望。而中医研究所则为我提供了这个极好的机会。通过研读他的论著,听他讲述既往的经验和经历,发现刘老的一生带有不少的传奇色彩。

一、初出茅庐

刘树农先生 1895 年出生在江苏省淮安县,祖传七代业医,他自幼在私塾中便背诵中医经典,既得家传又遇良师。1920 年,他 26 岁时开始挂牌行医。在正式行医前两年中秋后,遇到一种流行病,患者很多,其症状普遍为头痛、发热、咳嗽、口渴,鼻窍出血……诊其脉右大于左,舌苔薄而滑,舌质红。亲友知刘树农在学医,便请诊治。刘树农根据患者的脉症,想到《温病条辨》上有"秋感燥气,右脉数大,伤手太阴气分者,桑杏汤主之"和"感燥而咳者,桑菊饮主之"的条文,便以两方结合治之,患者服后一药而愈。消息传出,附近集镇服他药(有的医生从"新感引动伏暑"论治)无效者纷纷风闻而至,皆用此两方随症加减而愈,越半月,病势流行渐衰。如此,乡间对这位未出茅庐的"准医生"自然刮目相看。

1921 年,刘树农正式挂牌行医的第二年夏历 7 月间,淮安流行霍乱,患者除上吐下泻的主症外,还同时见有胸中烦乱,甚者肢冷转筋,前医用"理中""四逆"等辛温药,很少见效,且出现有昏聩、转筋等症状,刘树农见之认为此属热霍乱,由于"吸入秽毒",即疫疠毒气所致,非寒湿也非暑湿,万不能用辛温药,应"以解毒为第一义",故处以姚训恭创制之连莒解毒汤合蚕矢汤,药后果然见大效,因而治愈了很多因误服热药而至危重的患者。由是声名鹊起,求诊者日众。

刘树农初出茅庐,便在这类严重危害人民生命健康的流行病防治中脱颖而出,建功立业(当时有人称他为"刘半仙"),这在当地也算得上颇具传奇色彩。而联系近几年因 SARS 及禽流感而困扰人类社会,从刘树农的经历可以看出中国传统的中医药在防治急性传染病、流行病方面确实是有着丰富可贵的经验可供挖掘。

二、四十而不惑

1935 年刘树农 40 岁刚过,其时在淮安诊务日忙。有一次,他发现在候诊者中有一人连着几日前来却不看病,只在来诊的患者中间静坐着或打听些什么,或静观刘树农诊病。刘树农心中颇为纳闷。几日后,乡绅章鉴虞先生请赴晚宴,方知此人名顾伯叙,因受时任国民政府训练总监唐生智上将之托想找一位能治疑难杂症的医生,在此地已实地考察了两三家诊所,觉得刘树农先生就是他要找的大夫。原来唐生智将军患休息痢每月发一次,吃点西药,五六日见好,隔月再发,如此已 2 年多。近一年又病头晕,不能站起,起立即觉天旋地转,时吐涎水,且旋吐旋生,食少神疲,懒言。经中西医治疗无效。听人介绍,故专程寻访而来,特邀刘树农医师赴南京为唐将军诊治。于是刘树农到了南京,见唐氏年近五十,脉沉细而缓,舌淡苔灰腻而滑,诊为清阳不足湿痰上干,已成阴乘阳位之局,但屡进苓、姜、术、桂、参、茸之品,仅见小效,因思患者下痢至其年月日而发,当为内有痰饮,且自闻肠间时有辘辘声响,故应予下法和之。张子和有"寒湿痼冷,又泻而出之"之说。东垣治五积属寒者,多用巴豆。乃想到《备急千金要方》的紫圆,是用以治小儿变蒸的,初生小儿满一个月即可服,"虽下不虚人";清代张璐也说"紫圆去病最速而不伤人"。于是照方配制,先服如梧桐子大者 3 粒,得微下。隔一日用 10 粒分 2 次服,遂下水液杂脓血数次,虽出现肢凉自汗等症,但予饮热稀粥后,便不再泻,次日肢凉等症消失,头晕大减,灰腻滑润之苔渐化,口中也不再泛清涎,续以四君子合胃苓汤加减再进脾肾双补之剂,便康复如初,休息痢亦不复发作。刘树农先生为唐生智将军治愈头眩重症及多年痼疾,当时被传为美谈,《大公报》等亦有所报道。后来唐生智将军特邀刘树农为随军医学顾问,举家随之内迁到湖南长沙。从此刘树农一家便离开了老家淮安。1938 年冬又从长沙经越南河内来到上海定居,重新挂牌行医。

这是刘树农不惑之年的一段传奇,其中辨证用药的经验颇为耐人寻味。一些古方,看似冷僻甚至峻烈,辨证应用得当却可取得奇效,中医药确是伟大宝库,还须我等用心努力发掘。

三、白首为郎

刘树农先生的诊疗业绩尽管在淮安地区声誉其隆,但在抗战时期的上海发展却也不易。抗战胜利后,百废待兴,可是当时的国民政府却采取了歧视和限制中医的政策。特别是 1946 年 2 月,南京政府教育部命令上海市教育局取缔在全国颇具影响的上海中医学院及新中国医学院,1947 年 2 月该二校及中国医学院均被勒令停办,同年四川省教育厅取缔武胜县私立建民中医专科学校,广东省教育厅取缔广东光汉中医专科学校,南京政府卫生署命令各地卫生局,规定中医不得再称医师,并严禁中医使用新药。在这样的情势下,中医药的前途令人感到渺茫,以致许多名中医都不敢让自己的子女继承祖业。刘树农的几个子女也都没能真正继承祖传家业,有的虽然跟着学了些,刘树农却告诫他们不要轻易给人处方看病。这就是中华人民共和国成立前夕中国中医药业的状况。

中华人民共和国成立后,中国共产党和人民政府重视发展中医药,批判了歧视中医的错误倾向,特别是 1956 年全国创建了四所公立的中医药高等学府——北京、上海、广州、成都各建一所中医学院,各地筹办了中医医院、中医门诊部、中医研究所(馆),中医药复苏了。那一年刘树农已 62 岁,可就在他到了退休年龄的时候,却竟然成为一名正式的公职人员并上岗了——他接到上海中医学院(上海中医药大学前身)的聘任,成为新建的上海中医学院的院务委员及金匮教研组的主任。对此刘树农感触之深自不待言,他深情地写道:"枯木之逢春,桑榆非晚。""庆晚年之幸福,白首为郎。"白首为郎,这是在党的中医政策光辉照耀下,刘树农的又一个传奇。从此刘树农的人生展开了崭新的一页。在这座中医药高等学府里,他不仅有机会博览群书,进一步有系统地研究中医学理论,特别是通过《自然辩证法》《矛盾论》等哲学著作的学习,使他豁然开朗,使扎实的中医基础理论得到了升华,他应用辩证唯物主义观点重新审视古奥的中医著作,他认识到《内经》最可贵之处是贯穿了辩证法的两点论,他提出"阴阳"学说是中医基础理论的核心。指出中医学的三大规律,即:阴平阳秘——人体生理活动的规律;邪正斗争——人体病理变化的规律;辨证论治——中医临床学的规律。治疗学方面则突出了一个"通"字,还专门论述了"用通的观点探讨活血化瘀法原理",探讨了老年病的虚实问题等。1978 年刘树农先生晋升为我国首批中医学教授,并在他 86 岁高龄时开始培养研究生,现在他的三名研究生,一名任上海中医药大学副校长,一名先后任上海中医药大学研究生院主任、上海中医药大学附属曙光医院党委书记,还有一名则远渡重洋在美国开设了两个诊所,传播中医药,用中医药为中美两国人民服务。

四、耄耋凤愿

"枯木逢春竞发芽,枝头又见绽新葩,问渠哪得艳如许,赖有东风为笼纱。"刘树农的这首诗写出了他进入上海中医学院后在学术上、在中医学教学研究中重新焕发青春,生机盎然的精神状态和取得的累累硕果。

1985 年 1 月,上海中医学院党委为刘树农先生举办 90 华诞庆宴不久,刘树农终于完成了晚年的一个凤愿——《刘树农医论选》脱稿了。原先他见有些医家,常常人云亦云,或抄袭(甚或剽窃)他人思想和成果,使他一度愤然,再想起明代学者顾亭林的一席话"凡著书立说,必为前人所未言,而为后人所必需者",故曾想宁可把时间花在为人治病上,也不要写什么东西。而十年浩劫使中国的经济濒于崩溃,文化医药人才也都遭受了巨大的劫难,中医药更是面临被边缘化、异化的严重危机,这种局面使每一个热爱中医学的教学研究和临床工作者感到莫大的忧虑和巨大的压力。正是这种危机感,内心的压力和紧迫感,加上随着年龄的老去,使刘树农下决心把自己一生的临床经验、心得体会,特别是近30年来对中医学的深刻认识和思考记录下来,供人们借鉴,"与其带走,不如留下",刘树农这句话充分体现了这位可敬的老教授的人生哲学和对中医事业的强烈责任感。

经过刘树农教授亲自筛选、反复推敲,一丝不苟、句酌字斟完成的22.4万字的《刘树农医论选》最后由上海科学技术出版社于1987年2月正式出版发行。书中除了他的成才之路、临床经验和教训之外,特别是记录了他进入上海中医学院后,通过系统备课研究、运用自然辩证法等哲学观点对中医学中的核心理论、历代中医文献中的精华和糟粕、发明与谬误提出个人的见解或质疑,发人深省,从中也可以看出这位耄耋之年的老中医的世界观已步由朴素的辩证法思想上升到科学的辩证唯物主义世界观了。

一个历经清末、民国、中华人民共和国三个时代的老中医,自幼接受的是封建的私塾教育,却能随着时代进步,成为一个能比较自觉地应用唯物辩证法指导研究中医理论的医学教授。从旧社会的一个开业医生(虽曾有所作为,最终却不得不为全家温饱而操劳)成为一个自觉把毕生精力和经验贡献给中医事业,决心为共产主义奋斗终生的先锋队一员——1985年3月,刘树农先生以91岁高龄,光荣地加入了中国共产党,实现他在耄耋之年的又一个夙愿。

这位1956年就加入中国民主同盟的爱国知识分子,虽经历十年浩劫的风风雨雨,没有动摇他对中国共产党的坚定信念。所遗憾的是他的另一个夙愿——刚刚写完"序"和"叙例"的《内经精华注释》却未能完成。1985年中秋,刘树农先生终因年老体弱,不胜脑力透支,抱憾离开了人世。想起他对《内经》阴阳消长、邪正斗争、虚实辨证等的精辟论述,想起他在那本翻烂了的《灵枢经》中密密麻麻的圈点和眉批,想起他对《内经》和《难经》的不同评价,我们真切地感到惋惜……

(郭天玲.原文载于《杏苑光华——上海中医药大学建校50周年纪念文集》)

忆刘树农老师二三事

我的老师刘树农教授离开我们已经2年了。他那慈祥的容貌,特别是闪烁着智慧、坚毅之光的双目,却时时在我的脑海里显现。

刘老师一生刻苦学习,勤于思考,不仅善于治疗各种疑难杂症,学术思想上也独具特色,更难能可贵的是,老先生虽然经历三个朝代(清代、民国、中华人民共和国),届90高龄,却仍能随着时代的脚步,不断前进,就在他逝世前半年,光荣地成为中国共产党党员。

有这样几件事使我们深深感动。

"文革"时期,刘老师与许多知识分子一样,被扣上了莫须有的罪名,工资扣发,只给一点生活费。70多岁的老人还要边劳动,边下农村看病……后来落实政策时,一下子给他补发了4 000多元工资,刘老师却全部上缴国家,直到领导再三向他说明政策,国家不能接受时,他才领回了这笔钱款。

党的十一届三中全会后,知识分子的地位和待遇有了改善,但工资的调整主要体现在中青年知识分子,老教授的变化不大。相反,随着物价的调整,老教授的生活水平相应地略有下降。但刘老师从无怨言。有一次调整工资级差,刘老师每月可增加十多元,老人家感激地说:"我的工资已比中青年高了,领导上还想到我……"老师的小儿子在中华人民共和国成立前旅居美国,中美恢复邦交后三次回国探亲,每次都询问其父是否要彩色电视机等家用电器设备。刘老总是说什么都不要,钱也不要寄来。很多人不理解,包括家里的人也有些埋怨情绪。刘老师教育家人说:他们在国外生活也不容易,也是劳动所得,还要养活一家人……直到1985年秋天临终,社会上彩电已不少见,像刘老师这样一个高级知识分子的家庭,儿子又在美国,家中却仍然只有一台黑白电视机。

1984年,刘老师已九十高龄,脑子仍十分清楚,甚至比我们年纪轻的还好,不仅反应敏捷,分析理解能力强,而且记忆力也很好。老师常说:"生命在于运动,用脑也是一种运动,脑子不用就会迟钝。"但老师的体力毕竟随着年龄的增加而明显下降了,抵抗力减退,容易染上感冒。为此,他尽量避免不必要的交际和外出,在家从事著书写作,带教研究生。这一年单位里有认购国库券的任务,大家没有惊动他,事后刘老师知道此事十分着急,嘱咐我们下次一定不要忘了告诉他。第二年,新的国库券认购任务下来了,刘老师得知后,立即认购了双份的国库券。我们明白,老师这是在弥补上年的漏购。"天下兴亡,匹夫有责",凡是能为国家出力之处,刘树农总是尽力而为、欣然以赴,体现了一个老知识分子对党、对社会主义无限热爱的深情。

(郭天玲)

刘老——我的习医之师、为人之师

我作为刘老的一名开门研究生,曾就读于他膝下三载。他那诲人不倦的育人之道,永不满足的治学态度,博大精深的学识和严谨的学风,永远铭记我心中,激励我前进。在我入学之时,他老人家已八十有六。入学后的第一次见面竟是在中山医院的病榻前。但他却不顾病后体弱,为我安排学习计划。经年累月授我读书体会和临证经验,并坚持亲自门诊带教。他对我的要求极为严格,定期指定书目或命题,要我写心得体会,而且定要有自己的见解,不能人云亦云。他总是认真批改,一丝不苟。

他经常以先贤顾亭林之言"凡著书立说,必为前人所未言,而为后人之所必需"为座右铭,在许多方面均有自己独特而精辟的见解。如阴阳学说的理论与临床、邪正相争的病因病理学、"气为血帅"说质疑、用通的观点探讨活血化瘀法的原理等等。他思想新颖,思路活跃,八十多岁高龄仍在努力钻研恩格斯的自然辩证法。明确指出:"我们祖先留下来的宝贵医学,是研究和解决医学领域特殊矛盾运动的学问。要学好这一宝贵医学,就要学习辩证法。"极力主张应用现代科学知识研究中医。他曾在体会中这样写道:"在临床带教中,感到单靠中医的辨证,显得十分不够,是毋庸讳言的。"他要求我不但要多读中医古籍,还必须掌握一定的现代科学知识,同时要学好外语,以便更好地借鉴国外先进的科学技术来研究中医,发展中医。

他老人家实事求是的学风为我作出了表率。曾应《名老中医之路》编者的邀请,提写了《弥甘蔗境忆从前》一文,文中就单列了"失败与成功"专题。平时也同样,既给我传授经验,也讲述临证教训。这当然与他老人家为人正直的生活态度是密不可分的。

"经师易遇,人师难遭",而我却此生有幸,遇到这样兼此二者于一身的良师——刘树农教授。刘老——我的经师,我的人师,我永远永远地怀念您。

(刘 平)

师恩常忆　师德牢记
——深切缅怀导师刘树农教授

我的导师刘树农教授,出生于江苏淮安县六世中医世家。从小得私塾、家传,并从师名医,自26岁开始继承祖业,专长内科,以善治疑难杂症饮誉乡里。42岁时,应唐生智将军邀请赴南京,治愈其多年顽疾,声誉益隆。44岁后迁居上海行医。1956年,应聘进入上海中医学院任教,历任金匮、内科、各家学说教研组主任和中医文献研究室主任、上海中医研究所顾问、学院专家委员会委员等职。

从1976年10月至1985年9月刘老逝世,我一直跟随他学习、实践。在这整整十年中,我得到太多了!不仅是接受了他的学术思想,也不仅学到了一些治病救人的本领,更多的是经常受到他为人处世高尚品格的熏陶和感染。惟其得到的教益多,内心的尊敬和怀念弥久益增,从而产生了一种强烈的愿望,要把我所知道的刘老写下来,让更多的人了解他,学习他。

一、"义不容辞"　语暖心扉

我是 1975 年毕业于上海中医学院,毕业后留校任教。学校为了"抢救"著名老中医的临床经验,安排一部分青年教师与名老中医建立师徒关系,我被分配跟随刘老。作为一个无名小辈,与刘老素不相识,加之年龄悬殊,因此我心里忐忑不安,深怕刘老不愿收我这个小徒弟。没想到在第一次师生见面会上,其他老师还在谦让、客气之时,刘老却爽朗地操着苏北口音说道:"义不容辞!"这铮铮有力的四个字,当时给我以多大的鼓舞啊! 1984 年,我考取了硕士研究生,继续跟随刘老从事临床及理论的学习与研究。在这难忘的十年中,刘老为提携后辈,确实做到了呕心沥血。多年来,他拖着多病的身躯,为我们逐条讲解《内经》《景岳全书》《温病条辨》……带领我一步步地向前走去。

在学习过程中,对我写的每一篇体会,他都密密麻麻地提出许多修改意见,字里行间,洋溢着一个名老中医对继承和发扬祖国中医事业及培养后辈的一片真挚感情。至今,我仍珍藏着那一份份手稿,刘老那工整秀丽的小楷就像一排排士兵,默默地注视着我,督促我不断努力,不能有丝毫懈怠。在我前进的道路上,每取得一点微小的进步,刘老都感到由衷的高兴。我在北京学习期间,写信给刘老汇报学习体会,刘老于百忙中一次次回信。他写道:"你对李东垣学说的分析是正确的,至堪钦佩";又写道:"你年纪还轻,有这样的钻研精神,将来的造就未可限量。后辈胜过前辈,这也是一定的发展规律""士别三日,便当刮目相看,明年返沪,定有以教我……"一位八九十岁、德高望重的著名学者,对一个初出茅庐的年轻人,是如此关心、鼓励,又寄予如此厚望,正说明了刘老宽广的胸怀、崇高的师德及其对继承和发展中医学术的惓惓之忧。这些,将永远铭记在我的心中。

二、恫瘝在抱　医德高尚

十年中,我一直跟随刘老临床门诊,时时感受到他对患者的火热心肠。平时,不论在诊室还是家中,不管是白天还是黑夜,凡求治者他都热情接待。家乡淮安的人来了,除了看病,还要解决住宿问题,虽说困难不少,但他总是尽力帮助。我常常被刘老恫瘝在抱的精神所感动。记得有一次,他前一天诊治了一个心脏病患者,第二天自己发热病倒了,我们几个学生到病榻前探望,一见面他就急急地说:"那个病人的方子里,我想还是加些附子。"并要我们马上将新处方送去。面对这位只顾他人不顾自己的可敬可爱的老医生,我们常常为他这种真挚的恫瘝在抱的精神所感动!

刘老以他那精湛的医术,救人无数,患者们尊敬他,将他当作自己的亲人。他的家里,常常有一些非亲非故的人去看望他,他们是被刘老已经治愈的老病号,不求医,不索药,只是去探望探望,表达一个曾经是病者对着妙手回春的医生的心意。刘老就是这样一年复一年,赢得越来越多的人们的爱戴。刘老的患者遍布全国各地,他精湛的医术救人无数,高尚的医德有口皆碑,许多被治愈的患者将他当作自己的亲人。作为一名医师,有什么比获得病家衷心的爱戴和尊敬更令人神往的呢!

三、崇尚真理　光明磊落

作为一个正直的知识分子,刘老一生襟怀坦白,追求真理。

1936 年,刘老曾为国民党高级将领唐生智将军治愈顽疾,被奉为座上客,并充任唐的私人医生,深得唐的信任,在抗战初期,随唐往来于长沙、武汉、昆明等地。在国民党当政的年代,凭这就可以作为升官发财的阶梯。但刘老只求凭借精湛的医术为平民百姓服务,后来终于借口老伴有病返沪,与先期由湘抵沪的老伴、子女团聚,并于次年(1939)在上海开业行医,心甘情愿地过清贫的生活。他平生痛恨逢迎拍马,从不趋炎附势。中华人民共和国成立后,经他手治愈的各级领导干部也很多,他从不因此向他们提出任何个人要求。

在学术上,他的文章和观点往往不同凡响,也因此遭到不少反对意见,但刘老真诚欢迎学术上的争鸣,对于他人撰写的学术论文,只要有观点、有见解,他从不摆名医架子,总是认真拜读,遇有不同认识,他都心平气和地提出商榷意见,这在他的《论文选》中俯拾即是,年轻人因此都喜欢上他那儿去高谈阔论,毫无拘束。刘老逝世后,在整理他的遗物时,发现一篇关于中医与现代控制论、系统论的文章,仔细一看,原来是刘老从杂志上看到这篇文章,甚感喜爱,于是逐字逐句抄了下来。九十高龄的刘老竟一笔不苟地抄下新人之作,其爱才若渴之心跃然纸上,令观者无不动容。

他从不自满,总是不断进取,提携后学。在《弥甘蔗境忆从前》一文中,刘老对自己的临床实践和成才道路进行了回顾,其中特别总结了失败病例的教训,将"败走麦城"的经历公之于众。这种勇气,这种胆识,在当今学术界急功近利、浮躁学风有所抬头,弄虚作假时有所闻的情形下,尤显难能可贵,值得后学认真学习。

四、翠柏晚节　红心尤炽

刘老的晚年是幸福的,尤其是他 90 岁时,由上海中医学院党委主持,为他举行了盛大的祝寿会,卫生部还特意为他拍摄了录像。在那些日子里,刘老整天乐呵呵的,惟有两件事始终萦绕心怀:一是他渴望加入中国共产党,感到只有这样才能表达对党的信赖和忠诚,他工工整整地写下了入党申请书,恳请党理解他这个耄耋之年老者的多年宿愿。党组织终于接受了他的申请,接受了一个半辈子在旧社会颠沛流离、在十年动乱中饱经磨难,而崇尚真理之信念毫不动摇的老知识分子的拳拳孺子之忱。这对我们年轻一代又是一次生动的教育。另一件事是随着年老体衰,他益觉"与其带走,不如留下",于是"老牛自知夕阳短,不用扬鞭自奋蹄",更加抓紧指导学生和著书立说。为了多留下一些,他常常昼思夜想,寝食难安;为了早日完成论著,他每日的工作以"字数"计,小病不休息,连看电视、养花这些一般老年人应该享受的乐趣都舍弃了。我曾问刘老:"您对书法、绘画都很有造诣,现在怎么不搞了呢? 是不喜欢了吗?"刘老叹口气说:"不是不喜欢了,实在是没有空啊!"记得刘老逝世的前一天,还关心着我的研究生课题,叫我从书橱里取出《医学衷中参西录》,找到有关章节为我解难释疑……笔走至此,禁不住潸然泪下! 平日里,每当捧起刘老毕生心血的结晶——20余万字的《刘树农医论选》,总觉得他老人家还在自己身边……

刘树农老师,一个历经三个时代的老中医,自幼接受的是封建的私塾教育,却能随着时代的潮流进步,成为一个能自觉地应用唯物辩证法指导研究中医理论的医学教授;从旧社会为全家温饱而奔波的一个私人开业医生,成为把毕生精力贡献给中医事业,为共产主义奋斗终生的光荣的中国共产党党员。他的一生,留给我们很多启迪、很多思考。

(朱抗美)

怀念老师刘树农

20世纪60年代初,我师从沪上名医丁筱兰先生。先生曾得淮安世医刘氏之薪传。每当诊余之暇,丁师喜与我们论医理、谈艺事,言谈间常为我们讲述一些淮安世医刘氏在乡里行医的轶闻,还言及刘氏之后在沪上享有医名者,有刘树农先生,并推重树农先生的人品、学问。尔后,我在中医杂志上读到刘老的《刘河间学说管窥》一文,深为其透彻的论理、独到之见解所折服。十余年后,经蒋见复医师介绍,得识先生,并有幸忝列先生绛帐,遂有机会聆听先生之教诲,耳提面命,受益殊多。

先生以博闻强记、才思敏捷为医界同道交口称颂。早在1956年上海中医学院成立时,先生即被程门雪院长聘入教席。程老对树农先生的学说甚为钦佩,称先生为"活字典",此语随之不胫而走,传为美谈。先生不仅对中医经典著作心领神会,熟记于心,且对各家著作广为披览,过目不忘。凡亲炙过先生教诲的同道、学生,无不叹服先生的渊博知识和惊人记忆。记得我在撰写《海藏老人阴证说刍议》一稿时,为充实文章内容,拟补充一例近人阴证失治案而请教于先生,先生略一思索,随即嘱我去翻阅祝味菊的《伤寒质难》。果然,书中记载王姓女患者患阴证失治一案,正是我所需要的。由此,可见先生博学之一斑。

先生自幼受私塾教育,大半生在旧社会度过,但在先生身上却很少有旧时代的痕迹,其思从时代、进取不辍的精神尤令人钦叹。随师多年,我常看到在其案头书籍中,除了前人的医学著作外,更多的是近人的医学著作、现代的医学杂志以及哲学著作等。先生尤笃信哲学对医学的重要作用,因此,他不仅对中国古代的哲学素有研究,而且认真学习唯物辩证法。记得艾思奇《辩证唯物主义讲课提纲》一书,即是他经常翻阅的哲学著作之一。先生一生最推崇《内经》《伤寒论》《金匮要略》等经典著作,但他又反对不加选择全盘接受。1982年先生以辩证唯物主义的观点撰写了《浅谈中医学的三大规律》一文,在广州召开的全国医学辩证法会议上宣读,引起中医界有识之士的高度重视。事隔一年,先生还多次说:"我现在回想此文的某些观点尚有欠妥处,还需作适当的修改。"事实上,此文对中医学的基本规律作了高度的概括,也可以认为,此文集中反映了先生毕生学习中医学的体会,是弥足珍贵的。先生年届九十高龄之际,又不辞辛劳欲集毕生之所学,编写《内经精华注释》一书。以唯物主义辩证法的观点为指导,去芜取精,阐述《内经》关于生理、病理、辨证论治、预防等方面的论点。1985年2月《内经精华注释》中的"序"和"叙例"脱稿,并交由科技中心译成外文,紧接着开始注释工作,并已写下三万多字的手稿,惜因病体不支而辍笔,不久即谢世。这一著作未能完成,无疑对中医事业是一个不可弥补的损失。但先生进取不舍的治学态度,是留给我们极为宝贵的精神财富。

1978年先生应上海中山医院院长、心血管研究所所长裘麟的聘请,和该所西医同道一起开展中医中药对陈旧性心肌梗死的临床研究。时先生年事已高,但每周坚持赴研究所工作,从不懈怠。每次我随师学习,笔录方案,观先生察脉按诊,必凝神聚思,一案一方,绝不马虎草率从事。某些已被确诊的难治之症,先生也欣然接受为患者治疗,从不计较个人声誉之得失,唯患者健康为务。记得在重病房中有一位来自农村的姑娘,因心律过缓迭经多方治疗而无效,唯有装心脏起搏器一法。手术前一日,先生巡诊至此病室,该所医生向先生叙述了姑娘的病情,请教先生有无良法。先生听后,沉思良久,毅然接受为患者治疗的建议。

事后当我们问及先生对该患者的治疗有否把握时,先生坦率地对我们说:"很难说有多少把握,但我深感这位患者还很年轻,一旦装上起搏器其后果堪虞。不管成功失败,可以总结经验,有利今后。"患者经先生仔细诊断处方用药,数周后病情获得改善,且免除了安装起搏器。一次,先生患病卧床,我去探望他。此时来了一位先生的同乡,想请先生诊治。但看到先生正在患病,且嗓音嘶哑,踌躇再三,不敢启齿而打算离去时,先生已觉察到来人的心意,以低沉的声音询问了他的病情,并在床第为他察舌切脉,口授方药命我笔录,使这位病家感动不已。数十年来先生以精湛的医术、高尚的医德,赢得了同道的钦佩,病家的信赖。

先生对于求进好学的青年人,总是循循善诱,嘉奖提携。1984年先生为淮安关天培祠堂作了《牧童牛背吹横笛》一画,并加了跋语,嘱我代为书写。我自知于书法只是喜爱,难登大雅。然而先生信任我,并要我也署上名字,我深信这是先生对后辈的勉励和提携。我初识先生时,先生正在家中为青年教师讲解《景岳全书》《温病条辨》等医籍,时先生已年逾八秩,理应颐养天年,但仍担负起培养下一代的重任。每次上课,先生接连几小时为大家讲授,遇有重要处,必反复提其要;疑难处,则解疑析难,务使深入浅出,晓畅易懂。然而对后学则平等相待,不倚老卖老,鼓励大家对所讲内容提出不同观点。因此,讲课有时却变成了讨论会,气氛活跃,使在座诸生如沐春风。

往事虽属一鳞半爪,但从中可以看到先生致力于中医事业的苦心孤诣和培养后进的一片热忱。先生离开我们已2年多了,但先生的音容笑貌,宛在眼前,尤其先生平淡、谦和的长者风范令我们缅怀不已。

（俞尔科）

医德高尚　光彩照人
——缅怀先师刘树农教授

敬爱的导师刘树农教授虽然离开我们已2周年了,但他高风亮节,却使人铭记在心。凡与他接触过的人,无不交口赞叹他的高尚医德。

记得刘老88岁那年,身体欠佳,常卧病榻。为了带教我们学生,不辞辛苦,每周坚持门诊。由于刘老德高望重,求诊者络绎不绝。为顾及先生身体状况,减轻其负担,我们规定先生门诊时间不超过2小时。谁知时限已过,求诊者仍依依不肯离去,先生亦不以此限制为然,说我们是一厢情愿。每次门诊,非诊完最后一位患者不离开门诊室。常常连续三四小时。超越下班吃饭时间也在所不计。我们劝他按时休息,保重身体,他却一笑置之,深情地说:"病人求治心切,我们心中要有病人。"先生的心如白玉无瑕,时时想着别人,惟独没有自己。

慕名求诊者中,既有高干,也有平民,既有知识分子,也有普通劳动者。不论是谁,先生总是热情接待,一视同仁,概无亲疏远近之分,尊卑贵贱之别,全心全意为就诊者服务。先生对患者极端热忱、对工作极端负责的态度,给我们留下了极其深刻的印象。许多人都说,先生不仅医术高超,而且亲切和蔼,丝毫没有名医架子,尤为难得。先生逝世之日,不少曾经求诊过的病家专程赶来告别,向这位为人师表的杰出中医学家表示深切的悼念。

唐代大医家孙思邈极力提倡医德,他曾说过:"凡大医治病,必当安神定志,无欲无求,先发大慈恻隐之心,誓愿普救含灵之苦。若有疾厄来求救者,不得问其贵贱贫寒、长幼妍蚩、怨亲善友、华夷愚智,普同一等。"刘老不愧为我们这个时代的孙思邈,不愧为这个时代中医界的佼佼者。观当今医界,有的人不是满腔热忱而是冷冷冰冰对待患者,不是认认真真而是马马虎虎对待工作,甚至利用手中医术,媚上欺下,不择手段追逐私利,和刘老的崇高形象相比,无异于泰山脚下的小土丘。

让我们大力提倡高尚医德,学习并发扬刘老的医德医风,这是纪念刘老的最好方式。

安息吧,敬爱的导师刘树农先生!

(邵启惠)

著名中医专家

——刘树农教授

刘树农教授,江苏淮安人,生于 1895 年 12 月 5 日,卒于 1985 年 9 月 20 日。享年 91 岁(虚龄)。曾任上海中医学院专家委员会委员、上海中医研究所顾问。他是我国近代著名中医学家,也是苏北地区"山阳医学"流派的一位著名代表人物。

一、家世生平

刘树农先生出生于淮安一个六世祖传中医之家,先辈擅长内科,尤精儿科。曾祖被病者誉为"活痘神"。祖父刘紫楼,曾治愈漕运总督管某晚年独生子的天花重症,受到管总督的推崇,并资助其扩建住宅,因而名扬两淮。父刘文甫以家计弃学从商。先生为其次子,兄刘干青、弟叔丹均从事商业。

先生自幼天资聪慧,智力过人。8 岁在家延师课读,13 岁又拜淮安晚清廪生卢竹居老先生为师。卢先生学识渊博,亦颇知医,对《内经》等经典著作,有一定的研究。因此在教《四书》《五经》的同时,还兼讲《素灵类纂约注》《伤寒论》《金匮要略》《温病条辨》和《本草从新》《汤头歌诀》等医书,既讲医理,又讲文理。先生过目不忘,口诵心维,为后来学医打下了坚实基础。

先生 17 岁离开私塾后,即拜堂伯父小儿科刘小泉和淮安名医擅长内科的应金台为师,在两处诊所,轮流进行临床实习,抄方按脉,勤恳好学,医学知识不断提高,终于得其家传师授之奥秘。

1920 年先生在淮安水洞巷开设中医内科诊所,但不挂牌。4 年后,诊所迁淮安府市口,先后受聘为淮安江北慈幼院、淮安育婴堂及治淮工程等单位义务医师,经常去工地巡回医疗。继又被推选为淮安县中医公会理事。在此期间,曾多次应知名人士邀请赴淮阴、扬州等地出诊。

1936 年 5 月,刘树农经人介绍到南京为国民政府训练总监唐生智将军治愈头晕病。唐大喜过望,奉为上宾。从此刘树农经常来往南京、上海,为唐本人及其家属亲友诊病,兼顾淮安业务,声誉益隆。1938 年南京沦陷,苏北也岌岌可危。是年春,唐生智电邀先生举家迁湖南长沙。先生遂随唐往来于长沙、东安、零陵、武汉及昆明等地。是年秋,闻上海租界尚称安定,先生乃决定由其夫人先率子女赴沪定居。越二月,以夫人生病为借口,返抵上海。1939 年在上海胶州路寓所挂牌行医。

1951 年,先生受聘为上海公私合营银行总管理处和一工厂医药顾问。1952 年,先生担任上海市卫生工作者协会静安分会副秘书,同时参加上海市中医学习西医进修班。1954 年,先生受上海市中医学会委托评审中医研究血吸虫病的著作稿件。

1955 年,先生受著名中医程门雪先生(后为上海中医学院院长)委托,整理历代医籍中有关沙虱致病理论和治疗文献资料,撰写中医中药治疗血吸虫病论文。

1956 年,上海中医学院成立,先生应聘任教,并担任院务委员、金匮教研组主任,负责编写和讲授第一届"西学中"研究班《金匮要略》《内经》病机十九条部分教材。同年参加中国民主同盟。1957 年任内科教研组主任,负责编写和讲授《内科学》教材。1961 年任"各家学说"教研组主任,负责编写和讲授本科《各家学说》教材。1963 年任中医文献资料研究室主任,负责整理研究中医文献资料。同年在上海九华医院门诊,指导 64 届本科毕业班临床实习。

1966 年"文革"开始,先生受到冲击,但仍不时为患者服务。1970 年被指派到上海杨浦区隆昌路某印刷厂门诊。1971 年参加中医基础理论教研组工作,负责编写和讲授第四届"西学中"研究班《内科学》和《各家学说》部分教材。1973 年负责编写讲授第五辑"西学中"研究班《各家学说》教材,还定期到吴泾化工厂门诊,分别应空四军医院、海军 411 医院的邀请作临床经验交流和学术报告。1974 年担任"西学中"中医"内科学"编写组顾问,参加《内科学》教材的讨论,并负责部分教材的编写工作。1975 年起,连续 3 年担任青老结合临床指导老师,在龙华医院门诊,并为随诊教师讲课。

1978 年,先生光荣地被授予教授职称,担任上海中医研究所顾问,参加上海市心血管研究所中医中药治疗心血管病的临床研究,指导完成陈旧性心肌梗死 100 例中医辨证,并参加全国第一届心血管疾病学术会议。同年还分别参加上海市卫生局、上海第一医学院、上海第二医学院和中国人民解放军第二军医大学科技鉴定。还被上海市卫生局聘请为中医进修班考试委员会委员,1979 年任上海中医学院学术委员会委员和自然辩证法研究会副主任。1980 年开始带第一批中医硕士研究生,担任研究生刘平、邵启惠的导师,并在上海中医研究所门诊,指导临床实习。1984 年担任上海中医学院专家委员会委员,并担任研究生朱抗美的导师。1985 年光荣地加入中国共产党,于同年 9 月 29 日因病逝世。

先生原配季夫人早于 1932 年病亡;次年与继室张夫人结婚。先后生有子女 8 人,现分居在国内外各地。远在美国定居的儿子刘秉沅,近十年来曾 3 次回国探亲,热心为国内同行讲学,为祖国四化建设作出贡献;在国内的子女都能做好各自的本职工作,其中已有三人参加了中国共产党。

二、精湛医术

刘树农教授继承祖业,师承名医,医术超群,经验丰富,专长内科,善治疑难杂症,悬壶70余年,活人无算。

1921年秋,淮安曾出现一种发热、有汗、咳嗽、鼻血等症状的流行病,一时蔓延城乡。当时医生多从新感引发伏暑论治,但均未能奏效。先生认为是"山阳医派"宗师吴鞠通的《温病条辨·上焦篇》所说的"秋燥"病,遇到这种患者就分别以吴鞠通的"桑杏汤"或"沙参麦冬汤"等方加减,辄应手取效。1936年唐生智将军患头晕,起立则天旋地转,时吐清水,旋吐旋生,食少神疲,静卧懒言,已历半年,迭经中外名医治疗无效。先生详细查询病史,四诊合参,运用《备急千金要方》中"紫圆"方治疗,仅服用二日,头晕即大减,食纳亦增,精神渐爽,续进调补脾肾两阳之剂,康复如初;原患有休息痢病亦不复发。年逾八十以他疾终(注:此病案载《刘树农医论选》268页)。1971年一位新疆某公社干部,患失音5年,全国许多名医医治无效,后来专程到上海请先生诊治。先生根据五官科检查得出声带"充血、水肿"的诊断,用了"通窍活血汤"合"真人活命饮"加减,药仅数剂即得音开而逐渐响亮如初。同年在上海奉贤仅用2副中药就治愈一位老大娘大叶性肺炎,赢得西医人士认为"几味中草药竟收如此速效,值得深入研究"的赞叹。又如鞍钢烧结总厂一人高空作业摔伤,瘫痪17年,用两根拐杖还要靠别人扶持才能勉强行走几步,伴有小便失禁等症状。来沪治疗近两年不见起色。嗣延先生治疗,服药数剂后就能自己用一根拐杖在马路上独立行走,其他症状消失。该厂工人、干部一致认为是奇迹。

先生善于"四诊":望闻问切,从无半点敷衍搪塞,故诊断准确。有一位从新疆回沪探亲的人,因胸闷到先生处诊治,先生通过切脉感到病情危重,险象四伏,就介绍他去中山医院急诊室留观。起初急诊室不肯收留,因为患者是自己好端端地走着去的,他们又看不出危险征兆,直到出示介绍信,他们出于对先生的尊重,才收下了患者。果然,半夜里患者突然发作心力衰竭,由于抢救及时,幸而转危为安。如果说是多亏急诊室的及时抢救,那么首先得感谢先生的诊断高明。还有一次,有位女性病者由一位女青年陪同到先生家请诊,先生通过望气色、辨阴阳,诊知患者并无危险,倒是那位女青年却隐伏重症。这位女青年尔后特去医院检查,果然患了肺癌。如此高明的诊断技术,真令人惊叹、神往。

三、高尚医德

先生早年在家乡淮安行医,不挂牌、不挂号,诊金随意,贫苦患者免收,遇到危急病,经常半夜出诊。特别是担任淮安江北慈幼院(院址即现在淮阴师范学院第一附属小学南大门前半部)和淮安育婴堂(堂址在红板桥西)义务医师多年,挽救了不少孤儿生命,更受到人们的赞扬。1939年先生在上海悬壶,境况大不如前。生活虽很清苦,但对从事摊贩劳力,贫苦病者,仍照常不计诊金。在十年浩劫中,虽然受到冲击,仍不时为求诊者服务,而不取任何报酬。

先生名闻海内外，对求诊者，他总是笑脸迎送，竭诚相待。每当别人陈述意见或病状时，总是频频点头应声，表示他在专心倾听。临床一丝不苟，力求找出症结所在，果断用药，辄应手取效。对咨询函件，一一及时认真答复，不厌其烦。有时据述拟方，医嘱周详；有时引经据典，抒发已见，启迪后学，从不以关系深浅，往来疏密而有所区别。

先生从事中医临床、教学和研究，近70年，誉满大江南北，但他从不以此炫耀自己，居功自傲，而是时时以"山阳医派"先贤的高尚医德为楷模。生活简朴，态度平易近人。尤其是对患者丝毫不摆名医架子。患者爱戴他，信任他，视他为良师、挚友和亲人。

四、满园桃李

先生26岁开始行医，45岁到上海挂牌，62岁任教上海中医学院。30年来，他以渊博的医学知识和超人的聪明才智，为国家培养了大批中医事业的接班人，他的学生遍布全国各地，真可谓桃李满园。

1980年先生开始培带中医研究生，先后担任研究生刘平、邵启惠、朱抗美等人的导师，为我国培养出第一批中医硕士。其中刘平取得硕士学位后，又继续深造，攻读中医博士学位，现已成为我国第一批三名中医博士中的一名。

先生一生热心提携后学，晚年因年迈多病，但经常想到的是"与其带走，不如留下"。虽届九十高龄，还一日伏案几个小时，把自己一生的经验写下来。他满腔热忱，毫无保留地教育学生，直至逝世前一日，他还在病榻上给研究生排难解疑，真正做到鞠躬尽瘁、死而后已。

五、潜心著述

先生从事中医临床和教学近70年，潜心致力于中医理论研究，在他医学生涯的后期，积几十年实践之经验，又自觉研读了马克思主义哲学著作，促使他对中医学理论的理解更深刻，更透彻，从而又产生自己独到的见解。先后撰写并发表在各种医药杂志报刊上的文章达数十篇。另有一些临床医案也分别收载在上海中医学院《老中医临床经验选编》、上海市卫生局《上海老中医经验选编》和上海中医研究所《科研论文汇编》等。此外，先生还指导学生撰写论文多篇，发表在《中医杂志》《辽宁中医杂志》等刊物上。

先生从1978年开始在学生郭天玲、朱抗美帮助下，着手整理几十年来自己所遇到的疑难特异病例和中医理论研究论文，反复推敲、筛选。1985年初完稿，定名《刘树农医论选》。

全书收辑先生一生主要经验论述文章48篇，共22万字。1987年初由上海科学技术出版社出版。这本书把古老中医理论与唯物辩证法思想、现代科学技术联系在一起，是一部理论联系实践的好书。

先生还计划编写《内经精华注释》一书。他一生最推崇《内经》，很想结合自己的研究心得,对《内经》进行一番索隐探幽,撷精摘粹,有重点地加以注释和阐述。曾有诗云:"有志钻研《灵》与《素》,每思发掘力违心。"先生九十寿辰前夕,上海市科技咨询服务中心来人和先生商谈整理《内经》,要求以唯物辩证法观点为指导,古为今用为原则,去芜取精,阐述《内经》关于生理、病理、辨证论治、预防等方面的论点,让人们清楚地了解经文的真实意义,并将自己的心得见解融注进去作为按语,写出更为接近实际和更为深刻的说明,以贡献于国内外医学界,从而丰富现代世界医学宝库。先生计划用两年左右时间完稿。1985年2月写完《内经精华注释》"序"和"叙例",并交由科技咨询中心译成外文。紧接着开始从事注释,并已写下三万多字手稿,惜因病体不支而辍笔,半年后即逝世,终于未能完稿,诚为我国近代中医史上一大憾事。

六、学术思想

先生出生于淮安,受教于淮安,也继承了淮安"山阳医派"的学术思想。他的伯父刘小泉擅长小儿科,在学术上继承了"山阳医派"宗师吴鞠通对小儿为"稚阴稚阳"之说;老师应金台亦善于内科,精通吴氏学说,对治疗温病研究颇深。因此,先生早年对"秋燥""霍乱"等病,辄应手取效。晚年还撰写了《学习〈温病条辨〉的点滴体会》等文章。

先生医学生涯的后30年,日益臻于化境。他不仅熟读精研许多经典著作,探索诸家学说,而且在全面领会的基础上,推出新意,广征博收,包括现代科学和西医学说,吸取精华,融会贯通,立足于辩证唯物主义,把古老中医理论与唯物辩证法思想,与现代科学联系起来。

先生推崇《内经》,主张以阴阳学说为中医理论体系核心,他曾讲:"一阴一阳之谓道。"这是古代最早的哲学著作《易·系传》对于矛盾事物的最高度的总结。《内经》的阴阳学说即出自《易经》。"阴阳"二字决非唯心之物,世界上的一切事物,都可分为阴阳。人之生命本于阴阳,人生有形不离阴阳。正如没有矛盾便没有世界一样,没有阴阳就没有生命。这些论述都是很可贵的,堪为后人借鉴。

通过长期的理论研究和临床实践,先生深刻体会到:《内经》对健体与病体的认识,前者是通而畅,后者是通而不畅或部分不通。血行是否通畅是健康与否的关键,因为血病是引起多种疾病特别是慢性病的主要根源,主张以通为补。先生晚年一面从事编撰论著,一面以审慎求实的科学态度,潜心研究活血化瘀,取得了可喜的成就。

七、工诗擅画

先生幼年就爱好书画,又受岳父季绍周先生的熏陶,对诗词书画均有相当造诣,尤擅长工笔画牛,牛毛纤细清晰,栩栩如生,识者多以得其作品为荣。20世纪40年代初,先生客居上海,生活极为艰苦,由于性情旷达,处之泰然,照常读书、写字、作画、刻图章借以自娱。1984年先生已届九十高龄,还欣然接受民族英雄关天培后裔关士成先生之请,为淮安关忠节公祠堂作了"牧童牛背吹横笛"一幅画并题了跋,字迹秀丽,画笔精细(原件现由关士成先生保存)。

先生工诗词,附录七绝两首和七律一首于后:

(一)

枯木逢春竞发芽,枝头又见绽新葩。

问渠那得艳如许,赖有东风为笼纱。

(二)

医海浮沉数十年,了无建树已颠颠。

何期今日逢斯盛,愧对群贤自赧然。

(注:这是1982年12月先生参加上海中医学院党委召开的祝贺从事医学教研工作40年以上的同志茶话会上作的)

七律一首

虚度年华滥杏林,欣逢盛世锡良辰。

嘉宾莅止诚殊遇,奖饰联翩愧细民。

有志钻研灵与素,每思发掘力违心。

际兹盛会陈私颂,寿域同登大地春。

(注:这是1984年12月5日上海中医学院集会,祝贺先生九十寿辰时抒怀之作)

八、光辉一生

先生悬壶近70年,为大江南北的病者治愈多种疑难杂症而享有盛名。几十年来,为国家培养了大批中医人材,继承和发扬了祖国的医学遗产。他一贯追求真理,积极上进。

1956年10月加入中国民主同盟,1985年3月加入中国共产党。先生九十诞辰,上海中医学院隆重举行酒会,以示庆祝。院党委书记王立本和中国民主同盟上海市委员会都致了贺词,著名老中医裘沛然、殷品之还撰写诗词祝贺。中央卫生部特摄制录像。尔后中央卫生部著名老中医荟萃摄制组又特地到先生寓所拍摄了《杏林春色》影片。

先生逝世后,上海市有关部门和同人、学生送了很多花圈、挽联和挽诗。

上海中医学院的挽联是:

悬壶七十年,起沉疴,愈顽疾,江淮两岸叹妙手;设帐三十载,承岐黄,继卢扁,零陵齐口赞宗师。

注:上海中医学院院址在上海零陵路。

同乡老友、淮安知名人士田少渔先生(现寓北京)的挽诗是:

(一)

乍惊凶问倍凄然,屈指论交六十年。

夙具仁心能济世,久钦妙手可回天。

雨中翠柏春长在,霜后黄花晚更妍。

犹记南山曾献颂,徊看异地两华颠。

(二)

去年访戴到春申,把臂叮咛情意真。

平日纵谈闲岁月,一朝永诀隔天人。

饭醵长忆周公瑾,执笔深惭范巨卿。

我已满怀营奠感,那堪更哭老乡亲。

先生逝世后,上海中医学院党政领导、专家教授及有关部门负责同志二十六人组成了"刘树农教授治丧委员会"。

1985 年 10 月 10 日,隆重举行刘树农教授遗体告别仪式。上海中医学院名誉院长王玉润教授致悼词,上海市人大常委会副主任舒文同志等有关领导、各界知名人士、本院师生、校友及生前友好 400 余人参加了告别仪式。先生的灵骨于 1986 年 11 月 20 日在他的子女和学生护送下,安放在上海奉贤滨海古园。

作者附注:

本文承刘树农教授哲嗣维松先生提供资料,附此致谢。

(殷大彰整理)

忆刘老树农

刘老离开我们快 3 年了,日子不算很长,但对我来讲好像已是隔了几十个春秋。居在东安三村的时候,我们是三天两天见面,一见面一谈就是一个半天,涉及范围也很广,古今中外、文史医哲,无所不谈。后来刘老搬到华侨新村去了,虽说见面的时候少了,但一个月还得有几次。有时碰到朱抗美、郭天玲等同学时,总要问长问短,不如此心里总觉不安。这又是什么把我们联系在一起呢? 一句话:"志同道合",就是我们紧紧联系在一起的纽带。现在刘老离开我们将近 3 年,假如仍在人间的话,我们又何止几十次的接触。"一日三秋"之思,我在刘老身上体会得最为深刻。

我与刘老的年龄相差小了 20 岁,可说是忘年交。我一向尊刘老为前辈,而刘老在诸多共事者中,对我也一向以礼相待,分外优遇。因此在 20 多年的交往中,丝毫没有什么隔阂,称得上是"莫逆之交"了。

我和刘老共事 20 多年,有两次在教研室共同工作过。他是教研室的主任、副主任。他非常爱才,也非常服从真理,对于那些摆空架子,在学术上没什么造诣的人,是深恶痛绝的。由于他性情耿直，也触怒了个别的人，因此有人暗地里搞些小动作，想把刘老撵出教研室。但由于刘老在学术上有较高的造诣，知识渊博，有人称他为"活字典"，深受同事们的爱戴，这样做自然不得人心，这件事也就不了了之。而刘老本人对这些却毫不在乎，还是我行我素。尤其难能可贵的，他对于年轻后辈，只要学有专长，他都虚心请教，"不耻下问"。对并世学人如陆渊雷、章次公、程门雪诸先生，又复倾心备至，称道不辍。真是一位好学深思，以真理为依归的学者。

当乌云遮天的时候，我们绝大多数的教师都被弄到乡下去劳动。这时刘老已 70 多岁了，也未能幸免。有一次我从东湾回来，在龙华下车的时候，忽然瞥见刘老也从车上另一个门下来，形容憔悴，十分狼狈。我含了眼泪问了一声身体可好，其余的话也不敢多说，恐怕有人监视，便各自分散地走了。否则的话，相别日久，又不知有多少话好谈呢！而我也一定会把他护送到家里。回忆在那段暗无天日的时候，真是人人自危，朝不保夕。

"文革"过后，知识得到了尊重，知识分子的地位也有了很大的提高。因此当刘老九十寿辰的时候，市与我院领导及广大教师为刘老庆贺生日。这在我院还是空前的，而刘老能享此殊荣，这与刘老平时在工作上的贡献、学术上的成就是分不开的。

刘老永远离开我们去了，我们再也看不到刘老了，而他的音容笑貌，勤勤恳恳奖掖后进的情意，却永远回荡在我的脑海之中。

戊辰春分写

（殷品之）

雄才博雅兴华夏
——刘树农三首诗简析

刘树农（1895—1985），著名中医学家。其故里是江苏省淮安县。淮安，古称山阳，素有"人杰地灵"之称，在近代史上这里出了一位著名的民族英雄关天培（1781—1841）。关天培奋勇抗击英国侵略军，为国捐躯，其事迹可歌可泣，其气节彪炳史册，1984 年春，九十高龄的刘树农，应关天培后裔关士诚之请，为淮安关忠节公祠挥毫泼墨，作了一幅国画，并附有跋语，跋中有古风一首：

清廷腐朽受强敌，虎门要塞告危急。

爱国将军胆气豪，誓与炮台共晨夕。

敌强我弱可奈何，吁嗟弹尽援复绝。

将军奋勇身当先,壮烈牺牲洒热血。

不朽英名青史垂,报国精忠贯日月。

而今我党整乾坤,威震满寰国耻雪。

锦绣河山气象新,天上忠魂应安息。

俯瞰农机遍农村,优游牛背吹短笛。

此诗可视为咏史诗,反映了虎门之战惊天动地的一幕,歌颂了关天培大义凛然的民族气节。作者义愤填膺,描绘了鸦片战争中这一悲壮慷慨的场面,字里行间充溢着炽热的爱国主义情感。为什么虎门炮台会陷落? 原因显而易见,是"清廷腐败"所致。作者在这里痛斥了道光帝、琦善等投降派的卖国行径。道光帝、琦善等投降派的奴颜媚骨,与林则徐、关天培、陈化成等的高风亮节,形成了一个鲜明的对照,前者是历史唾弃的千古罪人,后者是流芳百世的中华功臣。关天培"壮烈牺牲洒热血",气贯长虹,光照人间。在诗的第六联,作者笔锋一转,回到了现代,欣喜万分地说:"而今我党整乾坤,威震满寰国耻雪。"这是他的肺腑之言。众所周知,中国逐步变成半殖民地、半封建社会,就是从道光帝当政时开始的,神州大地成了"百年魔怪舞翩跹"的"地狱"。1949 年 10 月,发生了翻天覆地的巨变,以中国共产党为中流砥柱的中国人民,一举推翻了"三座大山",从此中国人民屹立于世界民族之林。泱泱中华,走上了有自己特色的社会主义道路,取得了辉煌的成就。

诗中充分表达了中国人民扬眉吐气的民族自豪感,作者抚今思昔,感慨万分,缅怀包括关天培在内的无数中华英烈,于是告慰他们:"天上忠魂应安息。"此诗的尾联,作者别出心裁,富有田园诗的韵味。乍一看,似乎与全诗的内容不相统一,但细细品味,却又深感作者构思的奇妙和不同凡响的手笔:140 年前的炮火纷飞的镜头,经伟大的中国共产党"整乾坤"后变格成"锦绣河山气象新"的画面,在关天培的家乡同样出现了"优游牛背吹短笛"的太平盛世的景象。笔者体会,"战争、和平、爱国者",是此诗一个严肃的主题。

虚度年华滥杏林,欣逢盛世锡良辰。

嘉宾莅止诚殊遇,奖饰联翩愧细民。

有志钻研灵与素,每思发掘力违心。

际兹胜会陈私颂,寿域同登大地春。

这首七律,是作者 1984 年 12 月 5 日的作品。是日,上海中医学院(即今上海中医药大学)隆重举行祝寿会,热烈祝贺刘树农教授九十寿辰暨行医六十五周年。学校历任党政领导、医林同道和离休干部等多人赠贺诗,送贺画,参加了这次盛会。

一位耄耋之年的长者,思路依然十分清晰,诗兴依然十分浓厚,感情依然十分真挚,令后学十分钦佩敬仰。更难能可贵的是,作者在诗中严格解剖自己,谦称"虚度年华滥杏林",愧称自己为"细民",并且表达了继续探索岐黄奥秘的雄心壮志。又说"有志钻研灵与素,每思发掘力违心",其实,刘树农是公认的《内经》研究名家,成绩斐然,著有《内经精华注释》(可惜没有完稿)。"发掘"两字是有本的,源出毛泽东同志在1958年10月11日所作的一个著名的批示中:"中国医药学是一个伟大的宝库,应当努力发掘,加以提高。"作者虽是九旬老人,但依旧在思考着继承、发扬、振兴中医的伟大事业,热爱中医之情溢于言表。

笔者收集到刘树农亲笔撰写的一篇佚文《刘树农书面发言》,文中保存了他的一首佚诗。这篇佚文和佚诗,在刘树农的人生坐标上占有十分重要的位置,是他爱国思想的一个集中体现。从中可以清楚地看到,刘老爱国,情真意切,一团火热。《刘树农书面发言》的发表背景是:1984年9月27日下午,上海中医学院党委举行庆祝中华人民共和国成立三十五周年党外人士茶话会,海上名家何时希、沈济苍、吴圣农、张伯臾、张羹梅、徐仲才、朱锡祺、闻茂康等31名民主党派人士和无党派人士应邀与会。刘树农也参加了茶话会,作了热情洋溢的书面发言。他动情地说:"在迎接新中国成立三十五周年的前夕,每个中国人民,无不更加激发热爱祖国、热爱共产党、热爱社会主义三热爱的热情。兴奋之余,率成俚句。惜拙笔未能表达内心庆祝之忱耳。"其诗云:

> 建国欣逢卅五年,鼎新革故庆无前。
> 繁荣兴旺人民乐,伟大英明领导贤。
> 逢春枯木新枝发,雨露阳光生意添。
> 老骥犹怀千里志,续探灵素粹华篇。

这首七律,基调高昂,掷地有声。读此诗,不禁想起了伟人邓小平同志《在中华人民共和国成立三十五周年庆祝典礼上的讲话》:"三十五年来,我国不但完全结束了旧时代的黑暗历史,建立了社会主义社会,也改变了人类历史的进程。特别是中国共产党第十一届三中全会以来……我国的经济获得了空前的蓬勃发展,其他工作也都得到了公认的成就。今天,全国人民无不感到兴奋和自豪。"这段豪迈的语言,充分表达了全国人民的心声。中国改革开放和现代化建设的总设计师与群众心心相印,《刘树农书面发言》和七律是无数个例证中的一个明证。

刘树农这首七律无题,但实际上题目就在诗中,即首联的第一句"建国欣逢卅五年"。改革开放以来,神州大地春意盎然,生机勃勃,故第二句有"鼎新革故庆无前"之语。颔联盛赞第二代党中央领导集体核心,生动地刻画了十一届三中全会以来祖国的繁荣兴旺景象和人民的欢乐心境。中国人民迎来了教育界、科学界、中医界又一个春天。颈联将此艺术地概括为"逢春枯木新枝发,雨露阳光生意添"。此两句对仗工整,寓意深刻,既特指中医药事业,又泛指各行各业。此诗前三联从大处落笔,意境开阔,尾联则别出话题,强烈地表明了作者的事业心——报国之心迹:"老骥犹怀千里志,续探灵素粹华篇。"前一句用了典故,取自三国魏曹操的《步出夏门行·龟虽寿》。后一句指著《内经精华注释》一事，是年作者欣然应上海市科协科技咨询服务中心之约，整理中医经典《黄帝内经》。此诗透露，作者虽已是九秩耆英，但是他的大展中医宏图的雄风犹存。

（吴佐忻　钱月琴）

"誓与炮台共晨夕"
——刘树农老师诗颂民族英雄关天培

刘树农（1895—1985）老师，故乡江苏淮安，这里也是近代著名的民族英雄关天培（1781—1841）的家乡。1841 年的鸦片战争，虎门炮台受攻陷落，关天培奋勇抗击英国侵略军为国捐躯。英烈事迹，彪炳史册。1984 年春，90 高龄的刘老，应关天培后裔关士诚之请，为淮安关忠节公祠作画题字，中有七言古风一首。1996 年，我校吴佐忻老师于《医古文知识》上作了介绍。

> 清廷腐朽受强敌，虎门要塞告危急。
> 爱国将军胆气豪，誓与炮台共晨夕。
> 敌强我弱可奈何，吁嗟弹尽援复绝。
> 将军奋勇身当先，壮烈牺牲洒热血。
> 不朽英名青史垂，报国精忠贯日月。
> 而今我党整乾坤，威震满寰国耻雪。
> 锦绣河山气象新，天上忠魂应安息。
> 俯瞰农机遍农村，优游牛背吹短笛。

全诗以"敌"字起韵，共押"急、夕、绝、血、月、雪、息、笛"九个入声韵。入声字音在当前普通话中已消失，但仍存在于地方音中，诗中用韵仍守古法。作为七言古风的写作，甚见功力。

（摘自李鼎《杏苑诗葩医林诗词合解》）

怀 念 父 亲

先父刘树农教授(1895—1985)江苏省淮安县人。幼承家学,学验丰富,行医七十载,治病辄奇中,活人无算;执数三十年,红烛照人,桃李遍于国中。历任上海中医学院院务委员,金匮、内科、各家学说教研组主任,中医文献研究室主任,学术委员会委员,自然辩证法研究会副主任,专家委员会委员,上海中医研究所顾问,上海市自然辩证法研究会理事及上海市卫生局中医进修班考试委员会委员等职。

他的一生最动人的:一是博大精深永不满足于已知,不懈地探求,老而弥笃的治学态度;二是德高望重而毫没架子,殚精竭虑地为人治病的医德医风。人们一直对他怀念不已,称颂不衰。

他以辩证唯物主义指导研究中医理论和临床教学工作,把感性认识放到实践中检验,变为理性认识,循环往复,形成了他自己独特的见解。晚年潜心钻研活血化瘀,为扩展中医活血化瘀法在临床上的应用,提高某些慢性病的治愈率作出了有益的贡献。

他既是富有实践经验的临床家,又是懂辩证法的中医理论家,在中医界享有盛誉,著作主要有《刘树农医论选》等。

一、出身于中医世家

吾家祖传中医,至先父已七世。先辈擅长内科,尤精儿科,先高祖被誉为"活痘神"。先曾祖尽得心传,曾治愈漕运总督管某晚年独子的天花险症,总督乃为修葺扩建水洞巷住宅。几间大厅悬满金匾,都是病家酬送诸先辈的。先祖尝言,每逢喜庆大事,常带搭台唱戏,戏是人家送的不花钱,但穷医生家招待不起宾客,只好求于当铺,不止一次前门唱戏,后门送当。

先曾祖紫楼公生有四子,二习医,一习举子业,先祖最幼,以家计急,弃学从商。

先祖父文甫公初娶王太夫人,早逝;续娶支太夫人,又早逝,均无出;三娶陈太夫人,生三子。先伯父幹青公与先叔父叔丹公均从事商业。

陈太夫人逝时,先父年仅6岁,先祖痛于三娶三丧,不再续弦。但忙于经商,家务需人操持,雇老纪公公以解后顾之忧,事无大小都委托给他。老纪公公朴实憨厚,勤劳善良,待先父等如子侄,经常给他们讲故事,教他们种菜种瓜;节日还领他们登镇淮楼、文通塔,游勺湖,逛灯市。老纪公公的爱抚,填补了先父幼年失去母爱的心灵,不仅使他开始接触到大自然的一些知识,开阔了眼界,而且培养了他的淳朴感情。他一直对这第一位启蒙老师怀着感激和眷念之情。

先父 8 岁入塾,从方块字识起,读《千家诗》《唐诗》《左传》《古文观止》等,塾师从不讲解,只要死记硬背,他每读两三遍即能背诵。塾师囿于成规,不多教也不让提早离开书房。枯坐无聊,只好用纸蒙在书本插图上描画。继而临摹《芥子园画传》,腻了又偷偷剪纸,花鸟虫鱼,什么都剪,形态逼真。先祖见他聪慧过人,爱抚之曰:"算命先生曾言,生汝之时,天医星经过吾家上空,汝母信以为真,弥留之际犹谆谆命汝学医。术者之言固不可信,观汝天资不薄,习医当可光大祖业,吾将勉力培育,尔其毋负乃母之望。"13 岁改从塾师卢竹居先生。卢先生系晚清廪生,学识渊博,颇知医,对《内经》等经典著作有一定的研究。在讲授四书、五经的同时,又讲授《素问灵枢类纂约注》《伤寒论》《金匮要略》《温病条辨》《本草从新》《汤头歌诀》等,既讲文理又讲医理,要求熟读深思。先父均能领悟,背诵如流,打下了坚实基础。

先父 17 岁离开私塾,在堂伯祖、小儿科小泉公和大方脉家应金台老夫子两处诊所轮流临床侍诊。应老夫子原受业于小泉公,他只认同门,先父为"师弟",先父一直尊称他"老师"。

先伯父斡青公适患伤寒,某医墨守成规,连用苦寒之剂,腹泻,仍施凉药,卒至不起。先父一痛之下,将案上医书悉掷于地,泣曰:"庸医寡人之妻,孤人之子,独人父母,罪莫大焉。与其学而不精害人误己,不如改行。"考入法政讲习所。痛定思痛,想到古来不少医家或因质弱多病求医难,或因家人婴疾为庸医所误而究心医道,以拯疾扶弱,活人济世,自己怎能怯于高峰难攀半途而废!翻来覆去苦苦想了几日,打定主意要"入虎穴得虎子",毅然回过头来学医。强烈的爱与恨,使他夜以继日发愤苦读,联系随师临床实际,再对经书和祖传手抄本,求得认识的深化,日有进益。

先母季夫人心情开朗,贤淑温顺,勤劳朴质。1913 年来归,积劳成疾,医药罔效,壬申十月十四日与世长辞,年仅 35 岁,遗子女 6 人。阅五十天,壬申十二月初四,先祖又以 75 岁高龄弃养。迭遭大故,哀痛逾恒。先父悔恨自己医术不精,不能救活亲人,自怨自艾,日益消沉。而失去慈母的子女,最长者十几岁,最幼者十几个月。儿啼父亦哭,见者莫不心酸。

家人亲友力劝先父续弦,辞以逝者尸骨未寒,不忍出此,何况又遭父丧。先伯母道:"这样下去,大人和孩子都要毁了的。礼制固然当遵,但亦未尝不可通权达变。"在先伯母操持下续聘张夫人为继室。张夫人识大体顾大局,且有胆识。1933 年夏来归,视我们姊弟如己出,跟季夫人一样勤劳贤惠,续生二女,1972 年 11 月 22 日(壬子十月十七日)病逝,享年 67 岁。

子女 8 人散居国内外,有科技工作者、教师、干部和工人,但无一继承中医。这是因为当初国民党当局对中医采取限制和消灭政策,中医前途渺茫,所以他不急于教我们学医。迨至日寇侵华,辗转来沪,入不敷出,几个大孩子不得不一一另谋生计。幼女二人,中华人民共和国成立后成长,以服从国家统一分配为本份,走向各自不同岗位。兄弟姊妹无一继承父业,诚憾事也。

二、敬老爱幼

在家庭中,他尊敬长辈,友于兄弟,疼爱孩子。先祖健在时,他每晚总要领我们几个大孩子到先祖房中,陪他说一会儿话,然后至先伯母处闲话家常。先伯母徐夫人年轻守寡,郁郁寡欢,自先祖以下,无不对她倍加关怀,敬重其为人端正。先父敬长嫂如敬母,初次去南京即为先伯母买回沙发,这在当时的淮安是稀有的家具。定居上海以后,又接先伯母来沪。先伯母不愿久居上海,返里后病逝于淮安。20 世纪 60 年代初,先叔因痔疮来沪手术住院,他每日亲送汤汁。堂姊妹秉清来沪就医,他悉心治疗照应。秉哲在镇结婚,专程前往主持婚礼,与先叔等团聚。先舅父季立如公酷爱医籍,谙医理。抗战时一度失业住在我们家,他常加指点,但劝其仍从事会计专业,不要随便给人治病。坦率而认真地说:"懂医不等于能治病,用药如用兵,万万轻率不得。"

他对子女从不打骂,常常和我们一起谈笑、一起玩,寓教育于游戏之中。远在我们幼小时候,他就给我们讲《济公传》《三国》《水浒》《岳传》《聊斋》乃至名人轶事,听得我们入了迷。晚饭后见他有空,就缠着他讲,他也乐此不倦。春日,天气晴和,领着我们扎风筝,放风筝;端午,他一面画钟馗像,扎艾虎,一面跟我们讲钟馗的故事和卫生防疫知识;中秋,教我们搭彩棚,模仿嫦娥奔月、武松打虎等京剧人物形象用绸绢造型;春节,跟我们一起糊彩灯、放鞭炮、敲锣鼓。先母尝笑谓,"不务正业,没大没小一团孩子气"。

他对我们很随和,然而业不放任,每每于笑谈中要我们自爱、自重,更注重身教。我家对门有面馆,老板姓王,我们经常买他家的大饼、饺面当早点。只要他们知道这碗面是二先生吃的,总要现切细面,单独下锅,用上牛肉原汁汤,作料也特别道地,十个铜板分文不加。他知道了,叫我们不要讲是他吃的,免得人家赔本。可是王老板认识这只碗,还是照样优惠。我们小孩嘴馋不懂事,偷偷拿他的碗买面自己吃。他发现了,把我们统统叫到面前平静地说:"人家做生意将本求利,赔不起,不能占人家的便宜;耍花招骗人就更加不应该了。谁也不要再用这只碗买面。"王老板好久不见那只碗,问我们,我们讲给他听,他叹了口气:"真是的,二先生这个人太体贴人了。"这原是小事一桩,但给我们的印象却非常深刻。他正是抓住诸如此类的细微之处,使我们潜移默化,自觉或不自觉地、多多少少地继承了他的耿直、自重和淳朴的性格,实实在在地做人。

我们逐渐成长,他还是一个个牵肠挂肚,一往情深。长女秉林结婚前一年,他就忙着画牡丹松鹤图,并指导刺绣,备作妆奁。以后每逢子女结婚、60岁生日,他总要亲笔作画,题字见赠。子秉彝、媳徐佩容支援大西北30周年之际,他已经88岁,还欣然写一条幅,句云:"白发三千丈,别离年月长,慷慨支边去,男儿志四方。"垂老之年,他的性情仍然豪放旷达,不减当年。秉彝去西北以前,在南京曾患伤寒,他不放心,亲往诊治,直待好转方始返沪。远在宝岛和海外的亲人,他更加怀念,盼望海峡两岸骨肉同胞早日团聚。最让他操心的是媳妇罗惠珍体弱多病,儿子秉沅有过敏反应,常常写信去问长问短,或不时寄去处方和中药。1975年子秉沅、媳陈德愉偕孙恒、孙女颖首次由美归省,他已年逾八旬,还是满怀豪情,冒风雪携他们畅游北京、南京等地。

值得一提的是秉沅赴美以前,和德愉的哥哥同在宝岛一家大学读书,过从较密,甚受德愉祖母钟爱。老祖母称赞秉沅受过良好家教,全力促成他和德愉的婚事。良好的家教使子女受益无穷,再也没有别的东西比它更珍贵的,我们都分得他的恩泽。

1982年子秉沅又应邀回国讲学。他和秉沅讲好先和离别30余年的秉铎欢聚。不巧,年初患肺炎,愈后体力较衰,深恐经受不了旅途劳顿而未果。后来秉铎夫妇从香港打来电话,他听到儿子的声音,激动得几乎讲不出话来,握着话筒的手也微微颤抖。

他不仅是个慈祥的父亲,也是个温情的爷爷和外公。外孙张景渝一直在他身边,外孙女游灯也曾在他身边度过童年,都得到他的钟爱和教养,游灯赴美留学,画给大鹏展翅一幅,题"鹏程万里"以壮行色。还不时画点金鱼、山水、人物寄给中国台湾和美国的孙子、孙女。1984年孙毅结婚,他特意在为秉恭与张懿曾结婚而作的牡丹画上题词。有句云:"弹指间历时二十八年,又值毅孙与徐金妹结婚之喜,复贺以此图,诚瓜瓞绵绵之佳话也。"外孙女李桂秋任职石家庄,手术中中氯胺酮毒,有肢体离断感,眼前一片白,什么也看不见,躺在床上有躺在筛子里、缚在滑轮上那样不住晃动和大幅度转动的感觉,耳鸣、头晕、恶心、呕吐,西药无大效,求治于外公。在寄去一包中药服后稍见效的情况下,一封封信寄去治疗方案和处方,一封封信传来逐渐好转的喜讯,直到完全康复,他才放心地结束了这长达2年有余的特殊治疗。

三、早年成名

他自幼好学不倦,熟读精思,在两业师处侍诊有年,不断实践总结,渐趋成熟,1920年开始行医。为免遭族中同行之忌不挂招牌,但业务却相当可观。不久,由水洞巷迁居府市口,一如既往不挂牌、不挂号、诊金随意,贫苦患者给了也不收。赤贫者还给一便条,嘱往某药店取药。

20世纪20年代初期,家乡闹过两次流行病。先是一种发热、有汗、咳嗽、鼻血的流行病,蔓延颇广,医者都从新感引发伏暑论治,不效。他施以治燥病方剂,辄应手而愈。后又流行霍乱,其时,他适在农村。一青年农民患此病甚重,哀求:"好先生,救救我,我不能死,我是家里一棵大树,全家靠的是我……"先父确诊其为霍乱热证,2剂药便好。患者接踵而来。城内的患者更多,胡某的夫人病情危急,专人往邀。原来患者连服热药,以致烦躁无宁时,扬手掷足,呓话呃逆,时时转筋,四末冷如冰。以霍乱热证论治,一剂吐泻止,再一剂诸恙悉平。又一刘姓男孩,13 岁,病上吐下泻 2 日,连服热药,渴欲饮水,家人靳不与,患儿趁人不在,爬至天井就淘米缸大喝米泔水,肢凉烦躁,险象环生。延先父往诊,两剂亦愈。此外还治好很多因误服热药而至危重的患者。好事者抄下药方张贴在大街上,患这种病的照方抓药,竟然奏效。这一来更是誉满乡里,求医者络绎不绝,且委之以疑难大症而不复置疑。我家门前、庭院经常停满了车、轿、驴子和担架。

某叟病伤寒 3 周,他医始而进以辛凉,继而甘寒、苦寒之剂,以至病情日重。延先父会诊,觉其有似先伯父昔年症状,大惊,力排众议,用桂枝等辛温药把他挽救过来。当时一般医家治湿温伤寒,往往不根据具体情况,照搬书本用凉药而致偾事。他对此感触良多,常说古书不可不读,但切忌泥古唯书,盲从流俗。

那时两淮农村,不少男性患全身黄肿,四肢无力,什么事都懒得干,胃口不好而嘴馋,再好吃的东西吃上两三口便不要吃,肚子里有块,乡下人叫做痞病,经他治愈的不知凡几。

他的业务很忙,特别是夏季从早上六七点到晚上七八点,接连不断地门诊、出诊,还经常半夜看急诊,真个是寝食不得安宁。还不时去治淮工地巡回医疗,赴淮阴、扬州等地出诊。但他从不抱怨,从不摆架子,总是满腔热忱接待每一位患者,认真负责地为他们解除病痛。遇到疑难重症,更是如临大敌,集中全部精力,务求其本,明其所因,果敢审慎用药,往往一二剂立起沉疴。前清进士田鲁渔老先生,乡绅徐敬叔老先生等均因重症获愈,赠送金匾。田老先生亲笔题词"克迪前光"。徐赠之匾,则系其尊见、前清翰林绍泉老先生所题"叶镜朗照"。还有一"妙手回春"金匾,题赠者谁,惜已不复记忆。

1936 年夏,乡绅章鉴虞老先生偕顾伯叙先生来访,寒暄毕章告辞,顾留下,默坐一旁抽烟,或穿插在候诊者中聊天,直到门诊结束。次月一清早又来,还是如此,先父颇以为怪。迨章邀赴晚宴,方知顾是专程回淮为国民党政府训练总监唐生智上将物色中医的。伯叙先生在两三家诊所实地考察后,决定延请先父。

席间,宾主对先父推崇备至。有人称他"刘半仙"。有人说他博闻广识,汲各家之长,抒独特之见,处方独到,每一药取效。有人说他仅凭望诊,即能知疾病之起始,决预后之吉凶。难能可贵的是从舌象和上颚各部位的颜色变化,能判断疾患的寒热虚实,找出潜在的致病因素,发现暂时还没出现的临床症状,弥补患者特别是婴儿不能自诉病痛之不足。有人说他能断人生死,甚至能准确地预测时刻。有人说他用三十剂药使下肢瘫痪七八年的患者撑拐杖行走。有人紧接话头:"三十剂不稀奇,两个铜板一帖药才稀奇。"他绘声绘色地介绍:"敝亲家嗜杯中物,一夜,突发右股外侧剧痛,彻夜不眠。树兄(指先父)嘱服控涎丹。"初以为灵丹必然名贵,哪知才两个铜板,敝亲家边哼边骂:"刘某开玩笑,两个铜板能治病?简直是戏弄我。"其夫人明事理,为树兄辩解,劝其吞服,得水泻三次,疼痛顿失。他打个哈哈接着说:"这一下敝亲家才知道药不在贵,对症则灵,佩服得五体投地。"满座大笑。笑声中另一人开了口："前两年我有个怪病，终日头昏脑涨，一听到响声就心一惊，头一沉，无论坐、立或是行走，都只能平视不能仰视，也不能左顾右盼，否则立即天旋地转，腾云驾雾。睡下或起身总要晕一下，而且只能向右侧卧，不能动，一动就晕。虽静卧不动，有时也会有乘船忽沉忽浮的感觉。坐得好好的，会忽然觉得两脚前后左右游动，其实根本一动也没动。走得好好的，会不自觉地忽左忽右斜着走。如是者半年，服几十剂才好，至今未发，深感大德。"先父连连拱手："言重了，太过誉了。"

伯叙先生能言善辩，笃信佛教，随唐将军多年。在军阀混战时代的一次战役中，为唐出谋，大捷，唐奉若神明，尊为"掌法"。此次奉命而来，翌日即陪先父同往南京。

唐患头痛病近一年，静卧懒言，迭经中外名医治疗无效。先父经详细查询病史，知其原有休息痢每月必发，结合这一点论治，唐诸症状逐渐消失，恢复健康，休息痢亦不复发作。唐大喜过望，奉先父为上宾，聘为私人医药顾问，并题赠"紫书研奥"金匾。从此先父经常来往南京、上海，为唐本人及其家人亲友诊病，兼顾家乡业务，声誉益隆。

第二年，卢沟桥事变起，继之"八一三"淞沪战事爆发，日寇悍然发动全面侵华战争。十二月南京沦陷，苏北岌岌可危，他不甘心当亡国奴，思率眷内迁，适唐将军电召，于是举家迁湖南长沙。他自己则随将军行止，往来于长沙、东安、零陵、武汉及昆明等地，接触到不同的学术流派和各具地方特色的用药习惯，既开阔视野于万里，又扩大了知识领域。

寇焰方炽，国土续有沦丧，再迁昆明、重庆势有未能，力亦不逮。闻上海物价尚廉，租界尚安定，离家乡又近，不如归去。1938年秋，先母率子女回沪。越二月，先父以先母患病为借口返申，下居法租界辣斐德路辣斐坊。不久淮安沦陷，家中藏书、医案及所有财物毁于一旦，衣着用具原是身外之物，他能看得开，但每一念及祖传手抄本、医案资料及大批藏书遭劫，辄终日不快。

四、治学严谨 医德高尚

他极珍惜时间，早年出诊乘轿，途中也手不释卷，博览强记(20世纪30年代改乘黄包车就失去了这个条件)。每遇棘手之症，投药一时未效，更是迫不及待查阅经书，反复思考，甚至通宵不眠，直至考虑出更为妥当的治疗方案而后已。

他治学可分3个阶段。40岁以前熟读精研经典著作，探索诸家学说，在全面领会的基础上推出新意，是第一个阶段。40岁以后，每以"盛名之下其实难副"为戒，勤钻博采。客居京沪多暇，勤跑书店、图书馆广涉博收，包括现代科学和西医学说，印证临床实践经验，不自觉地运用了辩证的思维，为第二阶段。60岁以后学哲学，以辩证唯物主义指导研究、临床和教学工作，运用对立统一观点审视古老的中医理论，求实验证，为第三阶段。

他推崇《内经》和仲景学说，主张以阴阳学说为中医理论体系核心。坚信任何疾病过程中都贯穿着邪正斗争的矛盾，任何疾病过程中自始至终的主要矛盾，在于邪正双方的斗争。提倡在传统医学的辨证与现代医学辨病相结合的基础上，运用传统医学的论治。他认为辨证论治是中医学治疗的特点。在临床上要认真贯彻理、法、方、药就必须遵循中医临床学辨证论治的客观规律，识别阴阳，审证求因，在认清邪正斗争矛盾情况及其发展变化的前提下，根据《内经》治病以祛邪为主的根本原则，结合不同的治疗对象，以不同的方法，祛邪以安正或扶正以祛邪，解决不同质的矛盾。他说，扶正与祛邪是相反相成，是辩证的统一。在治疗上偏重于扶正或偏重于祛邪，必须审慎掌握。他还说，同一个病，往往由于邪正矛盾质的不同，出现不同的证；而不同的病由于邪正矛盾质的相同，出现相同的证，则须对证施以同病异治、异病同治的方法。

他精通脉学，认为细辨六部脉象，分辨脏腑疾病有 70％ 的可靠性。曾从一患者脉象中判断其病由嗜酒而起，经追询果然饮白干有年，量颇大。原来患者左腿左臂活动不便已 3 年有余，头发、眉毛又渐由黑而白，由白而脱。前医滥投温补，越治而病越进。以清肺胃湿热论治，眉发渐生而色黑，腿臂活动亦便。

他虽精于脉诊和望诊，富于临床经验，凭望神色、体态，闻气息、语音，再切脉象，便可知病之大半，不用病家开口，就能讲出病因、症状，甚至患者的生活习惯，每使病家惊叹信服。但仍四诊并重，坚持望、闻、问、切的程序，详细查询病史和患者的自我感觉，静心倾听病家的陈述，从而找出真正的症结所在，有针对性地立方遣药。每处一方，总是既考虑全面又抓重点。常常右手执笔，左手按方笺轻轻叩着食指，深思熟虑，精心选药，严密讲求配伍，一丝不苟。处方既毕，反复叮咛，医嘱不厌其详。能一药而愈的绝不叫人家服第二剂；一剂解决不了的，关照多配几剂，免得一次次复诊。由于他辨证准确，用药轻灵纯正，故能得心应手，并逐渐形成药味少、用量小、价格廉、疗效好、讲求实际的医疗风格。

他一贯对患者体贴入微，处处想患者所想，急患者所急，例子很多，试举其一。浙江海盐某妇产后受寒腹痛，延绵半年，多方治疗无效，慕名来沪求诊，用当归生姜羊肉汤（《金匮要略》方），嘱连服 20 剂。此时羊肉无处买，即将内蒙古亲戚所送罐头羊肉十只转赠，嘱其回去照方服用。嗣后患者爱人因事来沪，特来道谢，说羊肉吃完，腹痛随止，未曾复发。

求诊者中往往有久病失治或辗转求治的危重患者，他从不怕担风险而拒之门外，总是殚精竭虑尽力抢救。但也不包揽，如一时投药不效或对某病自己经验较少，即建议患者去看西医或推荐有专长的中医给病家，从不考虑会不会影响自己的面子和业务收入。

他认为中医和西医各有所长，不同流派的中医也各具特色，不仅不妄加非议，家人和他自己婴疾时，也延请他医或住院治疗，中西药并用。至于民间土方，也不一概排斥，遇有扁桃体肿大患者，劝其服用冬青叶一段时间，绝大多数不再复发。

每见有钱人家将小病当作大病，甚至无病呻吟，延医求药，他就开导他们：人体有自身抗病能力，服药是调动自身功能。要知道水能载舟亦能覆舟，饮食不当尚可致病，何况药物？劝他们少服药，更不要滥服贵重药和补品。他说，药补不如食补，生命在于运动，忧郁致人病，乐观增长寿。老年人更要胸襟开朗，经常锻炼。他自己向不喝酒，也不喝茶。65 岁患支气管扩张，又戒掉香烟，注意淡食、素食、少食。清晨 5 点起身到户外活动，而后收听中央人民电台的新闻广播,做一些力所能及的家务劳动,这已成为多年习惯,一直坚持。根据实践,后来又总结为通、适、防、淡、乐养生五字诀了。

他经常参加会诊,每次都严守约定时间,宁可早到也不叫人等他,对前辈执礼更恭。但如出现不同看法,决不勉强苟同,广征博引,据理为争。由于他的见解精辟,无懈可击,且态度诚恳,语言谦逊,每每令同辈折服,前辈首肯。

他不止一次告诫我们,对人要热情有礼貌。他说:"良言一声三冬暖,恶语半句六月寒",就是指不同态度所产生的截然不同结果。他认为医术与医德都关系到治疗的质量和效果。以德统才,方为良医,更重视医德医风。

他认为整洁高雅也是一种礼貌。一贯注重仪表,步履从容,头发常理,衣着考究,但也很爱惜物力。过去穿长袍马褂,长袍的下半段和袖口用绸缎或毛料,上半段和袖子用布料,穿上马褂是看不出的。应诊时才穿新衣,回到内宅,马上换上旧的。

他对患者殷勤、体贴、周到像一团火,对同道也是一片赤诚,光明磊落。某君为庸医所误,病势垂危,病家请他去,只要求诊断清楚,确认某医用错药就行,并不寄多大希望于治疗。他确诊前医有误,但救人要紧,于是避开正面回答,笑了笑说,医生有割股之心,病家应该相信病能治好。随手开方,以不容置辩的语气吩咐"速配速服"。患者药后果然好转,逐渐痊愈。消息传到某医和同道耳里,无不叹服他的医术医德,对他倍加推崇,尊他为良师益友,连续推选他为淮安中医公会理事。三天两头,晚上常有同道来找他探讨,有的坦率提出难以解决的问题求教。他总是知之为知之,不知为不知,相互切磋,排难解疑,从不保守,也不自欺欺人,故人乐与交往。

顺便提一提,有次他出诊外地,我们弟兄中的一个病了,发热,身上有红点,请了两位医生,说是天花。先母急将其他孩子送亲戚家暂避,打电报叫他回来。他回到家一看,根本不是天花,一剂药就治好了。他随即仍赴原地,嘱咐家人对外不要提及他曾经回来过,更不要讲"根本不是天花",免得那两位同道面子不好看。

俗话说:"医家治病不治命",不治之症总是有的,当然也难免偶有失误,他不讳言自己的失误。跟同道讲成功的经验,也讲失败的教训。八十高龄时在《弥甘蔗境忆从前》一文中,还提到在淮时误治一病孩的经过:病孩一开始即壮热、烦躁、神昏、抽搐,进药后烦躁、抽搐止而壮热神昏如故。旬日后,病孩于昏蒙中用右手频捏阴器,去其手,手复至,问其故,不能答,三四日竟死。究其致死之由,久久不能得。到上海以后,得见日人源元凯所著《温病之研究》,方知其所以捏阴之故。不禁骇然而起,绕室彷徨,沉痛自责:"斯儿之死,非死于病而是死于药。"他为此耿耿于怀,把自己折磨得很苦。

他年迈而博闻强识不衰,中医理论或临证中一些难解之处,难懂之题,经他讲解,使人茅塞顿开,人们亲昵地称他为"活字典"。

在"血与气的关系"这个问题上,他不同意"气为血帅"的传统观点。认为血液流行运动的根本原因,在于它本身内部的矛盾性,即血液本身存在着阴阳两者对立统一的矛盾运动,并非靠气的推动,相反是血载气行。他强调血的功能,认为血行是否通畅是健康与否的关键,血病是引起多种疾病特别是慢性病的主要根源,主张以通为补。他常常说:"痛则不通,通则不痛""瘀血不去,新血不生""活血化瘀法的推陈致新,就是以通为补"。他还说,活血化瘀法的最终目的,不仅在于血液本身的推陈致新,而且在于促进生命赖以生存的基本条件——新陈代谢功能的正常,从而发挥抗拒自外而入和自内而生的各种致病因素的体工本能,为预防疾病提供可靠的保证,这就充分体现了治疗方法上以通为补的精神实质。

人们对他的学术见解,见仁见智,褒贬不一。褒之者说他能够发扬前人长处,避免前人短处,踏着前人脚步一步步攀向高峰,贬之者讥其过于执着,个别"权威"人物出于私心,更斥责他"恃才傲物"。不管别人说什么,他既不愿把自己的观点强加于别人,也不盲目崇拜任何偶像,且认为学术上不存在绝对权威,谁也不能称霸。勇于坚持自己认为正确的东西,走自己探索的路。

五、安贫乐道　书画自娱

1939年春先父在上海开业,设诊所于胶州路寓内。招牌挂出,首先招来的是地痞小流氓,讨得欢喜钱而去。去了一批又来一批,病家问津者却寥寥无几。和过去不挂牌而门庭若市相比,不胜沧桑。

亲戚某在南京傀儡政府沐猴而冠,力劝去南京行医,不为所动。后来汪精卫的卫队长张某也通过别人来劝驾,仍一笑置之。

中华人民共和国成立前,上海中医界门户之见甚深,社会上又存在着偏见,只相信久居上海闻名的时医,加之他又不做广告,因而就诊者多数为苏北同乡。病家辗转介绍,在同乡中颇有影响。惟当时苏北人在上海多从事摊贩苦力,贫困者多。他深知穷人甘苦,尽管逃难中已将积蓄用尽,景况大不如前,但仍然不计诊金,是以经常入不敷出。不得不一再节缩开支,住房由大腾小,胶州路而小沙渡路而福煦路而北京西路。当时且曾借过债,卖过衣物,吃过六谷粉。十年坎坷,艰苦备尝。所幸他性素旷达,不以为意,照样订阅报刊、选购书籍、习字、绘画、刻图章,从无间断。多方面的艺术修养,既陶冶了他的情操,开拓了他的胸襟,也丰富了他的学识。特别是文学方面的修养,使他对医古文的理解、接受、剖析和鉴别取得了很大成就。

他爱好绘画,是从幼年开始的,勤学不倦,又受先外祖季绍周公的熏陶。绍周公精通汉学,能诗文、擅画牛,就馆于丁衡甫大帅上海寓所,每年回乡探亲,和他谈诗论画不休,使他获益良多,诗词书画均有相当造诣。他画的山水、人物、花鸟都不落前人窠臼,尤擅工笔画牛,牛毛纤细清晰,栩栩如生。乡人多以求得他的作品为荣,在淮时固已应接不暇,来沪后也常为人题字作画,新华银行同人福利会举办义卖,他捐赠的作品陈列出来就被抢购一空。九十高龄还应民族英雄关天培后裔关士成之请,为淮安关忠节公祠作牧童牛背吹横

笛画,并题跋,中有七言古诗云:

> 清廷腐朽受强敌,虎门要塞告危急。
>
> 爱国将军胆气豪,暂与炮台共晨夕。
>
> 敌强我弱可奈何,吁嗟弹尽援复绝。
>
> 将军奋勇身当先,壮烈牺牲洒热血。
>
> 不朽英名青史垂,报国精忠贯日月。
>
> 而今我党整乾坤,威震满寰国耻雪。
>
> 锦绣河山气象新,天上忠魂应安息。
>
> 俯瞰农机遍农村,优游牛背吹短笛。

他的书法宗颜柳,有自己的风格。耄耋之年还能写蝇头小楷,手不颤。不论处方写信,也不论钢笔毛笔,都写得秀丽工整,不像有的人那样龙飞凤舞,弄到后来连自己也认不出。药房配方人员见到他的处方,没有不眉开眼笑,因为无须花时间去辨去猜。有人还把他的处方和信函当作艺术品加以欣赏。

六、白首为郎

1956年上海中医学院建立。他已62岁,又患过两肺空洞结核。当时的领导人认真贯彻执行党对知识分子、干部和中医各项政策,用人唯贤,知人善任,不以他年迈体弱见弃,竭诚相邀,使他得脱颖而出。他比谁都清楚,只有社会主义新中国才使他投进到春天的百花园。激动地说:"如枯木之逢春,亲承雨露;庆晚年之幸福,白首为郎。"他兴奋,他感激,更加不倦地探求,上自古典医籍,下逮各家学说以及现代医学,尽情阅览。又致力于唯物辩证法的学习,用辩证法指导科研、教学和临床实践。

教学上,他提倡学习要有创造性,要能应用古典医籍的理论、观点指导临床实践,有所发现,有所创新。历年来为西学中班、本科班编写《金匮要略》《内科学》《各家学说》教材,从不照抄照搬,而是根据自己多年研究心得,把古老的中医理论分解为精华和糟粕,加以取舍,尽量把中医学文化遗产中有实用价值的东西写进去,借以加强同学们,特别是西学中班的西医学习中医的信心。新学年重开这一门课,亦必结合教学心得和新的认识重行编写,精益求精,而不是一成不变沿用老教材。他热情辅导每一位学生,鼓励他们要刻苦,要多读多想,不要"死读书"。讲课中,他敢于提出自己的见解,引导学生如何深入到中医宝藏里去,如何突破传统站在巨人的肩上超出巨人。他认为那种唯书本教条是从,依葫芦画瓢,照本宣读一通,只能是"以其昏昏使人昭昭"。他讲课带有浓重的淮安家乡口音,听起来并不美,但每一句话却倾注着他多年的心血结晶,清清楚楚毫不含糊,更没有废话。有时举一两个例子来阐述深奥理论,确实能讲出个道理来,叫人听得懂信得过。他既不随流俗人云亦云,也不装腔作势,哗众取宠,自己认识到什么程度就讲到什么程度,老老实实一步一个脚印。

十年浩劫开始,即被冲击、挨批斗、受折磨。他茫然,他苦恼,但仍不时为登门求诊者服务,继续研究中医理论,不懈地探求。1969年留院审查中,他终因年老体衰而病倒,病重了才被送回家。幸得先母精心护理,曲意劝慰,找出一些解脱的理由使他从迷惘郁闷中得以自拔。1970年起,他赴工厂、下农村开门办学,在龙华医院门诊带教。

工人和农民知道他"靠边站",但投向他的目光却饱含着信赖和友善,处处显示出对老中医的尊重。回沪后,奉贤老乡还常来探望、就诊。在奉贤时,他用2剂药治愈一老大娘大叶性肺炎,"西学中"班的西医乔君惊奇地说,几味中草药竟如此速效,值得深入研究。在龙华(医院)治一失音5年,医治无效的新疆患者,一诊嗓音渐开,二次来诊,患者紧紧抓住他的两手:"共产党万岁! 老医生救了我。"患者返回新疆前夕,来院张贴大红喜报表示感谢。

信赖而崇敬的目光,中草药如此神效的赞叹,出现在当时情况下的大红喜报等等,激起了他对祖国、对人民强烈的爱恋之情,唤起他对人生、对事业的无限情趣和信念。不遗余力查阅典籍,博览时贤论著,不倦地给随诊青年教师讲课,热忱地为病者排忧解难。八十高龄的老人简直和他的事业、他的患者结下了不解之缘。他的那间工作室兼卧室,沙发上坐着人,椅子上坐着人,床沿上挨着人。不管多累也不肯休息片刻,还连称"不要紧"。每当患者陈述病状或意见时,他总是神情专注,点头应声"嗯嗯,是的、是的",表示他在专心听着。饭常常热了又凉,凉了又热,不看完患者不就餐。年迈老人态度之好,热情之高,连客人也自觉不好意思。我们见他太忙,劝他摆脱在家里给人看病,可是他说:"研究理论离不开实践,花这点时间是有意义的。你要我闭门谢客,我反而会感到空虚。再说别人也需要我呀!"他为他自己还被社会承认,被社会需要,还能为人解除病痛,感到充实和快乐。

鞍钢烧结总厂工人郭某高空作业摔伤,瘫痪17年。来沪治疗近2年,由于药物影响,下肢更成瘫痪,坐不能起,虽倚两根拐杖也只能在别人扶持下勉强走几步,且伴有小便失禁等症,正绝望地准备回去。正在这个时候,听说先父善治疑难杂症,抱着一线希望来试试看。初次来诊,由护理人员背入室内,施以活血脉、通经络、清湿热之剂。3帖,小便正常,坐在椅上能自己站起;再2帖,撑着拐杖不用人扶能在室内走几步,患者及护理人员惊为奇迹。服完7帖,二次来诊,患者不仅不要人背,且不需人扶,双腋撑着拐杖自己走了进来。继续治疗,终于能用一支拐杖独自在马路上行走,其他症状完全消失。患者欣然返归鞍山,先父也从中获得很大慰藉。

七、求实验证 精神升华

十一届三中全会以来,党的各项政策逐步认真落实,老中医受到重视和信任,他又产生了中国人民站起来了的感觉。感奋之余,不禁想到自己的思想也有过反复,有过消沉。

记得个别当过权威的所谓"名家",始而嫉妒他,继而排挤他,进而至于剽窃他的作品,使他非常愤慨,感到窒息和沮丧。有过宁可把时间、精力都花在为人治病上,也不写下来的想法。后来在一片抢救中医声中,又曾指派给他一位有相当地位而工作很忙、根本没时间坐下来切磋研讨的徒弟,他认为是"花架子",对这种徒具形式不讲实效的做法很反感,又一次消沉。反躬自问,在"左"的思潮和虚假浮夸的影响下,自己也曾说过一些恭维话、违心话,便释然了。过去的已经过去了,应该向前看。特别是中医危机的紧迫感,使他警觉到与其把个人见解和经验带走,不如留待后人评述。只要有利于中医学事业的兴旺发达,个人荣辱算得了什么!

十年浩劫,使中医学的研究濒于衰亡。相反,不少国家却热衷于研究中医中药。他认为要保持中医在国际上的中心地位和威望,还有待于全国上下的极大努力。但就中医工作者本身而言,只有解决了夜郎自大、因循守旧等糊涂思想认识,才能以"我不入地狱谁入地狱"的牺牲精神,"焚膏油以继晷,恒兀兀以穷年",发掘古代医学遗产的宝藏,采撷到精华,才能使中医学发扬光大,在世界上立于不败之林。否则,很有可能出现"墙内开花,墙外结果"的难堪局面。

中医危机的紧迫感是他决心总结经验的动力和压力。领导上指派郭天玲、朱抗美两同志做助手,为他提供了写作的条件,在助手和青年教师蒋浩庆、沈雄伟、周端等协助下,多方收集并着手整理60年来研究所得和自己所遇到的疑难、特异病例,与助手反复推敲、筛选,一丝不苟,句斟字酌,兢兢业业,锲而不舍,终于1987年1月完成《刘树农医论选》的选编,并撰写自序。1985年2月由上海科学技术出版社出版,给我们下了20余万言的宝贵财富。虽不能尽如顾亭林所云:"著书立说,必为前人所未言,而为后人所必需。"但确实达到"一名之立,旬月踟蹰"那样认真负责的地步。

他一面从事编撰论著,一面以审慎求实的科学态度潜心研究活血化瘀,取得了可喜成就,主要有以下几个方面。

参加上海市心血管研究所中医中药治疗心血管病的临床研究,指导完成"陈旧心肌梗塞100例中医辨证",并参加全国第一届心血管疾病学术会议。

参加岳阳医院肝硬化专科门诊,指导中青年教师郭天玲、张效禹、蒋浩庆、朱抗美、沈雄伟、刘平、邵启惠等对早期肝硬化和慢性迁延性肝炎患者进行较系统的观察,指出肝硬变的基本因素为阴虚、湿热、血瘀三者交织,提出因病因人而异有所侧重的疗法,总结出治疗早期肝硬化的几类处方,肯定了几味中药对修复肝脏的作用。反复实践,均取得满意效果。曾编制程序输入电子计算机存储,备用于临床、教学和科研。

指导活血化瘀专题研究生邵启惠、刘平等临床实习,分别对治疗糖尿病一百余例及功能性子宫出血近百例临床疗效作较长时间的观察,借助现代科学,取得科学数据,验证了中医活血化瘀理论的正确性,为扩展中医活血化瘀法在临床上的应用,提高中医中药对某些顽固性慢性病的治愈率,提供了可信的依据。个人见解被纳入集体,得到了升华。

邵启惠、刘平系我国第一批中医硕士研究生。邵、刘通过答辩取得硕士学位，他又担任活血化瘀专题研究生朱抗美的导师。刘平在中医学院院长王玉润教授指导下，继续深造，现已成为我国第一批3名中医博士中的1名，有所建树。

另一方面，他热情接待来自国内外的求诊和咨询。不少省部级干部均曾邀诊，华侨和港澳同胞也常常来诊，淮安同乡、干部患有重症顽疾专程来诊者，亦不乏其人。咨询的函件既多，范围也相当广泛，问病求方，探讨学术，求审稿件，索字索画……他无不尽心尽力满足对方要求。谈学术则引经据典，参合己见，启迪后学；论治病则审慎处方，医嘱周详。还不时参加院外的学术研究讨论、中山医院等处会诊和接待外国专家等活动。这一切既体现了他对人民、对事业的忠贞与热爱，也体现了他对后来者的拳拳之情和殷殷之望。

八、老牛自知夕阳短　不用扬鞭自奋蹄

中医学经典著作，他最推崇《内经》。他说《内经》的作者接受了当时朴素的辩证唯物主义哲学思想，运用具有对立统一矛盾运动的阴阳两者，阐述医学部门有关生理、病理、诊断、治疗等方面的所有问题。称赞《内经》是中国医药学最宝贵的、有真实科学价值的一部经典著作，到现在还有实用价值。但由于代远年湮，《内经》的文字既多古奥且有错简讹舛。仲景以下的医家虽曾大量注释过《内经》，却总未能发掘其宝藏，且多牵强附会，甚至谬误。他很早就想对《内经》进行一番索隐探幽、撷精摘粹。九十寿辰前夕，上海市科协科技咨询服务中心商请他以唯物辩证法观点为指导整理此书，弃其糟粕，取其精华，阐述《内经》关于生理、病理、辨证、论治、预防等方面的论点，编写成《内经精华注释》。他也就是实事求是地取其有科学价值、切合实际的部分予以注释和语译，阐明经旨，并将自己的研究所得溶注进去，做出更为接近实际和更为深刻的说明。使人们从注释、语译和按语中清楚地了解到经文的真实意义，达到古为今用的目的。然后再进行忠实的翻译，期其能为国内外医学家提供有益的资料，从而丰富现代世界医学内容。计划2年左右完成，中文本约40万字，英文本100万英文印刷字体左右。经过通盘筹划，缜密安排，胸有成竹，他撰写了《内经精华注释》序言和叙例，于1985年2月交科技咨询服务中心译外文，紧接着从事注释。

1984年12月5日他九十寿辰，上海中医学院党委、院长隆重举行庆祝酒会，学院党委书记王立本，上海市委统战部、市高教局、市卫生局、民盟市委等领导，学院前党委书记叶尚志、刘涌波及裘沛然教授，学生代表朱抗美等相继讲话，朗诵贺诗贺词，热情洋溢地高度评价了他的学识才华、医学成就和高尚的思想品德，称他为党的挚友和深孚众望的中医学家。中央卫生部要求为他席间摄制录像，市委统战部送了花篮，学院和同志们也纷纷赠送礼品。

经历过漫长曲折而坎坷的道路，饱经沧桑的老人百感交集，思绪万千，他十分清楚，没有共产党和党的十一届三中全会，就没有他自己，更不用说能得到这样的殊遇了。他激动

万分,步董仲和原韵赋七律一首:

> 虚度年华滥杏林,欣逢盛世锡良辰。
>
> 嘉宾莅止诚殊遇,奖饰联翩愧细民。
>
> 有志钻研灵与素,每思发掘力违心。
>
> 际兹胜会陈私颂,寿域同登大地春。

翌日,《解放日报》《文汇报》分别以《祝贺刘树农九十寿辰》《著名老中医造诣精深,上海祝贺刘树农行医六十五周年》为题,作了报道。中央卫生部名老中医荟萃摄制组还来寓拍摄《杏林春色》影片。

子秉沅全家由美归省祝寿,在外地的子女和部分亲友也来沪祝寿。在子女为他举行的祝寿家宴席上,邵启惠代表同学们献《满江红》一首:"济世仁术,综流派博大精深。七世传,名师指点,融会古今。七十春秋岐黄业,千百延寿仁者心。唯指望桃李滋雨露,早成林。伤寒论、灵素经,探骊珠,有几人? 奋暮年传释经典新论。辨证施治见精微,活血化瘀妙如神。愿从容稳跻耄耋路,百岁新。"

他兴奋,他愉快,他忙得高兴。但也深藏着风烛残年能不能完成《内经精华注释》的隐忧和一丝淡淡的感伤。过度的兴奋、劳累和忧思、感伤,都不利于老人的养生,有碍他的健康。年底患小感冒,喉痛复发,迁延颇久,经检查无异状,但日益消瘦,精神疲惫,衰老加剧,怕冷、怕烦、怕动、怕讲话。他更常常引用"老牛自知夕阳短,不用扬鞭自奋蹄"勉励自己,力疾从事《刘树农医论选》的定稿和《内经》的注释,伏案疾书,恨不得一口气把它完成。

1985年3月,他光荣加入中国共产党,实现了他多年的宿愿。他亲身经历过封建社会的腐败,北洋军阀的混战和国民党统治的黑暗,深深体会到没有共产党就没有新中国,也就没有他自己。对共产党的认识,由感激、崇敬到热爱向往,渴望成为党的队伍中的一员。十一届三中全会以后,子秉恭的党籍恢复,他几次向秉恭倾吐了向往入党的心愿。但左的思想影响尚未清除,一想到过去人家对他的排挤,使他受到不公正待遇,就犹豫不前。随着时间的推移,越来越感到共产党更加成熟,更加伟大。子秉彝、女秉辉相继入党,他的向往入党之心更切,终于向党倾吐了埋在心底多年的夙愿,被党接纳。支部大会上,他再也抑制不住自己的感情,激动地说:"共产主义的理想,是我追求的人生目标;中医中药的发展,是我梦寐以求、毕生为之奋斗的信念。千里之行始于足下,我要把入党作为生命征途上的新起点,为党和人民多做点事。"入党后,他更加珍惜有限岁月的点滴时间,抓紧注释《内经》。

入夏以来,他的身体状况越来越坏,饮食愈来愈少,急遽地衰弱下去。他似乎比谁都更明白将要来临的事情,反而更加抓紧写作,连站起来活动一下,喝口水都不肯。我们劝他珍惜病体,他淡淡一笑:"我不是不知道自惜,只是担子重,压力大,稍一不慎,将会导致后人误入歧途。我是如临深渊,如履薄冰,但求无愧我心。"他就是这样对中医事业始终抱着鞠躬尽瘁的忠贞和生死不渝的使命感,强支病体,呕心沥血写下了三万多字手稿,以新的认识发掘和阐述古代文化遗产的宝藏,赋予旧理论以新的生命,为振兴中医耗尽了最后精力。手稿写得整整齐齐,一段经文,一段注释,一段语译,一段按语,做得那么认真,那么细腻。看了这些密密麻麻的手稿,想想他弥留之际因未竟而抱恨终天的神态,无限眷眷的目光和遥手叹息的情景,不禁怆然欲涕。

7月下旬又染感冒,热退不久复升高,病情加剧,8月中旬住龙华医院,至9月上旬热方退尽,回家调治,向好的方向发展。他唯一的希望就是再给他一年多的时间,让他把《内经精华注释》写成,但他再也没有能够支撑执笔。下旬,他感到中焦堵塞,大便不畅,为求早日治疗,早一天恢复写作,服用他医所进虎狼之剂。他对西药药理、药性,毕竟知之有限,随侍在侧的子女更是茫无所知,不懂得服后应及时采取预防措施,及至发现脱水,已回天乏术。他自己十分清楚,死神正在向自己一步步逼来。作为一名老中医,善于救治他人而无法挽救自己,不无感到沉重和悲哀,作为一个唯物主义者,对于任何人也无法抗拒的生老病死自然法则,他的内心是坦然的,然而并不是没有遗憾的。

在这生命最后时刻,他想到的仍是肩负着的使命,仍是工作和他人。逝世前一日,他躺在病榻上给研究生排难解疑。逝世前几小时,还注视着守在身边的子女说:"哀莫大于出师未捷身先死。"接着摇摇手,捶捶床边的茶几,叹了口气,然后又是摇手、叹息……

1985年9月29日(乙丑八月十五日)二十二时零五分,他终于怀着对党和祖国中医事业深深的关切离开了人间,享年91岁。

九、常留怀念在人间

他逝世前后,在镇江、西安和无锡的子女闻电来沪探视、奔丧。其他国内外子女、孙辈、外孙辈纷纷寄来唁函,表示哀悼和慰问。

上海中医学院党政领导、专家教授及其他负责同志26人组成刘树农教授治丧委员会,并发出讣告。

1985年10月10日在上海龙华殡仪馆大厅隆重举行刘树农教授遗体告别仪式,沉痛悼念这位中医界德高望重的老前辈、爱国知识分子的楷模。

大厅布置得庄严肃穆。会场正中悬挂着他的巨幅遗像。他的遗体安卧在鲜花翠柏丛中。子女和学生献的鲜花篮分放在灵前。会场四周摆放着上海市委组织部,市委统战部党派处、知识分子工作处,民盟市委,市高教局,市卫生局,市卫生局中医处,中共上海中医学院委员会,各民主党派中医学院委员会,上海中医学院及其所属研究所、医院、学校和各部、委、处、室等单位的花圈,悬挂着上海中医学院、生前友好和学生悼念他的挽联、挽诗。

上海市人大常委会副主任舒文打来电话,并由他的夫人代表参加告别仪式。参加告别仪式的还有上海中医学院党政领导人钱永益、王玉润、王立本、陆德铭、赵伟康和历届领导人许德良、林其英、叶尚志、刘涌波等。特别是许老亲临吊唁,使与会者倍受感动。许老1922年入党,80岁以上高龄,很少出席一般活动。治丧委员会未敢以讣告相惊扰。许老眷念故交情深,还是参加告别仪式,隆情厚谊,殁存均感。

在告别仪式上,上海中医学院名誉院长王玉润追述了他的生平事迹。

文艺界知名人士沈浮也参加了告别仪式,张文涓送了花圈。

参加告别仪式的还有子女及孙辈工作单位的党政领导人,中医界知名人士,中医研究所、龙华、曙光、岳阳等医院的代表,中医学院的师生、校友及生前友好400余人。

哀乐声中,人们缓步来到先父的遗体旁深深三鞠躬,向他致最后的敬意。经他愈治的许多人泪流满面,失声涕泣,整个礼堂亦漫着一般老年逝者追悼会上少有的沉痛气氛。王立本等同志离开大厅后又再次返回,深情地向他的遗体再看一眼,并亲切叮嘱家属要保重身体。

送花圈的还有上海市侨务办公室、市归国华侨联合会、市中医文献馆、中华医学会上海分会、上海中医学会、市自然辩证法研究会、上海医科大学、上海铁道医学院专家委员会、市科技协会科技咨询服务中心、上海科学技术出版社、上海中医药杂志编辑室等单位和生前友好。上海市金融工会,西安市保险公司,中国纺织机械厂党、政、工、团,中共上海工商银行机关总支委员会,上海市工商银行办公室、组织处、人事处、总务处、机关工会,上海电机锻造厂,上海京华化工厂,虹口区建筑材料公司等也送了花圈。中国纺织机械厂幼儿园送了花篮。美国通用电气公司通过它的上海办事处打来电话,并送了鲜花圈。

田少鱼老世叔从北京发来唁电、唁函并挽诗两律。发来唁电、唁函的还有上海市政府科技顾问丁公量,中国人民保险公司西安市分公司,北京张学曾,兰州吴进义,昆明丁大器,鞍山汪炳湘、陈志礼,义乌蔡幼清,东海魏家梧,扬州陈立谟,淮安关士成,香港郑翔,澳门颜志耀、唐素仙等。一份份唁电、唁函,是人们对他深切的悼念,是人们心灵的呼唤。他们有的说:"我这个十年前被宣布为绝症的人,给刘爷爷治好了,还结婚生了孩子。夫妇俩听到噩耗全都哭了。"有的说:"过去患病只要写信给刘老,最多跑一趟上海,就解决了,而今再也得不到刘老的亲切治疗了。"有的说:"是刘老给了我第二次生命,一定要为四化建设尽力,以慰刘老在天之灵。"情真意切,读来倍觉心酸。

噩耗传至家乡淮安,人们感到震惊和悲痛。年逾八旬的章湘侯老中医说,去年刘老九十大寿,原准备前往祝贺,遗憾的是因血压高未能如愿,想不到刘老竟成古人,刘老逝世,是中医界一大损失。76岁的汪济良老中医也说,当年刘老在淮安誉满乡里,离淮40多年虽然没有回来过,但去找他看病的人很多,治好了不少重症顽疾,惠及桑梓,令人敬佩。听说留下的著作不多,可惜可惜。许多人也在信上、口头上表示,凭刘老的深厚基础,渊博学识和丰富的经验,本可以写下多部头宏篇巨著,言下之意,深为惋惜。

1986年9月秉松返里,不少同乡向他表示对先父的尊敬和缅怀,称颂先父医术高明,医德高尚,桑梓情深,亲切感人。述及当年症状及服药获效时,更流露出无限感激之情,并出示保存多年的处方,使我们深深感到乡亲们对他的深厚感情。

1986年11月20日,他的灵骨在子女和学生护送下,安放于奉贤滨海古园,这是有违他"不留骨灰"的意愿的,是以不敢稍事铺张,不敢惊动有关领导和亲友,以免多增加我们内心的歉咎和不安。

他的著作除《刘树农医论选》及未发表的若干遗稿外,多分散发表于上海市卫生局编的《上海老中医经验选编》和《中医杂志》《上海中医药杂志》《山东中医杂志》《辽宁中医杂志》等。主要的有《刘树农医案》《我谈张子和祛邪学说的承先启后》《阴阳五行学说运用于临床的体会》及指导研究生邵启惠、刘平等《以活血化瘀法为主治疗糖尿病的初步观察》《中西医结合治疗糖尿病84例临床观察》《当归芍药散治疗功能性子宫出血83例报告——附治疗前后血液流变性和甲皱微循环观察》等数十篇。

(刘秉林等,1987年6月初稿,1988年1月修订)

爸,我在想您

过去我想起父亲,心中总是甜甜的、暖暖的,自从父亲去世之后,每每想起几十年前的往事,心中除了甜甜暖暖之外,多了些空虚和抱恨。我离开父亲已经42年。平时没尽孝道,晚年他病了,都不知道。最近些年,父亲偶尔来信,但很少提到他身体状况。

父亲最后给我的信是1985年6月9日写的,说起他的健康情形,有如下的一段。

"老健春寒秋后热,都是站不住脚的",这话一点不错。你们看我去年的照片,觉得我精神还可以,现在却退步不少。由今年1月起,重复感冒,慢性喉炎时时发作,乃至骨瘦如柴,精神委顿,目前还在缓慢恢复阶段。

不久,煌妹来信,说起父亲身体还好,我们还真的以为他是在缓慢康复中。父亲最后一信所写的字,仍是和以往一样劲秀齐整。就在那封信上,还给惠珍开了药方。谁知道仅隔3个月20天,父亲竟离开我们而去了!连最后一面都没能见到,真是不孝,无可补偿,抱恨终身。我准备今年4月和惠珍一起返沪,可是只能到墓前拜祭爸妈了,再也不能一亲慈颜,写到这里,不禁悲从中来……

父亲从没骂过我们兄弟姊妹。记得有一次我被父亲训诫,是读初一那年,英文补考,父亲为我请了补习老师。我很惭愧,直到现在我的英文还是不行,真的对不起他老人家。在我们小时,父亲领着我们放风筝、捉蟋蟀;过年过节,糊灯笼、放爆竹;下雪时给我们塑雪人,堆雪狮。父亲做的活儿,绝不同于市面上所卖的,他的作品很有艺术性。可惜没有一样保存下来,甚至连张照片都没有。我现在仅保存父亲的一些来信和我60岁时他为我画的一帧寿桃,画是由郑翔兄转寄,刚好在我生日的前一天寄到。同时他老人家也给寿华画了一幅牡丹。着色尚未全干即匆匆付邮,这一定是他老人家为求及时寄达,硬挤时间赶画的，可怜天下父母心啊！以往我一个人在外面过生日，父从未忘记在信中说句"生日快乐"，当时还不时兴生日贺卡哩，这可看出父亲的细心和爱心。父亲九十大寿，我和沅弟的拜寿专禀没能按时寄到，当天他老人家惶惶然，好像少了些什么。幸好孙女寿华下午打通了电话，替祖父拜寿，并说明沅弟和我都有信寄上，只怕要迟到一二天。他老人家这才乐开了花。这是后来煌妹在信中告诉我的。我们做儿子的真太粗心大意！

我在家时，父亲还没有戒烟。在他的烟盒里，常常装有两种不同牌子的香烟，他总是拿名贵的一种敬客，自己抽较差的一种。平日和家人同桌吃饭，有好吃的菜，他一定会说声好吃，让大家共享；有不好吃的菜，他也要说这个菜不好吃。那时祖父还健在，便会说："好菜你叫好，让大家品尝；不好吃的就不要叫了，各人喜爱不同嘛。你这一叫，影响了别人，那个菜岂不没有销路了？"现在想起来，祖父和父亲都各有道理。那时我们家有二三十口人，祖父和父亲都吃大锅菜，从没有什么小锅菜的。不过，因为父亲的患者多，从早到晚都忙着替人看病，祖父规定父亲早上要吃一两个鸡蛋。父亲喜欢把蛋放在滚水中烫了吃，这是他老人家的特别营养。有时我也会分尝一个。后来迁居上海，我记得这两个鸡蛋也免了。

父亲为人坦率，与人为善，有时也很固执，记忆中有这样几件事：

有位西医悬壶不久，治一慢性病，西药不见效，苦无良策，又舍不得放弃这一好主顾。异想天开，向父亲求方，煎成浓汁，冒充西药给患者服用，立奏奇效。某君名利双收，怀着感激和怕被拆穿的复杂心情，据实相告。父亲爽朗地说："我不会张扬出去，尽可放心。但君子不欺暗室，愿阁下好自为之。"某拱手致谢："先生爱人以德，不敢再施故伎矣。"

有一次父亲到南京替人家看病，四弟忽然病了，发热，身上有红点。那时淮城正在闹天花，母亲不敢大意，立刻延请小儿科医师，医云是出天花。这一来，我们家天下大乱了。父亲赶回家为四弟诊治，只不过是普通感冒而已。父亲不许我们对外讲起这回事，怕那位同道听了不舒服。可是每当他的同道遇到疑难重症前来商量研讨，如果他觉得那位同道诊断有误，用药不当，却毫无顾虑当面说出，而没有一点保留。

过去一般医生是不肯给人堕胎的，认为有伤阴德。有天早晨，一阔妇人偕一青年女性闯进卧室，从手提包里捧出一个沉重的红纸包，往桌上一放，纳头便拜。我们几个孩子傻了眼，想笑又不敢笑。父亲忙叫母亲把她两人扶起，送回红纸包于手提包，固执地拒绝了为他女儿堕胎。这虽不免于旧道德之讥，但不受金钱驱使，不做金钱奴隶的高尚情操，却是值得称颂的。

他的固执还表现在有些病他认为吃一二帖药便会好，不用多吃药，因此曾得罪一位富翁。这家人一年中要请父亲看200次病，从生意经讲，的确是家好主顾。问题是他不肯昧着良心把小病说成大病，没病说成有病，总是劝他们少吃药，不肯随便开补药。富翁不高兴了，再也不请教他。还有一次，外县父子二人慕名求诊，老者本无大病，陪儿子来，顺便也看了病。他关照二人顶多吃2帖。没想到老者服后很不安适，有如大病。父亲非常奇怪,反复审视原方,追问病史和生活细节,怎么也弄不出个所以然来。猛然想到他们住旅社,会不会是托药店代煎药,二问果然,再问药的味道,原来他们父子相互吃错药了。他就是这样固执地相信自己开的方子不会错。

我第一次离开父亲是在 47 年前,那时我 20 岁。父亲给我的信平均两天半就有一封。有的邮路不通,会 20 天、1 个月收不到信;可是一旦邮路通了,同时会收到父亲一二十封信。父亲明知邮路常常不通,但还是按时寄发,或寄他处友人收转。父亲的信是鼓舞我最大的力量,也使我得到最大的安慰。这已是过去的事了,而今再也收不到爸的信了,回家也见不到亲爱的爸爸了!

爸爸! 在这儿您有三个小曾孙女,都长的聪明活泼,很是可爱,两个孙儿、两位孙媳妇都能自立向上,一个孙女儿正在进修博士,知道用功,力求上进。爸爸,您安息吧!

(刘秉铎,1988 年 1 月于台湾)

回忆和爸在一起的日子

我和爸爸自从 1949 年初在上海葆壬里分手,一直到 1975 年 12 月 17 日我和愉带了颖女和恒儿在华侨新村重逢,时间上我们分别了 1/4 世纪以上,地理上相距半个地球之远。在这个世局动荡,环境各异的背景下,又有多少机会和条件能允许他和我用书信来表达我们之间的感情和心声呢?

即使是 1949 年以前的二三年吧,那时我和五哥常帮他照顾多福里诊所。他责任心重,忙着为门诊、出诊的患者服务,我自己功课忙,又贪玩,实在很少和他在一起。那一阵除了每天中午自葆壬里骑自行车为他送妈妈做好的饭菜以外,竟记不得还有什么其他机缘和他有印象深刻的接触了。

1975 年年底那次的重逢,是离别 26 年 11 个月以后的第一次见面,又是正值大动乱的尾期,照理该有很多很多的话要说。但那时我们既不住家中,又有其他顾虑,父子见面只有选好消息讲,以致我对他在那几年所受的折磨和委屈,竟然毫无所知。

1982 年我一人随华美化学会团体返国访问讲学。虽然是先到北京然后才随团南下,但我在未到上海前,已和他多次通过长途电话,互诉相思之情。由于那时政局已逐渐开放,电话中我已体会到他极为兴奋,但仍控制感情,要等我到上海以后,才和我畅叙心中隐藏了多年的心事。

10 月 12 号那天,我完成华美化学会给我的任务以后,便住到爸爸家中,一个星期和他抵足而眠,有机会彻夜长谈。这样我才算知道了他和大哥所受的灾难和熬煎,远远超过了我的想象和畏惧。那几晚我们父子相对唏嘘，不胜凄楚。现在回想当时情景，很佩服他能等了7年之久，而不在1975年和我提及这些苦难，他的耐心和坚忍，真是令人心仪。而即使是谈及那些经历时，他对加害于他的人的宽恕和原谅，也大大地影响了我今后对人和对事的看法和做法。在那一个礼拜里，由于我们单独相处的机会较多，也使我认识了他的个性另一面，就是乐观和乐群。回忆1975年我们举家返国，那时他已八十高龄，又是惊魂甫定、元气初复之时，竟能仆仆风尘和我们共游长城等处。一路上谈笑风生，毫无倦容。这样一位乐观而坚强的老人，却在10年后为小感冒所击倒，是怎么也想不到而难以令人置信的。

我们全家再度也是最后一次和爸在一起，是1984年12月祝贺他90岁生日。那一次，我们深知和他再在一起时间不多，而他也深居简出，不能再陪我们旅行。我们就在上海附近的苏州、无锡游览，早上出去，当晚即返。同时，也由于3个礼拜全住家中，他和孩子的距离也拉近了不少。而在那短短的时间中，祖孙两代的感情，并不因言语隔阂而生疏，相反的激发了恒、颖学习中国语文的兴趣，也是一个意外的收获。

1985年10月1日那天，愉从伊州来电话，我才知道我永远失去我亲爱的爸爸。回想我自有生命以来，有多少时间和爸相处一起。在以往的数十寒暑里，我们虽不断有书信来往，但总觉得纸短情长，有着说不完的话。他离开人世以后，我对他的敬爱和怀念更是与日俱增，但要我写一篇像样的文章来，却是辞不达意，不知所云。现在我自己也有两个快成年的孩子。20多年来东奔西逐，和孩子在一起的时间甚少，而我和他们的通信更少。我不禁要自问：他们将来又能记得多少值得怀念的事呢？

（刘秉沅，1988年1月于美国印第安纳）

附六　淮安国医刘树农应唐生智召诊赴京

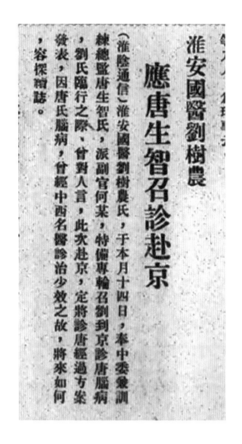

（淮阴通信）淮安国医刘树农氏，于本月十四日，奉中委兼训练总监唐生智氏，派副官何某，特备专轮召刘到京诊唐脑病，刘氏临行之际，曾对人言，此次赴京，定将诊唐经过方案发表，因唐氏脑病，会经中西名医诊治少效之故，将来如何，容探续志。

（摘自:《光华医药杂志》第三卷,第十期）

祝　　词

尊敬的刘树农教授：

今天，上海中医学院隆重地为您举行九十华诞祝寿，我谨代表民盟上海

市委员会表示热烈的祝贺。

刘老是中医的老前辈，享有威望。理论精通，博揽春秋。

刘老继承祖业，从师名医，医术高超，经验丰富，专长内科，善治疑难

杂症，疗效卓著。刘老耄耋之年，抱病著书，论文专著将于明春出版，令人

敬佩。刘老还善于作诗绘画，也是画家和诗人。

刘老热爱社会主义祖国，拥护四项基本原则。他总是说："没有共产党，

就没有我刘树农"。在党委召开的民主会议上，他总是对学院建设、办院方

向，医教研工作提出中肯的建议，堪称党的挚友。

刘老由于对党的统一战线政策的正确认识，一九五六年就参加了中国民

主同盟。是我们盟内一位好同志，平时热心盟务，积极参加民盟的各项活动。

我们热烈祝贺刘老六十五年来可贵的医学成就，衷心祝愿刘老健康长寿，

并希望您继续为祖国的医药事业贡献力量。

中国民主同盟上海市委员会

一九八四年十二月五日

附八 王玉润同志在刘树农教授遗体告别仪式上的悼词

（1985 年 10 月）

先生们：

今天，我们怀着极为悲痛的心情，向中医界德高望重的老前辈、上海中医学院专家委员会委员、上海中医研究所顾问——刘树农教授的遗体告别。

刘树农教授因积劳成疾，医治无效，于 1985 年 9 月 29 日晚 10 时 05 分不幸逝世，终年 91 岁。

刘树农教授于 1895 年出生于江苏淮安县，从小得私塾、家传，学习中医。26 岁开始行医，因在当地治愈多种疑难杂症，被请至南京为唐生智将军看病。45 岁到上海挂牌行医。1956 年，刘树农教授 62 岁时进入上海中医学院任教。从此，他的渊博学识进一步增长，他的聪明才智进一步发挥。他历任上海中医学院金匮、内科、各家学说教研组主任和中医文献研究室主任。1978 年起，任上海中医研究所顾问，1984 年 10 月为上海中医学院专家委员会委员。

刘树农教授一贯追求真理，积极上进。1956 年 10 月加入中国民主同盟，1985 年 3 月加入中国共产党。

刘树农教授一生刻苦钻研，求索真理。几十年中思想境界不断得到升华，成为系统掌握祖国医学理论，并自觉以辩证唯物主义指导研究祖国医学理论的医学教授和为共产主义事业奋斗终生的先锋队一员。刘树农教授走过了漫长的道路。今天，回顾他的一生，我们看到的是一位求索者成功的脚印，是一个共产党员对人民的耿耿忠心，是一个爱国知识分子对祖国、对事业的眷眷深情。

刘树农教授的一生，是为中医事业献身的一生。他精研古今医书，有真才实学，有独到见解，并热心提携后学。尤其是近年来，他以年迈多病之躯，经常想到的是，与其带走，不如留下。九十高龄，还一天几小时伏案疾书，写下了自己一生的经验。他满腔热忱，毫无保留地教育学生。直至逝世前一天，他还在病榻上给研究生排难解疑。真正做到了鞠躬尽瘁，死而后已。

刘树农教授的一生，是全心全意为人民服务的一生。他几十年救治无数患者，从不分贵贱贫富。他对待病人毫无名医架子，嘘寒问暖，关怀备至。病人们爱戴他、信任他，许多患者视他为尊师挚友。

刘树农教授热爱国家、热爱社会主义。他对我国的社会主义建设充满信心。他庄重地向党提出入党申请,在 90 岁高龄,终于成为共产党员。刘树农教授作风正派,生活简朴。他的为人,他的工作,在中医界声望很高。他的 8 个子女在他的言传身教下,虽分布于国内外各地,有科技工作者、教师、干部、工人,但却一个心愿,为祖国四化出力。远在美国的儿子回国探亲还热心为国内同行讲学,关心祖国的四化建设。刘树农有 3 个子女还入了党。刘树农教授的逝世,是我们中医事业的一大损失。但刘树农教授给我们留下了宝贵的学术思想和经验,留下了高尚的医德,更留下了一个爱国知识分子的模范榜样。哀乐阵阵,难以表达我们内心的悲痛;花圈、挽联难以寄托我们深沉的哀思。我们将忠诚党的中医事业,立足本职,踏实工作,以实际行动悼念刘树农教授。

（摘自《王玉润教授五十年论医集》）

注:王玉润,时任上海中医学院院长。

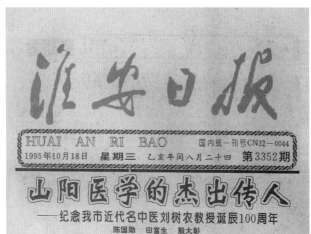

淮安日报

HUAI AN RI BAO　国内统一刊号CN32—0044
1995年10月18日　星期三　乙亥年闰八月二十四　第3352期

山阳医学的杰出传人

——纪念我市近代名中医刘树农教授诞辰100周年

陈国勋　田富生　殷大彰

刘树农教授(1895——1985),我市府市口水洞巷人,7世祖传中医世家,学识丰富,桃李遍于国内,历任上海中医学院院务委员,金匮、内科、各家学说教研室主任,中医文献研究室主任,学术委员会委员,专家委员会委员,上海中医研究所顾问等职,是我国近代著名中医专家,也是我市山阳医学流派近代杰出的又一位名医。值刘氏诞辰100周年之际,笔者特撰此文以为纪念。

刘树农先生7岁开蒙求学,13岁改从塾师卢竹居先生。卢先生是晚清廪生,学识渊博,在讲授四书五经的同时,还讲授《内经》、《伤寒论》、《温病条辨》等医书,既讲文理又讲医理,并要求学生熟读深思,这为刘氏日后从医打下坚实的基础。

刘先生17岁拜堂伯父刘小泉和著名内科应金台为师,并在两处诊所轮流待诊。他于1920年自设诊所于水洞巷,4年后迁居至府市口,行医不挂牌,不收挂号费,诊金随意,贫困患者给了也不收。这时,他还受聘为淮安江北慈幼院、淮安育婴堂及治淮工程等单位为义务医师;1928年担任淮安中西医研究社理事,并在研究社季刊上发表《防疫琐言》、《对于中西医学研究之感想》、《述小儿痧之管见》、《膛中包络辨》等文章。

20年代初,淮安城乡闹过两次流行病,先是一种发热出汗、咳嗽、鼻血的流行病,蔓延甚广。医者多从新感引发伏暑论治,不见疗效。刘先生认为是山阳医派宗师吴鞠通的《温病条辨·上焦篇》所说的秋燥病,施以桑杏汤或沙参麦冬汤加减,应手而愈。后又流行霍乱,如一个13岁的男孩患上吐下泻两天,因服他人热药,口喝至极,家人又不许饮水,只得趁人不备大喝米泔水,以至肢凉烦躁,险象环生。延清刘先生住诊,两剂便好。有好事者抄下药方贴在大街上,患这种病的照方抓药,竟然奏效。如是者多,则蜂满大里,求医者络绎不绝,诊所前经常停满车、轿、驴子、担架。如乡坤徐敬叔患湿温,应老先生用三仁汤治疗未效。刘氏认为三仁汤治湿温初起,而病人苔白腻,痰湿重且有胸闷,辨证当属湿温胸痹,改用瓜蒌薤白汤,二剂而愈,病家感激刘先生,送一方匾额曰:"叶镜朗照"。又如清末进士田鲁渔,老年得子,儿子18岁时出麻疹,高热神昏,先请名医刘少方,断言"活不过今夜二点钟",后又延请刘先生用犀角地黄汤,清热解毒,竟然救活了病人生命。田老进士为此感佩万德,特敬赠一方横匾,曰:"克迪前光"。1936年,刘先生的名声传到了南京,国民党高级将领唐士智患眩晕症,遍请中西医治疗一年而终告乏效,故转派幕僚顾伯叙来淮安延清刘先生,刘随来人到南京后详细查询病史,四诊合参,运用《千金方》中的紫圆方治疗,服用两天,头晕觉减,精神渐复,续进调补脾肾之剂,康复如初,原来每月必发的休息痢不再复发。唐大喜过望,题赠"紫书研奥"匾额,踌之为私人医生,随他左右,到过长沙,重庆、香港等地。后几经辗转,刘先生定居上海,在胶州路挂牌行医。

新中国成立后,刘树农教授于1956年应聘到上海中医学院任教,历任院务委员,金匮、内科、各家学说教研室主任,文献研究室主任,中医研究所顾问等职;于1978年被授予教授职称;1980年带教第一批硕士研究生;1984年担任上海中医学院专家委员会委员,刘树农先生于1985年加入了中国共产党。

刘氏一生从事中医临床、教学、科研工作70年,笃信哲学对医学的重要作用,以辩证唯物主义观点重新认识中医理论,从而豁然贯通,臻于化境。在中医理论研究,如发病学说、病机学说等方面,他都有独到的见解,对一些疑难重症、顽疾的治疗颇有见解和方法。上海中医学院《老中医临床经验选编》、《中医杂志》、《上海中医杂志》等发表了刘树农多篇医学理论文章和临床医案,出版了《刘树农医论选》。国家卫生部著名老中医荟萃摄制组在刘氏寓所为《杏林春色》纪录影片摄制了部分镜头,以褒扬他对中医事业作出的贡献。

刘树农教授生长于淮安,在淮安行医20余年,救活了成千上万条生命,为发掘继承山阳医学作出了不朽的贡献。《淮安文史资料》第五辑刊载了《著名中医专家——刘树农教授》等纪念文章,《淮安市卫生志》一书收载了刘氏生平;淮安市教育局编写的《淮安乡土》教材一书,将刘氏医学成就收入其中,以教育故乡儿童。以上均为刘氏在故乡的影响和故乡的怀念之情。

为人民作贡献者,永远活在人民心中;为故乡增光辉者,定为故乡人民怀念。

跋

　　1987年，我的硕士研究生导师刘树农教授集一生的学术研究论著与经验，出版了《刘树农医论集》，因其独具哲学思维与求实创新的特色，不久就洛阳纸贵。作为刘老的学生，我对这本书感情尤深，手不释卷，可以说，这本书影响了我一辈子。和我一样深有同感的刘树农先生的学生、后辈们，经过精心打磨，历时5年多，对这本书进行了补充和修订，由上海科学技术出版社再版，来之不易，可喜可贺。我想把我的感悟与大家分享，真诚希望引起更多读者的兴趣。

　　本书将先生的《弥甘蔗境忆从前》一文作为代序，极具重要意义。此文是先生为《山东中医学院学报》的"名老中医之路"专栏而作，既充分彰显了先生为人、为医、为师的高尚风范，也记述先生读书、习医、行医、教学研究的治学历程。从文中可以洞见先生中医学术生涯的三重境界：中国文化典籍与中医古典著作熟记融通的学术沉淀；临床实践的广泛与质疑批判的学术提升；辩证唯物论解析中医理论基本规律的学术成就。展现出先生躬身探求马克思主义唯物辩证法基本原理与中国优秀传统文化相结合的中医学术研究之路。先生撰写此文时已是耄耋之年，仍在该文的结语中写道："愿和同道们一起，一面加强辩证法的学习，一面呼吁多学科的协助，进一步探索祖国医学理论的精髓，为中医学术的发展共同努力。"透射出先生的毕生感悟，中医学术精髓的发掘必须要多学科合作，必须加强辩证法的学习。

一、将中医理论与辩证法深度融合研究的先驱

　　先生极其崇尚《内经》一书，认为"《黄帝内经》之所以宝贵，就在于它富有朴素辩证法思想。主要体现在它运用当时哲学上具有对立统一矛盾法则萌芽的阴阳学说，说明医学部门有关生理、病理、治疗和药物等方面一切问题"。阴阳二字在"不同的地方，有不同的含义。但含义的核心，离不开矛盾的普遍性原理。如果把《内经》的阴阳学说看成是没有矛盾的东西，则纵用千言万语，也难以揭发其奥秘"。坚信用唯物辩证法阐发古老《内经》中的哲学思想，绝不是牵强附会，而是有充分理由的，这是解析《内经》思维方法论的核心要旨，也是提升中医科学理论的重要路径。大科学家钱学森在《马克思主义哲学的结构和中医理论的现代阐述》一文中也明确提出："我们只有依赖可靠的，但同时又是最概括的原

则了,也就是依赖马克思主义哲学,全部马克思主义哲学去总结阐述中医理论,而不是说用马克思主义哲学去指导中医理论的总结阐述工作,这因为中医理论本身就是哲学,我们使用正确的哲学去鉴别一种自然哲学,我希望这样做的结果能使中医理论脱离'自然哲学',变成一部任何环境相互作用的对象科学。"

中国哲学思想是中医学思维的源头,而中医学理论的实际应用发展丰富了中国哲学的内涵。书中著述多次引用了恩格斯《自然辩证法》中"不管自然科学家采取什么样的态度,他们还是得受哲学的支配"的论述。用马克思主义辩证唯物论方法解读经典,揭批相关违背"经典"原意,尤其是违背朴素的唯物辩证法的论点。书中《对"独阴不生,独阳不生,独天不生,三合然后生"说的管见》一文,即是对《谷梁传》"三合然后生"中国古代二元论的批判。该"二元论"观点认为一切事物都来自物质与精神两个根源。故为此后的《内经》一书所不取。因《谷梁传》"三合然后生"之述,遂引起对老子《道德经》"道生一,一生二,二生三,三生万物,万物负阴而抱阳,冲气以为和"经文的曲解,误解为"阴阳必须有第三者参与乃生",所谓第三者是"天"或"道",这完全是错误的。而"万物负阴而抱阳,冲气以为和",正是指阴阳矛盾的对立和统一的两个方面,即万物内部都具有阴阳矛盾对立统一的斗争和互相转化,此为阴阳的本质属性。而时间和空间,则是物质变化生成的必要条件。

气是中医学的核心理论之一,是维持人体生命活动的基本物质。《内经》中有关人体真气的本源是中医学"气"论的根本依据。先生始终以恩格斯《自然辩证法》中"生命存在方式的基本因素在于和它周围的外部自然界的不断的新陈代谢"的观点为理论依据。认为若按照《内经》关于真气的逻辑,则可断言机体内的真气是机体与外界物质交换过程中包含的物质之一,有他自己的实质。《灵枢·刺节真邪》篇"真气者,所受于天,与谷气并而充身者也"的论述为真气的源头是中医学界的共识。即机体内的真气是由吸入的天之气(大气)与摄入的谷气相互作用而生成,这是中医"气"物质性的本真。但迄今的主要注释仍是将藏于肾的"元气"移入其中,即"真气"是:"由藏于肾的元气,吸入自然界的大气与饮食水谷之气结合而成。"先生在多篇论文中,包括《试以古之所云,验之于今之所知》一文中的"大气说"、《论气血》、《张介宾学说的剖析》(先天后天的元气说,求显反晦的气血说)、《命门别议》等,对其作了多角度的剖析。认为元气论的始作俑者固然是《难经》,但推波助澜的则以张景岳、徐大椿为最力。把"元气"看作是与生俱来的而且是固定的、不变的、与生命共存亡的。完全背离了《内经》朴素唯物论的基本观点。

基于新陈代谢理论解读中医学的气化论。新陈代谢是生命存在的基本条件,而《内经》认为升降出入是生命过程中不可缺一的。"非升降则无以生、长、壮、老、已,非出入则无以生、长、化、收、藏""出入废则神机化灭,升降息则气立孤危"。气的出入、升降运动一经停止,则代谢亦停止而告终。"去出入,已升降,而云存者,未之有也。"出入是指机体与外部自然界不断地进行物质交换,升降运动则无器不有,升降出入气化说的精神实质,符合新陈代谢这一生命过程的基本运动。另外,迄今仍争论不清的少火生气、壮火食气,认为与机体的能量代谢过程有关。见《少火、壮火小议》。

先生的《气为血帅说质疑》一文对于气为血帅已成为中医理论体系的定理,究竟是理论发展?还是有待商榷?仍是崇奉之而莫敢或违的状况提出质疑。明确提出气为血帅说是南宋《直指方》,其后如朱丹溪、薛立斋、张璐、张景岳、唐容川等,莫不宗其说。而《内经》对体内血与气相关以及流动的论述,是血生于气(真气),血气(营气)行于经脉,"血和则经脉流行""故得独行于经隧,命曰营气""壅遏营气,令无所避,是谓脉""脉道以通,血气乃行""经脉流行不止,环周不休"。明确血的流动是主动的,血与气并行。不过,《灵枢·终始》有"血脉闭塞,气无所行",《素问·玉机真脏论》篇有"脉道不通,气不往来"。

先生认为,阴阳学说是中医理论基础的核心。"阴平阳秘"的健体状态,是"动"中求平,"动"中求秘。阴阳互根和阴阳消长,是机体存在所必需而不可须臾或离的内在关系,都是阴阳本身的运动,本身既有运动,则无疑是物质。至于阴阳学说,则认为是说理工具。具有哲理的矛盾分析方法,运用阴阳属性的特征,来阐述医学这一部门特殊的矛盾运动规律。尽管阴阳"万之大不可胜数,然其要一也,谓离合也",所谓"离合",即意味对立统一的矛盾运动。

《试以古之所云,验之于今之所知》《试论中医学上的阴阳消长》《浅谈运用于病理部分的阴阳学说》《试论阴阳失调与邪正斗争》《对应用于临床某些阴阳学说的体会》《浅谈张仲景的伟大成就》等文,对阴阳理论都有明确的解释,包括消长、胜复、转化,也纠正了一些名家的含糊不清的说法,值得仔细研读体会。

二、道前人所未言,为后人所必需,勇于批判创新的典范

先生常用先贤顾亭林"凡著书立说,必为前人所未言,而为后人所必需"的警句以表达自己的治学态度,这当然也就成为本书的重要特征。本书是中医理论探讨与临床诊疗经验的合集,但不是一般意义上的医论医案集。本书是中医经典理论的深度发掘与临床实践发展升华的累积,文章之间紧密关联或有交错。牢牢把握住朴素辩证唯物论的基本要素,以马克思主义辩证唯物论的基本观点阐发中医学思维方法与理论是贯穿本书的核心主线,运用对立统一矛盾这一唯物辩证法的最根本法则,解析中医学的理论基础和物质观,是贯穿本书的核心学术思想。全面系统把握《黄帝内经》内容的精髓,结合中国古代思想家的重要论述,对《内经》之后的古代著名医家著述,尤其是对《难经》与宋代之后的古籍,现代学者的论点、疑点与难点、曲解与误读,贡献与不足进行有理有据的评析甚至是批判,去粗取精、去伪存真。主要内容涉及对中医学传承发展与守正创新,气的物质性、阴阳学说与邪正斗争的辩证思维、邪正相争虚实相关的疾病规律、辨证论治与辨病,尤其对诸如"真气""气血理论""治病首当祛邪"等重要基础理论问题,先生多有专论与评析,甚至对当今中医学中的某些已有的"定论"提出具有颠覆性的学术观点。

先生以正邪相争理论评析朱丹溪的"阳常有余、阴常不足说"。应当明确阳常有余的有余之阳,不是正阳而是邪阳,阳之所以有余而成为邪实,正是阴之不足的正虚所引起的。论述了明晰阴阳虚实的重要性,要把握"有余为实,实为邪实,不足为虚,虚为正虚"的概念。

特别是评析张景岳重阳抑阴的错误(《张景岳的贡献与不足》)。张景岳作为有重要影响力的中医学大家,其贡献是主要的,但限于其唯心论的世界观以致出现诸多"臆测",对后世直至现代中医发展造成了甚为严重的负面影响。错误解读生杀之本义,硬说阳主生,阴主杀,从而认为阳不宜消,阴不宜长,甚至崇奉阴常宜损、阳常已盈的谰言,是片面理解自然界和机体生长化收藏的规律。

先生还认为五行学说不可废。认为五行是联系机体内外环境的整体统一和相互资生、相互制约自动调节的一系列活动,又莫不包含着阴阳两者的矛盾运动。"亢害承制"自动调节作用的辩证观应充分肯定。特别是依据五行生与制的规律,建立多种多样的治疗方法,具有现实的临床价值。这在《五行学说运用于临床的体会》一文中作了较详细的论述。

先生在其代表性论文《浅谈祖国医学的三大规律》中明确邪正斗争是病理变化的规律,《试论阴阳失调与邪正斗争》一文对邪正斗争规律再作深层次解析。《内经》《伤寒论》和《金匮要略》等在论述发生疾病方面,无不认为是由于正虚而招致自外而入或由内而生的邪气为患。张仲景重视疾病内部邪正斗争的矛盾,把他所研究的一切病理现象,都看成是变化的、流动的;而治疗方法,也是灵活的、多变的。无论对于伤寒或杂病的辨证论治,既强调邪正斗争的矛盾,更重要的是邪正斗争中矛盾的发展变化,重视邪正斗争的形势。

先生推崇《普济本事方》"邪之所凑,其气必虚,留而不去,其病则实"这一符合客观实际的精辟论点。"盖邪之入也,始因虚,及邪居中,反为实也",这和现代医学所认为"在致病因子因抵抗力薄弱而侵入人体的同时,唤起了机体防御装置起而抗争"的观点则是相互验证的,是邪正斗争理论的升华。机体内部邪正斗争的矛盾,无论是急性或慢性疾病,其运动变化,都依循着"邪正斗争"的基本规律。这也就是疾病本身的辩证法。在邪正斗争矛盾中必有一方是主要的,他方面是次要的。在治疗任何疾病时,应以解决病体上的主要矛盾为首要方法。邪正的互为消长,表现为矛盾的主要方面和非主要方面的互相转化。《内经》"邪气盛则实,精气夺则虚"二语是互相关联而不可分割的,即便是以补土派著称的李东垣也同样以"阴火与元气不两立,一胜则一负"为病机立论基础。

明确"毒气"病因学。《关于传染病毒问题》认为,毒气的本身并不是虚无缥缈不可触摸的,而是有形质的,只是肉眼所不能见。早在《内经》时代,就认识到"避其毒气""鼠瘘寒热之毒气"病因学。有关"伏邪温病",应以辩证唯物主义观点,对具体的问题,进行具体分析;实事求是地做到去伪存真,去粗取精。亟应排除王叔和遗留下来的一些糟粕,继承王安道、吴有性学说中的精华部分。

《略论外感与内伤》一文是就邪实正虚矛盾与外感内伤的关系作进一步阐述,当认清将"外感"与"内伤"截然分开的弊端,导致片面地认为内伤属虚,外感属实。在论内伤方面,往往只谈正虚而不及邪实;在论外感方面,又只谈邪实而忽视正虚。

《论扶正与祛邪》一文明确疾病治疗以祛邪为主的原则。在邪正斗争的矛盾中,正气应该居于矛盾的主要方面,祛邪补正是削弱邪的斗争力量而促使病愈的。在治疗上,祛邪是主要的,是普遍性的;而扶正是次要的,是暂时性的。治疗任何疾病,不论其新久,总必须坚持以祛邪为先的原则。张仲景继承《内经》治病以祛邪为主的根本原则(见《浅谈张仲景的伟大成就》),从实践中验证了《内经》辨证论治的方法和理论,并予以发展。《刘河间学说管窥》一文认为:刘河间在医学上的贡献不仅是纠正当时临床上忽视辨证论治的不良风气,而且扩展了学术知识领域,其核心是重视邪火,五志过极皆为热甚,首提中风病非自外风。而其运气说只是一种手段而已。《略论张子和学术思想》认为:张子和是祛邪学说的忠实继承者,发挥了《内经》和张仲景的理论,崇奉《内经》重视邪气致人于病的观点,认识到《内经》一书,惟以气血流通为贵。以通为补,"陈莝去而肠胃洁,癥瘕尽而营卫昌"。体现了"新陈代谢"的自然规律,所谓欲致新必先推陈,先治其实,后治其虚。而且在方药的使用上也积累了丰富的经验。

《景岳全书·传忠录》中"虚实者,有余不足也……实言邪气,实则当泻,虚言正气,虚则当补"之述是颇有见地的,但他却理论脱离实际,"内出之病多不足,外入之病多有余"之说将外感内伤牵强分割。对疾病内部存在着邪正交争的认识,也是时明时昧,而一味蛮补。且强调"补必兼温"的主观偏见,脱离实际的主观唯心主义(见《张介宾学说的剖析》)。

《王清任学说简介》一文高度评价王清任的创新精神,创制几首活血逐瘀方剂的贡献。限于条件而造成的谬误也是证据确凿的。

《用通的观点探讨活血化瘀原理》一文以《内经》"经脉者,所以行血气而营阴阳""血和则经脉流行,营复阴阳"及"谷气津液已行,营卫大通,乃化糟粕以次下行"的有关论点解析血液通畅与新陈代谢之间的重要生理意义,从"五脏之道,皆出于经隧,以行血气,血气不和,百病乃变化而生。是故守经隧焉"出发,论述血病是引起多种疾病特别是慢性病的根源;从扶正与祛邪是相反相成、具有对立统一辩证法思想的角度阐述活血化瘀原理是推陈致新、以通为补。

先生认为中医临床学的规律是辨证论治。识别阴阳、审证求因,力求主客观统一。"病为本,工为标,标本不得,邪气不服"。所谓"标本不得",即是医者在辨证论治过程中,没有完全反映整个疾病有关的一切问题、疾病的本质,以及疾病的内部规律性,而形成主客观的分离,以至病的邪气不去,而病不愈。同一个病,往往由于正邪矛盾质的不同,出现不同的证;而不同的病,却由于正邪矛盾质的相同,出现相同的证。《辨证论治的今昔》一文主要是针对中医如何应用现代临床诊疗技术与理论问题,从《实践论》的基本思维方法论述辨病与辨证论治结合的必要性与可行性。现代医学为我们提供很多感性认识,从而扩大了我们理性认识,即使从现有的辨病上仅仅获得的感性认识,还不能及时产生足够的理性认识,要到传统医学中寻找理论和方法,还是有成法可依的。动态观察,辨别现象真伪探索本质,不断由感性认识上升到理性认识。发挥中西医的优势,服务临床。

先生始终以实事求是的原则认识著名医家临证理论的创新。《温病学说中卫气营血辨证说小议》一文认为《温热论》存在偷换《内经》营卫气血的概念,妄自篡改为卫气营血,且以之作为温病病程中邪正斗争焦点由浅入深的传变次序,从理论上缺乏依据。而《对叶天士用通法疗久病的体会》认为叶氏着重于疏通经络,是深得《内经》之旨者。经络通,则脏腑气血,四肢百骸,无所不通矣。

而其在丰富的临床实践中,提炼出许多独特辨治理论各疗法。《活血化瘀疗法在咳嗽、哮喘中的应用》提出了活血化瘀法是治疗咳嗽、哮喘的重要方法。《治疗泄泻一证的又一认识》阐述在任何治疗方法中,总离不开一个"通"字,清理肠间湿热佐以活血化瘀法,取风能胜湿和陷者举之法,温脏寒、清腑热温清并用法。

《学习〈金匮要略·血痹虚劳病脉证并治〉的心得》一文从"虚劳病"详细论述正虚和邪实是不能截然划分的问题。认为这种辩证的观点,不仅贯穿于虚劳篇,而且是张仲景最根本的学术思想。治疗虚劳,应以通补为主,补中寓通,以通的方法,产生泻的作用。《试论老年病的虚实与治疗》也在强调治疗上应注重"通补兼施"。《杂病论治》中提出杂病患者体内往往早有邪气留存,而所加之邪本质上固不同于外感急性热病的致病因子,多为由内而生的邪气,杂病内因的邪实也是由正虚引起。杂病尤应重视辨病,杂病的治疗,无论采用任何方药,都应该把保持或促进患者的食欲放在第一位。

辨识疾病核心病机与辨证论治紧密结合。《红斑狼疮证治探讨》主张滋阴凉血解毒,从心论治,犀角地黄汤为主方。《肝硬化证治探讨》明确提出肝阴虚、湿热之邪留恋及血脉瘀阻为肝硬化所共有的三个共有因素,此三者又是相互影响,互为因果。如由于正阴偏虚,遂致邪热偏盛甚至酿成热毒。临床分为正虚为主型,阴虚或气阴两虚兼有湿热血瘀,邪实为主者多见湿热偏盛或血瘀偏重。分别列出了主方药味与兼证用药。

此外,先生的临床用药积累了丰富而有效的实证经验,尤其是古典成药及经方治疗疑难病的经验,对中药如黄芪、羚羊角等的特别效用在书中均有详细介绍。

综上所述,先生是运用马克思主义辩证唯物论基本原理解析中医药理论基础的先行者,是积极探索、敢于质疑、不断创新的实践者。此书主要内容是他的实践过程留下的宝贵学术精华,也是一位当代海派名医成长过程的真实总结,为当今有兴趣或有志者提供了难得的智慧结晶及研究成果,为专业学者提供了可借鉴可开放辩论的研究范本,为中医理论的学术创新发展也提供了可研讨的科学问题。愿此书的出版为促进中医药学术发展做出贡献,愿先生的精神代代相传,发扬光大。

刘 平

2024 年 6 月

编　后　语

先祖树农公离开我们已是 39 个年头了,而他老人家的人品医德、精湛医术、学术医论每每被后人传颂至今,以至于到今天他的学生弟子们还在不断地挖掘充实、搜集提炼,继而传承、发扬光大。

多年前,先父与先祖的诸多学生就着手在《刘树农医论选》等他的学术书籍中整理续编该书。由于疫情使得出版搁浅,好在 3 年之后再燃薪火,学术传授不绝于耳,通过 1 年的不断推进努力,该书终究与读者如愿见面。从而可以告慰先父,了却他晚年特别的夙愿、临终强烈的遗愿,和每一位编纂老师们一致的心愿,以及整个刘氏家族共同的宿愿。

吾家祖传中医七世,记得幼小时曾询问过先祖:爸爸他们怎么不跟您学中医啊? 爷爷告诉我:"中医是要坐冷板凳的活,我要让他们进银行,银行才是铁饭碗!"继而先父与先伯父都相继进了上海新华银行就职。我在中学毕业工作前后受先祖影响和先父教养曾接触过中医,通读过《中医学基础理论》,还有学习笔记珍藏,甚至翻阅过《黄帝内经》,终因既不与先祖生活在一起,又在那个特殊年代受教缺陷,以及自身的不努力而夭折。只得自勉给我后辈起名"明杏",以缅怀杏林的先辈。

而欣慰的是先祖的学生弟子洒落于祖国各地,在海内外遍布,真可谓桃李满天下。

自然辩证法思想的哲学引用和运用在中医理论,先祖得到提升并融会贯通。尤为记忆犹新在 20 世纪 70 年代的中后期大兴讲路线学理论;"通则不痛,不通则痛",是我在与先祖接触中耳濡目染挂在嘴角最多的关键词;《实践论》《矛盾论》是那个年代先祖聊得最多的话题之一。时常见先祖阅读并批注《学习与批判》期刊,因而,我用家中的 120 方镜相机记录了他认真学习该刊物的珍贵影像资料。后来与"毛脚"孙女婿,复旦"七·二一"工农兵学员毕业生、华东师范大学哲学系自然辩证法研究所教授,就这方面话题滔滔不绝、侃侃而谈的画面时不时地在脑海中涌动翻滚,浮现眼前。"注重哲学思维的大家"是该书的精髓所在。

"山阳医派"是该书在整理编纂过程中重点突出的章节。开篇就是"山阳医派　一代大师"。在刘平校长的助推下,刘树农山阳医派学术在故土淮安进一步得到发掘传承。清初河下古镇出现的程、叶、刘、倪等医学世家。大方脉家应金台为师从刘氏医家刘小泉的第七代传人,后刘树农等又师从应金台老夫子,他在两淮声誉极高,群众称其为"半仙"。

"传承经典,繁华继往"。作为上海中医学院教授、内儿科名家的刘树农已成为山阳医派近现代名医的代表之一,正在承前启后,充实完善,并拟筹建山阳医派博物馆以添色增亮。

在整个书稿整理编纂的一系列过程中,我有幸参与编纂研讨,成为三代人的故交。我始终被先祖的学生们那认真挖掘、不懈钻研、仔细校对的敬业精神所感动。无论在线微信群聊、视频电会议,还是线下碰头探讨,每当切入话题后都是那么地专致投入。在此代表全家一并向上海市医学会医史学会原主任委员郭天玲教授、上海中医药大学原副校长刘平、上海中医药大学附属曙光医院原党委书记朱抗美教授以及刘红菊老师、纪军老师等在百忙中所有的辛勤付出表示敬意!

刘树农之孙　刘　毅

2024 年 6 月